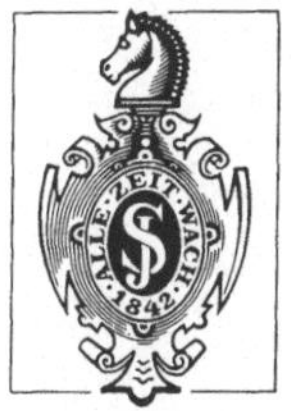
ALLEZEIT WACH
1842

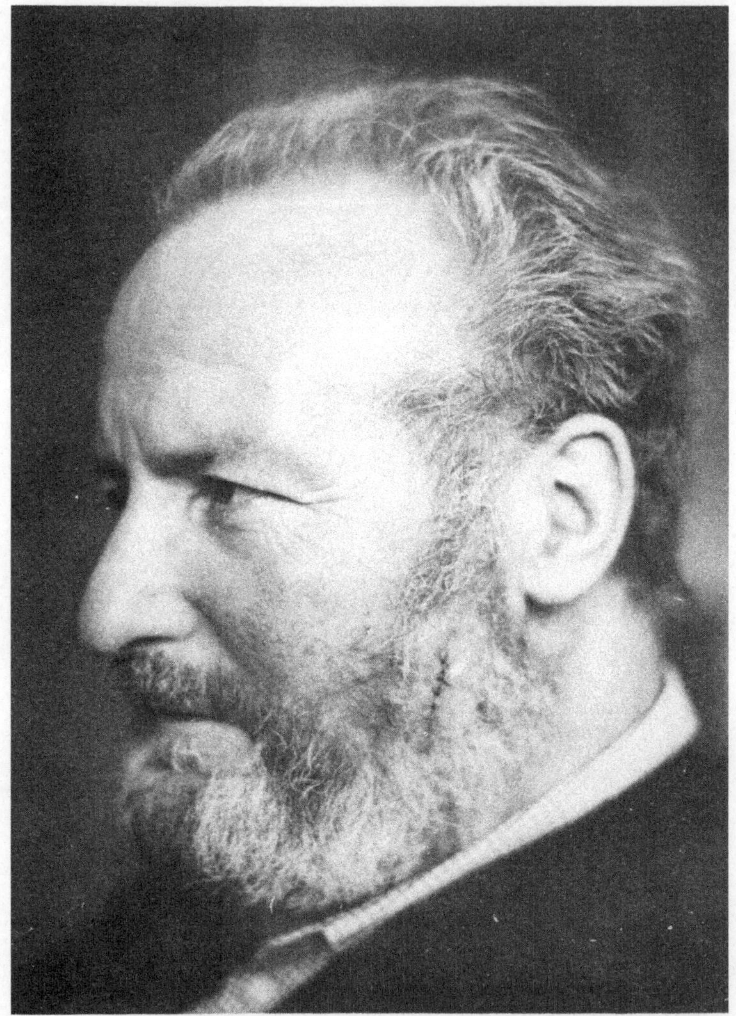

Jan Gross   Bild: P. Gross

F. Pfäfflin H. Appelt M. Krausz M. Mohr (Hrsg.)

Der Mensch in der Psychiatrie

Für Jan Gross

Springer-Verlag
Berlin Heidelberg New York
London Paris Tokyo

Dr. med. Friedemann Pfäfflin
Dr. phil. Hertha Appelt
Dr. med. Michael Krausz
Dr. med. Michael Mohr
Universitätskrankenhaus Eppendorf
Martinistraße 52
2000 Hamburg 20

ISBN-13: 978-3-642-74102-9   e-ISBN-13: 978-3-642-74101-2
DOI: 10.1007/ 978-3-642-74101-2

Verarbeitung: J. Schäffer, 6718 Grünstadt
2119/3140/543210

Vorwort

Der Titel dieses Buches ist einer Arbeit von Jan Gross entnommen, in der er sagt: „Es besteht wohl kein Zweifel, daß die Psychiatrie die spezifisch menschlichste der medizinischen Disziplinen ist." Mit dieser gleichzeitig deskriptiv und kritisch gemeinten Aussage – denn auch das, was wir gemeinhin mit dem Wort unmenschlich bezeichnen, ist Ausdruck des Menschlichen – setzen sich die hier versammelten Beiträge auseinander.

Jan Gross ist seit 1970 Ärztlicher Direktor der Psychiatrischen und Nervenklinik des Universitätskrankenhauses Hamburg-Eppendorf. Die Schwerpunkte der Beiträge greifen auf, was sich in Person und Werk von Jan Gross eng verbunden hat: die Erfahrungen von Extremsituationen, Gestaltungen der therapeutischen Beziehung und die Bedeutung sozialer und politischer Konstellationen für psychiatrisches Denken und Handeln.

Die Arbeiten sind Jan Gross von Freunden, Kollegen und Schülern aus Anlaß seines 60. Geburtstags am heutigen Tage gewidmet.

Hamburg, den 3. Dezember 1988   Die Herausgeber

Inhaltsverzeichnis

Kapitel II:
Extremsituationen – oder von der Gegenwärtigkeit der Vergangenheit

Kapitel III: Psychiatrische Forschung und Gesundheitspolitik

Autorenverzeichnis

APPELT, HERTHA, Dr. phil.,
  Universitätskrankenhaus Eppendorf, Martinistr. 52, D-2000 Hamburg 20

BARABAS, STANISLAV, Regisseur,
  Grindelhof 68, D-2000 Hamburg 13

BIERMANN-RATJEN, EVA-MARIA, Dipl.-Psych.,
  Universitätskrankenhaus Eppendorf, Martinistr. 52, D-2000 Hamburg 20

BOCK, THOMAS, Dr. phil. Dipl.-Psych.,
  Universitätskrankenhaus Eppendorf, Martinistr. 52, D-2000 Hamburg 20

BURCHARD, JOHANN M., Prof. Dr. med.,
  Universitätskrankenhaus Eppendorf, Martinistr. 52, D-2000 Hamburg 20

DÖRNER, KLAUS, Prof. Dr. phil. Dr. med.,
  Westfälisches Landeskrankenhaus, Hermann-Simon-Str. 7, D-4830 Gütersloh

EITINGER, LEO, Prof. em. Dr. med.,
  Övre Ullern Terrasse 67, N-0380 Oslo

ENGELSMANN, FRANK, Prof. Ph. D.,
  McGill University, Allan Memorial Institute, 1025 Pine Av. W.,
  Montréal (Québec), Canada H3A 1A1

ECKERT, JOCHEN, PD Dr. phil., Dipl.-Psych.,
  Universitätskrankenhaus Eppendorf, Martinistr. 52, D-2000 Hamburg 20

FENTON, FRED, ROBERT, M. D., Assoc. Prof.,
  St. Mary's Hospital, 3830 Lacombe Ave., Montréal (Québec), Canada H3T 1M5

GASTAGER, HEIMO, Prof. Dr. med.,
  Landesnervenklinik Salzburg, Ignaz-Harrer-Str. 79, A-5020 Salzburg

GÖPFERT, MATTHIAS, Dipl.-Psych.,
  Universitätskrankenhaus Eppendorf, Martinistr. 52, D-2000 Hamburg 20

GÖTZE, PAUL, Prof. Dr. med.,
  Universitätskrankenhaus Eppendorf, Martinistr. 52, D-2000 Hamburg 20

GRAWE, KLAUS, Prof. Dr. phil.,
  Psychologisches Institut, Gesellschaftsstr. 49, CH-3012 Bern

HANSEN, JÜRG, Prof. Dr. med.,
Alte Grenzstr. 15, D-8216 Reit im Winkl

KEMPE, PETER, Dr. rer. nat.,
Universitätskrankenhaus Eppendorf, Martinistr. 52, D-2000 Hamburg 20

KISKER, KARL PETER, Prof. Dr. med. Dr. phil.,
Medizinische Hochschule Hannover, Konstanty-Gutschow-Str. 8,
D-3000 Hannover 61

KLEIN, HILLEL, Prof. Dr. med. †,
Jerusalem

KÖTTGEN, CHARLOTTE, Dr. med.,
Tornquiststr. 49, D-2000 Hamburg 20

KRAUSZ, MICHAEL, Dr. med.,
Universitätskrankenhaus Eppendorf, Martinistr. 52, D-2000 Hamburg 20

KURZ, ALEXANDER, Dr. med.,
Psychiatrische Klinik und Poliklinik Rechts der Isar
der Technischen Unversität München, Möhlstr. 26, D-8000 München 80

LAUB, GABRIEL, Schriftsteller,
Abendrothsweg 65, D-2000 Hamburg 20

LAUTER, HANS, Prof. Dr. med.,
Psychiatrische Klinik und Poliklinik Rechts der Isar
der Technischen Universität München, Möhlstr. 26, D-8000 München 80

MOHR, MICHAEL, Dr. med.,
Universitätskrankenhaus Eppendorf, Martinistr. 52, D-2000 Hamburg 20

NEDELMANN, CARL, Dr. med.,
Michael-Balint-Institut für Psychoanalyse und Psychotherapie,
Averhoffstr. 7, D-2000 Hamburg 76

PFÄFFLIN, FRIEDEMANN, Dr. med.,
Universitätskrankenhaus Eppendorf, Martinistr. 52, D-2000 Hamburg 20

PLOG, URSULA, Dr. phil.,
Karl-Bonhoeffer-Nervenklinik, Oranienburger Str. 285, D-1000 Berlin 27

REIMER, CHRISTIAN, Prof. Dr. med.,
Medizinische Universität Lübeck, Ratzeburger Allee 160, D-2400 Lübeck

RICHTER, RAINER, PD Dr. phil.,
Abteilung für Psychosomatik und Psychotherapie,
Universitätskrankenhaus Eppendorf, Martinistr. 52, D-2000 Hamburg 20

RIECK, BARBARA, Dipl.-Soz.,
Universitätskrankenhaus Eppendorf, Martinistr. 52, D-2000 Hamburg 20

RÜB, HERBERT, Dipl.-Soz.,
Universitätskrankenhaus Eppendorf, Martinistr. 52, D-2000 Hamburg 20

SCHARFETTER, CHRISTIAN, Prof. Dr. med.,
  Psychiatrische Universitätsklinik Zürich, Lengstr. 31, Ch-8029 Zürich

SCHÖNFELDER, THEA, Prof. Dr. med.,
  Von Herslo Weg 23, D-2000 Hamburg 61

SCHMIDT, GUNTER, Prof. Dr. phil.,
  Universitätskrankenhaus Eppendorf, Martinistr. 52, D-2000 Hamburg 20

SCHORSCH, EBERHARD, Prof. Dr. med.,
  Universitätskrankenhaus Eppendorf, Martinistr. 52, D-2000 Hamburg 20

SCHWOON, DIRK R., Dr. phil., Dipl.-Psych.,
  Universitätskrankenhaus Eppendorf, Martinistr. 52, D-2000 Hamburg 20

SIGUSCH, VOLKMAR, Prof. Dr. med.,
  Abteilung für Sexualwissenschaft, Klinikum der Universität, Theodor-Stern-Kai 7,
  D-6000 Frankfurt a. M. 70

SPEIDEL, HUBERT, Prof. Dr. med.,
  Abteilung Psychotherapie und Psychosomatik, Zentrum Nervenheilkunde,
  Universität Kiel, Niemannsweg 147, D-2300 Kiel

STRAUSS, BERNHARD, Dr. phil., Dipl.-Psych.,
  Abteilung Psychotherapie und Psychosomatik, Zentrum Nervenheilkunde,
  Universität Kiel, Niemannsweg 147, D-2300 Kiel

ŠVÁB, LUDVÍK, Dr. med.,
  Mala Strana, Nosticova 7, 11800 Praha, ČSSR

WULFF, ERICH, Prof. Dr. med.,
  Medizinische Hochschule Hannover, Konstanty-Gutschow-Str. 8,
  D-3000 Hannover 61

ZAPOTOCZKY, HANS-GEORG, Prof. Dr. med.,
  Psychiatrische Universitätsklinik Wien, Lazarettgasse 14, A-1090 Wien

Lieber Jan Gross,

am 3. Dezember 1988 sind Sie 60 Jahre alt. Die letzten 20 Jahre, ein Drittel Ihres bisherigen Lebens, sind Sie in Hamburg, in der Psychiatrischen und Nervenklinik der Universität. Dort sind wir Weggefährten geworden, Verbündete auch über zeitliche und räumliche Distanz hinweg. Aus dieser Erfahrung schreibe ich Ihnen an dieser Stelle.

Am Beginn steht ein Bild: Kurz nach unser beider Berufung im November 1970 stehe ich mit Jan Gross auf regennasser Straße. Mit Blick auf tiefhängende graue Sturmwolken sagt er: „Ich kenne diesen Himmel gut" und – nach einer Pause – „aus Bergen-Belsen". Ich sagte nichts; ich wußte: neben mir steht ein Mensch, der seine Heimat 1968 nicht zum ersten Mal verlassen hat, sie verlassen mußte. Der wieder in meine Heimat kommt, in der ihm in jungen Jahren untilgbares Leiden zugefügt worden ist.

Nach vielen Jahren hat Jan Gross – anscheinend ebenso beiläufig – von dem Tag seiner zweiten Geburt im April 1945 gesprochen, dem Tag, an dem er aus dem Lager befreit wurde. Eine Würdigung seines Wirkens ist für mich untrennbar verbunden mit dem, was hinter diesen Worten steht.

Der Arztsohn aus Bratislava machte das Abitur in seiner Vaterstadt nach KZ-Haft und nachfolgendem über 2jährigem Aufenthalt in einem Lungensanatorium. Einbußen an Lebens- und Entwicklungsmöglichkeiten in den Jahren der Identitätssuche: Nur sehr zögernd sprach Jan Gross einmal von Trauer und neidvollem Schmerz, als er diese Situation in Beziehung setzte zu den Chancen der Generation seines Sohnes. Welche Auswirkungen haben diese Jahre gehabt auf seinen beruflichen Werdegang? Dieser läßt Zielstrebigkeit und Folgerichtigkeit erkennen. Jan Gross will sich intensiv auseinandersetzen mit Psychiatrie, mit psychiatrischer Forschung, mit Psychothera-pie: Promotion 1953, Facharztprüfung 1957, Habilitation 1960, Psychoanalytische Ausbildung von 1959–1964.

1961 nahm er seine Forschungstätigkeit als Leiter der klinischen Abteilung für Neurosenforschung am Psychiatrischen Forschungsinstitut in Prag mit Arbeiten zur sensorischen Deprivation und sozialen Isolierung auf.

Diese Forschungen führten ihn 1968 nach Hamburg an die Psychiatrische Universi-tätsklinik. Er blieb hier, als mit der Veränderung der politischen Situation in seiner Heimat auch seine Familie nachkam. Soziale Isolation – als partielle Deprivierung – durch Emigration, Immigration, durch Sprachbarrieren waren nicht nur in wissen-schaftlichem Zusammenhang reflektierte, sondern auch gelebte Inhalte für ihn und seine Familie.

Um die Experimentalsituation im „schalltoten Raum", um den dort arbeitenden stillen Menschen Gross wurde es laut: Nach 1970, als Lehrstuhlinhaber und Klinikchef ins Licht der Öffentlichkeit gerückt, wurde er in den folgenden politisch bewegten Jahren zunehmend zu einer Symbolfigur für eine als manipulativ, als menschenverachtend eingeordnete psychiatrische Forschung. Ausgerechnet Jan Gross wurde mit verbrecherischen Mißbrauchsmöglichkeiten der Deprivationsforschung identifiziert und geriet mit seiner Familie wiederum unter einen mörderischen Verfolgungsdruck. Das Ausmaß wußten nur wenige. Zu der massiven Bedrohung kamen tägliche Anfeindungen und eine mißtrauensvergiftete Atmosphäre gegen „Psychiatrie" überhaupt und dort tätige Menschen. Aufrichtige, bei aller Gegensätzlichkeit loyale Auseinandersetzungen um ein offeneres Bild vom psychisch kranken Menschen und seinen Begleitern in den psychiatrischen Institutionen waren die andere Seite. Diese Seite machte es ihm möglich, äußerlich und innerlich nicht auf die Flucht zu gehen und standzuhalten.

Immer deutlicher schlug sich schon damals im oft zermürbenden Alltag einer Universitätsklinik nieder, um was es ihm auch in seiner wissenschaftlichen Arbeit, in seinen Publikationen vorrangig gegangen ist und geht:

Die Veröffentlichungen zur sensorischen Deprivation spiegeln die intensive Auseinandersetzung mit Abhängigkeit und Autonomie, mit Kontrolle und Schutz, mit Macht und Ohnmacht wider. Jan Gross sieht hinter der dualen Gegensätzlichkeit polare Entsprechungen eines untrennbaren Prozesses. Mit experimenteller Forschung hat er Antworten gesucht auf die Frage: Was sind „autochthone", dem Menschen innewohnende, ihm gewissermaßen eingefleischte Anteile, die ihm – unabhängig von den jeweiligen Umweltbedingungen – seine körperliche und geistigseelische Existenz sichern? Auch in weniger polemisch geführten Diskussionen über die Deprivationsforschung stand die messende Haltung des abständigen Außenbeobachters im Zentrum der Kritik, seine Übermacht und seine Unkontrollierbarkeit. Jan Gross hat sich indessen verstanden als forschenden Mitmenschen, für den die Erlebnisseite des „ausgesetzten", eines Gegenübers beraubten und in seinen korrektiven Erfahrungen wesentlich eingeschränkten Menschen die zentrale und bedrängende Frage ist. Indem er den „Experimentator" in Analogie setzte zum Therapeuten, die „Versuchsperson" zum Patienten, brachte er uns in zunächst befremdlich scheinender Weise die auch im therapeutischen Prozeß gelegene Ungleichgewichtigkeit der Machtverhältnisse mit allen Risiken und Chancen nahe.

Seit den Tagen der Deprivationsforschung hat sich der Forschungsgegenstand, die Fragestellung für Jan Gross nicht geändert. Er nähert sich ihnen aber aus einer anderen Perspektive: die Teil-Nahme des klinischen Beobachters nimmt er wörtlich: durch das, was dieser vom Gegenüber „nimmt", geht er eine Gemeinsamkeit ein, die vom Austausch bewußter und unbewußter Anteile beider Menschen bestimmt ist. Jeder ist für sich, aber die Isolation ist aufgehoben. Teilnahme am anderen ist für Jan Gross zunächst einmal wahr-nehmen und „für – Wahr-"nehmen, gemeint als unerschütterliche Akzeptanz eines noch so anderen „So-Seins".

Das steht nicht allein in den aus der klinischen Tätigkeit entwickelten Schriften: Schriften speziell über die Anwendung von Psychopharmaka, über Depression und chronischen Suizid, über Sexualität psychotischer Menschen, über Psychohygiene und Fragen der psychiatrischen Versorgung. Wir, die wir Gemeinsamkeit mit Jan Gross erleben können: als Patienten, als Mitarbeiter, als Studenten, als Kollegen und

Freunde, als Frauen und Männer kennen seine Haltung aus der konkreten Situation: Wie aus dem Wahr-nehmen das Wahr-haben – die emotional mitgetragene Erkenntnis – und schließlich das Wahr-machen – die Umsetzung dieser Erkenntnis in eine Entscheidung und in ein Handeln – folgt. Das ist freilich zuweilen nicht leicht erkennbar. Er macht nicht viele und schon gar keine lauten und großen Worte. Er hört zu und fragt. Er mag kein Aufsehen, schon gar nicht für sich selbst. Manchmal münden seine Entscheidungen nicht in das von ihm erwartete oder auf ihn projizierte „Tun" ein, sondern in das „Lassen": Dann nämlich, wenn die Zeit nicht reif scheint zum Handeln, dann auch, wenn er in klarer Erkenntnis eines Prozesses, diesem seinen Lauf, seine Entwicklungsmöglichkeiten lassen und nicht stören will. Dann nimmt er manchmal Unverständnis und Ungeduld anderer hin. Jan Gross sieht nicht nur eine, sondern beide Seiten einer Medaille dadurch, daß er sie in die Hand nimmt. Damit wägt er zugleich auch die Substanz. Wenn im Umgang mit Sachfragen, mit Problemen und Konflikten, in mitmenschlichen Beziehungen auf den verschiedenen Ebenen die Münze schließlich fällt, verliert er die unsichtbar gewordene Seite nicht aus den Augen. Durch notwendige alternative Entscheidungen muß eine Seite schließlich „verworfen" werden. Sie ist damit für Jan Gross nicht durch Verleugnung oder Abspaltung entwertet. Auf dem weiteren Weg setzt er nicht blindlings auf die einmal gewählte Karte, sondern überprüft innehaltend am inzwischen gewonnenen Standort die weiteren Schritte.

Immer wieder bezieht er sich in seinen Arbeiten über therapeutische Prozesse in der Psychiatrie auf die Notwendigkeit „korrektiver Erfahrung". Als Brücke zwischen vermeintlichen Gegensätzen bestimmt sie, weit über den therapeutischen Kontext hinaus, das eigene Handeln, seinen Anteil an den vielfältigen inhaltlichen Veränderungen und Beziehungsprozessen innerhalb der Psychiatrischen Klinik und im Universitätskrankenhaus Eppendorf. Jan Gross denkt auch bei anscheinend isoliert zu betrachtenden Teilfragen in weiträumigen Zusammenhängen. Er sieht in besonderer Weise sich und damit sein Wirken vernetzt in die oft schwer überschaubaren Strukturen des empfindlichen, störanfälligen und wohl auch deshalb zuweilen rigiden sozialen Gebildes einer psychiatrischen Klinik. Wie geht es ihm damit in seiner Rolle als Lehrstuhlinhaber, als Direktor der Kernklinik, auch als langjähriger Geschäftsführender Direktor? Als Beteiligte und als teilnehmende Beobachterin habe ich die lebendige, einfallsreiche und ermutigende Begleitung miterlebt, die Jan Gross allen jenen zuteil werden läßt, die mit ihm in einen Dialog eintreten. An Veränderungen der Klinik, die auf solchen dialogischen Beziehungen aufbauen, ist er nicht nur von Amts wegen und aus fachlicher Perspektive interessiert. In jedem von ihm mit auf den Weg gebrachten Vorhaben bleibt er gegenwärtig, sei es durch die über die Obliegenheiten eines Klinikchefs hinausgehende Mitarbeit, sei es allein durch die stete Möglichkeit des Rückbezugs auf ihn. Die in meinen Verantwortungsbereich übergegangene Jugendpsychiatrische Station ist dafür ein Beispiel, die Psychotherapiestation mit ungewöhnlichen Forschungsprojekten, das Projekt einer gemeindenahen psychiatrischen Versorgung durch Sektorisierung sind weitere.

Ich kenne aber auch sein Gefühl von Vergeblichkeit und Isoliertsein, wenn der Dialog ausbleibt oder abbricht: entweder, weil es im Gespräch keine gemeinsame Basis, keine Brücke korrektiver Erfahrung gibt, oder weil eben „eine als Hörstück vorgeführte Unterredung von echtem Gespräch brückenlos geschieden ist" – dies ein von ihm selbst einmal gewähltes Zitat von Martin Buber. Gleichwohl stellt er sich auch solchen Debatten, in denen das Gefühl des Gegenüber verloren zu gehen droht. Wie es ihm mit den besonders in öffentlichen Gremien geltenden Spielregeln eigentlich geht, ist nicht leicht auszumachen. In Wahrung seines Amtes setzt er sich damit auseinander und bringt die Belange der Psychiatrie so zur Sprache, daß sie schließlich doch auch gehört werden. Für Machtkämpfe freilich ist er schlecht ausgerüstet. Ist es die Strategie der leisen Töne und eine hinter seiner Zurückhaltung verborgene Beharrlichkeit, ist es seine Fähigkeit zur paradoxen Umdeutung schwer erträglicher Situationen? Was ist es, das ihn die Schattenseiten seines Amtes nicht nur ertragen läßt?

Mit der Diffamierung seines Forschungsansatzes, aber auch mit der offiziellen Nichtanerkennung seiner in der Tschechoslowakei unter sehr schwierigen Umständen erworbenen psychotherapeutischen Qualifikation hat er schwere Kränkungen gerade in jenen Bereichen hingenommen, auf die er von jeher seine berufliche Identität gestützt hat. Jan Gross hat eine für ihn stimmige Beziehung zum Leiden anderer und auch zum eigenen. In den letzten Jahren wird er von körperlichem Leiden sichtbar heimgesucht. Leiden als Selbstvergewisserung, als Herausforderung zum Leben, zum Überleben: mir kommt vor, daß dies ihm vertraut ist.

Jan Gross hat seine berufliche Beheimatung gefunden in der Psychiatrie, von der er selbst einmal gesagt hat, man könnte sie „als die humanste Wissenschaft und humanste Tätigkeit im Bereich der Medizin sehen". Ihm und seiner Familie ist Hamburg zu einer zweiten Heimat geworden. Ob er hier Wurzeln geschlagen hat über den Rahmen hinaus, in dem er uns allen in der Klinik vertraut ist: ich weiß es nicht. Aber wenn es an dieser Stelle erlaubt ist, der Würdigung von Jan Gross einen Wunsch für ihn hinzuzufügen, so wäre es der: daß er sich hier in mitmenschlicher Gemeinsamkeit gut aufgehoben fühlen kann.

Lieber Jan Gross, ich bin am Ende meines Beitrags zu Ihrem Geburtstag. Ich weiß, ich hätte anderes schreiben können, vielleicht sollen. Mich haben nicht geleitet die Erwartungen künftiger Leser, sondern die Hoffnung, daß Sie meine Worte annehmen können. Nicht zufällig zitieren Sie Martin Bubers Kritik an einer radikalen „Entgeheimnissung" zwischen Mensch und Mensch, erwähnen immer wieder die Würde, die gewahrt bleiben muß in mitmenschlichen Beziehungen. Ich habe versucht die Hintergründe Ihres psychiatrischen Interesses und Wirkens auf Ihren eigenen Hintergrund zu beziehen und Ihre Hintergründigkeit ein wenig aufzuhellen. Gehalten habe ich mich an ein von Ihnen erwähntes Zitat von Freud, in dem ein Kind sagt: „Wenn einer spricht, wird es hell."

Thea Schönfelder

Kapitel I:

Strukturen psychiatrischen Denkens

Mögliches und Unmögliches
im psychiatrischen Denken und Tun

Karl Peter Kisker

Es liegt mir nicht, aus psychiatrischem ein psychotherapeutisches Denken und Tun herauszuscheiden. Ich kenne da weder „und" noch „oder". Der Psychiater ist substantiell Psychotherapeut oder keiner. Natürlich ist er potentiell immer *auch* Biotherapeut, wenn Sache und Situation dies gebieten. Als solcher aktiviert er allgemein-, neuro- und intern-medizinisches Hintergrundwissen.

Manche machen es sich leicht, Psychotherapie als eine Art *Styling* des Psychiaters zu vollziehen. Die Psychotherapiekrawatte gehört dann gewissermaßen zum Sonntagsstaat des Psychiaters, der auf sich hält, zumal wenn er in Lindau und Lübeck oder auf Langeoog mitflaniert. Psychotherapie ist kein Dekor. Sie ist riskante Haltung, ein Akt der Balance, wie ich zu zeigen versuche.

Den Psychiater so einzurichten, daß sein Denken, Planen und Forschen, sein Tun, Leiden und Lassen einen ideellen, gewissermaßen anthropometrischen Ort aus seinem Psychotherapeut-Sein bezieht, kann indessen in Einseitigkeiten und weg von der ärztlichen Alltäglichkeit führen. Solange nämlich Psychotherapie *instrumentell* begriffen wird: als gängiges Kunststück im Repertoire der Psychiatrie, als Gelernt-ist-gelernt-Pfeil aus dem Köcher der fünfzig oder einhundertfünfzig Psychotherapietechniken, welche vom kühlen Assoziieren bis zum heiß-urigen Schrei, von der operanten Dressur bis zum gekonnten kognitiv-emotiven Stop im Marketing sind.

Worum geht es hier eigentlich? Wer sich zu dem Geschehen, zu der Arbeit *Wandlung,* als welche Psychotherapie ist, was sie ist, anschickt – und das gilt zunächst für den Psychiater, denn entzöge er sich dieser Bereitschaft, stünde er arm da –, sollte sein technisches *know how,* sein analytisches, tiefenpsychologisches, verhaltenstherapeutisches oder wie immer organisiertes Handwerk mitsamt dessen Leittheorien so handhaben können, daß er sich dessen, was daran Mache und modisches Modell ist, auch begeben kann. Wir kennen diese Paradoxie aus der Psychotherapie-Evaluation, soweit sie ehrlich ist: „Erfolg" kann nicht nur denen zuteil werden, welche die Handriemen bestimmter technischer Rituale anstrengen oder neunmalklug Indikationen fürs fokale, langfädige oder konfrontativ-düpierende Vorgehen bemühen, sondern auch jenen, die ihr Selbst und d. h. sich selbst in diese Arbeit einsetzen, sei es auf eine naive, geschenkte Weise, wie bei den untrainiert erfolgreichen Hausfrauen und Studenten, sei es durch eine mühsam und mit mancherlei Beschämungen erreichte Einklammerung des „Technischen" beim Arrivierten.

Verstehen Sie dies nicht als Plädoyer für die „neue Einfachheit", vor welcher Finzen (1981) das „Technische" in Schutz nahm. Es geht um eine neue Kompliziertheit, aus welcher eine Einfachheit zweiten Grades hervorgehen *könnte.* Das Handwerkliche der Psychoanalyse, der Verhaltens-, der Rollen-, der Ratiotherapie usw., es sollte mit all seinen Kniffen, auch mit seinen differentialindikativen Einsatzplänen geübt und gekonnt sein, bevor es dann allerdings – *in actu* – aufgehoben wird. Wohinein gehoben? An diesem Punkt ist Wachsamkeit gegenüber kurzen Schlüssen ins Esoterische geboten. Psychotherapieforschung, soweit sie undoktrinär ist, verweist auf einen *personalen* Therapeutfaktor, genauer: auf ein bilaterales, *zwischen* Patient und Therapeut laufendes Beziehungsspiel. Freilich, ein Spiel mit tieferer, nämlich Gefühle entkümmernder, Einsichten fördernder Bedeutung, ein Spiel nicht ohne Regeln. Dies ist zumal den vielerlei Spontis und Frei-Stilisten im Psychoboom dieser Zeit zu sagen. Sie verbergen hinter dem Plakat „Postmoderne", dessen kalten Farben und Formen Finzen (1987) kritisch nachgegangen ist, nicht selten Bodenlosigkeit.

Hier stoße ich, spät erst, auf die Psychoanalyse. Auf sie nicht als System oder als zünftische Kleinstaaterei nationaler, regionaler „Vereinigungen", „Gesellschaften". Ich hebe vielmehr hervor, was Freud und einige wenige seiner *eigenartigen* Fortbildner als Achse psychotherapeutischer Arbeit erfahren haben: das bipersonale Geschehen der *Übertragung*. Der Begriff muß, wie Troja IX, nach mancherlei Brandlegungen analytischer Schulen und Aufhäufungen von Theorieabfällen ausgegraben und als höchst eigentümliche Verkehrsweise zwischen zwei Menschen begriffen werden, die miteinander ein Bündnis eingehen, in welchem Bindungen und Lösungen, Übereignungen und Veranderungen, Entfremdungen und Vereinigungen, Bekämpfungen und Befriedungen so etwas bewirken wie Bildung, Wandlung oder wie immer das Ergebnis dieser Dyadenarbeit formuliert werden mag. Kein Zweifel: triebtheoretische Konzepte reichen nicht aus, dies zeitlich, existentiell usw. durchaus regelungsfähige Geschehen zu begreifen, es sei denn, „Trieb" werde so geweitet gesehen, daß er alles, was Sprache ist, mitumfaßt, und das klingt ja nicht erst bei Lacan (1973) an, sondern schon bei Freud, wenn er sich, wie zumal in seinen Briefen, aus Animalismen-Schemata entläßt und die Sache, um die es hier geht, schlicht und menschlich beschreibt.

Ich verweile nicht bei dem konstruktiv-rekonstruktiven Wechselgeschehen der Übertragung, verweise für dessen Ausarbeitungen etwa auf Balint (1957) und Lorenzer (1971), bemerke allerdings, daß jeder Akteur im psychotherapeutischen Prozeß letztlich auf diese beidseitige Unterpfändung im Höchstpersönlichen stößt, wenn er Rechnung legt über Erfolg oder Scheitern. Wenn ich auf diese Beziehungs-„Sache", die keine ist und deformiert wird, wenn sie in die Sprache von „Objekt"-Beziehungen gepreßt wird, gleichwohl aus der psychoanalytischen Ecke her zugegangen bin, so hat das höchst irrationale Gründe, die ich in meiner wiederum höchstpersönlichen, imaginären Beziehung zu Freud finde. Es verschlüge nichts, denselben Weg aus der verhaltenstherapeutischen oder der transaktionalen Ecke einzuschlagen, wobei dann allerdings andere Risiken der Unterkühlung oder Überhitzung auszutarieren sein würden.

Warum soviel Umstände mit der Psychotherapie für den Balanceakt des Psychiaters in seinem Denken und Tun? Haben ihn, den Psychiater, nicht gerade die Kaskaden neuen biotechnischen Wissens und Könnens der vergangenen drei Jahrzehnte zum rational kalkulierenden Applikateur neurochemischer, psychophysiologischer und neurophysiologischer Verfahren gemacht? Ist es für seine Patienten und für ihn nicht ergiebiger, unaufwendiger, wenn er sich selbt als Beihelfer und Adjuvans dessen versteht, was die rührige, reif gewordene klinische Forschung ihm vorschreibt: den Vollzug durchevaluierter Bio-, Psycho- und Soziomethoden unter strikter Berücksichtigung aller prognostischen Prädikatoren und Vulnerabilitätskriterien im genetisch markierten, epidemiologisch vermessenen Fall: *petit point,* auf den Stickrahmen unserer Interkontinentaldiagnostik gespannt.

Wir psychiatrischen Eckensteher und Spätkommer greifen doch eben in die Tastatur des Genoms, vorderhand noch im Ein-Finger-System Entitäten ortend wie Huntingtons Chorea oder Alzheimers Disease. Irgendwann einmal werden wir doch elegant und mit allen übrigen neunen auch die feiner gesponnenen schizophrenen oder melancholischen und die härter gesottenen charakteropathischen Störungen mitsamt den psychologischen *traits,* deren Abkömmlinge sie sind, herunterbuchstabieren und ein Markertabellarium in der Hand haben: endlich nicht mehr die Klassenletzten in Sachen Klassifikation.

Endlich werden wir doch von den unbeholfenen Tänzen unseres Verstehens auf dem glittrigen Parkett der schummrigen hermeneutischen *dancing hall* ablassen können und uns in die Helle der Arena des Erklärens stellen: computergestützte Cogitationes, Gladiatoren der Eindeutigkeit, und dies gar auf einem Terrain, das sich dem nichtpenetrierenden Blick bislang so obskur, so mythisch, so wirr darbot, wie das Gewimmel der abseitig-verrückten Probanden, welche dies Chaos produzierten, es eben mit sich brachten. Dieser Ab- und Gegen-Welt luziferisch beizukommen und sie hoch-biotechnologisch ins Licht endgültigen Wissens zu stellen, das sollte denn doch den Senatoren der *Societas Maximaliani Plancki* oder den Senatoren der übrigen *law and order* der Wissenschaften verwaltenden Gremien ein Kopfnicken wert sein.

Indessen: Den Berichtigungen des Menschenlebens, das in einer Weise, die nun einmal den Psychiatern übermacht ist, verunglückt, sind und bleiben, soweit sichtbar, Grenzen gesetzt, was die Folgerichtigkeit ihrer Machbarkeit angeht. Das gilt schon für die Menschen-*Natur.* Dem Menschen *als* Natur kann mit den zwar rational eingesetzten, essentiell aber *natürlichen* Verfahren begrenzt beigeholfen werden. Zu ihnen gehören nicht nur die physiko-chemischen Therapien, sondern auch die den Patienten als *natura naturans* erreichenden psychologischen und die ihn in seiner zweiten, gesellschaftlichen Natur umbettenden sozialen Veranstaltungen: also das ganze Arsenal unserer Stoff-, Strom-, Benimm-, Encounter- und Monetar-Strategien.

Verdurchschnittlichte *Outcome-* Raten an schizophren, affektiv, neurotisch, persönlichkeitsmäßig oder geriatrisch Gestörten zeigen in unserer therapeutisch so gewitzigten Zeit ähnliche therapieprognostische Proportionen wie vor drei Jahrzehnten: Wir erleichtern und verkürzen die akuten Krisen, begleiten begütigend die residualen Minor-Verfassungen, was zusammen zwei Drittel der psychiatrischen Hausaufgaben ausmacht, und verschieben das letzte Drittel der unabänderlich Chronischen, der durch die lange Zeit Erkrankten, kunstvoll durch die Labyrinthe der post- und para-psychiatrischen Dienste.

Hier, im *natur*-heilkundlichen Raum, hantieren wir mit dem *uns* Machbaren und Möglichen. Wir re-agieren damit zugleich auf das, was uns an den Patienten als *deren* Möglichkeit erscheint, für sie leidvoll-ungünstige und/oder für uns unangemessenunbequeme Züge ihres Lebens zu ändern. Wir machen mit ihnen die Kleinkunst des Möglichen und dies auf einer Art Markt. Ich meine damit nicht den „Psychomarkt", der von sich reden macht, seit es in Mode gekommen ist, die Miserabilitäten des alltäglichen Eigen- und Beziehungslebens als *petite folie* zur Schau zu stellen. Es geht hier vielmehr um den durchaus nicht „freien" Markt, auf welchem die genormten Waren der Naturtherapeutika von uns professionellen Verkäufern den Patienten-Kunden angeboten, ja dann auch aufgedrungen werden, wenn diese nicht eigenen Willens in unsere Warenhäuser kommen, vielmehr dazu von Angehörigen oder exekutiven Agenturen genötigt werden. Den limitierten Mehrwert an zurück- oder hinzugewonnener seelischer Gesundheit oder sozialen Wohlverhaltens schreiben wir uns dann gut und stellen unseren Arbeitsaufwand den Solidarversicherungen in Rechnung. Aber: Wieweit verdankt dieser bescheidene Mehrwert sich unserem natural begründbaren Tun, wieweit der eigenen Kraft des Patienten zur Rekonstruktion seiner selbst, wieweit schließlich dem menschlichen Treiben mit Patienten, Therapeuten, entlasteten Angehörigen usw., das unser „Mileu", wenn es gut geht, auf naiv-unprofessionelle Weise beleben kann, ohne je in Interaktions- oder ähnlichen Skalen aufgefangen und damit wieder unseren Naturverfahren zugeschlagen werden zu können?

Soweit die Skizze unseres *natur*bezogenen therapeutischen Trainingsfeldes. Sie könnte nun durch jemanden, für den ein geoffenbartes Menschenbild verpflichtend ist, überwölbt oder unterbaut werden durch einen Aufriß des Hineingerissenseins in psychiatrisches Kranksein und des Herausgezogenwerdens aus ihm: *Kreatürliches* am Patienten käme in den Blickpunkt. Dem wäre zu entsprechen mit einem kerygmatischen Verständnis von Schuldverstrickung und Heilsgeschehen, das sich nicht – wozu viele sakrophobe Pastoren von heute neigen – mit Psychologischem verheddert oder gar mit ihm psychotherapeutische Mimikry macht. Aus der naturbezogenen Erfahrung des Psychiaters in die Region der Erlösung vorzudringen suchte vor einigem Siirala (1961): ein Wagnis, mit dem er ziemlich allein blieb. Natürlicher Erfahrung tut sich hier Unmögliches, weil Absurdes auf. *Dies* Unmögliche umfängt indessen Gesundes wie Krankes in gleicher Weise, stellt vielleicht sogar Krankes verheißener und der Erlösung näher. Das ist hier nicht weiter anzusehen.

Soweit also das Mögliche in den psychiatrisch zugestellten Menschenproblemen, zunächst vom Natürlichen her gesehen, dann mit einem eher scheuen Blick aufs Kreatürliche zu.

Was kann es nun noch auf sich haben mit dem Unmöglichen? Gewiß, es läßt sich psychiatrisch leben, wenn das Machbare im klugen Kalkül getan und das Unabänderliche als noch forschungswürdige und aufklärungsfähige Denaturierung eingefordert wird. Mein Respekt gegenüber den professionellen Confrères, die ihr Werk so verstehen, ist mit einem gewissen Neid versetzt: Sie ersparen sich eine Plage, die mich neben den Härten und der Gratifikationsarmut unseres Alltags umtreibt wie eine Chimäre. Das begann mit dem Anrennen gegen jenes Axiom der Unverständlichkeit, der Sinn-Entsetztheit aller psychopathologischen Kernphänomene, das von Kurt Schneider (1966), meinem Lehrer, in die entschiedenste Positur gesetzt worden war. Die Suche nach *Sinn* im Unsinn-Arsenal der Psychopathologie führte mich zur Psychoanalyse, nicht in sie hinein, zu den Texten Freuds, dieses Sinn-Meisters, der allerdings nie die großen Regionen endgültig verlorenen oder unzugänglichen Sinnes unterschlug, und das trug wahrscheinlich dazu bei, daß der große Aufklärer sein eigenes Tun als „unmöglichen Beruf" sah. Es scheint mir ein Gebot epigonaler Selbstbescheidung, Freuds Skepsis zu übernehmen.

Das Unmögliche, von dem hier gesprochen wird, ist wie ein *Schmerz an der Grenze von Sinn und Unsinn.* Diese Grenze hat wenig zu tun mit der aufgesetzten zwischen gesund und krank. Eher trennt sie zwischen dem Beholfenen und dem Nochnicht- oder dem Nichtmehr-Beholfenen. Sie verläuft also auch nicht *zwischen* dem potentiellen Behandler und dem Behandelten, sondern durch beide hindurch. Vom Mitmenschen schlechthin sollte sich jeder Behandler dadurch unterscheiden, daß er in höherem Maß und weiträumiger zum Akt der Be-Sinnung abgeschotteter Regionen in sich selbst und in anderen bereit und in der Lage ist. Im weiteren Akt der Behandlung aber, die in ihren entscheidenden Schritten aus dem Geschehen der Übertragung vollzogen wird, geht es um die wechselseitige Über-Eignung von Besinntem und Unbesinntem unter dem Titel der Be-Sinnung. Das heißt zugleich: um den am Unmöglichen jeweils *teilbaren* Schmerz. Daß Begriffe, wie Katharsis, Egoifizierung u. a., nicht hinreichen, um diese verschränkte Stellvertretung im therapeutischen Dialog zu fassen, hat Freud selbst früher oder später erkannt. Gleichwohl tat er sich und tun sich viele Analytiker bis heute schwer, von einer schwerfälligen physikalisierten Sprache abzulassen, wenn sie die *Gefühle* auf den Begriff bringen wollen, um deren Entbindung es in der Therapie geht. Habermas (1973) hat das naturalistische Selbstmißverständnis der Psychoanalyse elegant entblößt und sie zugleich wieder aus der emanzipativen Ecke her in Fortschrittsdienste nehmen wollen: Kleidertausch mit denselben entfremdenden Effekten.

Wir sagten: Gefühls-Arbeit, wie u. a. an der Grenze von Sinn und Unsinn geleistet, macht Modi des Erlebens und Zerlebens von Schmerz und Trauer. Wie die Weisen ihrer Ablenkung und Verfestigung beim Neurotischen, seiner Zersplitterung und Entwirklichung beim Psychotischen aussehen, ist hier nicht weiter zu beschreiben, wird auch wohl nie systemfähig. Wie es geht und ausgeht mit dem Suchen, das kein Recherchieren, eher eine Recherche ist, wie Proust sie – durchaus elegisch, also schmerzlich – auf der Grenzlinie zwischen einem Sohn und seiner Mutter vollzieht, wie das Finden ausgeht, das Verabsäumen, Verlieren und Entbehren, das entscheidet sich im Casus, im Fall, der, ob es nun zu seinem therapeutischen Beigang kommt oder auch nicht, immer auch ein Fallen von der Geburt in den Tod ist.

Wie gesagt, psychiatrisch Mögliches und Vernünftiges läßt sich durchaus tun ohne seine hier versuchte Gegen-Waage zum Unmöglichen. Ich brauche eine solche Balancierung. Sie wird mir nahegelegt durch Phänomene existentieller Sicht ins Klare und Offene, wie sie – eher gelegentlich außerhalb aller therapeutischen Bewandtnisse – bei Tiefkranken begegnen können. Aus ihnen hat die sog. Antipsychiatrie – am wenigsten noch der frühe Laing (1967) – einen Kausalhammer geschmiedet, mit dem sie dann ziemlich alle hermeneutischen Bilder stürmte, die in dieser Sinngalerie hätten besichtigt werden können.

Mag sein, daß dieser Versuch eines Exodus aus dem Möglichen nichts weiter ist als ein, nämlich mein – wie sagt es sich doch heute? – *Coping* mit den Vertracktheiten, als meine individuelle Bearbeitung der Lastseite psychiatrischen Tuns. Ist dem so, gehen meine Überlegungen vielleicht als ein Anstoß für einige durch, sich auf eine ihnen gemäße Weise zu entlasten. Wenn und soweit zwischen dem Patienten und uns kein anästhesierendes Instrumentarium mehr ist, bedarf der mit der Rückgewinnung und intersubjektiven Stiftung von *Sinn* in unserer Arbeit freigesetzte Schmerz – er entsteht nicht erst in den äußersten Situationen, wenn ein Patient sich in unseren vier Wänden tötet oder wir ihn dort niederringen – eines Remediums. Dies Remedium, hier unbeholfen und spekulativ in der Durchdringung jener Erfahrung des Schmerzes an der Sinn-Unsinn-Grenze in der psychotherapeutischen Arbeit entwickelt, taugt nur soviel, wie es dem Patienten hilft, seine korrelative Schmerz-Erfahrung anzueignen als Wandlung.

Literatur

Balint M (1957) Der Arzt, sein Patient und die Krankheit. Klett, Stuttgart
Finzen A (1981) Die neue Einfachheit oder die Entprofessionalisierung der Psychiatrie. Sozialpsychiat Inf 11: 5–20
Finzen A (1987) Von der Psychiatrie-Enquete zur postmodernen Psychiatrie. Psychiat Prax 14: 35–40
Freud S (1966) Briefe 1873–1939. Fischer, Frankfurt a. M.
Habermas J (1973) Erkenntnis und Interesse, 2. Aufl. Suhrkamp, Frankfurt a. M.
Lacan J (1973) Schriften, Bd I., Walter, Olten/Freiburg i. B.
Laing RG (1967) Phänomenologie der Erfahrung. Suhrkamp, Frankfurt a. M.
Lorenzer A (1971) Sprachzerstörung und Rekonstruktion. Suhrkamp, Frankfurt a. M.
Schneider K (1966) Klinische Psychopathologie, 7. Aufl. Thieme, Stuttgart
Siirala M (1961) Die Schizophrenie des Einzelnen und der Allgemeinheit. Vandenhoeck & Ruprecht, Göttingen

Heilkunde und Menschenbild

CHRISTIAN SCHARFETTER

Einleitung

Die heutige westliche Medizin (und mit ihr auch die Psychiatrie) ist von einem Berufsstand mit einem zeitgeschichtlich bestimmten Menschenbild und Wissenschaftsverständnis getragen. Sie gibt sich eine Selbstdefinition als allein kompetenter Heilexperte für menschliches Leiden. Sie erzieht Schüler ähnlich festgelegter und eingeengter Perspektive auf die eigene Profession und die Heilungsuchenden als Träger des Abstraktums Krankheit.

Die Profession selbst, hervorgebracht in einer kulturellen Entwicklung, legt fest, was vom allgegenwärtigen Leid des Menschen ihr Kompetenzgebiet des Behandelns sei, welches das „richtige" Wissen sei und wie man methodisch zu dem komme. Vom Spannungsfeld der Heilkunde zwischen Kunst, Technik und Gewerbe ließ der Zeitgeist das technisch-physikalistische Machen (und ökonomischen Gewinn) in den Vordergrund treten. Psychosoziale Gesichtspunkte treten allenfalls sekundär als Appendizes somatologischer „Grundlagen" hinzu. Relativierung der Profession hinsichtlich der Kulturabhängigkeit ihrer Grundlagen, Wissenschaftlichkeit, Menschenbild, Verständnis von Krankheit und Heilung kommt eher von anderen Fachgebieten (z. B. Soziologie, Ethnologie) als von den Medizinern selbst.

Wissen und Wissenschaft

Das Bewußtsein, inkarniert im Einzelwesen, geprägt in der kulturellen Entwicklung, schafft sich person-, zeit-, kulturabhängige Bilder von Selbst und Welt. Der Mensch erfaßt „wissenschaftlich" nicht das Ganze von sich und seiner Welt: Das buddhistische Gleichnis von den Blinden, welche von dem Ganzen eines Elefanten jeweils nur Teile kognitiv festlegen („ich stelle fest ein Speer … ein Baum … ein Seil … eine Wand etc.") stellt diese alte Einsicht dar.

Der Mensch nimmt nicht eine ideal angezielte „objektive" Wirklichkeit wahr, unabhängig von seinem kognitiven Zugriff, sondern er bildet sich in seinem Bewußtsein seine Welt. In diesem Sinne ist der Mensch Kosmopoet. Das Bewußtsein (griechisch Syneidesis) erschafft sich seine jeweilige Welt in einem Zusammenschauen und Bedeutunggeben in der trinitarischen Union von Erkennendem, Erkanntem und Akt des Erkennens. Erklärungsmodelle für diese selbstgeschaffene Welt sind zeitgeschichtlich-kulturell bedingte Anschauungsformen vom Charakter der Mythen. Der Mensch ist – auch im Wissenschaftszeitalter – Mythopoet.

Rilke (1948) wußte, daß „die Welt" eine „gedeutete" ist: „Und die findigen Tiere merken es schon, daß wir nicht sehr verläßlich zuhaus sind in der gedeuteten Welt."

„Die Medizin" als kulturelles System konstruiert aus der Fülle des Lebensleides Krankheiten, die substantiviert, objektiviert, abstrahiert zum Gegenstand technisch bewirkten Beseitigens werden: der Mediziner als Nosopoet.

„Beobachtungen" stehen in einer bestimmten kulturell und situativ abhängigen Perspektive, welche ihre Deutung mitbestimmen. Deshalb formulierte Popper (1963): „Clinical observations like all other observations are interpretations in the light of theories."

Und Albert Einstein (1934): "To the discoverer ... the constructions of his imagination appear so necessary and so natural that he is apt to treat them not as the creations of his own thought but as given realities."

Goethe sagte: „Das Höchste wäre zu begreifen, daß alles Faktische schon Theorie ist." (Maxime 428)

Wissen ist nicht Wissen einer absoluten objektiven Wirklichkeit – das „Faktische" ist ein Gemachtes (Poesis) und zwar vom Beobachter, seiner Person und Kultur und Situation mit-„gemacht".

Wissen ist eine Anschauungsform, ein Bewußtseinsgebilde ohne letzten Wahrheits- und Alleingültigkeitsanspruch. Es ist eine – zeitgeschichtlich sich wandelnde - kognitive Strukturierung, Gestaltung, ein Instrument zum Zwecke des handelnden Umgangs (Praxis) mit der selbstkonstituierten Welt.

Wissen hat sich instrumentell zu bewähren für neue Fragen, neue Perspektiven, in der Tauglichkeit für die Lebensführung („viability"; von Glasersfeld 1985).

„Empirisches" Wissen wird in gängiger Auffassung bestätigt in dieser lebenspraktischen Brauchbarkeit für Interpretation und Voraussage in dem Konsensus „Wissender" (Reliabilität), der Konvergenz verschiedener wissen-schaffender Erfahrungen (Sinne), in der Invarianz bei Wiederholung.

Wissenschaft – als System geschaffener kognitiver Strukturierungen – wird damit nicht entwertet, nur in ihrer Bedeutung für die „Wahrheitsfindung" relativiert.

Daß, „die Welt" im Sinne der „realen" Alltagswelt eine Gestaltung (nicht ein Geschöpf!) des menschlichen Bewußtseins ist, diese Ahnung geht im Abendland schon auf die Vorsokratiker zurück und wurde von manchen Philosophen ausgesprochen. Psychologen (Piaget 1973), Kommunikationsforscher (Bateson 1972; Watzlawick 1981), Ethnologen (Hallowel 1955), Ethologen (s. evolutionäre Epistemologie), schließlich Neurobiologen (Maturana u. Varela 1987) zeigten den in der Entwicklung wandelbaren, der Anpassung unterliegenden Charakter der kognitiven Strukturen, des „Wissens". Im Konstruktivismus (von Glasersfeld 1985; von Foerster 1985; s. Segal 1986) ist die epistemologische Einsicht ausgesprochen: Wahrnehmung und Erkenntnis sind konstruktive Handlungen.

In der Geistesgeschichte Indiens ist freilich eine schon viel ältere Einsicht da, daß die reale Alltagswelt eine Bewußtseinsgestaltung des Menschen sei. Doch okzidentale Selbstherrlichkeit (der weiße Europäer an der Spitze menschlicher Evolution), Eurozentrismus als kulturelles Skotom haben Einsichten anderer Völker oft und lange ausgeblendet.

Heilkunde und Kultur

Was als Wissen gilt, was als Wissenschaft, ist von der Kultur bestimmt. Das gilt auch für das Wissen darum, was „krank", was gesund sei, welches Maß und welche Art von Leiden als Beschwerde und Behinderung zur Konsultation einer Therapiegestalt führt. Krankheitsvorstellungen, Ursachenmodelle und Therapiemethoden sind Teile einer jeweiligen Kultur. Medizinsysteme sind kulturelle Subsysteme.

Die Kultur bestimmt das Menschenbild, die anthropologischen Grundvorstellungen, welche der Heiler und welche der Patient in die Heilungsinteraktion einbringen.

In einem didaktischen Schema kann man die Bereiche, denen der Mensch als inkarniertes Bewußtsein angehört, so darstellen:

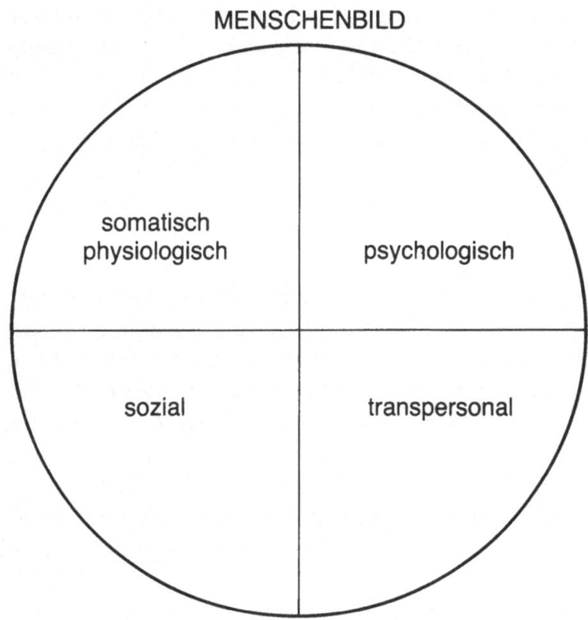

Die naturwissenschaftliche Medizin richtet ihre Perspektive auf den materiell faßbaren Bereich des Menschen. Krankheiten sind morphologische und/oder physiologische Abweichungen der Körperorgane (somatische Medizin). Der materialen Krankheitsauffassung gilt Krankheit als persönlichkeits- und kulturunabhängiges körperliches Geschehen, welches „objektiv" wie ein „Naturgegenstand" beforscht werden kann. Solchem Krankheitsverständnis entspricht eine persönlichkeitsunabhängige typologische Nosologie.

Soweit „biologische" Psychiatrie die „eigentliche" Ursache und Grundlage der Erlebens- und Verhaltensstörungen von Krankheitswert in somatischen, morphologischen, physiologischen, biochemischen, endokrinen, genetischen Pathologien sucht, ist sie ganz diesem naturwissenschaftlich-materialen Ansatz verpflichtet. Sie behält die abendländische Leib-Seele-Spaltung (selbst eine kulturell fixierte Sicht) bei.

Soweit sie Bewußtseinsphänomene, experientielle Entwicklungsfaktoren, interaktionelle Vorgänge, transpersonelle Bezogenheit ausklammert, ist solche Psychiatrie einem sehr engen Begriff von Bios verhaftet: sie ist biologistisch.

Psychologische Vorgänge in der Entstehung (und Behandlung) von Krankheiten sind vielfach physikalistisch konzipiert (Freuds Psychoanalyse wurde erst später „psychologisiert") und sprachlich gefaßt. Im Behavourismus dominieren Anschauungen, welche an Laborratten gewonnen wurden. Daraus abgeleitete Theorien werden erst sekundär dem Menschen angenähert.

Die psychosoziale Medizin (in Fortentwicklung der ursprünglich vorwiegend intrapsychische Vorgänge hypostasierenden Psychologie) ergänzt die Medizin um die Beachtung interpersoneller, beziehungsdynamischer, kommunikativer sowie makro- (gesellschaftlicher) und mikrosozialer (familiärer) Aspekte des Krankseins und Heilens.

Aus der Krankheitsgeschichte wird die Krankengeschichte. Die personale Krankheitsauffassung bezieht sich vorwiegend auf die postnatale Lebensgeschichte. Die Existenz behinderten, eingeschränkten, defizienten In-der-Weltseins in Entwicklung, Austrag, personaler Antwort auf das Schicksal ist „Gegenstand" hermeneutischer Auslegung der medizinischen Anthropologie.

Eine ausschließliche Beschränkung auf psychologische Denkmodelle (z. B. Mangel an mütterlicher Liebe und Fürsorge und fehlende elterliche Achtung als „Ursache" von Persönlichkeitsvarianten bis zu Krebsleiden) wird zu einer psychologistischen Ideologie, welche die körperlichen Entwicklungsmöglichkeiten und Behinderungen (z. B. die Teilleistungsstörungen bei Hirnschäden, genetische Prädispositionen) mißachtet. So können psychosomatische Denkansätze überbeansprucht werden (z. B. Psychogenese des Krebses ohne Beachtung der materiellen kanzerogenen Noxen). Soziokulturelle Ideologien sind gefährdet, Krankheiten nur mehr als Sozial- und Kulturprodukt zu deuten und sie als lebenspraktische Aufgabe des Heilens und Betreuens zu verleugnen, indem sie als soziale Ausstoßung bewirkende bösartige Etikettierung oder als mehr oder weniger freiwilliger Austritt aus einer unerträglichen gesellschaftlichen Norm deklariert werden (Antipsychiatrie).

Die transpersonale Psychologie greift kulturgeschichtlich ältere Krankheitsdeutungen auf: Peri- und antenatale „Erfahrungen" des intrauterinen Lebens und der Geburtsvorgänge werden zum Grundmodell aller späteren Psychopathologien (Grof 1978). Das persönliche Unbewußte Freuds, von Jung ergänzt um das kollektive und stammesgeschichtliche Unbewußte, wird durch das peri- und antenatale „Unbewußte" angereichert. Auch die alte Reinkarnationslehre wird aufgegriffen: Antekonzeptionelle Ereignisse in früheren Existenzen werden in diesen explanatorischen Krankheitsmodellen für die Ursachendeutung herangezogen (Grof 1978).

Der nicht mehr auf die Sozietät bezogene (darum spanisch „lo asociál"), auf die Transzendenz ausgerichtete Bewußtseinsbereich, welcher im Heilweg meditativer Bewußtseinsentwicklung mystischer Erlösungsreligionen kultiviert wird, erhält in der humanistischen Psychologie Maslows (1973) als Ziel einer ganzheitlichen Menschheitsentwicklung Achtung und Wert. Sofern aber Krankheitsereignisse (es geht besonders um die sog. Schizophrenie) als verkappte religiöse Durchbruchserlebnisse und spirituelle Krisen gedeutet werden, ist die Gefahr einseitiger explanatorischer Deutungen unter Ausblendung körperlicher, psychologischer, sozialer Bedingungen des Krankwerdens und Krankseins gegeben. Dann wird auch versäumt, ein ganzheitliches bedürfnisangepaßtes Heilungsangebot an den Patienten heranzutragen.

Kulturevolutiv ältere Krankheitsvorstellungen aus der schamanistischen Kulturstufe (animistische Deutungen von Seelenraub und Krankheitsgeistern, Krankheit als Manifestation transintelligibler Kräfte, Geister genannt, Krankheit als Hierophanie, Krankheit als Folge von Sünde) finden sich auch in der aufgeklärten Zivilisation noch unter der Oberfläche und in manchen alternativ-medizinischen Subsystemen. Krankheit als Folge karmischer Verfehlungen zu deuten, umfassender als unerlöste Verblendung durch das Verhaftetbleiben auf niedrigen Stufen der Bewußtseinsentwicklung, ist auch in unserer Kultur anzutreffen.

Die Dominanz nur einer Pespektive – auf den materialen, intrapsychischen, sozialen, transpersonalen Bereich – ist für Eingleisigkeiten im Erklären, Diagnostizieren, Behandeln gefährdet.

Ganzheitliche Medizin sollte als Ideal alle Bereiche ins Blickfeld bringen und ihr Gewicht für das individuelle Krankheitsereignis und den bedürfnisangepaßten Behandlungsplan abwägen. Ganzheit in diesem Sinne bleibt aber eine Idee, eine ideale Gestalt, die konkret immer nur annäherungsweise erreicht werden kann.

Jeder Bereich hat seine eigene Methodik der Beforschung und damit auch eine Begrenzung seiner „wissenschaftlichen" Aussagekraft.

Die Medizin ist eine kulturelle Struktur, ein System von Wissen und Handeln. Die Kultur bestimmt die Wahrnehmung von „illness" (subjektiv-pathisches Erleben von Infirmität) und ihr Verhältnis zu „disease" (Morbus, „objektivierbarer" Aspekt von Krankheit). Die Sozietät und ihre Normen bestimmen die Bedingungen für die Entfaltung von Beschwerdebewußtsein und Heilungssuche, die Rolle des Kranken und Heilers und das Geschehen in der Heilungsinteraktion.

Wer mit welchen Beschwerden zum Kranken wird, wer einen Heiler aufsuchen darf, wie Unheil und Krankheit gedeutet und behandelt werden, das ist ein Ausdruck der Kultur. „La cura es el ser de la cultura" (Larraya 1982): Was unter Krankheit, Heilung, Heil verstanden wird, ist Ausdruck der Kultur. Was ein Mensch mit seinem Leid macht, zeugt von seiner Geisteskultur und von der Kultur seiner Sozietät. Wenn der Mensch einem Idealnormenbegriff von Gesundheit als optimalem Wohlbefinden, gar Glück anhängt und darauf Anspruch erhebt und wenn er die Normalität des Leidens (Eliade 1949) im menschlichen Leben verleugnet und nicht annimmt, wie es die westliche Zivilisation tut, so wird das Bestreben da sein, jedwedes Unwohlsein, jedes Lebensleid, jede Beschwerde, immer mehr Lebensprobleme zu medikalisieren, zu psychologisieren und zum Anlaß zu nehmen, es durch technisches Machen (physikalistisch, psycho-soziotherapeutisch) zu beseitigen.

Die „Normalität des Leidens"
ruft nach einem vielschichtigen Therapieangebot

Das Leben vieler einzelner und der Menschheit im Ganzen ist voller „Unheil", ist mühevoll, beladen mit Konflikten und Problemen, Entbehrungen und Verzicht, Trauer, Angst und Schmerz. Das Leben der Wesen, menschlicher und außenmenschlicher, ist leidvoll, ist „dukkha". Die Antwort auf diese Einsicht sind die Erlösungsreligionen, welche Leidbefreiung, Salvation, Heil als Ziel vorführen und Wege dazu weisen. Die Antwort auf die „Normalität des Leidens" (Eliade 1949) im außerreligiösen Bereich der säkularisierten Gesellschaft ist ein vielschichtiges Heilungsangebot.

Neben dem Schamanen gab es mannigfache koexistierende nichtschamanische Heilpraktiker: Herbalisten, Naturalisten, Knochen- und Gelenkeinrichter, Zahn-, Augenspezialisten, Hebammen. Glaubens- und Gebetsheiler, Heilpriester wirken z.T. herumziehend oder in Tempeln. Magische Heiler (Siddhas in Indien), Palmisten, Astrologen wirken teils kurativ, teils als Lebensberater. Das indische Ayurveda (das ist die Wissenschaft vom Leben) und in manchen Zügen auch die chinesische Medizin verstehen sich als Gesundheitskunde – und in diesem Rahmen erst als Heiler. Alle diese Heiler und Berater repräsentieren Heilungssubsysteme mit unterschiedlichen expliziten oder impliziten Konzepten über Entstehung und Behebung von Beschwerden. Zu welchen Heilern ein Patient geht, hängt von den Beschwerden, vom Laienwissen über die Zuständigkeit und vom Heilungsangebot ab. Der qualifizierte Heiler weiß um die Grenzen seiner Wirkmöglichkeiten und weist Kranke ab, für die er sich nicht zuständig weiß.

Die großartigste Heilergestalt schuf sich die indigene Menschheit der präsäkularisierten Kulturen im Schamanen. Der Schamane ist ein vielfältiger Funktionsträger: er ist nicht nur Heiler, sondern sorgt als Mittler zwischen den Menschen und den außermenschlichen transintelligiblen Kräften für den Bestand seiner Sozialgruppe. Er kann Jagd, Fischfang, Ernte, Fruchtbarkeit von Mensch und Tier beeinflussen. Er kann das Wetter bestimmen. Er kann Vergangenheit und Zukunft sehen. Mancherorts ist er auch Opferpriester und Zauberer. Durch die Vielfältigkeit seiner Macht ist er eine marginale Gestalt seiner Gesellschaft, gebraucht und gefürchtet zugleich. Sein Heilen geschieht in der Kontrolle der Krankheitsgeister, im Auffinden und Zurückholen verlorener Seelen. Seine Macht gewinnt er durch seinen Schutzgeist, seine Gehilfen sind die Hilfsgeister. Das schamanische Heilen ist ein mentales Heilen. Dazu muß der Schamane selbst ein Bewußtseinsspezialist sein.

Er wird dazu durch seine Berufung in Vorzeichen, Träumen, Visionen, durch Selbst-, Familien-, Stammeswahl. Nach der Berufung folgt die Einweihung in einer leidensvollen Zeit von Zerstückelung und Rekonstruktion, in Träumen, Visionen und besonderen Bewußtseinszuständen (Ekstase, Trance).In der Initiation und der folgenden (oft mehrjährigen) Lehre entwickelt der Schamane seine Fähigkeit, außergewöhnliche Bewußtseinszustände zu induzieren (durch mannigfache pharmakologische und nonpharmakologische Mittel). In der Ekstase hat er die Gabe zur Diagnose, zum durchschauenden Erkennen, und zur Therapie. Er ist dann Wirkstätte des Schutzgeistes, von ihm besessen, oder geht auf die Reise in die Anderwelten, verlorene Seelen wiederzuholen.

Nur ein kleiner Teil des Lebensleides, wegen welchem der Schamane gebraucht wird, sind Krankheiten im Sinne der heutigen okzidentalen Medizin. Im historischen Prozeß der Entwicklung der Medizin zum hauptsächlichen Heilsystem wurden die biomedizinischen Probleme als Krankheiten ausgesondert. Die Grenzen dieses Bereiches zu den allgemeinen Lebensproblemen sind nicht scharf. Und die Medizin erweitert den Bereich der „Krankheiten" ständig, für die sie Heilung anbietet. Immer mehr Lebensschwierigkeiten werden medikalisiert, mit dem Aufkommen der psychosozialen Interpretation auch psychologisiert – und werden so dem Corpus expertengetragenen Therapieangebotes hinzugefügt. In gleichem Maße, wie das Feld wächst, für das der Mediziner, Psychiater, Psychotherapeut seine Heilsofferte gibt, nimmt der Einflußbereich nichtakademischer Heilsysteme ab. Verschwunden sind diese Alternativ-, Naturheiler, Handaufleger und Hypnotiseure aber auch in unserer Kultur noch nicht. Je mehr Mediziner um ihre Klientel bangen, um so härter wird die Marginalisierung, gar Illegalisierung anderer Heiler. Doch gibt es Anzeichen dafür, daß die naturwissenschaftliche Medizin den Erwartungen der heilungssuchenden Bevölkerung vielfach nicht entsprechen kann, teils weil die ärztliche Kunst und Begabung in der Verschulung zu kurz kommt, teils wegen des Zeitdruckes viel beanspruchter Mediziner in Kliniken und Kassenpraxen, in welchen das so wichtige Beziehungsangebot zu kurz kommt. Medikalisierung und Therapieversprechen können falsche Erwartungen in der Klientel wecken; z.B. die Einstellung, die zum Morbus gemachte „Depression", die man hat oder die einen hat, durch Expertentechnik zu beseitigen – statt zu fragen, wie falsche Erwartungen an ein leidfreies Leben, das alle Bedürfnisse stillen solle, in ein letztlich selbstinduziertes Be-leidigt-sein führen kann.

„Der Mensch allein– Grund genug, traurig zu sein." So lautet ein griechischer Spruch. Das Leben gibt immer Anlässe, bedrückt zu sein, wenn die Bereitschaft zu dieser Reaktion da ist. Epiktet wird der Satz zugeschrieben: „Es sind nicht die Dinge, die uns bedrücken, sondern unsere Sicht der Dinge." Nicht das zur Bedrückung führende Motiv oder ein hypostasierter Morbus ist zu beseitigen, sondern die Perspektive, die Einstellung wäre zu ändern.

Die Sozialgeschichte der Medizin als Profession mit Heilungsmonopol

Im ursprünglichen (und z.T. in unserer Zeit noch überlebenden) vielschichtigen Heilerangebot gab es noch keine definierte geschlossene Profession, keine einheitliche theoretische Grundlage, Selektion, Legitimationskriterien. Mit dem Aufkommen der naturwissenschaftlichen Medizin begann der Prozeß der Professionalisierung (Freidson 1970; Unschuld 1974). Die Medizin als Profession: als Beruf mit einer dominanten Position in der Verfügung über die Mittel (Krankheitskonzept, Diagnose, Therapie) und mit Arbeitsteilung. Diese drängte andere Heiler, besonders weibliche, in untergeordnete Hilfsberufe. Die Profession bildet einen Stand (Kaste) mit Autonomie, eigener Standesordnung, Ethik und Deontologie. Dies erlaubt die Selbststilisierung als außerordentlich ehrenwert und vertrauenswürdig hinsichtlich Wissen, Können, Moral. Der professionalisierte Arzt ist allein kompetenter Experte für Gesundheit, Krankheit, Therapie, Prophylaxe. Der Stand manipuliert das Wissen durch Zulassung zur Schulung, Sprache, Ausübungsgenehmigung. Die Medizin als kultureller Machtfaktor definiert die Natur der Realität, mit der sie sich abgibt. Sie formuliert Laienprobleme in professionelle soziale Realität („Krankheit") um. Sie bestimmt selbst den Umgang mit Klienten und mit ihren Problemen. Mit dem Monopolanspruch der Experten werden konkurrierende Heilsysteme marginalisiert, gar illegalisiert.

Die Begründung ist vorwiegend die „naturwissenschaftliche Grundlage", fußend auf einem mechanistischen Welt- und Menschenbild, epistemologisch ein empirischer Positivismus. Verschwiegen werden dabei marktwirtschaftliche Interessen von Ärztestand und Industrie. Das naturwissenschaftliche Paradigma bedeutet nicht nur ein kulturelles System von Methoden, Begriffen, Definitionen. Es ist auch normativ und damit ausschließend gegenüber andersartigen Begründungen und Methoden. Das naturwissenschaftliche Paradigma leistet nicht die Erhellung der individuell-biographischen Bedingungen des Krankseins, der sozialen Folgen langfristiger Gebrechen, der sozialpsychologischen Elemente der Arzt-Patient-Beziehung (von Ferber 1975).

In Medikalisierung und Psychologisierung von immer mehr Lebensproblemen manifestiert sich der Monopolanspruch der Medizin als alleiniger Heilberuf, als Wissenschaft, als Beherrscher des Gesundheitsmarktes. Das treibt die konkurrierenden Subsysteme des Heilungsangebotes, Alternativmedizin, „Erfahrungsmedizin" u. v. a., welche nach Ursprung, Anthropologie, Theorie, Heilmethode sehr verschieden sind, ins Abseits. In ihrer Opposition stilisieren diese sich vielfach hoch zu „wahren" Kennern und Vermittlern vom „Wesen" von Mensch in Gesundheit und Krankheit und ihrer Heilung. Sie appellieren an und wecken „ganzheitliche" Betreuungsbedürfnisse. In der Psychiatrie stellen manche paramedizinische „Hilfsberufe", Psychologen verschiedener Schulen, Sozialarbeiter, Pfleger, Leibtherapeuten und andere den Monopolanspruch der Mediziner als Heiler in Frage. Neuerdings bewerben sich gar Philosophen um den Markt der Ratsuchenden.

Heilungsinteraktion – Kooperation versus Autismus

Ein Mensch mit einem (allgemeinen oder lokalen) Funktionsausfall, getroffen von Leid, Unheil, Beschwerde, von Infirmität erhält nach kulturimmanenten Normen die Legitimisierung zur Einnahme der Krankenrolle, darf mit Beschwerdebewußtsein und Behandlungsbedürfnis einen Heiler aufsuchen. In Schmerz, Angst, Bedrückung, mit Hoffnung sucht er Hilfe und bringt sich mit all dem und einem (zunächst unbestimmten) Potential an Heilungsbereitschaft und -fähigkeit in die Begegnung mit dem Heiler ein. Dieser bringt mit seinem Hilfsangebot sich selbst, seine ganze Entwicklung, Schulung, Erfahrung, seine Lebenseinstellung, sein Menschenbild, seine Kultur ein. Die Heilungsinteraktion ist ein kulturell determiniertes intersubjektives Geschehen, mehr als ein schulisch-technisches Machen.

Der Patient muß fähig und willens sein, in der Heilsinteraktion in einer heilungsfördernden Weise mitzuarbeiten. Krankheitsuneinsichtige Patienten können das nicht. Manche verleugnen den Krankheitswert ihrer Erlebnisse und ihres Verhaltens. Andere sind so in eine der Common-sense-Realität entrückte Sonderwelt (Derealisation, Autismus) eingetaucht, daß sie nicht im Heilungsprozeß mithelfen können. So sind viele Psychiatriepatienten – und entsprechend schwer ist dann die Aufgabe der Betreuer, mit diesen eine zwischenmenschliche Atmosphäre zu gestalten, in welcher sie sich reorganisieren und eine intersubjektiv kommunikable Welt mitkonstituieren können, in einer Weise, die ihnen im Rahmen ihrer sozio-kulturellen Bedingungen eine eigene Lebensgestaltung wiederzugewinnen ermöglicht.

Gemeinsame Wirkfaktoren in der Heilungsinteraktion.
Heilung als Versöhnung

Die Heilungsinteraktion wird getragen von Handlungen (z. B. Operation, Massage, Sprache, Medikamentengabe). In diese geht Affektives und Kognitives ein: die drei Pfeiler Actio, Emotio, Cognitio der Common-factor-Forschung (s. Rösing 1987).

In Empathie und Sympathie kommunizieren (im optimalen Fall) Klient und Heiler. Hoffnung, Erwartung, Vertrauen, Aufgehobensein ermöglichen die Lösung von Angst, Schmerz, Mißtrauen. Im günstigen „Zwischen" (Buber 1965) von Patient und Therapeut kann sogar eine psychotische Reaktionsweise aufgegeben werden, kann selbst das „zertrümmerte Bewußtsein" des Ich-Kranken (Ideler 1847) sich mit seinen Selbstheilungskräften wieder reorganisieren.

Der Patient bringt Vorstellungen und Wissen ein (Laienkonzept) von seiner Person, seinem Körper, seinem Lebenslauf (intrapersoneller Wissenskreis), von seinem sozialen Stand und Netzwerk (interpersoneller Wissenskreis), von seiner Wert-, Glaubenswelt, von Sünde, Buße, Strafe (transpersonelles Wissen). In der Interaktion mit dem Heiler werden diese Wissenskreise geklärt, verdeutlicht, strukturiert, korrigiert, erweitert – und berühren einander. Sie erfahren untereinander eine Sinnverknüpfung (Rösing 1987).

In diesem Sinn ist Heilung ein lebenswirksames, also potentiell Wandlung ermöglichendes Herstellen von kommunikablen und tatsächlich kommunizierten, in actio sich vollziehenden, in emotio sich auswirkenden, in cognitio angestoßenen und integrierten Wissenskreisen um die (intra-, inter-, transpersonell) gegebenen Bedeutungen, Sinnhaftigkeiten.

Der Heilvorgang enthält einen Einstellungs-, Haltungs-, Perspektivenwechsel, welcher Reorganisation, Resynthese, Reintegration ermöglicht – Versöhnung in der symbolischen Heilung (Rösing 1987).

Der Therapeut ist Medium dieses Prozesses. Therapieren erfordert den Einsatz des ganzen Lebens, der Existenz des Therapeuten. Therapieren ist ein existentielles Sichzurverfügungstellen. Der Therapeut darf dabei selbst – wie eine Gegengabe – Impulse für das eigene Wachstum und die Entwicklung seines Bewußtseins erfahren. So ist bei solchen Therapien Geben und Nehmen auf beiden Seiten.

Patient und Therapeut wachsen in der Versöhnung mit den eigenen inneren Kräften, mit der Gemeinschaft, mit der Natur, mit dem Schicksal des Menschen im Kosmos. Zu diesem Therapieren als Lebenlernen gehört auch das Loslassen von allen Verhaftungen, als Vorbereitung für das Sterben. So wird der Weg frei von der Kuration zur Salvation, vom Heilen zum Heil.

Literatur

Bateson G (1972) Steps to an ecology of mind. Ballantine, New York
Buber M (1965) Das dialogische Prinzip. Schneider, Heidelberg
Einstein A (1934) On the method of theoretical physics. Zit. bei Eisenberg L (1988). The social construction of mental illness. Psychol Med 18: 1–9
Eliade M (1949) Kosmos und Geschichte. Insel, Frankfurt/M.
Ferber C von (1975) Soziologie für Mediziner. Springer, Berlin Heidelberg New York
Foerster H von (1985) Entdecken oder Erfinden? Wie läßt sich Verstehen verstehen? In: Einführung in den Konstruktivismus. Oldenburg, München (Schriften der Carl Friedrich von Siemens Stiftung, Bd 10, S 27–68)
Freidson E (1970) Profession of medicine. Dodd Mead, New York
Glasersfeld E von (1985) Konstruktion der Wirklichkeit und des Begriffs Objektivität. In: Einführung in den Konstruktivismus. Oldenburg, München (Schriften der Carl Friedrich von Siemens Stiftung, Bd 10, S 1–26)
Grof S (1978) Topographie des Unbewußten. Klett-Cotta, Stuttgart

Hallowell AI (1955) Culture and experience. Univ. Pennsylvania Press, Philadelphia
Ideler KW (1847) Der religiöse Wahnsinn. Schwetschke, Halle
Larraya FP (1982) Lo irracionál en la cultura, Vol 1–4. Fundacioń para la educacioń, la ciencia y la cultura, Buenos Aires
Maslow AA (1973) Psychologie des Seins. Kindler, München
Maturana HR, Varela FJ (1987) Der Baum der Erkenntnis. Schwerzer, Bern
Piaget J (1973) Einführung in die genetische Erkenntnistheorie. Suhrkamp, Frankfurt a. M.
Popper KR (1963) Conjectures and refutations, Basic Books, New York
Rilke RM (1948) Duineser Elegien, 1. Elegie. Insel, Frankfurt/M
Rösing J (1987) Die Verbannung der Trauer. Greno, Nördlingen
Segal L (1986) Das 18. Kamel oder Die Erfindung der Welt. Zum Konstruktivismus Heinz von Försters. Piper, München
Unschuld P (1974) Professionalisierung im Bereich der Medizin. Saeculum 25: 251–276
Watzlawick P (Hrsg) (1981) Die erfundene Wirklichkeit. Piper, München

Sozialpsychiatrischer Krankheitsbegriff?

ERICH WULFF

Je länger ich mich mit dem Problem psychiatrischer Krankheitsbegriffe beschäftige, desto unklarer wird mir, was damit überhaupt gemeint ist. Zunächst einmal setzt das Wort „Krankheitsbegriff" ja zumindest zweierlei schon voraus: Einmal, daß es sich um *Krankheiten* handelt, mit denen es die Psychiatrie zu tun hat. Wie wir alle wissen, ist dies – bezüglich zumindest weiter Teilbereiche ihrer Klientel – durchaus strittig, und zwar nicht nur dann, wenn man von einem der Körpermedizin entlehnten Krankheitsbegriff ausgeht. Zum zweiten könnte das Wort „Krankheitsbegriff" aber auch den Eindruck erwecken, es handele sich hier um einen klar definierten Sachverhalt, um so etwas wie begriffliches Werkzeug, das als Handlungsanweisung im therapeutischen Prozeß, oder, vorsichtiger ausgedrückt, für die Art und Weise, wie man mit seiner Klientel umgeht, verwendet werden kann. Dies letztere mag für die einzelnen, konkreten Krankheitsdefinitionen (Schizophrenie; affektive Psychose; Borderline; Neurose; Persönlichkeitsstörung usw.) wenigstens teilweise zutreffen.

Der psychiatrische Krankheitsbegriff als ganzer, d.h. dasjenige, was – wie auch immer – als psychisch krank und nicht gesund – definiert werden muß und wie es definiert wird, hat aber im Gegensatz zu den einzelnen Krankheitsdefinitionen, wie ich meine, einen eher latenten Charakter. Er wird vorausgesetzt, stellt zwar so etwas wie die Basis, die Leitlinie für konkrete Krankheitsdefinitionen dar, bleibt aber häufig bis zu einem gewissen Grade implizit, unausgesprochen. Ich habe deshalb auch gewisse Hemmungen, hier von einem Krankheits*begriff* zu sprechen. Vielmehr handelt es sich um eine Sichtweise, einen Blickwinkel, eine Perspektive des Psychiaters, der die Definitionsmacht hat, oder sich ihr unterwirft, auf psychisches Kranksein. Der Grund für das dergestalt Festgelegte ist somit eher an ihm selber als an seinen Objekten anzutreffen. Einen gewissen Beleg für diese These meine ich darin zu finden, daß viele Psychiater sich dagegen wehren, mit einem bestimmten Krankheitsbegriff identifiziert zu werden. Wenn man das tut, dann versuchen sie immer wieder zu belegen, daß sie die anderen Seiten ja auch nicht außer acht lassen, und werden in ihren Argumentationen eigenartig diffus. Ihr Krankheitsbegriff hat nicht so sehr den Charakter einer bewußten Vorstellung, sondern stellt eher so etwas wie eine implizite Leitlinie ihrer Praxis dar: er ist deren unbewußte Struktur – ähnlich wie Levi-Strauss (1958) es für die Verwandtschaftsstrukturen als unbewußtes Muster der sozialen Praxis von Stammesgesellschaften herausgearbeitet hat. Sie explizit zu machen ist fast schon ein Tabuverstoß. Die Bestimmung, die Ausarbeitung eines psychiatrischen Krankheitsbegriffes hat deshalb schon als solche eine gewisse ideologiekritische Potenz: Sie stellt immer auch eine Art Demaskierung dar, dem Betroffenen wird eine

Deutung darüber, was er tatsächlich und weshalb er es macht, an den Kopf geknallt. Dadurch wird es für ihn schwieriger, naiv weiter so fortzufahren. Wenn er ein alter Hase ist, dann fühlt er sich meist ungerecht behandelt und gekränkt und verbeißt sich in Trotz. Klarlegung von Krankheitsbegriffen hat deshalb, wie ich meine, als sinnvolle Adressaten eher diejenigen, die sich in ihrem Fach noch nicht festgelegt haben, die nach einer Perspektive, einer Sichtweise, oder auch nach einer Pluralität von Sichtweisen suchen.

Die Diskussion um einen psychiatrischen Krankheitsbegriff – vielleicht um einen Krankheitsbegriff überhaupt – ist z.T. aus den eben dargelegten Gründen auch ein relativ spätes wissenschaftshistorisches Produkt. Sicherlich hat es Diskussionen über Krankheits*ursachen* schon lange gegeben, vielleicht so lange, wie es eine Medizin gibt. Aber die Herstellung eines expliziten Wissens darüber, was krank ist und was nicht, ist doch eher verhältnismäßig späten Datums. Ich denke, daß ein solches Wissen bis zur Mitte des vorigen Jahrhunderts, ja vielleicht noch bis später, eher einfach vorausgesetzt wurde. Die Notwendigkeit, einen Krankheitsbegriff schließlich doch explizit zu bestimmen, hat, wie ich meine, in der Psychiatrie zwei Gründe gehabt:

1. Die entstehende Notwendigkeit, krankhafte und nichtkrankhafte Normabweichungen deshalb zu unterscheiden, weil für beide unterschiedliche institutionelle Verfahrensweisen und Einrichtungen vorgesehen wurden (Gefängnis versus Psychiatrisches Krankenhaus z.B.). Wieso die Notwendigkeit zu einer solchen Unterscheidung entstand, darüber kann man bei Michel Foucault (1969) und bei Klaus Dörner (1969) nachlesen.
2. Die Notwendigkeit, zwischen krank und nichtkrank zu unterscheiden, wurde mit der Einrichtung der Kranken- und Unfallversicherung, oder, noch allgemeiner gesprochen, mit der Institutionalisierung von Kostenträgern für Krankheit auch juristisch unabweisbar. Die Anstrengung um eine Definition des psychiatrischen Krankheitsbegriffes nach verbindlichen Kriterien, die aus diesen zwei Praxisanforderungen erwächst, kommt in den Arbeiten Kurt Schneiders (1955) besonders deutlich zum Ausdruck.

Ein weiteres, drittes Erfordernis mehr berufspolitischer Art tritt später hinzu: es erwächst aus dem Streitigmachen zumindest eines Teiles der Psychoklientel durch Repräsentanten psychoanalytischer bzw. psychotherapeutischer Verfahren. Gerade dort also, wo sehr deutliche Anstrengungen gemacht werden, psychisches Kranksein als solches begrifflich genau zu fassen, gerade dort ist zumeist eine praxisorientierte Genese solcher Begriffe, einschließlich eines dahinterstehenden Interesses, hinter diesen Begriffen selbst verborgen.

Ich will jetzt versuchen, einige Krankheitsbegriffe, die in der Psychiatrie von Bedeutung sind, etwas klarer zu fassen. Dazu gehört an erster Stelle der biologische – oder somatisch-medizinische – Krankheitsbegriff.

Vielfach wird behauptet, er sei in der Psychiatrie bis heute noch herrschend. Ich werde zu zeigen versuchen, daß dies nur noch zur Hälfte stimmt. Erinnert sei zunächst aber daran, was Klaus Dörner in seinem Buch „Bürger und Irre" (1969) schon herausgearbeitet hat: daß nämlich der somatische Krankheitsbegriff gegenüber Vorstellungen, Verrücktheit und Wahn seien das Werk teuflischer Mächte bzw. göttlicher Erleuchtung, erst erkämpft werden mußte. Er hatte allerdings auch innerhalb einer solchen magischen Medizin schon Vorläufer. Denn auch bei dieser finden wir bereits zwei Varianten. Die eine, wonach die genannten übernatürlichen Mächte den „Geist" oder die „Seele" des Betroffenen unmittelbar in Besitz nehmen bzw. sie sogar, indem sie sich an ihre Stelle setzen, aus dem Körper vertreiben (das Modell der Besessenheit also, wenn man will) – und eine andere, wonach sie auf vorhandene Körper- und Seelenkräfte einwirken, indem sie z. B. zwischen diesen eine Disharmonie bewirken usw. Diese letztere Interpretationsweise setzt einen Körper bzw. eine verleiblichte Seele, auf die sich solche überirdischen Kräfte auswirken, schon voraus. Dem Körper – und der verleiblichten Seele – wird auch eine gegenüber übernatürlichen Mächten abgehobene Eigengesetzlichkeit zugeschrieben. In dieser zweiten Variante ergibt sich also, trotz des immer noch sehr engen Zusammenhanges, auch schon ein erstes Auseinandertreten von Irdischem und Überirdischem, Natürlichem und Übernatürlichem. Neben überirdischen Einwirkungen auf die „Seele" werden so auch „natürliche" denkbar.

Auf dieser elementaren Ebene besagt „Biologisches" also zunächst nicht viel anderes als einen der reproduzierbaren Erfahrung zugänglichen Bereich, der „körperlich" und „seelisch" zugleich ist, ebenso wie er „Natürliches" und „Übernatürliches" verbindet. Züge dieser Doppelgesichtigkeit lassen sich mit wechselnder Akzentuierung durch die gesamte abendländische Philosophiegeschichte verfolgen. Sie finden sich noch im Seelen- und Ich-Begriff Descartes'. Für ihn ist der ausgedehnte Raum die Domäne des Körperlichen. Ihm gegenübergestellt – als Domäne des Geistes – wird der Vollzugsakt des Denkens (und ich füge hinzu, des Erlebens), der notwendigerweise mit dem Charakter des Ichs – im Sinne des französischen Je, nicht des Moi – verknüpft ist. Descartes formuliert diese „geistige" Substanz deshalb auch in ihrem Aktcharakter als Partizip, er nennt sie Res cogi*tans*.

Gleichwohl legt Descartes zwischen diese Dualität eine Brücke: Die Seele – als Agens der Vernunft – hat für ihn auch einen *Sitz*, ist also – in der Res extensa – *lokalisierbar* (für Descartes war der Sitz der Seele die Zirbeldrüse). Dieser Sitz ist aber besonderer Art, er ist eben der Sitz der *Seele*, d. h. des *Denkens* selber als unausgedehntem Akt, das gerade jene Ausgedehntheit als Res extensa erst denkt. Wenn Descartes auch kein Dialektiker war, ist in dieser Denkfigur doch schon ein Keim für die Artikulation der Dualität von Körper und Seele in Form eines dialektischen Verhältnisses zwischen ihnen angelegt. Explizit oder implizit dialektisch bleibt die Vorstellung zwischen Körperlichem und Seelischem dann über Hegel und die Naturphilosophie, über die Schulen der Somatiker und Psychiater, bis zu Pinel (1801) und Griesinger (1872): Für diesen letzteren sind alle Geisteskrankheiten, wie wir wissen, Gehirnkrankheiten, werden aber zumeist gleichwohl durch soziale oder seelische Einwirkungen verursacht. Dies bedeutet letztlich nichts anderes, als daß es für Seelisches ein besonderes Resonanzorgan, nämlich das Gehirn, gibt. Die Vorstellung, daß alle Geisteskrankheiten an diesem Resonanzorgan beginnen, also primär von innen kommen, war Griesinger (1872) noch völlig fremd. Sein Krankheitsbegriff, den er nie ausdrücklich expliziert hat, ist vielmehr ein dialektisch-materialistischer, oder, medizinisch gefaßt, ein ebenso somato-psychischer wie psychisch-somatischer. Erst durch den Monismus Ernst Haeckels, inspiriert durch die Wiederentdeckung der Mendelschen Gesetze durch de Vries, Correns und Tschermak, um die Jahrhundertwende, machte sich dann zunehmend ein mechanistischer Materialismus in der Psychiatrie breit, der bei Kraepelin (1920), wenngleich auch da noch nicht völlig ungebrochen, deutlich erkennbar wird. Für Kurt Schneider (1955), den Vordenker des klassifikatorisch-taxonomischen Krankheitsbegriffes, von dem noch die Rede sein wird, gilt schließlich nur dasjenige als psychisch krank, was entweder am Körper selbst beginnt, oder aber doch zumindest durch eine körperliche Einwirkung auf ihn (letztlich auf das Gehirn) hervorgerufen wird. Der dialektische Zusammenhang zwischen Somatopsyche und Psychosomatik wird also preisgegeben zugunsten lediglich somatopsychischer Modellvorstellungen. Es ist in diesem Zusammenhang vielleicht auch interessant, darauf hinzuweisen, daß in der viel später entstehenden Psychosomatik eine parallele Entwicklung, nur in umgekehrter Richtung, einsetzte: dort wurden somatopsychische Überlegungen, wie sie beispielsweise noch für Viktor von Weizsäcker (1943) selbstverständlich waren, zunehmend zugunsten ausschließlich psychosomatischer preisgegeben. Schließlich entwickelte sich die Psychosomatik sogar in einem Feld, in dem praktisch ausschließlich noch psychophysische Einwirkungen thematisiert wurden und Somatisches, wenn überhaupt (wie z. B. bei Konversionshysterien), ausschließlich als symptomhaftes Epiphänomen betrachtet wurde. Die mühsam erkämpfte und lange aufrechterhaltene Einsicht, daß das Subjekt ebenso wie als gesellschaftliches auch als psychosomatisch-somatopsychisches Verhältnis zu begreifen sei, vielleicht noch genauer ausgedrückt, als subjekthafter Artikulationsakt dieses Verhältnisses, war damit preisgegeben.

Weshalb der biologische Krankheitsbegriff als *biologistischer* in der Psychiatrie – wie im übrigen in der gesamten übrigen Medizin – herrschend werden konnte, darüber ist in den letzten 20 Jahren viel nachgedacht worden. Ich erinnere hier insbesondere an Wolfgang Haugs Buch „Die Faschisierung des bürgerlichen Subjekts" (1986), in welchem die Gründe dafür anhand vor allem des Psychopathiebegriffes dargelegt werden. Eine solche Entwicklung hat aber außer ideologie-theoretisch festmachbaren sicher auch noch viele andere Gründe. Hierzu wären zu zählen die zunehmende Bedeutung der Methodik, des Verfahrens, die wirtschaftliche, gesellschaftliche und politische Macht der Produzenten solcher Verfahren (im biologischen Bereich die Pharma-Industrie, aber auch die Geräte-Industrie, im psychotherapeutischen Bereich die entsprechenden Fachgesellschaften). So ist der psychiatrische Krankheitsbegriff, der sich durchsetzt, wie ich denke, auch immer das Ergebnis von Machtkämpfen unter Interessierten, und seine jeweiligen Formulierungen sind immer auch deren Angriffs- oder Verteidigungspositionen. Dabei kann es auch zur Aufteilung von Revieren kommen, wie dies in der gegenwärtigen psychiatrischen Landschaft auch deutlich sichtbar ist: Der Löwenanteil ist durch den biologischen Krankheitsbegriff urbar gemacht, er dient – vorläufig noch vor allem im Bereich der Forschung – der Geräte-Industrie, im Bereich der Therapie der Psychopharmakologie – und er hat auch eine ideologisch-unterwerfende Funktion. Randgebiete können durch einen mehr psychologisch-psychotherapeutisch orientierten Krankheitsbegriff beackert werden und stehen dann psychotherapeutischen Eingriffen offen. Worauf es dabei ankommt, sind nicht Übergänge, Zwischenbereiche, Artikulationen, Verknüpfungen, sondern möglichst nachvollziehbare Abgrenzungen.

Vielleicht aber interessanter als der geschilderte Dualismus von biologischem und psychologischem Krankheitsbegriff in der Psychiatrie scheint mir die Entwicklung eines dritten, vorläufig noch weitgehend latenten, sich selbst kaschierenden Krankheitsbegriffes zu sein, den ich den taxonomisch-klassifikatorischen nennen möchte. Weder gegen eine psychotherapeutisch, noch gegen eine biologisch arbeitende Psychiatrie läßt sich ja im Grunde etwas einwenden. Körperliche und psychische Einwirkungen, wenn sie nur differenziert genug sind und im Dienste einer „Medizin des Subjektes" stehen – in einem Sinne, der von Viktor von Weizsäcker (1943) bis Klaus Holzkamp (1983) reicht – können gleichermaßen hilfreich sein. Auch wenn viele der gegenwärtig geübten somatischen und psychotherapeutischen Heilverfahren im Bereich der Psychiatrie diesem Kriterium noch nicht gerecht werden, sind Forschungen, auch und gerade biologisch inspirierte, die sich auf zerebrale Funktionen im weitesten Sinne beziehen, deshalb nur zu begrüßen: allerdings auch nur dann, wenn sie den Forschungsbereich nicht völlig für sich monopolisieren und sich nicht biologisch ideologisieren lassen. – Die Entwicklungslinie zum taxonomisch-klassifikatorischen Krankheitsbegriff, der, wie ich fürchte, in der Psychiatrie – auch auf Kosten des Biologistischen ebenso wie des Psychotherapeutischen – zunehmend herrschend wird, scheint mir hingegen eher anzuzeigen, daß die therapeutischen Hoffnungen, und noch viel mehr die Utopie, das Geheimnis des Seelischen eines Tages ganz als neurophysiologische Funktion zu demystifizieren – eine Utopie, die Berger (1963) und Freud im übrigen teilten – von der herrschenden Psychiatrie – und das heißt, von deren gesellschaftlichen Auftraggebern – inzwischen weitgehend fallengelassen worden sind.

Ihren wesentlichen Ausdruck findet diese taxonomisch-klassifikatorische Psychiatrie im DSM-III sowie in dessen neuester Variante, dem DSM-III R. Was auf den ersten Blick wie eine bessere Einsicht erscheinen könnte, nämlich die teilweise Einklammerung hypothetischer Ursächlichkeiten und die Konzentrierung auf Operationalität, erweist sich bei näherer Betrachtung gerade als Mystifikation. In diesem Werk werden für nosologische Diagnostik Ausschluß- und Einschlußkriterien von Merkmalen präsentiert, die sich auch quantifizieren lassen. Sind keine Ausschlußkriterien vorhanden, wohl aber die festgelegte Anzahl von Einschlußkriterien, so entsteht die Verpflichtung zur Stellung einer bestimmten Diagnose. Auf diese Weise soll eine – weltumspannende – Einheitlichkeit nicht nur der diagnostischen Kategorien, sondern auch des Vorgehens bei der diagnostischen Klassifizierung im Bereich der Psychiatrie garantiert werden.

So etwas erscheint auf den ersten Blick einleuchtend. Das Verfahren ist von Computerprogrammen inspiriert, wie sie für somatische und Labordiagnostik im Bereich der körperlichen Krankheiten schon lange existieren. Der Unterschied im Vergleich zur Psychiatrie besteht allerdings darin, daß es sich in der Körpermedizin zumeist um reale Krankheitseinheiten handelt, bei denen Ausschlußkriterien und Einschlußkriterien durch Erfahrung – darunter verstehe ich auch forschende Erfahrung – tatsächlich freigelegt worden sind. Bestimmte Formen des Liquorbefundes, zusammen mit bestimmten psychopathologischen Kriterien (z. B. Demenz, Größenwahn, Distanzverlust und Euphorie, evtl. auch eine maniforme Hochstimmung), eventuell einhergehend mit einer luetischen Anamnese, würden schon mit sehr hoher Wahrscheinlichkeit die Diagnose einer progressiven Paralyse erlauben, ja verbindlich machen. Die Feststellung von Spirochäten im Liquor würde, bei dem entsprechend psychopathologischen Bild, den Aufweis der übrigen somatischen Symptome überflüssig machen. Hier ließen sich tatsächlich nicht nur verbindliche, sondern auch reale pathologische Vorgänge abbildender Aus- und Einschlußkriterien formulieren, die dann auch durchaus sinnvollerweise computerisierbar würden.

Wie wir alle aber wissen – Pflanz u. Lambelet (1969) haben dies näher dargelegt –, fehlen für den weitaus größten Bereich der Psychiatrie verbindliche Außenkriterien, die einen gesetzmäßigen Zusammenhang zwischen einer Krankheitseinheit und ihren Symptomen festzulegen erlaubten. Vielmehr registrieren wir psychische Erscheinungen, bei denen schon als solchen vielfach erst durch Wertung festgelegt werden kann, ob es sich bei ihnen überhaupt um Krankheitssymptome handelt. Eine solche Wertung ist oft nur aus dem kulturellen und biographischen Kontext, in welchem sie aufgetreten sind, zu gewinnen. Aber selbst wenn man von diesem Problem absieht, der Vorweg-Etikettierung einer bestimmten Anzahl von ihnen als pathologisch also beistimmt, gibt es keine sich aus Außenkriterien ergebende und durch diese verifizierbare regelhafte Gruppierung solcher Krankheitserscheinungen zu Krankheitseinheiten, noch nicht einmal in Form eines Musters. Diese Form der psychiatrischen „Diagnostik" stellt also nichts anderes als einen begrifflich-klassifikatorischen Ordnungsversuch einer Erscheinungsvielfalt von Erlebnissen und Verhaltensweisen dar, der sich auf nichts „tatsächlich" Zugrundeliegendes, sondern bestenfalls auf hypothetische Krankheitsursachen und -einheiten als ihre Kristallisationskerne berufen kann. Es handelt sich somit um ein rein begriffliches – und damit im Prinzip auch vielfältig definierbares – Subsumptionsverhältnis, in welchem die „Krankheitserscheinungen" zur Krankheitsdiagnose stehen. Das war auch schon bei Kurt Schneider (1955) so. Dieser suchte aber noch nach einem vereinheitlichenden, vorläufig allerdings nur zu unterstellenden somatischen Bezugspunkt. Dies wird jetzt stillschweigend preisgegeben. So ist es, wie ich meine, auch kein Zufall, daß sowohl die diagnostischen Einheiten als auch die zu ihrer Diagnose erforderlichen Einschluß- und Ausschlußkriterien des DSM-III nicht so sehr Ergebnisse von Forschung waren, die sich aufgrund der ihnen innewohnenden Notwendigkeit durchgesetzt haben, ja noch nicht einmal Ergebnisse übereinstimmender Erfahrung, sondern vielmehr aus Mehrheitsbeschlüssen verschiedener dazu eigens berufener „Kommissionen" erwuchsen. Per Abstimmung wurde nicht nur festgelegt, welche Diagnosen es überhaupt geben soll, sondern auch, wann es sich um Borderline, wann um Schizophrenie, wann um Manie oder endogene Depression usw. handeln sollte. Ein solches Verfahren ist ansonsten in der Medizin ziemlich unüblich. Ich wüßte nicht, daß durch Mehrheitsbeschluß festgelegt worden sei, wann man von Diabetes mellitus, wann von Pneumonie, wann von einem Magenkrebs sprechen soll, wenngleich auch hier Randunschärfen der Diagnostik bestehen. Demgegenüber sind solche Verfahren in ganz anderen Bereichen – beispielsweise bei der parlamentarischen Gesetzgebung – wohlbekannt – d. h. überall dort, wo es nicht in erster Linie um Tatsachenfeststellungen, sondern um Normierungen geht. Auch dagegen ließe sich, auf den ersten Blick jedenfalls, nichts sagen: wenn diese Tatsache von den Taxonomen ehrlich eingestanden würde. Das erste Problem liegt aber schon darin, daß sie ihre diagnostischen Normen – als solche muß man sie bezeichnen – als empirische Tatsachen zu verkaufen suchen, und zwar, im Unterschied etwa zu der Kraepelin'schen und z. T. auch der Schneider'schen Diagnostik, jetzt auch noch als solche, die durch ihre Operationalisierbarkeit den Anschein eines besonders hohen wissenschaftlichen Ranges beanspruchen dürfen. Milde gesagt, handelt es sich aber bestenfalls um Definitionen, deren Realitätsbezug höchst unsicher und unterschiedlich ist, etwas schärfer ausgedrückt, um ein Begriffsspiel, das sich um bloße Pseudoexaktheit bemüht: womit ich mit Pseudoexaktheit eine solche verstehe, die sich lediglich auf Begriffe, nicht aber auf das Verhältnis dieser Begriffe zu der von ihnen angeblich gefaßten Realität bezieht. Etwas gelehrter ausgedrückt: Die „Wahrheit" dieser Begriffe ergibt sich nicht aus einer adaequatio rei et intellectu, einem Angleichungsprozeß der Vernunft an die Wirklichkeit, sondern schon aus einer Angleichung der Vernunft an sich selber: d. h. an ihre definitionsmächtige Variante.

Der zweite, schwerwiegende Mangel hängt mit dem ersten zusammen. Nur Begriffe, die sich einigermaßen exakt auf eine ihnen zugrundeliegende Wirklichkeit beziehen, geben realitätsbezogene Handlungsanweisungen ab. Nun gibt es zweifellos einen Bereich menschlicher Realität, der durch begriffliche Definitionen weitgehend, wenn auch nie vollständig, geprägt wird: Es sind dies die Bereiche des Rechts, der verschiedenen gesellschaftlichen Institutionen, auch all dessen, was Louis Althusser (1976) die „ideologischen Staatsapparate" nannte. Hier schaffen begriffliche Setzungen, wenn sie mehrheitlich akzeptiert werden, eine eigene, zweite Realität. Innerhalb dieser geben solche Begriffe deshalb dann auch Handlungsanweisungen ab. Taxonomen stehen deshalb, wie ich denke, vor einem Dilemma: Entweder sie behaupten, mit ihren Begriffen ein Stück naturhafte, von ihren eigenen Definitionen weitgehend unabhängige Wirklichkeit wiederzugeben, die sie mit diesen Definitionen nur einfangen wollen: Dies ist aber, wie gesagt, eine pure Annahme, die durch keinerlei Tatsachen belegt werden kann; sie widerlegt sich vielmehr selber durch die von ihnen gewählte mehrheitlich dekretierende, legislative Verfahrensweise. Oder aber sie müssen zugeben, daß es sich bei dem, was sie tun, tatsächlich im wesentlichen um Normierungen handelt, ähnlich wie bei DIN-Normen. Dann müssen sie nicht nur die zugrundeliegende Wirklichkeit weitgehend preisgeben, sondern sich auch wie Gesetzgeber danach fragen lassen, wozu diese Normierung gut ist. Ärztliche Handlungsweisen kann sie ihrer Natur nach gar nicht geben, anders als die Definition mancher einzelner (Krankheits-)Erscheinungen, die als ihre Merkmale subsumiert werden. Wenn ich ggf. in Verbindung zu dem oder jenem Verlauf, diese oder jene (Krankheits-)Erscheinungen festgestellt habe, und andere fehlen, dann kann ich, nach dem Prinzip des DSM-III zwar (vereinbarungsgemäß) sagen, es handele sich um die und die Krankheit. Dem kann ich aber nicht viel mehr entnehmen, als daß dies eben nur vereinbarungsgemäß besagt, daß die und die Erscheinungen und der und der Krankheitsverlauf zu ihr gehören und andere nicht. Die Beziehung zwischen diesen Erscheinungen und Verläufen (vom DSM-III als Merkmal formuliert) zur Krankheitsdiagnose ist also weder tatsächlich objektivierbar, noch auch nur erfahrungsbegründet. Vielmehr handelt es sich um eine konventionelle Designation. Dies bedeutet aber gerade: Die Diagnose erlaubt keine weiteren Schlußfolgerungen über diejenigen hinaus, die aus den Einzelmerkmalen, den (Krankheits-)Erscheinungen, dem bisherigen (Krankheits-)Verlauf, die vereinbarungsgemäß zur Diagnose führten, nicht auch schon hätten gezogen werden können.

Der taxonomische Eifer, den unsere Psychiatrie in kolonialer Dozilität von ihren US-amerikanischen Herren und Meistern übernimmt, hat also nicht den geringsten therapeutischen Wert. Eine solche Diagnostik eignet sich noch nicht einmal für forensische Zwecke, beispielsweise im Bereich der Beurteilung der Schuldfähigkeit, falls die dort gestellten Aufgaben, Steuerungsfähigkeit und Einsichtsfähigkeit zum Tatzeitpunkt tatsächlich zu beurteilen, ernstgenommen werden. Dort – wie auch bei der Therapie – käme man mit Symptombeschreibungen, psychodynamischen Kategorien und biographischen Analysen viel weiter. Dennoch muß, was wissenschaftlich gesehen nichts anderes als Magie und Hokuspokus ist, nämlich der Versuch, durch Reglementierung des Wortgebrauches Wirklichkeit herbeizubeschwören, für irgendjemanden gleichwohl eine wichtige Funktion erfüllen. Sonst wäre es unerklärlich, wie diese taxonomische Mode sich weltweit hat durchsetzen können. Dazu habe ich nur wenige Ideen. Zunächst einmal ist offensichtlich, daß die „operationalisierbaren" Kriterien des DSM-III eine eindeutig *dekulturierende* Funktion erfüllen. Sie abstrahieren von kulturellem, historischem, biographischem Kontext (Wulff 1978). Die meisten niedersächsischen Beurteiler würden beispielsweise einen Großteil aller Südeuropäer als unter einer „histrionischen" Persönlichkeitsstörung leidend einstufen, während sie von Beurteilern südlichen Temperaments aller Wahrscheinlichkeit nach das Etikett einer schizoiden Persönlichkeitsstörung aufgedrückt bekämen. Diese Normierung erlaubt es also, den jeweils Fremden zu pathologisieren. Sie stellt einen Versuch dar, operationalisierbare Wissenschaftlichkeit in den Dienst von Vorurteilen zu nehmen, ist eine Art Selbstbedienungsladen für die Verwissenschaftlichung von Vorurteilen. Dabei kommt es auf Normierbarkeit als solche offenbar mehr an als auf den Inhalt der Normen. Interessant wäre es, etwas über die ethnische Herkunft der für die Definition dieser beiden Diagnosen zuständigen Kommissionsmitglieder zu erfahren und über die Art und Weise, wie die zustandegekommenen Kompromisse ausgehandelt worden sind – ähnlich wie wir es heute über das Zustandekommen beispielsweise der neuen §§ 20 und 21 StGB auch wissen. In eine noch radikalere Abnormität sind durch den DSM-III Erscheinungen wie stark imaginatives bis zum halluzinatorischen reichendes Erleben, aber auch dasjenige magischer Beziehungssetzungen abgedriftet worden. Was in anderen Kulturen in bestimmte Lebensumstände hineingehören kann, wird von diesem Jahrhundertwerk – kulturunabhängig – als Psychosemerkmal katalogisiert. Hier handelt es sich allerdings nicht um Diagnosen, sondern um die dekulturierende Abstraktion von Einzelerscheinungen aus ihren Kontexten, mit dem Zweck, sie zu generalisierbaren Merkmalen zurechtstutzen zu können.

Um es auf einen Nenner zu bringen: Ich habe den Eindruck, daß solche taxonomischen Normierungsversuche im wesentlichen die Funktion haben, kontextunabhängige Persönlichkeitsentwicklungen und Verhaltensweisen obligatorisch zu machen, die von einem psychologisch-psychiatrischen Gesetzgebungsorgan als Normen dekretiert werden. Es handelt sich um die Legifizierung des Psychischen. Den Herrschaftsverhältnissen in der westlichen Welt durchaus angemessen, ist dieses psychiatrische Weltparlament US-amerikanisch. Solche Forderungen – nach einer Legifizierung des Psychischen – sind so absurd nicht, wie sie auf den ersten Blick anmuten mögen. Weltweit ist in der Tat eine weitgehende Akkulturation an Produktionsformen zu beobachten, die von kapitalistischer High-Tech dominiert werden. Kulturelle, aber auch regionale Kontexte werden zunehmend annuliert, außer Kraft gesetzt, leben allenfalls als uneinlösbare Sehnsüchte, als imaginäre Identitäten, als kulturelles Unbewußtes weiter fort. Natürlich ist die Frage offen, ob die Psychologie mit ihren Testbatterien nicht auch schon lange ähnliche Kontext-annulierende Taxonomien geschaffen hat, ja ob diese nicht sogar zu einem Vorbild für den DSM-III geworden sind.

Ein weiterer Grund für solche Klassifikationen – und hier meine ich nicht nur den DSM-III – könnte die – hoffentlich irrige – Hoffnung sein, eines Tages prognostische Schlüsse nicht über einzelne Kranke, aber über die so definierten Kollektive ziehen zu können. Vielleicht ließe sich errechnen, was durchschnittlich aus den unter die diagnostischen Einheiten subsumierten Individuen später wird. Dies könnte versicherungstechnischen Berechnungen, Arbeitsvermittlungen, möglicherweise auch Vermietungen oder Kreditgewährungen, Bewilligungen von Fördermaßnahmen gewisse Anhaltspunkte geben. Bestimmte Entscheidungen (wieviel Versicherungsbeitrag für welches Risiko zu zahlen ist; ob ein Kredit und unter welchen Zinsen zu gewähren wäre; welche Priorität eine Wohnungsbaugesellschaft welcher Gruppe von Wohnungssuchenden gibt, ja was für Ausbildung oder Rehabilitation zu investieren wäre) brauchten sich dann nicht dem Vorwurf der Vorurteilsbedingtheit auszusetzen, sondern wären durch ökonomische Rationalität legitimiert. So sehe ich den „Haupt"-Gewinn einer solchen taxonomischen Ordnung auch darin, daß sie versucht, zur allgemeinen Durchsetzung einer solchen ökonomischen Rationalität – durchaus auf Kosten der einzelnen Individuen – beizutragen. Wenn, was herauskommt, manches auch für den einzelnen nicht stimmt, für die Gruppe ergeben sich eines Tages möglicherweise dann doch hinreichende Wahrscheinlichkeiten, um eine ökonomisch vernünftige Entscheidungsbildung möglich zu machen. Dies alles konnte die bisherige psychiatrische Diagnostik – mangels Operationalisierbarkeit – nicht leisten, sie war dafür allzu anfechtbar. Die neue wird so zu einem – wenngleich immer noch ziemlich dürftigen – Beitrag zur Verrechenbarkeit des Menschen. Es ist, meine ich, deshalb auch wenig angebracht, sich über ihre Überspitzungen und Unvollkommenheiten lustig zu machen: Wichtig ist, daß damit auch in der Psychiatrie ein neuer Weg beschritten wurde. Wenn man daran denkt, daß Krankenkassen, Kostenträger usw. in Zukunft nicht nur die Klassifizierung nach einem Werk wie dem DSM-III obligat machen können, sondern auch die Benutzung der operationalisierbaren Kriterien, um zu solchen Diagnosen zu kommen, dann wird einem klar, daß dasjenige, was zunächst als Hokuspokus erscheint, eines Tages durchaus die Form materieller Gewalt gegen die davon Betroffenen annehmen kann.

Vielleicht lassen sich nach diesen kritischen Begriffsbestimmungen nun doch einige Vorstellungen entwickeln über einen realitätsbezogenen sozialpsychiatrischen Krankheitsbegriff. Dies setzt allerdings schon eine Idee darüber voraus, was denn unter psychischer Gesundheit zu verstehen sei. Die Weltgesundheitsorganisation hat sich dazu ja geäußert und Gesundheit als vollständiges körperliches, seelisches und soziales Wohlbefinden definiert. Davon wird festzuhalten sein, daß hier letztlich eine subjekthafte Kategorie, nämlich die Befindlichkeit, zum Kriterium von Gesundheit genommen wird: Allerdings eben nicht nur als seelisches Wohlbefinden – dies könnte man bei einem Heroinabhängigen im Moment des goldenen Schusses ja auch voraussetzen –, vielmehr wird auch körperliches Wohlbefinden (als vom seelischen abgehobenes) ebenso gefordert, wie dasjenige in den gesellschaftlichen Beziehungen, in welchen das Individuum lebt. Gleichwohl ist diese Definition immer noch allzu formal.

Aus meiner Sicht ergeben sich an einen Gesundheits- wie an einen Krankheitsbegriff im Bereich des psychischen Lebens darüber hinaus noch folgende Anforderungen:

1. Er muß der Tatsache Rechnung tragen, daß das Lebewesen Mensch als psychosomatisch-somatopsychisches Verhältnis existiert. Zwischen beiden Wirkrichtungen besteht eine dialektische Beziehung, deren Artikulation die Lebendigkeit des Lebewesens Mensch ist.

2. Er muß der Tatsache Rechnung tragen, daß das Lebewesen Mensch als psychosomatisch-somatopsychisches Verhältnis in einer Austauschbeziehung zur Außenwelt steht, die den Charakter eines körperlichen wie psychischen Stoffwechsels
hat. Der Erhalt seiner Struktur setzt deshalb immer auch eine Homöostase in
seinem Verhältnis zur Außenwelt voraus und damit eine ökologische Beziehung
zu dieser, die auf Erhaltung bzw. Reproduktion der eigenen Struktur wie der zu
deren Erhalt notwendigen Ressourcen angewiesen ist. Beim Menschen sind, was
den psychischen Stoffwechsel angeht, die kulturellen Traditionen zu den Garanten
dieser homöostatischen Funktion geworden, in Ergänzung zu den instinktiven
Mechanismen, die solche Aufgaben beim Tier erfüllen.
3. Das Lebewesen Mensch existiert aber, anders als die anderen Lebewesen, auch als
gesellschaftliches Verhältnis. Darin liegt gerade seine gattungsmäßige Spezifität.
Als dieses gesellschaftliche Verhältnis und in diesem vermag er nicht nur in
Naturprozesse einzugreifen und diese damit zu verändern – dies tun auch Heu-
schrecken –, sondern er kann derartiges auch geplant und im Dienste seiner
verallgemeinerten Bedürfnisse tun.

Sein Stoffwechsel mit der Außenwelt läuft deshalb – auch was den psychischen
Stoffwechsel angeht – in wechselnden, sich fortlaufend weiterentwickelnden Formen
ab. Mit diesen verändern sich auch die kulturellen Traditionen. Menschliches Leben
als gesellschaftliches wie als somatopsychisch-psychosomatisches Verhältnis setzt
also *Entwicklung* und *Homöostase zumal* voraus: statt eines *Regelkreises* wie bei
Tieren (und wie bei Computern), also so etwas wie eine kybernetische Spirale. Das
eine oder das andere zu vereinseitigen oder gar zu verabsolutieren würde gleichermaßen zu Störungen führen. Man kann dies vielleicht sogar noch paradoxer ausdrük-
ken: Eine Homöostase – im Sinne einer Garantie des psychischen Strukturerhaltes
des Lebewesens Mensch in seiner Stoffwechsel- und Austauschbeziehung zur Welt –
kann sich bei ihm überhaupt nur in Form einer – maßvoll – angemessenen Entwicklung in die Zukunft hinein vollziehen, sie ist auf diesen Entwicklungsprozeß selber
angewiesen. Ohne sie bricht auf die Dauer auch die Homöostase zusammen. Ein
solcher Entwicklungsprozeß muß seinerseits aber auch einen Zusammenhalt, eine
Kontinuität mit der kulturellen Tradition wahren, er darf die Beziehung zu ihr nicht
einfach kappen. Damit sind Brüche, Um-, Ab- und Kehrtwendungen nicht ausgeschlossen: auch sie sind ja noch Auseinandersetzungen mit der kulturellen Tradition,
sind Bezugnahmen auf sie. Schnittpunkte und Fluß in einer solchen Entwicklung
stehen ihrerseits auch in einem dialektischen Verhältnis, was ich hier nicht näher
ausführen kann. Was aber mit psychischer Gesundheit nicht vereinbar ist, wäre ein
unbezogenes Hintersichlassen der eigenen kulturellen Tradition – oder ein Hinausge-
schleudertwerden aus ihr. Dies kann geschehen, wenn die Veränderungen, denen ein
Mensch ausgesetzt ist, zu groß werden, um einen solchen Zusammenhalt überhaupt
noch zu wahren. Eine andere Form der Pathologie könnte im unbezogenen Neben-
herexistieren von kulturellen Traditionen einerseits, Alltagsleben und Handeln andererseits bestehen, eine dritte schließlich im Sich-Verbeißen auf die derzeit gültigen
Formen, in der Verweigerung jeglichen Fortschrittes. So gehört eine gewisse Zurückhaltung des Fortschrittimpulses zwar zu den legitimen Aufgaben kultureller Traditionen, aber eben nur so weit, daß sie ihm und der von ihm angestoßenen Entwicklung
auch folgen können. Läuft diese in exponentialen Formen, dann ist dies nicht mehr

der Fall. Kulturelle Traditionen erneuern sich aber auch nicht von selbst – und nicht schon dadurch, daß man die bisher gültigen lächerlich macht oder einfach beseitigt. Wir Linken haben über zu lange Zeit vergessen, daß zu unseren Aufgaben nicht nur das ideologiekritische Aufbrechen, sondern auch die Reproduktion, das „Recycling" von kulturellen Traditionen gehört: und zwar nicht nur als Produktion von ein- und erstmaligen kulturellen Formen, sondern auch als deren traditionsbildende Kodifizierung.

Psychische Gesundheit setzt also voraus ein intaktes psychosomatisch-somatopsychisches Austauschverhältnis, wie es auch eine dialektische Beziehung zwischen Individuum und Gesellschaft, zwischen Natur und Technik, zwischen Kultur und Einzelpsyche, zwischen Ex- und Impliziertheit, aber auch zwischen Fortschritt und Tradition voraussetzt. Sie setzt ferner auch voraus, daß der strukturgebende Artikulationspunkt in diesen verschiedenen, z. T. widersprüchlichen Momenten der Mensch als Subjekt ist, als menschliches Lebewesen, das – zusammen mit anderen – an dem, was es vorfindet und was es – zusammen mit anderen – daraus macht, teilhaben und teilnehmen kann. Psychische Gesundheit zeichnet sich also, abkürzend zusammengefaßt, durch die Momente der Geschichtlichkeit (d. h. der Vergangenheits- und Zukunftsbezogenheit), der Strukturiertheit, der Teilhaftigkeit sowie der Entwicklungsfähigkeit und -möglichkeit wie der Befriedigungsfähigkeit aus, und sie beruht auf der Artikulation einer somatopsychisch-psychosomatischen Austauschbeziehung innerhalb eines gesellschaftlichen Verhältnisses. Mit Hilfe solcher Kriterien könnte ein sozialpsychiatrischer Krankheitsbegriff sich artikulieren, an ihnen muß er sich aber auch messen lassen.

Literatur

Althusser L (1976) Idéologie et appareils idéologiques d'Etal. Positions Editions Sociales, Paris
Berger H (zit. nach Jung R) (1963) Hans Berger und die Entdeckung des EEG nach seinen Tagebüchern und Protokollen. In: Rolact W (Hrsg) Jenenser EEG-Symposion. VEB Volk und Gesundheit, Berlin S 20–23
Dörner K (1969) Bürger und Irre. Europäische Verlagsanstalt, Frankfurt/M.
Foucault M (1969) Wahnsinn und Gesellschaft. Suhrkamp, Frankfurt/M.
Griesinger W (1872) Gesammelte Abhandlungen, Bd. I. Hirschwald, Berlin
Haug WF (1986) Die Faschisierung des bürgerlichen Subjekts. Argument-Verlag, Berlin
Holzkamp K (1983) Grundlegung der Psychologie. Campus, Frankfurt/M.
Kraepelin E (1920) Die Erscheinungsformen des Irreseins. Z Ges Neurol Psychiat 62:1
Levi-Strauss C (1958) Strukturale Anthropologie. Suhrkamp, Frankfurt/M.
Pinel P (1801) Philosophisch-medizinische Abhandlung über Geistesverirrungen oder Manie. Carl Schaumburg, Wien
Pflanz M, Lambelet L (1969) Epidemiologische Aspekte der Depression. In: Schulte W, Mende W (Hrsg) Melancholie. Thieme, Stuttgart
Schneider K (1955) Klinische Psychopathologie. Thieme, Stuttgart
Weizsäcker V von (1943) Der Gestaltkreis, 2. Aufl. Vorlesungen über allgemeine Therapien. In: Weizsäcker V von (Hrsg) Gesammelte Schriften, Bd 5. Thieme, Leipzig, S 259–342
Wulff E (1978) Ethnopsychiatrie. Akademische Verlagsgesellschaft, Wiesbaden

Momente der Sexualforschung

VOLKMAR SIGUSCH

Ylang Ylang. In jede Ader ergießt sich glühende Lava. Alle Nerven sind auf die Folter gespannt. Erschütternde Säfte überschwemmen uns mit Silber und Gift. Wir senken unseren Atem in den Flaum des Schambergs, in den jungen Duft der Achselhöhle, wir suchen den scharfen, süßen After, wir brüllen wie ein Tier, wir können uns nicht lösen, wir versinken im Fleisch, due in uno, uno in due, die verlorene Hälfte unseres Glücks ist wieder da, unserer Liebe, unseres Verstandes, unseres Lebens, unseres Todes. Der Mann faßt seine schwellenden Brüste an, die Frau führt ihr Glied in die pochende Scheide. Das phantasieren wir, das wünschen wir, und noch mehr. Seit Jahrtausenden erklingt die Melodie. Mir spielten sie zuletzt Oscar Wilde und Carlos Fuentes im Duett. Sie ist nicht identisch, jeder hat eine eigene, doch mittlerweile ist sie uniform. Wir sind tantalisiert von der Melodie wie von einem schlechten Schlager, wir können nicht einschlafen, weil wir sie im Sinn haben, weil wir grübeln, weil wir sie nur als Bruchteil erinnern. Immer schiebt sich die Not des Lebens dazwischen, Schwermut und Drangsal: einsam, verlassen, ungeliebt, ohne Lava in den Adern, immer nur Gift, nichts Tierisches, kein Flaum. Der Kopf wurde uns verdreht, der Mund wäßrig gemacht. Seither wollen wir: daß die Masken fallen und das Leben beginnt.

Mit, im oder zum Schein? In kritisch gemeinten Abhandlungen steht, unsere Sexualität sei „zur Ware geworden". Wäre es so, lebten die Menschen nicht in Verhältnissen des Scheins, nicht im Schein, sondern nur noch zum Schein. Die Menschen wären mit den Warendingen identisch.

Fetischismus. Besteht der Fetischcharakter der Liebe im Nichttauschwertversprechen, hat er in der Welt des Reizes eine andere Gestalt. Nicht der Schein des Nichttauschwerts fungiert hier als Tauschwert, sondern der Schein des Gebrauchswerts, das Gebrauchswertversprechen. Doch hier wie dort bemächtigt sich der Schein von Lust und Unmittelbarkeit des Tauschwerts. Lustvolle Lustfeindschaft, Menschenverachtung in Liebe setzen sich so oder so durch. Während das als bloßer sexueller Schein in Dienst genommene Sexuelle den Mechanismus der bloßen Lust voll in seine Funktion setzt, verharmlost der Schein des Nichttauschwerts auf seine Weise und entbindet ebenso vom Denken des Ganzen. Verfällt dort die Subjektivität, ein ergrauter Widerpart der Verdinglichung, gerade dieser, ist es hier der Reiz. Jede Sphäre des Sexuellen produziert ihren eigenen Schleier der unmittelbaren Intimität. Aber wie sich die Hingabe auch immer deklarieren mag, ihrer Spontaneität ist sie schon beraubt, und der Betrug folgt ihr auf den Fersen. Geronnen ist sie beim bloßen Reizen wie beim Lieben, weil beides isoliert ist, aus sinnverleihenden Bezügen herausgetrennt, von der Bedeutung des Ganzen abgekehrt, blind und irrational.

Fabel. Je weniger das Bestehende zu durchschauen ist und das Durchschaute zu ertragen, desto stärker wird der Zug zum Vergangenen, Heimischen, Okkulten und Irrationalen. Wie die Gefühle schon lange als Lubrikat in die Maschinerie gespritzt werden und die Sehnsucht nach der Natur ins Reaktionäre, so sind die aufgekommenen Irr- und Heilslehren die Affekt- und Geistfetisch gewordenen Fetischisierungen der Stoff- und Warenwelt. Sie halten ihr den Spiegel vor, in den zu blicken ihr um des Fetischs willen unmöglich ist. Doch es ist ein Zerrspiegel, und der Blick in ihn macht den Verlust komplett wie in der Fabel von dem Hund mit dem Stück Fleisch im Maul. Der paddelte durchs Wasser, sah darin sein Stück Fleisch, schnappte danach und verlor das, was er schon besaß.

Hundeleben. Wer mehr geliebt wird als ein Mensch, wem nicht nur Hütten mit Air-Conditioning, sondern auch Grabmäler gebaut werden, der bekommt natürlich einen „shrink". Denn das Liebesleben in der Kultur ist ohne Hunde, Katzen und Psychotherapeuten nicht mehr zu denken. Letzte Nachricht der Agenturen: Aus Sorge um seine Katzen hat ein Mann in Miami Beach einen anderen Mann erschlagen. Um den dritten Bericht über die neuen Sodomiten abzukürzen: Haustiere werden jetzt, jedenfalls in den USA, folglich bei uns in spätestens zehn Jahren, in jeder Hinsicht, wie gesagt auch psychotherapeutisch, behandelt wie Menschen. Vor die Hunde geht jeder für sich: der Mensch *als Mensch,* das Tier *als Tier.*

Psychosozial. Zeit ist Geld, Geld legt goldene Eier, Zinsen sind natürlich wie Eier, der Wert einer Ware fließt aus ihren Eigenschaften, Kapital wirft lebendige Junge: die Verwertung des Werts als Selbstverwertung, seine Transferation in ein Subjekt, das automatisch agiert, Travestie der Travestie: alles prima. Doch die Schleier waren immer zu durchsichtig, um auf Dauer den getrübten Blick garantieren zu können. Allerlei Netze mußten flankierend geworfen werden, denen vornehmlich, natürlich fetischisierend, das Epitheton „sozial" angeheftet ist. Wir haben jetzt statt Ausbeutung Sozialpartnerschaft und leben in einem Sozialstaat. Es gibt Sozialgesetze und eine eigene Sozialgerichtsbarkeit, Sozialleistungen und Sozialhilfe und daher Sozialminister, Sozialämter, Sozialdienste und Sozialberufe wie Sozialarbeiter und Sozialpädagogen. Die Sozialverwaltung läßt Sozialdaten anfallen. Die Sozialversicherten und Sozialberatenen dürfen stolz sein auf die soziale Sicherheit und die Wohlfahrt im Lande. Hoffen dürfen sie auf einen Sozialplan, wenn das Kapital seiner Wege geht und sie daher nach 30 Jahren aus ihrem Betrieb herausgeschmissen werden, der tatsächlich ihrer ist und doch wieder nicht. Das Quidproquo der sozialen Hilfe ist: Die Sozialempfänger sind die Sozialspender. Wirksam geholfen wird offenbar denen, die angeblich die Hilfe gewähren, denn sie erfreuen sich größter Lebendigkeit. Die jedoch, die sozial versichert und verwaltet sind, bedürfen ganz offensichtlich weiterer Stützen. Das Netz, welches mit unserer Hilfe geknüpft wird, nennt sich „psycho" und „psychosozial". Müssen so viele Netze geworfen werden, um die Menschen bei der Stange zu halten, müssen so viele Hilfsideologien produziert werden, hat die Sache einen großen Haken, kann es mit Freiheit, Gleichheit, Eigentum und Bentham nicht so rosig bestellt sein. Lassen wir den ganzen Spuk beiseite! Ja, der Arbeiter ist frei, seine Arbeitskraft auf dem Markt anzubieten, und frei von allen Sachen, die ihn sein Arbeitsvermögen selber verwirklichen ließen. Diese freie Unfreiheit ist die einzigartige historische Voraussetzung für die Entfaltung der kapitalistischen Produktion: in der Person so frei, daß man kein Sklave oder Leibeigener ist, aber um Fetischs willen nicht so frei, daß man über die Mittel zur Produktion verfügt. Los und ledig ja, aber um der Wertschöpfung willen gezwungen, seine Haut zu Markte zu tragen, damit sie einem gegerbt werde. Doch selbst davon sind viele Menschen mittlerweile befreit, nicht nur zu Zeiten der Krise, sondern generell. Ja, so kennen wir den Kapitalismus: Er zeigt sein „menschliches Antlitz" in dem Moment, in dem er es verliert, und er verliert es in dem Moment, in dem er es zeigt.

Realistisch. Die alltägliche Liebe ist nicht nur ein Fetisch, der verkehrt und maskiert, sie ist auch ein allgemeines Erfordernis in der gesellschaftlichen Kälte, Distanz, Leere und Abstraktion. Wo sonst auch könnten sich die Menschen verstanden, geborgen und nahe fühlen, wenn nicht in ihren Liebesbeziehungen? Ist dem Sexuellen sozial und seelisch die Funktion zugewiesen, gesellschafliche Leere zu überbrücken, Lükken aufzufüllen, Sinn vorzutäuschen, Lebendigkeit einzublasen, die Menschen überhaupt noch etwas Menschliches spüren zu lassen, so tut es eben dies alles. In der Emphase der Partnerschaft, im Lob aufs Paar hallen zwar die Ideologien von der Sozialpartnerschaft, von der Tarifautonomie wider; sie enthüllen aber zugleich die ganze Ohnmacht und Depravation, die die Menschen im gesellschaftlichen Leben dazu bringen, sich mit ihren Produkten zu identifizieren. Jeder ahnt, daß Paarbildung, in welcher Form auch immer, keinen sicheren Unterschlupf garantiert. Um so verbissener und verzweifelter wird es versucht. Der Fetisch Liebe befestigt nicht nur die Einheit des Scheins, weil Barrieren gegen das Auseinanderfallen in widerborstige Lustmomente errichtet werden müssen. Er gründet auch auf anderen Widersprüchen, die sich zeigen, wenn das zerstört wird, woran sich alles zuammenfügte, wenn mit Haß quittiert wird, worum die Selbstaufgabe und das Fallenlassen nicht wußten. Entsprechend beim Reizmoment. Es ist ja nicht menschenfeindlich, wenn Bedürfnisse und Wünsche geweckt und erzeugt werden. Warenästhetik meint ja auch, daß nicht nur mit Schein befriedigt wird, sondern daß neue Hungrigkeiten ihr Recht suchen werden. Hier wird nicht nur verheißen; die Möglichkeit ist objektiv. Die von der Warenwelt in ungeheurer Zahl und Qualität ausgestrahlten Reizmomente lassen durch Schablonisieren und endloses Rotieren die Phantasiewelt nicht nur versanden. Sie bereichern auch, putschen auf und kritisieren die Festigkeit der objektiven Formen, ohne die es sie gar nicht gäbe. Die unendliche Vielfalt und Virulenz der isolierten Reizmomente entwirft unwillkürlich das Bild eines gesellschaftlichen Zustandes, in dem nicht jeder Sinnenreiz vom Verstand blau geschlagen würde, weil er plötzlich einschießt, ohne höhere Weihe, oberflächlich und kurzlebig ist. Es scheint, als sei jetzt die Idee des freien, gleichen, individuellen Sinnenreizes in die Welt gesetzt, gegen dessen Isoliertheit an sich sinnlicher- und vernünftigerweise nichts einzuwenden ist. Das gleichzeitige Vorhandensein von dauerhafter Sinnesgemeinschaft und kurzlebiger Triebabfuhr erinnert daran, daß beides einmal in ein Gleichgewicht kommen könnte. Indem die gesellschaftliche Mystifikation des Sexuellen die Idee der individuellen Liebe allgemein erledigt, setzt sie sie erneut in die Welt.

Dreierlei. Welcher Art ist die Sinnlichkeit, die die heutigen Menschen auf die technischen Apparaturen verwenden und aus diesen herausziehen? Man denke daran, wie der Flipper mit seinem Automaten sinnlich und überhaupt verschmilzt. Man beachte die Gesichtsröte, das Glanzauge, den Körpertremor der jungen Männer – einst Zeichen sexueller Erregung –, wenn sie sich auf der Automesse in den Porsche 9999 Turbo fallen lassen wie ehedem vielleicht der Abbé Gedouin auf die sagenhafte Ninon de Lenclos. Väter meiner Generation klagen, ihre puberalen Söhne onanierten nicht mehr. Jugendliche finden es „geil", wenn es bei einer Demonstration endlich Putz gibt. Von den USA bis Neuseeland suchten Gruppen und Wissenschaftler schon vor Aids nach Wegen, vom Sexuellen wegzukommen, sich „rein" zu halten für die eine große Liebe. Tina Turner, die zu den US-Wundern des Jahres 1984 gehört, singt schon seit langem: „Was hat denn Liebe mit Sex zu tun?" Und hatte sich nicht bei E. T. A. Hoffmann ein zwischen Wahn und Wirklichkeit oszillierender Held namens Nathanael in die Tochter eines Professors verliebt, die ein Automat war?

Freundschaft. Kinderpsychotherapeuten klagen immer häufiger über „Realitätsverlust" bei ihren Patienten. Einige zögen sich tagelang zurück und hätten nur noch zu ihrem Computer eine „Beziehung". Die Klage postmoderner Kinderpsychiater ist profaner. Es mangelt ihnen an Räumen, weil in die wenigen, die sie haben, Computer einziehen.

Deutsche Leidenschaft. Der kleindeutsche Kaiser Friedrich III. ließ, wenn seine Nerven stark belastet waren, seinen Tränen freien Lauf, auch in der Öffentlichkeit. Bismarck, obgleich nicht stumm, sondern eisern, ebenso. Daß Hitler unter Weinkrämpfen in Teppiche gebissen haben soll, weiß jeder. Helmut Schmidt hat jetzt enthüllt, daß er bitterlich geweint habe, als er das gesamte Recht einschließlich der Verfassung außer Kraft setzen mußte, um in einer bestimmten Situation – ja, so etwas gibt es immer wieder – die Macht über Leben und Tod real in Händen zu halten. Wer in dieser Hinsicht die betäubenden Auftritte Helmut Kohls angenehm findet, wird demnächst enttäuscht werden. Vor kurzem erklärte der Kanzler mit Nachdruck: „Ich kann weinen, ja, das kann ich."

„Günstigster Boden für Epidemien". 1880 wendet sich der Gymnasiallehrer Bernhard Förster, dessen Ehefrau erfolgreich alle Äußerungen ihres Bruders Friedrich Nietzsche gegen den Antisemitismus unterdrückt, in einer Petition, die 250000 Personen unterschreiben, „gegen die Einwanderung von Ostjuden". Diese „Ostjuden" sind die Nachkommen der im Mittelalter vor den deutschen Pogromen vor allem nach Polen geflüchteten Juden. 1881 kommt es in Rußland wieder zu Pogromen, die viele Juden zur Flucht treiben. 1885 und 1886 werden nach einer Kampagne der Alldeutschen und des Deutschen Ostmarkenvereins 9000 „Ostjuden" aus Deutschland ausgewiesen. 1905 werden erneut 4000 Juden abgeschoben. Im August 1914 geben die deutschen und österreichisch-ungarischen Armeeführer einen Aufruf an die „Juden in Polen" heraus, in dem sie versichern: „Wir kommen als Freunde und Erlöser zu Euch. Unsere Fahnen bringen Euch Recht und Freiheit". Etwa 35000 „jüdische Arbeitskräfte" werden, teilweise unter Zwang, der deutschen Industrie zugeführt. nach wütenden Protesten der Antisemiten verbietet die preußische Regierung bereits am 23. April 1918 die weitere „Anwerbung". Als es in Rußland und Polen wieder zu

Pogromen kommt, flüchten jedoch erneut „Ostjuden" nach Deutschland. Am 16. Februar 1920 verlangt der Oberbürgermeister der Stadt Frankfurt am Main drastische Maßnahmen „gegen die Einwanderung der Ostjuden", die er als „Schieber und Schmuggler" bezeichnet und der „ehrlichen einheimischen Bevölkerung" nicht zumuten will. Durch den Zuzug werde der „denkbar günstigste Boden für Epidemien geschaffen, zumal jene Osteuropäer einer weit niedrigeren Kulturstufe entstammen und ihre Lebensweise unseren Begriffen von Hygiene durchaus nicht entspricht". Im Parteiprogramm der NSDAP vom 25. Februar 1920 wird in den Punkten 4 und 5 gefordert, den deutschen Juden die Staatsbürgerschaft zu entziehen. Im Punkt 8 heißt es: „Jede weitere Einwanderung Nicht-Deutscher ist zu verhindern. Wir fordern, daß alle Nicht-Deutschen, die seit dem 2. August 1914 in Deutschland eingewandert sind, sofort zum Verlassen des Reiches gezwungen werden". Im April 1920 versucht die Regierung von Bayern, alle nach 1914 zugezogenen „Ostjuden" auszuweisen. Am 1. Juni 1920 ordnet der preußische Innenminister Severing eine „schärfere Überwachung aller in das Inland, zum großen Teil unerlaubt, gelangten Ausländer" an; gegen alle „lichtscheuen Elemente" und gegen alle „nicht einwandfreien Ausländer" solle „mit aller Schärfe vorgegangen werden"; alle, die keiner „nutzbringenden Beschäftigung" nachgingen, seien unverzüglich auszuweisen. Am 23. Januar 1921 teilt der preußische Innenminister Dominicus im Landtag mit, daß demnächst unerwünschte Ausländer interniert würden. Im Frühjahr 1921 werden in Cottbus und Stargard Abschiebelager eingerichtet, die offiziell „Konzentrationslager" heißen. Die Insassen hungern, werden erniedrigt und geschlagen. Als die NSDAP Regierungspartei wird, ist der Punkt 8 ihres alten Programms vom demokratischen Deutschland bereits weitgehend erfüllt. (Dokumente: Stadtarchiv Frankfurt am Main, Mag.-Akte R 1376; Jüdische Arbeiterstimme vom 1. Juni 1921; S. Adler-Rudel, Ostjuden in Deutschland 1880 bis 1940, Tübingen 1959; H. Neubach, Die Ausweisung von Polen und Juden aus Preußen 1885/86, Wiesbaden 1967; W. Kampmann, Deutsche und Juden, Die Geschichte der Juden in Deutschland vom Mittelalter bis zum Beginn des Ersten Weltkrieges, Frankfurt am Main 1979; H.-D. Schmid u. a. (Hrsg.), Juden unterm Hakenkreuz, 2 Bde., Stuttgart 1983; W. Wippermann, Das Leben in Frankfurt zur NS-Zeit, I. Die nationalsozialistische Judenverfolgung, Frankfurt am Main 1986.)

„Jüdisches Kapital". Menschenfeindliche Ideologien haben nie ganze Personen mit ihren Vorzügen und Nachteilen, mit ihren angenehmen und unangenehmen Seiten in den Blick genommen, sondern sich immer am einzelnen Merkmal festgekrallt –, Hautfarbe, ethnische Zugehörigkeit, politisches oder sexuelles Verhalten – um dieses als minderwertig, krank oder gefährlich deklarierte Merkmal dann mit der ganzen Person gleichzusetzen. Daß solche Ideologien in der planvollen Menschenvernichtung enden, könnte die Geschichte des abendländischen Denkens, Fühlens und Handelns lehren. Doch sie sind weiterhin lebendig, auch dort, wo man es nicht erwartet. Deshalb muß aufmerksam hingehört, höllisch aufgepaßt werden. In der Auseinandersetzung um die Uraufführung des Theaterstückes „Der Müll, die Stadt und der Tod" von Rainer Werner Fassbinder nahm ein Theaterkritiker, wirklich kein Rassist, in der „Frankfurter Rundschau" vom 5. November 1985 vehement für jene Partei, die die Aufführung des Stückes durchsetzen wollten. Er wurde sehr deutlich: „Andererseits sind manche der Formen, welche die jüdischen Demonstranten in

Frankfurt ihrem Protest gegeben haben, nicht frei von Heuchelei. Die Verhinderung von Aufführungen in dem städtischen Theater ist auch Ausdruck eines Machtanspruchs bestimmter herrschender Kreise der Stadt, die, wie der korrupte Polizeipräsident in dem umkämpften Stück, aus leicht identifizierbaren Interessen nicht zulassen wollen, daß öffentlich verhandelt wird, was für Fassbinder allerdings ein Thema war: die Zugehörigkeit einiger Vertreter des jüdischen Kapitals zu einem rechten Power-Kartell, das während der 60er und 70er Jahre breite Felder der städtischen Politik bestimmt hat, zumal der Stadtplanung und der Baupolitik." Jüdisches Kapital! Als sei das Kapital nicht Kapital und sonst gar nichts. Als sei das Kapital einmal christlich, andermal muslimisch. Als seien Spekulation, Zinsabschöpfung oder Profitmaximierung sittliche, religiöse oder ethnische Angelegenheiten. Legt ein linksliberaler Professor sein Geld in Brasilien an, wo es sich auf wundersame Weise vermehrt, ist alles paletti. Kauft ein Jude ein Haus, um damit Gewinn zu machen, ist er ein mieser Spekulant, weil er ein Jude ist. Jüdisches Kapital heißt: der Jude ist schmierig und gierig, ein Betrüger katexochen. Solange Juden anständiger sein müssen als Nichtjuden, so lange sind sie in Gefahr.

Argumente. In der Aids-Kampagne verstärkte das deutsche Nachrichtenmagazin sein eigenes dumpf grollendes Volksempfinden millionenfach, indem es Politik mit Leserbriefen machte, die vor der Kampagne in den Papierkorb gewandert wären, jetzt aber das offen aussprachen, was das Magazin eigentlich zu sagen hatte. Ich zitiere wörtlich aus dem „Spiegel" vom 11. November 1985, Seite 7: „Nun hat Mutter Natur diesen perversen Drecksäuen und dito Menschen per Aids eins auf den Deckel gegeben." – „Was schadet es schon, wenn Teile einer verruchten Brut en masse vergehen." – „Achtung, Ihr Schwulen, Fixer und Nutten: Solltet Ihr wirklich so weitermachen, wird man auf Euch in wenigen Jahren die Jagd freigeben!" Wir werden diesen Aufruf zum Pogrom im Kopf behalten müssen wie die Barbarei des deutschen Nachrichtenmagazins, Aids-Kranke als „Tote auf Urlaub" zu bezeichnen und auch den Versuch, sich der abweichenden wissenschaftlichen Auffassung einiger Sexualforscher dadurch zu entledigen, daß es sie alle als homosexuell diffamierte. Hätten sich die, die es nicht sind, dagegen verwahrt, hätten sie dem Rassismus Genüge getan. Sie hörten sich also die Forderung an, endlich „von Amts wegen" verläßliche Daten übers Sexualverhalten zu erheben, weil Blinde schließlich keine guten Augenärzte sein könnten, und dachten das „Argument" zu Ende: Frauenärzte müssen tatsächlich immer männlichen Geschlechts sein, Homosexuelle müssen die Heterosexualität erforschen, Juden dürfen nicht das Judentum, KZ-Opfer nicht den SS-Staat, Antifaschisten nicht den Antifaschismus ergründen.

Moralische Dialektik. Plötzlich springen die Sätze als Impuls aus Adornos „Negativer Dialektik" heraus und können nicht mehr ganz zurückfallen in die Kritik am konsequenzlogischen Identitätsdenken, weil der Horizont von Freiheit und Gerechtigkeit schwarz verhängt ist, weil ein Hiatus zwischen der fachlich verstandenen Determination der Normalungetüme und jedem allgemein-moralischen Urteil klafft: „Darin konzentriert sich der jüngste Stand der moralischen Dialektik: der Freispruch wäre das nackte Unrecht, die gerechte Sühne würde von dem Prinzip zuschlagender Gewalt sich anstecken lassen, dem zu widerstehen allein Humanität ist. Benjamins Satz, der Vollzug der Todesstrafe könne moralisch sein, niemals ihre Legitimierung, prophezeit diese Dialektik. Hätte man die Chargierten der Folter samt ihren Auftraggebern und deren hochmögenden Gönnern sogleich erschossen, so wäre es moralischer gewesen, als einigen von ihnen den Prozeß zu machen. Daß ihnen zu fliehen, zwanzig Jahre sich zu verstecken gelang, verändert qualitativ die damals versäumte Gerechtigkeit. Sobald gegen sie eine Justizmaschine mit Strafprozeßordnung, Talar und verständnisvollen Verteidigern mobilisiert werden muß, ist die Gerechtigkeit , ohnehin keiner Sanktion fähig, die der begangenen Untat gerecht würde, schon falsch, kompromittiert vom gleichen Prinzip, nach dem die Mörder einmal handelten. Die Faschisten sind klug genug, solchen objektiven Wahnsinn mit ihrer teuflisch irren Vernunft auszuschlachten. Der geschichtliche Grund der Aporie ist, daß in Deutschland die Revolution gegen die Faschisten scheiterte, vielmehr daß es 1944 keine revolutionäre Massenbewegung gab."

Transferationen. Die Geburtsurkunde Marlene Dietrichs wird im Fernsehen gezeigt. In der Talkshow versucht eine Hausfrau, mit einer gerade Verstorbenen, deren Name aus der Tageszeitung genommen wird, in Kontakt zu kommen, was sie zu können behauptet. Weil sich mit einem Raucherbein besser spielt, bezahlen in den USA Zigarettenfirmen Tennisturniere. In München bietet eine Firma Blick-Kontakt-Übungen für Einsame an; trainiert werden Flirts vorm Spiegel. Der Koitus im Sexfilm ist imitiert; die Darstellerin ist Jungfrau. „‚Männer und Frauen sind gleichberechtigt‘ (Art. 3 Abs. 2 GG)", steht im Briefstempel des Bundesministers für Jugend, Familie, Frauen, Kinder, Aids, Sexualmoral, Freizeit und Gesundheit. „Ich hatte eine biochemische Schwangerschaft", sagt die eine Frau. „Ich hatte sieben Transfers", sagt die andere. Die Behörde äußert sich zu der „abgeschlossen geschlechtsbezogenen WC-Anlage" wegen der „Abplatzung" und „Verunfallung" mit einem „Zuweisungsbescheid", die „Parkierungsmöglichkeit" und die „Mindestzügigkeit der Inresthaltung" betreffend. Der Medizinprofessor gibt in „Bild" bekannt, daß er die Patientin, die er „Daniela" nennt, am 10. Juni sterben lassen wird. Der Bischof ist entsetzt, als ihm die Atommanager versichern, sie hätten das „Risiko Mensch" ausgeschaltet; er besteht weiterhin darauf. Die Kinder, die mit dem schön blau strahlenden Pulver gespielt haben, das wir radioaktives Cäsium 137 nennen, konnten nur mit Mühe beerdigt, nein: einbetoniert werden: die Leichenwagen waren gepanzert; sie wurden von Bewohnern mit Steinwürfen empfangen; ein Sarg wog 700 Kilo und mußte mit einem Kran in die mit dicken Betonwänden ausgekleidete Grube gesenkt werden; danach wurde mit Beton ausgegossen, mit Betonbalken und Bleipanzern gesichert, soweit das eben möglich ist. Vorbei die Zeit des „Atom-Cafés", als der Kaplan seinen Soldaten die Atombombenexplosionen als „das Schönste" verkaufte, „was ein Mensch erblicken kann". Heute patentiert das US-Patentamt Lebensformen, die offenbar kein Gemeingut mehr sind. Der „Autonome aus dem RAF-Umfeld" bekennt, daß er sich „über ein paar Tonnen toter Fische mehr aufrege als über die Erschießung von Braunmühls." 1944 hatte Eichmann einen Bekannten, der unsicher in die Zukunft blickte, mit dem Satz beruhigt, der wie kein zweiter den Übergang von der Verdinglichung zur Verstofflichung bezeichnet: „100 Tote sind eine Katastrophe, eine Million ist Statistik." Seit Auschwitz und Hiroshima ist jede Verdinglichung ein Epiphänomen.

Korrespondierendes Glück. Bisher bin ich von Prof. Dr. X. U. 17mal operiert worden. Seitdem bin ich sehr glücklich. Die von Prof. Dr. X. U. angewandte Technik ist jedoch noch nicht ausgereift. Mir schwebt noch eine andere Möglichkeit vor. Ich hoffe, Sie verstehen meine Frage und schicken mir Ihre diesbezügliche Stellungnahme. Meine Frage: Besteht die Möglichkeit der optisch einwandfreien Nachbildung eines männlichen Unterleibes? Ich denke da an die Filmindustrie, dort werden doch auch Kunststoffpuppen geschaffen, die sich sogar von Computern fernsteuern lassen. Falls diese Möglichkeit bestünde, wäre ich sogar bereit, meine Orgasmusfähigkeit zu opfern.

Wettkampf. In einer Fernsehsendung traten zwei junge Männer auf, die es nach langen Studien zu einer ganz besonderen Meisterschaft gebracht hatten. Sie waren in der Lage, allein aufgrund des Geräusches, welches die Tür eines Autos beim Öffnen und Schließen macht, 50 Typen voneinander zu unterscheiden. Sie versuchten, den toten Dingen, die ihnen ihre Sinnlichkeit geraubt hatten, diese vollends zu übergeben. Anschließend traten zwei andere Burschen auf, die trainiert hatten, Nahrungsmittelwaren allein mittels der aufgedruckten Striche fürs elektronische Ablesen des Inhalts und des Preises auseinanderzuhalten. Ich glaube, es waren 1500 Nahrungsmittel, die sie auf diese Weise diskriminieren konnten. In einer früheren Sendung waren Angestellte aufgetreten, die Schallplatten nach der Anordnung der Rillen beziehungsweise nach den Geräuschbildkurven mit ihrem Titel und ihrem Interpreten verbinden konnten. Wetten, daß der Mensch zu allem in der Lage ist?

Il miracolo della germinazione. Der Atomkriegstratege verliert seine Ehre, als herauskommt, daß er Männer liebt. „Bild" gibt sie ihm wieder. Der Präsident, der heute nur bedauert, daß die Millionen nicht „für eine große Idee gestorben" sind, wie er sagt, verliert ein Menschenleben später aus Versehen seine Ehre, um anschließend als Ehrengast am Wiener Opernball teilzunehmen.

Einheit im Widerspruch. Das Loblied des Perversen erinnert vehementer als andere an den Doppelcharakter des Sexuellen, einerseits konform und gezügelt, andererseits subversiv und durchbrechend zu sein. Vehementer, weil von Tabus affektiv hochgeschaukelt. Ohne diese Verbotsmusik mahnt aber ebenso das hohe Lied der Liebe. Wenngleich sich die unterliegende fetischisierte Verdinglichung in den Sphären des Sexuellen nach deren verschiedenen Seiten verschieden ausdrückt, so tut sie es doch immer. Um so unzulässiger ist es, die getrennten Sphären des Sexuellen getrennt zu halten. Die eine Illusion tritt ebenso als emotionale Zwangsgestalt auf wie die andere. Der Verliebungsprozeß ist nicht unnatürlicher als die sich suchtartig entwickelnde Perversion. Das Lob der Ehe ist der Tadel des Reizes, das hohe Lied der Liebe das niedere der Ipsation. Wird nur im Perversen die subversive Kraft des Sexuellen vermutet, ist die alte Separation auf inverse Weise in ihr Unrecht gesetzt. Sollte vordem das Abnorme ausgeräuchert werden, geht es jetzt dem Normalen an den Kragen. Beide Parolen verkennen, daß die Sphären des Sexuellen, von der großen Liebe bis zum perversen Triebdurchbruch, eine Einheit bilden: die des ungelösten Widerspruchs. Weil der Widerspruch ungelöst ist, ist keine in sich harmonische Möglichkeit des Sexuellen zu erkennen. Weil die zusammenzudenkenden Sphären im allgemeinen getrennt sind, läßt jede für sich Möglichkeiten erahnen, die eine eher still, die andere durch Schock. Anzusetzen aber ist nicht an der Linie des geringsten Widerstands, also am individuellen Erleben, sondern an den objektiven Widersprüchen im Innern des Objektiven selber. Denn das Ganze ist in sich widersprüchlich und bewegt sich nicht anders. Deshalb vermag der Schein das Wesen nicht immer und ganz und gar abzublenden, sondern erinnert auch immer wieder daran, wenngleich von Ferne und in Zwangsgestalt. Die Bourgeoisie hat die Idee der freien, gleichen, individuellen Geschlechtsliebe als allgemeine in die Welt gesetzt. Mehr oder weniger verdrossen erinnern unser Pathos der Liebe und die Allgemeinheit des Reizes daran, bei manchen auch die Suche nach Identität. Das Beziehungselend beweist: an der Idee wird festgehalten. Sonst gäbe es dort schon lange einen seelischen Stillstand wie in jenem Sektor, in dem die Sinnlichkeit ästhetisch abstrahiert ist. Daß sich der Widerstand bei vielen über Gefühl und Leib artikuliert, weist darauf hin, wie sehr die Verdinglichung des Bewußtseins vorangekommen ist, wie sehr die Menschen nach innen getrieben sind, aber auch: daß die gesellschaftlichen Fetische zerbersten.

Transzendentes. Dem, was verdrängt werden muß, widersprechen die Metaphysiken, die Trieb und Tod zusammendenken. Nur das Ich, das bewußt bis an die Grenze seiner Auflösung geht, könnte erahnen, daß das Triebhafte fremd und eigen, nahe und fern, zusammenfügend und auflösend zugleich ist. Dieser Zustand konfrontierte das Subjekt mit seiner Gesellschaftlichkeit und dem, was darüber hinaus- oder darunter hinwegweist. Das gesellschaftliche Management des Triebes wie des Todes stünde als vergebliches Bemühen da, die letzten noch verbliebenen Poren des Immanenzzusammenhanges mit Immanenz zu verschließen: aus der Ewigkeit, die die Lust nach Nietzsches Einsicht will, zöge das Ich jene transzendente Dauer, die das Leben versagt; aus dem Blick auf den Tod jene metaphysische Unmittelbarkeit, die dem Absoluten zubestimmt ist. Verständlich die Angst vor einem solchen Zustand und das Unvermögen der Vergesellschafteten, sich Trieb und Tod einzuverleiben und einzuverseelen. Denn was an ihnen soll ewig sein, was an ihnen soll nicht sterblich sein, was an ihnen könnte sagen: daß sie jetzt und hier unmittelbar seien, daß ihr Ich verflüssigt sei und sie doch noch lebten? Kritisch ist solche Metaphysik, weil sie an das Gegenbild der alles planierenden Verdinglichung, an subjektive Unmittelbarkeit erinnert und daran, daß kein Leben ist und keine Lust, ohne daß ein ihnen Transzendentes versprochen würde. Wirklich Lebendiges, wirkliche Lust wäre jenseits der gesellschaftlichen Identität, in der der individuelle Tod an den kontinuierlichen der Versachlichung anschließt und die individuelle Lust an die, die die Subjekte als schon lange den fetischisierten Dingen zubestimmte verhöhnt. Entäußerte sich die Lust wirklich an die Dinge, nicht ästhetisch abstrahiert, nicht kategorial, fingen sie an zu atmen; entäußerten sich die Dinge wirlich an die Lust, finge sie an zu verbluten.

*Anthropologische Aspekte
psychiatrischer Alterserkrankungen*

Hans Lauter und Alexander Kurz

In einer Schrift des Religionsphilosophen Romano Guardini heißt es, die Schwermut
sei etwas zu Schmerzliches und reiche zu tief in die Wurzeln menschlichen Daseins
hinab, als daß man sie den Psychiatern überlassen dürfe. Das Unbehagen des Theolo-
gen, das in dieser Feststellung spürbar wird, richtet sich offensichtlich gegen die
Einseitigkeit und von dem Autor vermutete Ausschließlichkeit einer medizinischen
Betrachtungsweise, die bestimmte Formen von abnormem Erleben und Verhalten a
priori als Ausdruck dieses oder jenes Krankheitszustands verdinglicht. Der wissen-
schaftliche Erkenntniswert eines solchen Krankheitsmodells ist zwar auch für die
Psychiatrie unbestreitbar. Aber so sehr diese Via regia auch zur Beobachtung von
Krankheitsmerkmalen und der Auffindung ihrer körperlichen Grundlagen, ihrer
Ursachen und ihrer Behandlung geeignet ist, so ist sie doch andererseits von dem
Schatten des wissenschaftlichen Reduktionismus verdunkelt. Denn wenn der ärztliche Untersucher das Krankheitsspezifische seines Beobachtensgegenstandes in den
Blick bekommen will, so muß er sich ja zunächst weit genug von dem Patienten
entfernen, um nicht von dem allgemein Menschlichen und individuell Typischen
seines persönlichen Schicksals in Bann gezogen und geblendet zu werden. Die Unbe-
fangenheit dieses medizinischen Blicks ist längst gebrochen durch die neopositivisti-
sche Linse von Beobachtungsreliabilität und Aussagevalidität, das psychiatrische
Gesichtsfeld skotomisiert durch die Notwendigkeit der Beachtung bestimmter Symptome und Symptomverbände, das ärztliche Wahrnehmungsvermögen eingeengt
durch die vorgegebene Monotonie einer vereinheitlichten und zugleich verarmten
Begriffssprache. Ein Psychiater, der sich allzu bereitwillig und vorbehaltlos diesen
methodologischen Zwängen wissenschaftlicher Rationalität verschriebe, müßte blind
werden für das, was Guardini am Beispiel der Schwermut angedeutet hat. Er würde
nicht mehr sehen können, daß abnorme Erlebnis- und Verhaltensweisen nicht nur als
direkte symptomatische Ausdrucksformen biologischer Krankheitsprozesse oder als
Folgezustände persönlicher Veranlagungen und Lebensschicksale zu verstehen sind,
sondern daß sie auch viele allgemeine „Eigentöne" enthalten, mit denen der Mensch
auf die verschiedenartigsten Störungen antwortet und die schon von Kraepelin eindrucksvoll beschrieben wurden. Psychiatrische Phänomene weisen also nicht nur auf
das Krankheits- und Individualtypische hin; sie sind zugleich anthropologische Chiff-
ren, in denen sich einige allgemeingültige Strukturgesetze menschlichen Daseins
enthüllen.

Im folgenden soll von einigen anthropologischen Aspekten psychiatrischer Alterskrankheiten die Rede sein. Wir haben gerade diese Erkrankungen als Ausgangspunkt

unserer Betrachtung ausgewählt, weil einige von ihnen, vor allem die Depressionen, Demenzprozesse und Verwirrtheitszustände, in der zweiten Lebenshälfte außerordentlich häufig vorkommen. Sehr viele ältere Menschen sind also über einen längeren oder kürzeren Zeitraum von solchen Leiden betroffen, und die Manifestationswahrscheinlichkeit dieser Krankheiten nimmt mit steigendem Lebensalter kontinuierlich zu. Das heißt zwar nicht, daß Demenzprozesse oder andere psychiatrische Krankheitszustände ein unausweichliches Attribut der Langlebigkeit wären und daß jeder Mensch zwangsläufig mit dem Schicksal einer solchen Krankheit rechnen muß, wenn er das fragwürdige Glück hat, ein hohes Lebensalter zu erreichen. Erkenntnisfortschritte auf dem Gebiet der psychiatrischen Krankheitslehre haben ja gezeigt, daß es in der zweiten Lebenshälfte ebenso wie in jüngeren Altersgruppen verschiedenartige, voneinander abgrenzbare Krankheitsformen gibt, die sich in bezug auf Phänomenologie, Verlauf und andere wichtige Kriterien deutlich von den psychologischen Veränderungen und dem Lebensschicksal solcher Menschen unterscheiden, die einen normalen Alterungsprozeß durchlaufen. Genaugenommen handelt es sich also nicht um Krankheiten des höheren Lebensalters, sondern um Krankheiten *im* höheren Lebensalter. Rückschlüsse von den Merkmalen des pathologischen auf die Phänomene des normalen Alterns können also nur mit großer Zurückhaltung gezogen werden. Dies ändert freilich nichts daran, daß die biologische, psychologische und soziale Situation des alten Menschen zumindest für einige typische psychiatrische Krankheiten einen besonders günstigen Nährboden darstellt, sei es, daß das Alter den psychopathologischen Erscheinungen einen charakteristischen pathoplastischen Stempel verleiht, sei es, daß das Auftreten dieser psychischen Störungen durch das Alter begünstigt oder überhaupt erst ermöglicht wird. So lassen sich z. B. trotz aller prinzipiellen Verschiedenartigkeit zwischen normalem und pathologischem Altern die organisch bedingten Altersdemenzen pathogenetisch als Schwellenkrankheiten im Sinne eines überlaufenden Fasses verstehen. Sie manifestieren sich dann, wenn morphologische, biochemische oder psychologische Veränderungen, die auch das normale biologische Altern kennzeichnen, ein gewisses Ausmaß überschreiten. Der Verlauf solcher Demenzprozesse folgt nicht einem durch spezifische Krankheitsprozesse vorgegebenen Muster, sondern vollzieht sich vielmehr auf den Spuren allgemeiner phylogenetischer und ontogenetischer Abbaugesetze, die sich bei verschiedenen Krankheiten in ähnlicher Weise wiederholen und die vorgegebene Struktur des menschlichen Organismus widerspiegeln. Stärker als durch solche Beobachtungen und Erfahrungen wird die anthropologische Perspektive alterspsychiatrischer Erkrankungen aber durch einen charakteristischen Wandel belegt, den die Todesfurcht im öffentlichen Bewußtsein erfahren hat. Die Vorstellung des Sterbens bedeutet für viele Menschen nicht nur das Innewerden der Endgültigkeit des eigenen Lebens oder die ungewisse Frage nach dem Wie und dem Danach, sondern gleichzeitig den peinigenden Gedanken an das Davor: an die Möglichkeit eines langsamen Dahinsterbens in hilflosem, menschenunwürdigen geistigen Siechtum. Das Aschenkreuz der Vergänglichkeit bedeutet für uns mehr und mehr das Wissen um eine potentielle Hinfälligkeit unserer personalen Existenz, die das Menschliche in uns noch vor dem körperlichen Tod vernichten könnte.

Diese anthropologische Bedrohung menschlichen Daseins durch geistige Erkrankungen des Alters bildet schon von jeher einen Topos der dramatischen und erzählenden Literatur. Da begegnen wir in Shakespeares König Lear einem betagten Herrscher, dessen geistige Verwirrung ihn zu einem unzeitigen Verzicht auf die bis dahin ausgeübte soziale Rolle veranlaßt, leidenschaftliche Zwietracht unter den nächsten Angehörigen nach sich zieht und das ganze Reich in eine kriegerische, tödlich endende Auseinandersetzung hineintreibt. Die Ursachen für die geistige Verwirrtheit werden nicht anders gedeutet, als es dem auch heute gültigen psychiatrischen Erklärungsmodell entspricht: Die „Unvollkommenheiten längst eingewurzelter Gewohnheiten" werden ergänzt durch eine Krankheit des Alters, die „jeden Dienst verabsäumt" und „die Seele zwingt, zu leiden mit dem Körper". Vor unseren Augen entfaltet sich die ganze Tragweite und menschliche Dramatik dieses Krankheitsprozesses: Der von der Krankheit Betroffene büßt die königliche Würde des Menschen ein, irrt als Bettler umher, sucht verzweifelt nach seiner Identität („Wer kann mir sagen, wer ich bin?"); durch den Zerfall seiner eigenen Persönlichkeit löst sich aber auch die gesellschaftliche Ordnung auf und die aus den Fugen geratene Welt wird in Lears Untergang hineingezogen. Sein Schicksal wird zur Metapher für die Gebrechlichkeit und Hinfälligkeit der Menschheit. „Was Fliegen sind den müßigen Knaben, das sind wir den Göttern. Sie töten uns zum Spaß."

Die psychiatrische Alterskrankheit wird auch in einem Schauspiel dieses Jahrhunderts als anthropologische Chiffre für die menschliche Ohnmacht gegenüber dem Schicksal verwandt: In Thornton Wilders „Alkestiade" erfleht Alkmene ein Zeichen der Götter; die Antwort wird ihr von dem Priester Apolls, dem uralten Teiresias, übermittelt, der nicht nur blind, sondern auch völlig desorientiert, merkschwach, mürrisch und unbeherrscht ist und alle Merkmale des Greisenblödsinns aufweist, was den Inhalt seiner Botschaft noch rätselhafter erscheinen läßt.

In seiner Erzählung „Der Mensch erscheint im Holozän" beschreibt Max Frisch die letzten Tage eines sozial isolierten alten Mannes, der schließlich einen Schlaganfall erleidet. In der Einsamkeit seines abgelegenen Bergdorfes erspürt er die Anzeichen einer nahen Katastrophe und begreift dabei, daß er sich selbst abhanden kommt und in das Unbewußtsein der Natur und der Erdgeschichte zurückkehren wird. In dieser Situation fügt er auf unzähligen Zetteln Informationen zusammen, die er aus dem Lexikon, der Bibel und geschichtlichen Büchern entnimmt, und die nicht der Vergessenheit anheimfallen sollen.

Literarische Metaphern dieser Art ließen sich zweifellos noch vermehren. Im Gegensatz zu diesen Darstellungen geraten die individuellen und generellen menschlichen Aspekte psychischen Krankseins im Alter in der klinischen Alltagsroutine oft kaum ins Blickfeld. In den Krankenblattaufzeichnungen stehen symptomatologische Gesichtspunkte des Status praesens mit starker Betonung der psychoorganischen, neurologisch-apparativen und internistischen Diagnostik im Vordergrund. Man sollte meinen, die lange Spanne bereits gelebten Lebens müßte zu einer reichen Quelle wichtiger Fragen und interessanter Beobachtungen werden. In Wirklichkeit aber ist Lebens- und Erkrankungsalter des Patienten oft umgekehrt proportional zu dem Umfang, der Farbigkeit und dem Informationsreichtum einer psychiatrischen Krankengeschichte. Liegt dies daran, daß das Augenmerk des Arztes bei der Untersuchung eines betagten Patienten von vorneherein so stark auf die ausschließliche Beobachtung biologischer Sachverhalte gerichtet ist? Hängt die Sprachlosigkeit des Untersuchers damit zusammen, daß das Generationsgefälle zwischen ihm und seinem Gegenüber die Kommunikation erschwert? Oder richtet sich das Ausmaß des sozialen Interesses einer Gesellschaft, die an den Forderungen von Produktivität, Expansionsvermögen und Selbstverwirklichung orientiert ist, ausschließlich nach der Potentialität eines Individuums? Ein alter und zusätzlich kranker Mensch, dessen abgelebtes Dasein bereits gezählt und gewogen ist, wäre dann gesellschaftlich unsichtbar geworden und hätte auch als psychiatrischer Patient keinen ausreichenden Marktwert mehr aufzuweisen.

Dennoch gibt es bei aller praktischen Routine immer wieder Fälle, bei denen der Psychiater angesichts von seelischen Alterskrankheiten ganz unmittelbar von dem Schicksal des betreffenden Patienten berührt und bewegt wird. Dies gilt besonders dann, wenn solche Krankheiten Menschen befallen, deren Lebenswerk durch ein Höchstmaß an Kreativität und geistigem Gehalt gekennzeichnet war. Wasianski hat uns die letzten Lebensjahre Immanuel Kants geschildert und dabei ein Bild fortgeschrittener seniler Demenz entworfen; die Krankheit ging mit hochgradigen Gedächtniseinbußen, erschwerter Wortfindung, Perseverationen, Unfähigkeit zur Wiedererkennung selbst nächststehender Angehöriger und verworrenen Handlungen einher. Der englische Chemiker Faraday richtet in seinem sechsten und siebten Lebensjahrzehnt zahlreiche Briefe an Freunde, Berufskollegen und Schüler, in denen er seine selbsterkannten und allmählich bis zum Altersschwachsinn fortschreitenden Gedächtnisstörungen deutlich zum Ausdruck bringt. In einem ergreifenden Bericht legt Simone de Beauvoir Zeugnis ab vom letzten Lebensjahrzehnt ihres Weggefährten Jean Paul Sartre, das von den neurologischen und psychiatrischen Folgeerscheinungen einer zerebralen Gefäßerkrankung und eines langen Alkohol- und Medikamentenmißbrauchs geprägt war. Die intellektuelle Kapazität des großen Philosophen bleibt zwar erhalten, aber die Jahre des Abschieds werden überschattet durch rezidivierende Zustände von Verwirrtheit und Desorientiertheit, Nachlassen der geistigen Spannkraft, Lebendigkeit und Teilnahmefähigkeit, Erstarrung der Lebensgewohnheiten, Eigensinn und vermehrter Beeinflußbarkeit durch die Meinungen anderer. Einer anderen psychischen Alterserkrankung, nämlich der Depression der zweiten Lebenshälfte, hat der Dichter Franz Grillparzer mit folgenden Versen einen allgemeingültigen Ausdruck verliehen:

> „Ich war ein Dichter,
> nun bin ich keiner,
> der Kopf auf meinen Schultern
> ist nicht mehr meiner."

Natürlich werden Erfahrungen ähnlicher Art auch von jüngeren Menschen gemacht, sobald sie von einer Melancholie betroffen sind. Aber sehr viel häufiger als bei den Depressionen des Jugend- und Erwachsenenalters wird in der Altersdepression der eigene Körper zum bevorzugten, das ganze Vorstellungsleben beherrschenden Krisenbereich, zum Kristallisationskern ängstlicher Befürchtungen und hypochondrischer Erwartungen, zum Ausgangspunkt nihilistischer Gedanken, in denen zugleich mit der leiblichen Drangsal auch die Nichtigkeit der gesamten personalen Existenz in den Vordergrund der Selbsterfahrung tritt. Diese alterstypische Färbung melancholischer Zustandsbilder zeigt, wie sehr sich das Interesse älterer Menschen überhaupt von den Dingen der Außenwelt abwendet und sich auf den eigenen Körper richtet. Kein Wunder: der Leib vermittelt dem alten Menschen nicht mehr in gleicher Weise die Welt wie in jungen Jahren; er kann vielmehr die Welt absperren durch ungenügend funktionierende Sinnesorgane, schweren Atem, schwache Beine, schmerzenden Rücken, geringe Ausdauer und vorzeitige Erschöpfbarkeit. Dies alles hat uns Jean Améry in seinen tiefsinnigen Überlegungen über das Altern eindrucksvoll vor Augen geführt. Wer noch in der Gewißheit gesunder Körperlichkeit lebt, spürt seinen Leib nicht, le négligé, wie es Sartre ausgedrückt hat; er ist nicht bei sich, sondern – so können wir es bei Plügge nachlesen – dort, bei den Objekten und Geschehnissen der Welt. Befinden wird erst im Mißbefinden erlebbar, der Leib wird uns erst als Last, Beschwernis und Widersacher der Welt vertraut. Wie sehr das fortschreitende Alter unseren Körper zurichtet und entstellt, nehmen wir allerdings oft zunächst gar nicht an uns selbst wahr; wir beobachten dies vielmehr mit Erschrekken an anderen, die der gleichen Generation angehören und die wir lange nicht gesehen haben. Von niemandem ist diese erschreckende Verwandlung so schonungslos nachgezeichnet worden wie von dem Narrateur der „verlorenen Zeit", der bei der Matinee der Herzogin von Guermantes nach vielen Jahren den Weggefährten seiner Jugend wiederbegegnet und hinter den erstarrten, gelblichweißen Gesichtern, den von der Sklerose gezeichneten Mienen und der eingetrockneten Haut die Züge von einst zu entziffern sucht. Andere erfahren diese Entfremdung der Identität an sich selbst. Beim Blick in den Spiegel bleibt die alternde Simone de Beauvoir haften „an dem unglaublichen Zeug", das ihr „als Antlitz dient". „So schwinde ich dahin", stellt Montaigne fest, „und komme mir abhanden." Der Leib wird also für den älteren Menschen einerseits ein immer vertrauterer Bestandteil des eigenen Ichs, andererseits aber zugleich ein verabscheuungswürdiges Zeichen der Selbstentfremdung. „Als ich jung war", so formuliert Jean Améry, „war ich *ohne* meinen Leib und *mit* ihm; ich bin im Alter *durch* meinen Körper und *gegen* ihn."

Die Erfahrung mit Depressionen der zweiten Lebenshälfte, mit anderen psychiatrischen Alterserkrankungen, aber auch mit den phasentypischen Lebenskrisen alternder Menschen zeigt also, daß alle diese Zustände sich vorwiegend und zuweilen ausschließlich im Bereich des Somatischen äußern. Beobachtungen solcher Art weisen auf die Bedeutung des Leiblichen für das Wesen des Menschen hin. In der konkreten Bildersprache der hebräischen Bibel werden immer wieder Begriffe aus der Sphäre des Körperlichen benutzt, um wesentliche Aussagen über den Menschen zu machen. Das Wort „nepesch" bezeichnet ursprünglich Kehle, Hals oder Luftröhre, meint aber im übertragenen Sinn gleichzeitig den Sitz seelischer Empfindungen, das Seelische oder die Person und das Individuum. „Leb" – das Herz – ist auch der Sitz der Gemüts- und Denkvorgänge und dient als Bezeichnung für das eigentlich Geistige am Menschen. „Kiliah" ist die Niere, meint aber auch den Menschen in seiner Ganzheit oder den Ort seines Gewissens. In der jahwistischen Schöpfungsgeschichte wird „adam" – der Mensch – aus der „adamah", der gepflügten Ackererde, getöpfert und gehört seinem Ursprung nach zunächst zum Bereich der Materie. Ein anschauliches und nüchternes Bild von der veränderten Leiblichkeit des alten Menschen wird uns im 12. Buch des Predigers vermittelt:

---

[2] Bevor sich die Sonne verfinstert und das Licht ...

<table>
<tr><td>[3] (da) zittern des Hauses Hüter,</td><td>(die Arme)</td></tr>
<tr><td>und die starken Männer krümmen sich.</td><td>(die Beine)</td></tr>
<tr><td>Die Mahlmägde feiern, da sie wenige sind,</td><td>(die Zähne)</td></tr>
<tr><td>und dunkel werden,</td><td></td></tr>
<tr><td>die durch das Fenster schauen</td><td>(die Augen)</td></tr>
</table>

⁴ Die Tore nach draußen schließen sich   (die Ohren)
  der Laut der Mühle wird leiser ....   (die Stimme)

⁵ Auch fürchtet man sich vor der Anhöhe,
  und auf dem Wege ist Schrecken.
  Dann blüht die Mandel,   (Ergrauen der Haare)
  schwer schleppt sich die Heuschrecke   (Erschwernis von
                                                                   Gehen und Springen)
  und der Kaper zerplatzt.   (Wirkungslosigkeit
                                                                   von Stimulanzien)
  Ja, der Mensch geht in sein verborgenes Haus,
  und draußen kreisen die Klagenden.

⁶ Bevor die silberne Schnur zerreißt ...

⁷ und der Staub zur Erde zurückkehrt, wie er war,
  und der Atem zurückkehrt zu Gott, der ihn gab.

Mit dem Erleben der Leiblichkeit ist die Erfahrung der Zeitlichkeit eng verbunden. Der Leib, der ich bin, und die Zeit, die mir gehört: beide kommen mir erst in der Grenzerfahrung von Kranksein und Altern zum Bewußtsein. Der junge Mensch blickt in eine scheinbar unbegrenzte Zukunft, und diese besteht für ihn nicht aus Jahren oder irgendwelchen anderen Zeiteinheiten, sondern aus dem Raum der Welt, in die er seinen Leib hineinwirft (Améry). Beim Blick in den Spiegel entdeckt die an Jahren noch junge Marschallin in Hoffmannsthals „Rosenkavalier" die Zeichen der Vergänglichkeit, nimmt die bevorstehende Trennung von Oktavian und ihr späteres Leben als alte Frau vorweg und erkennt, daß sich die Zeit nicht durch ein Anhalten der Uhren verscheuchen läßt, sondern angenommen werden muß als „Geschenk des Vaters, der uns alle erschaffen hat". Im Gewahrwerden ihrer sich wandelnden Leiblichkeit erlebt sie Zeit und „spürt auf einmal nichts als sie". Diese gelebte Zeit ist natürlich etwas ganz anderes als die physikalische Zeit, deren Störungskategorien wir als Psychiater mit der Prüfung von Orientierungs- und Gedächtnisleistung so sorgfältig zu vermessen suchen. Es geht bei dieser gelebten Zeit nicht um die Frage eines uns allen gemeinsamen chronologischen Koordinatensystems, auf dem wir die Geschehnisse der Welt wie auch unsere eigenen Lebensdaten in eine konsensfähige kalendarische Ordnung bringen können. Es geht vielmehr darum, inwieweit die vielen Augenblicke der eigenen durchlebten Biographie mit den hierdurch bereits weitgehend festgelegten, noch verbliebenen Möglichkeiten von Gegenwart und Zukunft in einen je individuellen Zusammenhang persönlicher Sinnerfahrung gestellt werden können. Es gibt eben zeitliche Desorientierung nicht nur als Störung der uns allen gemeinsamen chronologischen Ordnung, sondern auch als ein Sich-Nichtzurechtfinden in der jedem Menschen eigenen Sinnordnung gelebter Zeit. Es sind vor allem die tatsächlich oder vermeintlich Erfolglosen, an den Anforderungen der Welt Gescheiterten, an sich selbst Zweifelnden, die diese Form der Desorientierung aufweisen, und hinter den psychologischen und somatischen Störungsmustern des revoltierenden Aufbegehrens, des Nichtwahrhabenwollens oder der Resignation ist gleichermaßen die unwiderrufliche Endgültigkeit des Mißlungenen, Versäumten und Nicht-Erreichten zu erkennen. Die vielfältige Psychopathologie dieser Störungen der gelebten Zeit ist noch nicht geschrieben, und der Psychiater, der solchen alterspsychiatrischen Patienten in seiner Sprechstunde zuhört, wird nicht so rasch eine heilende Therapieformel zur Hand haben, mit der sich die verlorene Ordnung des Sinnzusammenhangs wiederherstellen läßt.

Eines allerdings ist sicher: in dem Maße, in dem sich der Sand des Stundenglases in dem unteren Gefäß des bereits gelebten Lebens anhäuft, kann sich die Therapie des Patienten nicht mehr ausschließlich oder vorwiegend auf die Vermittlung gegenwartsbezogener und zukunftsgerichteter psychologischer Bewältigungsstrategien oder sozialer Integrationstechniken beschränken. Ein wesentlicher Bestandteil psychiatrischer Alterstherapie liegt nach unserer Meinung darin, dem Patienten bei der sinnhaften Rekonstruktion seiner Erinnerungen zu helfen. Der todkranke Marcel Proust fand bei der Aufzeichnung seiner „Recherche" die verlorene Zeit wieder, ja er glaubte sogar in der Erinnerung die eigentliche zeitlose Wirklichkeit erfassen zu können. Aber auch für jeden anderen Menschen erlaubt die rückblickende Auseinandersetzung mit der eigenen Lebensgeschichte die Aufrechterhaltung der gefährdeten Ich-Identität inmitten einer fremdwerdenden Umwelt, erleichtert das Fertigwerden mit den persönlichen Problemen von Verzicht und Verlust und den existentiellen Fragen von Schuld und Sinn, ermöglicht Kommunikation und Erfahrungsübermittlung an die jüngere Generation und schafft oft die Voraussetzung, daß die eigene Lebensspur im Andenken der Nachwelt erhalten bleibt. So ist es auch zu verstehen, daß Baal Schem Tow, der große chassidische Lehrer, die Erinnerung als das Geheimnis der Auferstehung bezeichnet hat. Erinnerung im Sinn des Lebensrückblicks ist also viel mehr als das, wofür sie von manchen Psychiatern gehalten wird: sie ist nicht nur ein negativ zu bewertendes Verhaftetsein an die Vergangenheit, nicht nur ein regressives Phänomen und nicht nur Ausdruck eines noch leidlich gut erhaltenen Altgedächtnisses; sie ist vielmehr eine grundlegende menschliche Fähigkeit, der gerade im Alter eine hohe kompensatorische Bedeutung zukommt. Niemand hat die heilende Wirkung der Erinnerung klarer erkannt als der Psychiater Sigmund Freud.

Neben den Veränderungen des Leib- und Zeitbewußtseins soll noch auf einen dritten anthropologischen Aspekt alterspsychiatrischer Erkrankungen eingegangen werden. Es handelt sich dabei um Störungen des Raumerlebens. Im Gegensatz zu den beiden bisher genannten Phänomenbereichen treten sie nahezu ausschließlich bei hirnorganischen Psychosen auf und lassen sich vor allem bei der Multi-Infarkt-Demenz und bei den Demenzen vom Alzheimer-Typ beobachten. Patienten mit diesen Erkrankungen haben Probleme bei der Durchführung von Aufgaben, die einen räumlichen Überblick und die Kenntnis topographischer Beziehungen zwischen verschiedenen Wahrnehmungsgegenständen und Handlungselementen voraussetzen. Sie tun sich zunehmend schwer, sich in ungewohnten Gegenden zurechtzufinden, in der Gesamtheit eines betrachteten Bildes oder einer Folge von Buchstaben, Wörtern oder Zahlen einen sinnvollen räumlichen Zusammenhang herzustellen, aus dem Schema des eigenen Körpers einzelne Körperteile auszugliedern oder geläufige Bewegungsfolgen räumlich so miteinander zu koordinieren, daß hieraus eine zweckentsprechende Handlung resultiert. Es fehlen also offenbar die topographischen Ordnungskriterien, mit deren Hilfe wir normalerweise den Raum unseres Körpers und der uns umgebenden Außenwelt gliedern und innerhalb eines geographischen Bezugssystems orten. Psychiatrie und Neuropsychologie haben ein umfangreiches diagnostisches Inventar entwickelt, um diese Raumstörungen diagnostisch zu erfassen und die verschiedenartigen Fehlleistungen auf typisch lokalisierte Hirnläsionen zurückzuführen. Aus diesen unterschiedlichen Störungsmustern läßt sich aber ableiten, daß es sich mit dem Raumerleben ähnlich verhält wie mit den Störungen der Zeit: Es gibt nicht nur den objektiven Raum, dessen Begrenzung von allen Menschen nach den gleichen Kriterien vorgenommen wird, sondern es gibt auch einen jedem Menschen eigenen gelebten Raum, den persönlichen Raum oder – so könnte man auch sagen – den subjektiv erfahrenen heimatlichen Raum der Vertrautheit, dessen Größe individuell festgelegt ist und der an irgendeiner Grenze in das unvertraute Fremdterritorium übergeht. Viele Demenzprozesse sind dadurch gekennzeichnet, daß der beheimatete Raum zusammenschrumpft und seine klare Abgrenzung gegenüber dem Fremdraum verliert. Dies zeigt sich meist darin, daß solche Patienten die topographische Vertrautheit mit den Stätten verlieren, an denen sie gelebt haben. Derartige Störungen können sich zu einem echten ortsgebundenen Wahn ausweiten; die Kranken behaupten dann, daß sie nicht mehr an ihrem Wohnort leben, ihre Angehörigen ohne ihr Wissen weggezogen seien und drängen aus der ihnen nicht vertrauten Umgebung fort, um wieder „nach Hause" zu gelangen. Oft wird das Unvertrautwerden des heimatlichen Raumes und das Näherrücken des Fremdraumes auch als unklare soziale Bedrohung erlebt und mit Reaktionen der Besitzverteidigung oder mit Wahnvorstellungen beantwortet, in deren Mittelpunkt die Gefährdung des Eigentums steht. Aus tierpsychologischen Untersuchungen ist bekannt, daß das territoriale Verhalten einer Art auch für die Form des gesellschaftlichen Zusammenhalts verantwortlich ist. Reviertreue Tiere können sich durch die Abtrennung eines Eigenterritoriums die für ihre Existenz notwendige Distanz von ihren Artgenossen verschaffen. Wenn es im Rahmen der Alzheimer-Demenz zu einem Verlust des klar abgegrenzten, individuellen heimatlichen Raumes kommt, so büßt auch das „geschlossene" soziale Beziehungsfeld des Menschen seine bisherige Strukturiertheit ein und wird durch stammesgeschichtlich ältere „offene" Formen der Vergesellschaftung verdrängt. Das soziale Verhalten des Alzheimer-Patienten wird dann vergleichbar mit der anonymen Scharbildung revierloser Einzelindividuen und ist den gleichen Gesetzen der primitiven sozialen Kohärenz und der Stimmungsübertragung unterworfen. Durch diese besondere Art der mitmenschlichen Beziehung entsteht der für viele Alzheimer-Patienten so charakteristische Eindruck der Verbindlichkeit, Liebenswürdigkeit und sozialen Gefolgsbereitschaft, der sich auch im Sprachverhalten niederschlägt.

Unsere Überlegungen mußten zwangsläufig auf einige wenige phänomenale Aspekte psychiatrischer Alterskrankheiten beschränkt bleiben. Sie sind lückenhaft und nehmen keineswegs für sich in Anspruch, eine generelle Aussage über die Psychologie des höheren Lebensalters zu treffen, da sie ja von der Beobachtung psychisch kranker alter Menschen ausgehen. Vielleicht können die Grundgedanken unserer Ausführungen aber doch die besondere Faszination erklären, die von dem Umgang mit psychiatrischen Patienten im höheren Lebensalter ausgeht. Ihr Kranksein zu beobachten, zu beeinflussen und zu begleiten heißt, bis zu einem gewissen Grade immer auch Gestaltung unseres eigenen Alterns und Teilnahme an dem uns allen gemeinsamen menschlichen Schicksal.

Danksagung. Die Verfasser sind Herrn Professor Erwin Ringel, Wien, und Herrn Professor Joachim Kaiser, München, für ihre Anregungen zu Dank verpflichtet.

Literatur

Améry J (1971) Über das Altern. Revolte und Resignation. Klett, Stuttgart
Birnbaum K (1920) Psycho-pathologische Dokumente. Berlin, Springer
Frisch M (1981) Der Mensch erscheint im Holozän. Suhrkamp Taschenbuch 734, Frankfurt/M
Guardini R (1949) Vom Sinn der Schwermut. Arche-Verlag, Zürich
Kramer K (1950) Über individuell und anonym gebundene Gemeinschaften der Tiere und Menschen.
    Studium Generale 3: 365
Lauter H (1968) Zur Klinik und Psychopathologie der Alzheimerschen Krankheit. Psychiat Clin 1:
    85–108
Leyhausen P (1954) Vergleichendes über die Territorialität bei Tieren und den Raumanspruch des
    Menschen. Homo 5: 116
Plügge H (1962) Wohlbefinden und Mißbefinden. Beiträge zu einer medizinischen Anthropologie.
    Tübingen, Niemeyer
Plügge H (1967) Der Mensch und sein Leib. Tübingen, Niemeyer
Proust M (1984) Die wiedergefundene Zeit. Auf der Suche nach der verlorenen Zeit, 7. Teil.
    Suhrkamp Taschenbuch 988, Frankfurt/M
Wilder T (1983) Alkestiade. Fischer Taschenbuch 7076, Frankfurt/M
Wolff HW (1974) Anthropologie des Alten Testaments. R Kaiser, München

Die Antriebsdissoziation
im Sinne von Desaktivierung und Enthemmung
als Grundstruktur exogener Psychosyndrome

Jürg Hansen

Das, was den Menschen zum Menschen macht, ist sein Antriebsüberschuß im Sinne einer prinzipiellen von der Umwelt unabhängigen Dauervigilanz, sprich ständigen Energieflusses, die, wie schon Herder und Schopenhauer wußten, ihm erst eine von Auslöserreizen abgelöste Innenwelt mit völlig frei kombinierbarer Vorstellungs- und damit Denk- und Lernsphäre, aber auch die Dimension „Zeit", also Vergangenheit (Gedächtnis) und Zukunft eröffnen.

Fraglos ist dieses Ausdruck einer ungeheuren Zunahme der Neuronenzahl als solcher, also der Kortexentfaltung und hier ganz besonders hemmender Systeme und Synapsen, die nun in höchsten Rindenfeldern wie optischem Assoziations- und Sprachkortex eine immer größere Dominanz gewinnen und, neurotransmittergetragen, auch einen hohen Energieverbrauch haben.

Gehlen (1983) zeigte auf, wie unser Inneres einzig aus immer mehr gehemmten – sprich eingeübten – Handlungskomplexen erwächst. Beim Tier kommt ein Auslöserreiz, z. B. der der Flucht, wenn nicht ständig neu stimuliert, rasch zum Erliegen, da die zerebrale Energie (Antrieb) zu einer Weiterverarbeitung nicht ausreicht, doch ist das Tier auch durch die kleine Zahl solcher für es relevanter Schlüsselreize vor einer Reizüberflutung, wie sie sich z. B. in der optischen Sinneswelt des Menschen auftut, geschützt. Gerade in letzterer läßt sich, wie wir noch sehen werden, die die exogenen Reaktionstypen konstituierende Antriebsveränderung am sinnfälligsten aufzeigen. Wieder Gehlen (1983) hat beschrieben, wie gerade die visuelle Welt des Menschen alle anderen, übrigens primär durch Motorik getragenen Sinnesfelder (!) – Fingerbewegung zum Tasten, Zungenbewegung zum Schmecken, Lautbewegung bei der Sprachbildung etc. – in sich aufnimmt. So sehe ich z. B. einem Fell seine durch primäres Tasten erfahrene Rauhigkeit an. In dieser Übernahme sämtlicher Sinnesgebiete in das Optische steckt aber auch Abstraktion, Symbolisierung, Indirektheit und Handlungsentlastung. Durch unser stereoskopisches Sehen wird Tiefendimension und Distanz zu den Dingen, vor allem aber ein im Gegensatz zu den anderen fast punktuellen Sinnesgebieten – man denke an die winzige Ausdehnung des Tastfeldes – ein riesiger Weltausschnitt eröffnet. Letzterer erfährt noch eine zusätzliche Erweiterung durch unsere von winzigen motorischen Einheiten getragene und daher sehr neurotransmitteraufwendige Blickmotorik, die ja strenggenommen wieder eine Vorbedingung jedes Sehaktes ist. Daß keiner von den das Sehmosaik zusammensetzenden Einzelreizen überstark heraustritt, daß das je durch situagene Relevanz bestimmte Gesamterfassen des Blickfeldes gelingt, wird durch komplexeste Hemmungsmechanismen im optischen System, das ja ein Drittel aller afferenten Nervenfasern beansprucht und beim Menschen die absolute Dominanz gewinnt, garantiert. Man denke auch an unsere weitgehend optisch geprägte Phantasie- und Vorstellungswelt. Nach Jung (1967) ist der Mensch ein „Sehtier". Ähnliche Gedanken finden sich schon bei Machiavelli (1978). Auch die Sprichwörter: „Lieber einmal sehen als 100mal hören" oder „aus den Augen, aus dem Sinn" machen hier Sinn.

Hier noch einige Stichworte zu der für unser Thema so wichtigen Hemmung: Sie hat eine „Orts"- aber auch „Zeit"-Dimension und begleitet vor allem wie ein abschirmender Halo jeden Aktivierungsvorgang, ist für jede örtliche Fokussierung aber auch zeitliche Begrenzung eines neuronalen Vorganges wie z. B. auch den, Platz für eine Folgeassoziation zu schaffen, außerdem für Schwellensenkungen, Kontraste etc. unverzichtbar. Bei jeder Erregung, die analog zum Bernoullischen Gesetz mit einer Einengung des Erlebnisfeldes und damit auch einer qualitativen Bewußtseinsveränderung einhergeht, ist die sie begleitende Hemmung von größter Wichtigkeit. Keine Erregung ohne Hemmung! Letztere beansprucht auch biophysikalisch und systemtopisch unterschiedlichste Dimensionen. Dafür nur wenige Beispiele: postexzitatorische Untererregbarkeit, positives Nachpotential, Hyperpolarisation, autogene und antagonistische Hemmung oder auf einer anderen Ebene das dem aktivierenden ARAS oder dem vor allem die Motorik stimulierenden dopaminergen entgegenstehende indolaminerge, die Großhirnrinde dämpfende, vigilanzmindernde System. Zu denken ist auch an vorwiegend hemmende Neurotransmitter wie GABA, Glutaminsäure etc. Weitaus am besten sind Hemmungsprozesse aber am optischen System mit bisher sechs verschiedenen sich gegenseitig reziprok-antagonistisch hemmenden On- und Off-Systemen von Hartline (1940), später Baumgartner (1964) und anderen untersucht worden.

Wichtig, daß Vigilanz oder ihre Synonyme wie Arousal, Alertness, Aktivierung, Energetisierung etc. nicht mit Bewußtsein identisch sind, sondern sich nach einer umgekehrten U-Funktion (analog zu einer Gauss-Verteilungskurve) zu ihm verhalten, d. h. eine Zunahme dieser „Antriebs"-Parameter steigert es bis zu einem Optimum, bis es dann bei zuviel Energetisierung bis hin zur Erregung eine Qualitätseinbuße erleidet. Analoges gilt übrigens für die Beziehung zwischen Aktivierung und Leistung. So fasziniert es, wie Gehlen (1983) und die kanadischen Aktivierungsforscher um Hebb (1949), Malmo (1959) und andere *(unabhängig voneinander)*: zu völlig gleichsinnigen Ergebnissen kamen. Nach Gehlen (1983) kommt es nicht auf das Ziel, sondern den Ablauf einer Handlung an, und nach der Montreal-Schule ist das Ziel einer Leistung einzig und allein deren jeweils optimaler Aktivierungsgrad!

Leider muß ich hier das hochinteressante Thema der sog. „lokalen Vigilanz" beiseitelassen.

Die riesige Bedeutung von Hemmungsmechanismen kommt auch darin zum Ausdruck, daß die Gesamtkapazität unserer Sinnesinformation von 10^{11} bit/s über 10^7 bit/s, welche die zerebralen Sinneszentren noch erreicht, auf eine winzige von 16 bit/s, die in unserem Bewußtsein schließlich wahrgenommen wird, abfällt! Wie gesagt, ist Hemmung ein höchst aktiver, jede Aktivierung begleitender (mit ihr gleichsam identischer) Vorgang, dessen Bedeutung mit der Differenzierung kortikaler Leistungen stark wächst. Vielleicht merken wir unseren Antriebsüberschuß deswegen auch nicht, weil sich Aktivation und Hemmung die Waage halten, zumindest solange wir nicht ganz bewußt handeln. Sicher ist auch der energetische Nutzungseffekt bei höchsten zerebralen, also kognitiven Leistungen am niedrigsten, und deren Ermüdungs- und oft auch dysphorisierender Effekt macht sich vor allem dann bemerkbar, wenn solche Energieüberschüsse nicht durch Begleitmotorik wie z. B. Gesten (auch die Sprachmotorik!) aufgefangen werden. Natürlich haben solche Begleitbewegungen auch die Aktivation stimulierende Funktionen (z. B. besserer Gedankenfluß beim Herumgehen).

Nicht umsonst manifestiert sich die Antriebsdefizienzstruktur der exogenen Syndrome dort am eindrücklichsten, wo Hemmung dominiert, also vor allem am optischen, aber auch assoziativen und Sprachkortex.

Art und Lokalisation der Noxe sind im Prinzip von untergeordneter Bedeutung. Jede Schädigung führt zu einer, wie auch immer gearteten energetischen Defizienz, also Aktivations- und Antriebsminderung, die nach dem Gesagten dissoziiert sein müssen, d. h. einer Minderung der Aktivierung steht auch eine Minderung der Hemmung, also eine Enthemmung gegenüber. Oder etwas anders ausgedrückt: Reduzierter Eigenantrieb wird durch vermehrten Fremdantrieb kompensiert; dem entspricht auch eine durch Hemmungsdefizit verursachte Reizoffenheit!

Diese aus einer Unteraktivierung resultierende Antriebsdissoziation als Folge jeder Bewußtseinsstörung, in der die (Gefahren-)Situation nicht mehr ausreichend und vor allem schnell genug überschaut wird, ist nun höchst zweckmäßig im Sinne eines besseren Überlebens des Individuums, weil unmittelbar Notfallfunktionen mobilisiert werden. Hierzu einige Beispiele: Telefonklingeln im Halbschlaf – man ist sofort und unbewußt am Apparat; Zusammenzucken, sprich Erschrecken, auf Reize bei Ermüdung oder sogar schon im Wachsein, nämlich dann, wenn die Stimuli optisch nicht voll kontrolliert sind, wie z. B. bei einem stärkeren von hinten kommenden Geräusch. So ist von Duensing (1940) die Enthemmung verschiedener Fremdreflexe als Ausdruck generalisierter Schutz- und Abwehrmechanismen bei unterschiedlichen Hirnaffektionen beschrieben worden. Auch an das Wiederauftreten von oralen und Greifschablonen sollte man denken. Auch die deafferenzierte oder geschädigte Nervenzelle und -faser sind ja zunächst übererregbar!

Dieser exogenen antagonistischen Beziehung zwischen Eigen- und Fremdantrieb sind Hauptmann (1922) erstmals 1920 bei Postenzephalitikern, besonders aber Beringer 1941 und 1943 bei Hirnorganikern (Falxmeningiom u. a.), und zwar speziell in deren subjektivem Erlebnisfeld, nachgegangen. Besonders letzterer beschrieb die intentionale Aktivitätsminderung mit Spontaneitätsmangel, Passivität und Fehlen von Vergangenheit und Zukunft im Erleben, Schrumpfung von affektiver Resonanz- und Ich-Bewußtsein auf der einen und die Enthemmung mit sehr bildhaft-assoziativem Denken und den bewegten, speziell optischen und sich besonders aufdrängenden Inhaltsketten auf der anderen Seite.

Diese bei allen akut bis chronischen exogenen Syndromen auftretende energetische oder Antriebsdissoziation begegnet uns nun in nachfolgender, zur besseren Erfassung etwas zeitlupenhaft auseinandergezogenen Trias:

1. Reizeinbruch (wegen Hemmungsdefizits),
2. der Reiz wird nicht genügend aufgenommen, festgehalten oder gar verarbeitet (wegen zu wenig intentionaler Aktivierung) und
3. der Reiz wird nicht ausreichend eliminiert, um dem nachfolgenden Platz zu machen (wieder wegen einem Hemmungsdefizit) und taucht perseveratorisch wieder auf, wodurch er, wie schon Goldstein beschrieb, noch zu einer zusätzlichen Fremdantriebsquelle wird.

Nun betreffen, wie jeder weiß, exogene Sinnestäuschungen vorwiegend die visuelle Sphäre, sind einfach strukturiert, klein, beweglich und treten in Massen auf. Mit der genannten Triade sind deren Strukturmerkmale wie z. B. denen beim Alkoholdelir gut zu deuten: Das optische Gesamt wird durch Hemmungsdefizite brüchig, Details verselbständigen sich und brechen übermächtig ein, können aber wegen zu wenig intentionaler Aktivierung nicht festgehalten werden, d. h. sie verblassen, tauchen jedoch perseveratorisch wegen insuffizienter Auslöschung, also zu wenig Hemmung wieder auf.

Der unmodulierte Wechsel zwischen Aktivierung und Hemmung und die besonders durch defiziente Hemmungsmechanismen provozierte Isolation und nicht mehr garantierte Zeit-Raum-Konstanz der Sehdinge, dazu die Perseveration und die durch diese immer neu generierten Fremdantriebsquellen eröffnen zu den Phänomenen: Kleinheit, Masse Beweglichkeit, Objektiteration (mit sekundärer Umdeutung z. B. in Tierschwärme etc.) einen guten Zugang.

Analog dieser optischen Sinnestäuschungen sind nicht nur alle übrigen Sinnesgebiete affiziert (Synästhesien), sondern auch alle anderen Phänomene der exogenen Veränderung mit diesem dissoziierten Aktivierungsdefizienzmodell gut interpretierbar.

Beim Delier: Reizschutzlosigkeit des Kranken mit Zusammenzucken bei jedem Außenreiz, detailverhaftetes Herumsuchen der Augen, Enthemmung der Tastsphäre, sakkadierte Motorik, und auch der Tremor.

Bei der organischen Konfabulose imponiert zunächst einmal eine der sensorischen Aphasie ähnliche Sprachenthemmung, weniger freilich wegen dem völligen Fehlen des Sprachverständnisses, als wegen einer Störung der energieverbrauchenden Reafferenz bzw. Sprachkontrolle, d. h. der Sprachantrieb läuft ohne Resultat weiter, analog der von Goldstein bei Organikern beobachteten Unfähigkeit, bestimmte Bewegungen wieder abzubrechen.

Auch hier wird nicht nur der in der optischen Sphäre aufgezeigte Strukturverfall sichtbar, sondern Gedächtnis-, Denk- und Vorstellungswelt zeigen eine besonders starke visuelle Prägung (Enthemmung), wobei auch an Goldsteins „hyperkonkrete situative Bezogenheit" und die generell sehr bildhaft geschilderten Alterinnerungsfragmente zu denken ist. Wegen Aktivationsmangels gelingt der Schritt zur Folgeassoziation nicht und wegen Hemmungsdefizits werden die vorausgegangenen Inhaltsbildungen und Kognitionen auch nicht ausreichend gelöscht. Nur hochgradig habituierte Denk-, Sprach- und Gedächtnisschablonen mit geringem Konzentrations-, sprich Energieaufwand, lassen sich noch mobilisieren, während alles Ungewohnte, Neue und die besonders starker Abstraktion unterliegende Zeitorientierung schwer gestört sind. Die Ortsorientierung hat wenigstens durch die Sehsphäre eine unmittelbare Stütze, wohingegen die Vergangenheit eine Zerlegung in ein oft „hyperkonkretes Perlschnurgedächtnis", das meist stark affektunterlegten (gut gebahnten), lange zurückliegenden Erlebnissen entspricht, erfährt. Hier zu erwähnen ist auch das sog. „perseveratorische Pseudogedächtnis" im Sinne oft überraschend genauer (z. B. bei Beantwortung der Frage nach der Zeit), freilich eintrainierter und erst mit Hilfe der Perseveration konservierter Antworten.

Auch im Gesamtverhalten solcher Korsakow-Kranker wird unser antipodisches Strukturmodell sichtbar: unangeregt wirken sie meist abgestumpft, reagieren jedoch bei Ansprache sehr prompt und eher überschießend. Oft folgen sie wie vom Magnet angezogen der Visite, suchen immer wieder reizreiche, sie vigilant haltende Situationen auf wie: Zum-Gang-gewendet-in-der-Zimmertür-Stehen, ständiges Auftauchen vor der Stationskanzel oder vor der Stationstür, und zwar letzteres weniger, weil sie hinaus wollen, sondern weil sich hier Reize kumulieren, hier am meisten los ist und sich ihnen vor allem auch ein sie reizender Widerstand bietet; öffnet man ihnen die Tür, so laufen sie meist nicht davon, sind viel eher ratlos, ebenso wie der Laie, der sich darüber wundert.

Die Dissoziations- oder Triasstruktur der Aktivation begegnet uns auch eindrucksvoll in der organischen Affektlabilität: plötzliches und inadäquates Einsetzen oder Einbrechen des Affektes, aber auch sein ebenso schnelles Verschwinden als Ausdruck von fehlender Verarbeitung, sprich Tiefgang, wie auch das Wiederauftreten perseveratorischer Affektfragmente. Auch Affektflachheit und oft inadäquate Euphorie sind Ausdruck von zu wenig den Affekt- und Stimmungsbereich modulierender Rückreflektion. Die den hirnorganisch Veränderten ständig zugeschriebene Depressivität ist meiner Meinung nach viel eher Ausdruck einer Antriebs- und Energie- und nicht der einer Stimmungsdefizienz. Prima vista, also unangeregt, wirken diese Kranken, da hypomimisch und ohne gerichteten Blick, depressiv, doch ändert sich dieses sofort, wenn man sie anspricht, und eine Flachheit der Gestimmtheit gewinnt die Oberhand. Der Organiker verfügt weder über das Hemmungspotential des endogen Depressiven, noch über die Reflektionsmöglichkeiten des reaktiv Verstimmten. Ein Organiker kann gar nicht im echten Sinne traurig sein!

Auch bei der wieder von sehr kleinen motorischen Einheiten getragenen Mimik leuchtet das Antriebs-Dissoziations-Modell mit intentionaler Hypomimie, aber auch reduzierter Modulation (Vergröberung) auf. Ein anderes Beispiel ist die schlaffe, zugleich aber überschießend-flackernde Mimik des Paralytikers, der auch für entsprechende Sprachveränderungen (Verwaschen- aber auch Abgehacktheit der Sprache) ein gutes Paradigma ist.

Bei allen exogen Veränderten findet sich neben der quantitativen, also dissoziierten auch eine qualitative Antriebsveränderung in Richtung einer Regression in instinkt- und triebnähere (leichter aktualisierbare) Antriebsschichten. Beispiele sind die sexuelle Enthemmung wie Exhibitionismus bei Dementen oder Umdämmerten oder die oft gesteigerten Oralantriebe, wie Polyphagie oder -dipsie und andere mehr. Die eingangs erwähnten mit Hyperaktivation einhergehenden Erregungszustände, bei denen die Erlebnisfeldeinengung durch ebenfalls gesteigerte Hemmungsvorgänge zusätzlich abgeschirmt wird, sind natürlich auch als exogenes Syndrom einzuordnen, obgleich dieses Bonhoeffer noch nicht getan hat. Sie, die einer mehr qualitativen Bewußtseinsveränderung entsprechen, sind gleichsam das Umkehrbild unseres Antriebsdefizienzmodells, in dem sie ja eine Steigerung von Aktivation und (diese begleitende) Hemmung zeigen. Fraglos werden solche Erregungszustände in bestimmten Situationen (also ohne exogene Veränderung) gleichsam artefiziell herbeigeführt, vor allem um riskierte oder gar inkriminierende Handlungen, manchmal sogar unter Zuhilfenahme einer sexuellen Triebabfuhr erst durchzusetzen (z.B. Orgasmus beim Warenhausdiebstahl oder der Tötung des Intimpartners etc.). Auch Zwangssyndrome sind ein gutes Beispiel für Zustände bewußtseinseingeengter Übererregung! Auch Zustände mit einer größeren Antriebssteigerung (Agitiertheit – Erregung) im Rahmen endogener Psychosen haben selbstverständlich auch eine exogene Überformung. Besonders akute exogene Syndrome zeigen oft bestimmte

Sequenzen mit anfänglicher Erregtheit, die dann von einer – freilich reizoffenen Sedation abgelöst werden können, wie z. B. beim Alkoholrausch. Dabei sind diese unterschiedlichen Akzente der Aktivation sicher auch durch das An- oder Abfluten der Noxe bestimmt. Dagegen sind die chronischen exogenen Syndrome, in denen ein „Noxengleichgewicht" vorherrscht, wieder ganz unabhängig von ihrer Ätiologie, von dem antipodischen Minusantriebsmodell gekennzeichnet: Abstumpfung und Reizoffenheit. Dieses gilt für Demenzen aller Ätiologien, vor allem auch die des Alkohols, für Hirntraumatiker, epileptische Wesensänderungen, Oligophrenien und auch frühkindliche exogene Syndrome unterschiedlichster Prägung. Gerade in der scheinbar paradoxen Therapie solcher hyperkinetischer Kinder mit Amphetaminen wird wieder sichtbar, daß es sich bei diesen Zuständen gerade nicht um eine primäre Hyperaktivität, die ja durch Amphetamine nur gesteigert würde, sondern um vermehrte Fremdanregbarkeit bei gesenktem Vigilanzniveau handelt! Verbessere ich letzteres durch Weckamine, reduziert sich auch die Reizoffenheit dieser Kinder, sie werden ruhiger (intentionaler und geordneter). Nicht zuletzt hat auch das einzige, schon von Bonhoeffer als subakut klassifizierte „hyperästhetisch emotionelle Syndrom", dessen Initiative- und Lustlosigkeit, Konzentrationsschwäche und Ermüdbarkeit auf der einen und hochgradige akustische und optische, aber auch affektiv-emotionelle Überempfindlichkeit auf der anderen Seite zu Recht seinen antipodischen Trivialnamen „reizbare Schwäche" bekommen.

So zeigt sich, daß jede exogene Alteration den Menschen genau dessen beraubt, was ihn mit Bewußtsein, Verinnerlichung, Denken und Intelligenz, Spontaneität, Weltoffenheit und Distanz, sowie Haben von Vergangenheit und Zukunft über das Tier erhebt, nämlich seines Antriebsüberschusses. Damit sinkt er aber nicht auf eine Stufe einer prähominiden, durch spezifische und instinktnahe Auslöserreize gesicherten Existenz ab, sondern vielmehr in ein Dasein defizienter Orientierung und Weltdistanz, kurz, in Hilflosigkeit zurück. Aber wie die Enthemmung ihn dem Reizchaos preisgibt, so sichert sie auch gleichzeitig sein Überleben durch seine erhöhte Reagibilität und die Wiederbelebung vielseitiger ursprünglicher Schutzmechanismen, ebenso wie sein Aktivationsdefizit ihn vom Eingreifen in eine nicht mehr von ihm übersehene Welt bewahrt.

Literatur

Baumgartner G (1964) Neuronale Mechanismen des Kontrast- und Bewegungssehens. Ber Dtsch Ophthalmol Ges 66: 111–125

Beringer K (1941) Über Störungen des Antriebes bei einem von der unteren Falxkante ausgehenden doppelseitigen Meningeom. Z Ges Neurol Psychiat 171: 451–474

Beringer K (1943) Antriebsschwund bei erhaltener Fremdanregbarkeit bei beidseitiger frontaler Markschädigung. Z Ges Neurol Psychiat 176: 10–30

Duensing F (1940) Pathologische Fremdreflexe bei Erkrankungen des extrapyramidal-motorischen Systems. Sammlung psychiatrischer und neurologischer Einzeldarstellungen, Bd XV. Thieme, Leipzig

Gehlen A (1983) Philosophische Anthropologie und Handlungslehre. Gesamtausgabe, Bd 4. Klostermann, Frankfurt/M.

Hartline HK (1940) The receptive fields of optic nerve fibres. Am J Psychol 130: 690–699

Hauptmann A (1922) Der „Mangel an Antrieb" – von innen gesehen. Arch Psychiat Nervenkr 66: 615–686

Hebb DO (1949) The organisation of behavior. Wiley, New York
Hebb DO (1955) Drives and the CNS (conceptual nervous system). Psychol Rev 62: 243–254
Jung R (1967) Neurophysiologie und Psychiatrie VIII. Objektive und subjektive Sinnesphysiologie. Abschnitt: Neurophysiologie und Psychophysik des Sehens. In: Kisker KP et al. (Hrsg) Psychiatrie der Gegenwart, Forschung und Praxis, Bd I/1: Grundlagenforschung zur Psychiatrie, Teil A. Springer, Berlin Heidelberg New York, S 502–554
Machiavelli N (1978) Der Fürst „Il Principe", 6. Aufl. Kröner, Stuttgart
Malmo RB (1959) Activation: A neuropsychological dimension. Psychol Rev 66: 367–386

Der Psychotherapeut und der Zeitgeist

Hubert Speidel

Der Begriff Zeitgeist ist letzthin wieder in Mode gekommen. Ich befinde mich also ganz in ihm, wenn ich mich seiner bediene. Er war schon ein Modebegriff im deutschen Idealismus und in der Romantik und z. B. von Goethe und Herder oft verwandt, so weiß es das Grimmsche Wörterbuch. Schopenhauer definierte ihn als die herrschenden Begriffe, Hegel objektivierte ihn zum objektiven Geist (Weltgeist) und verbannte aus ihm die Subjektivität, während Lavater an ihm Anstößiges erkannte und vom „frivolen" Zeitgeist sprach. Heinrich Heine dagegen mokierte sich über seine Trivialität: „Triviales gibt es nicht, weil alles... trivial ist. Der Herr Hofrat, der seiner Frau einen guten Morgen wünscht, tut dieses, als sei er Hamlet und habe die Aufgabe, sich im nächsten Augenblick in der Frühstücksmilch zu ertränken" (zit. nach Rueger 1986, S. 59).

Über Heines Spott, der seiner Zeit und der Gesellschaft um 1830 galt, in der Balzac und Berlioz, George Sand und Victor Hugo, Harriett Smithson und Franz Liszt lebten, in der die Exzentrizität dem Protest gegen Ereignis- und Spannungslosigkeit diente (Rueger, a. a. O.), über diesen Spott können wir lachen, weil er als Karikatur einen Zeitgeist trifft, der nicht der unsrige ist.

Wenn Heine aber das Glück gehabt hätte, an einem sonnigen Tag unsere hiesigen Strände zu besuchen, so wäre sein Spott gewiß, aber nicht, ob wir darüber auch alle lachen könnten. Vielleicht hätte er festgestellt, der Herr Studienrat vergnüge sich mit seiner Frau am Strand, als wären sie unschuldige Kleinkinder in Gesellschaft anderer Erwachsener, die sich ebenfalls wie Kleinkinder benähmen. Vielleicht würde er noch boshaft hinzufügen, darunter seien auch etliche, die aus ästhetischen Gründen besser täten, ihr Gesicht zu verhüllen, anstatt auch noch ihr Genitale zu entblößen.

Zweierlei wird daran – wieder – anschaulich: Den Schwachsinn der anderen nehmen wir deutlich und genußvoll wahr, unseren eigenen nicht, und Zeitgeist enthält oder ist wesentlich auch die kollektive Narretei, deren Bestandteil wir sind oder jederzeit werden können. So sind wir in gewissem Maß blind gegenüber dem Zeitgeist und reagieren durchaus humorlos, wenn wir als Bestandteil von dessen Trivialität entdeckt werden.

Das ist nichts Neues, und wir könnten über dieser Feststellung zu Wichtigerem übergehen, wenn wir nicht in einem Lande lebten, dessen Zeitgeist es schon einmal ermöglicht hat, daß unter den halbgeschlossenen Augen seiner Bürger eine große Gruppe von Menschen erst diskriminiert wurde und dann verschwand wie die Kinder von Hameln, ohne daß der Zeitgeist die Frage erlaubte, wohin sie verschwanden.

Nun zeigt sich aber, daß Erkenntnisse über die Vergangenheit uns nur begrenzt helfen, dem Zeitgeist zu widerstehen, u. a. weil die Vergangenheitsbewältigung und der Kampf gegen die Verrücktheit anderer jeweils zur Stabilisierung der eigenen Person oder der kollektiven Ideologiebildung, eben des sog. Zeitgeistes dienen.

Sigmund Freud, dem wir diese Erkenntnisse vor allem verdanken, hat die Analogie der individuellen Pathologie zu gesellschaftlichen Strukturen und Verläufen in seinen kulturanthropologischen Schriften dargestellt und damit diese gesellschaftlichen Strukturverläufe wiederum beeinflußt. Er hat, so könnte man sagen, den Zeitgeist mitgeprägt. Er war aber auch – man hat es ihm nachgewiesen, was leicht ist – selbst Kind seiner Zeit, gewissermaßen Bestandteil des Zeitgeistes.

Eine der Folgerungen, die man aus Freuds Werk ziehen konnte, ist, was Helmut Dahmer geradezu als die eigentliche Aufgabe der Psychoanalyse ansieht, nämlich das Individuum gegen die Gesellschaft zu verteidigen (Dahmer 1983, 1984). Einer gegen alle sozusagen. Ob dies ein sinnvolles Ziel oder ein Mißverständnis der Psychoanalyse ist, mit dessen Hilfe wir je nach Lage und Blickwinkel Helden oder Psychopathen erzeugen würden, will ich hier offen lassen, weil mein Interesse zunächst ist, die Hypothese zu untermauern, daß wir Psychoanalytiker und Psychotherapeuten viel kompetenter in der Entdeckung individueller Psychopathologie als in derjenigen der Trivialität, Frivolität und sonstiger fragwürdiger Stilbildungen des Zeitgeistes sind. Je weniger wir dessen eingedenk sind, desto leichter werden wir aus den Augen verlieren, in welche geistigen Strömungen wir als soziale Wesen eingebettet sind. Sie umgeben uns wie den Vogel die Luft. Wir sind zwar durch unsere individuellen Varianten von ihnen abgegrenzt, leben aber durch sie und in ihnen, können sie nur teilweise erkennen, und insoweit wir uns von ihnen abgrenzen, haben wir uns vielleicht, mit allen möglichen Folgen, aus ihnen abgesondert, um einen Begriff aus dem Seuchengesetz zu verwenden. Freud hat dies mit Anfeindungen und Emigration bezahlt. Kind seiner Zeit und abgesondert – diese scheinbare Widersprüchlichkeit kennzeichnet den eigentümlichen Spannungszustand, in dem sich das reflektierende Individuum gegenüber dem luftigen Gebilde befindet, für das ich das Wort Zeitgeist bemüht habe.

Dieses Verhältnis zum Zeitgeist materialisiert und konkretisiert sich in Normen und Idealen und in den kognitiven Strukturierungen unserer Ansichten von Gott und der Welt. Besonders klare Konkretisierungen des Zeitgeistes nennen wir Ideologien, und wir meinen damit – vor allem, wenn wir die Anschauungen anderer beurteilen –, daß die Wirklichkeit in ihnen bis zur Unkenntlichkeit ihrer Widersprüche entkleidet ist.

Psychotherapeuten haben wegen ihrer professionellen Aufgabe, innere Widersprüche aufzuklären, damit ideologieärmere, reichere, wahrhaftigere Ansichten von sich und der Welt zu ermöglichen, eigentlich eher als viele andere Zeitgenossen die Chance, sich von herrschenden Ideologien freizuhalten. Doch dem Zeitgeist entgehen sie nicht, und da er dauernd wie die Milch zur Ideologie gerinnt, bleiben auch sie für Ideologien anfällig, und dagegen hilft die Dahmersche Pasteurisierung – um im Bild zu bleiben – nur insoweit, als sie die Gerinnung durch die Fäulnisprozesse narzißtischer Asozialität ersetzen würde. Kein rechter Gewinn, um so weniger, als in der Regel diese Asozialität eine Utopie ist, die nur bis zur Subkultur reicht, die nun ihrerseits extrem ideologieträchtig ist.

Dennoch sind Psychotherapeuten zum eigenen Wohl nie aus dem Anspruch kritischer Bestimmung ihrer eigenen Position im Strom gesellschaftlicher Entwicklungen entlassen. Weil dies für die eigene Gegenwart der gesellschaftlichen Situation, deren Bestandteil wir sind, zu schwierig ist, neigen Psychotherapeuten wie andere Menschen dazu, die kritische Position anderen Zeitgenossen oder den Vorfahren gegenüber anzuwenden.

So rechnen wir beispielsweise ab mit der angeblich verstaubten Prüderie des 19. Jahrhunderts, um das andersartige sexuelle Elend der Gegenwart zu einem verteidigungswerten Fortschritt aufzuwerten. Wir glaubten an ein finsteres Mittelalter, von dem wir uns aufgeklärt abhoben, so lange, bis sich das Mittelalter durch die Entdeckung lockerer Badesitten dortselbst als Vorbild für gegenwärtige emanzipatorische Bewegungen zu eignen begann, d. h. zur historisch begründeten Sicherung gegenwärtiger Ideologien brauchbar wurde. Dem tat es nun keinen Abbruch, daß diese erwähnten Vorstellungen nur einen lockeren Bezug zur Wahrheit hatten, wie im Falle der sog. Prüderie (Gay 1986) bzw., was die mittelalterlichen Badesitten betrifft, eine Geschichtsverfälschung sind (Döbler 1971; Speidel, im Druck). Letzteres hat neuerdings auch Dürr (1988) bestätigt.

Mein nächstes Beispiel betrifft unsere Profession: Die Psychoanalytiker haben seit einigen Jahren begonnen, einen bisher verdunkelten Abschnitt ihrer eigenen Geschichte zu entdecken. Er handelt von dem Umgang der psychoanalytischen Väter mit dem Zeitgeist. Wir haben gelernt, daß es unter den nicht Emigrierten ein äußeres Arrangement mit der bedrohlichen Macht gab, das bei vielen zur Identifikation mit dem Aggressor und mit der Übernahme der Sprache, der Denkfiguren und Haltungen zu einer opportunistischen Unterwerfung und zum Verrat an der eigenen wissenschaftlichen Weltanschauung geführt hat (Cocks 1985; Dahmer 1983). In dieser Diskussion, die offenbar erst möglich wurde, nachdem diese kompromittierten Väter aus biologischen Gründen das Feld verlassen hatten, können wir allerdings beobachten, daß manche feineren Überlegungen unterbleiben, vermutlich weil dadurch das stabilisierende Bewußtsein litte, auf der Seite der Wahrheit und des Guten zu sein, und auf der Seite der jüdischen Großväter, denen Psychoanalytiker ihr wissenschaftliches Leben verdanken.

Etwas von dem Heldentum der ehedem ihrer Heimat und ihres Sprachraumes Beraubten ziert ja immer den, der sich auf ihre Seite schlägt. Nur: in dem Maße, als es kein Kunststück mehr ist, die inzwischen verstorbenen Väter ihres Opportunismus zu zeihen, hat sich bereits der Zeitgeist des Themas bemächtigt, und aktueller Opportunismus kann sich als Zeitkritik verkleiden.

Das Erbe fast aller Psychotherapeuten bis auf die Verhaltenstherapeuten, die sich an dieser Stelle die Augen zuhalten, ist durch die Entdeckung des Unbewußten und seiner Inhalte, insbesondere der großen, durch Verdrängung und gesellschaftliche Rituale verdeckten, in Gestalt von neurotischen Symptomen manifesten, durch die Psychoanalyse entschlüsselbaren Bedeutung der Sexualität und ihrer psychogenetischen Wurzeln, insbesondere im Ödipuskomplex bestimmt. Die Notwendigkeit der Aufdeckung dieser Verhältnisse stellt bis heute sozusagen die Tiefenschicht unserer Therapeutenpsyche dar. Darunter gibt es noch eine ältere, die aus der kathartischen Methode Joseph Breuers stammt (Freud u. Breuer 1895), und aus der sich viele der modischen, neueren Psychotherapien speisen, welche glauben, die Psychoanalyse überholt zu haben, vom Urschrei bis zur Gestalttherapie.

Diesen alten Konzepten haben sich die späteren, wie die aus Freuds Strukturtheorie abgeleitete Ich-Psychologie und die Objektbeziehungspsychologie überlagert, aber die älteren Konzepte haben sich als zählebig erwiesen und wegen ihrer einfachen, überzeugenden Struktur, insbesondere aber wegen ihrer Triebnähe, innerhalb weniger Jahrzehnte ihren Weg in das Alltagsbewußtsein gefunden. Das war nur möglich auf der Basis einer langen Entwicklung, die im Florenz des Quattrocento damit begonnen hatte, das Individuum in sein eigenes Recht zu setzen. Die damit beginnende Aufklärung hatte dieser emanzipatorischen Entwicklung die philosophische und naturwissenschaftliche, und die Psychoanalyse die moderne psychologische Basis geliefert.

Die Verteidigung des Individuums gegenüber gesellschaftlichen Interessen und Normen hat ein wechselvolles Schicksal zwischen Befreiung und Unterdrückung erlitten. Die psychoanalytische Aufarbeitung dieser Dialektik gesellschaftlicher Prozesse und ihrer soziodynamischen Bedingungen ist wohl noch zu leisten und für jede Generation eine lohnende Aufgabe, selbst wenn die jeweilige soziale Dynamik historische Lernprozesse, wie erwähnt, erschwert. Die individuelle Wunschwelt, nach gängiger Geschichtsauffassung mit dem Humanismus und seinem aufklärerischen wissenschaftlichen Ethos inthronisiert, ist nicht nur Bestandteil demokratischer Verfassung, sondern auch das Schwungrad kapitalistischer Wirtschaft, der ökonomischen Funktionsform gegenwärtiger Demokratien. Die motivierende Triebnähe ist auch das Geheimnis der Überlegenheit westlicher kapitalistischer Wirtschaft, weil von individuellen Triebwünschen die unmittelbarste, größte Motivation und der größte Erfindungsreichtum ausgehen. Sie ist aber auch ihr Risiko, weil die Vermählung von Geschäftsinteresse und individuellem Selbstverwirklichungsanspruch aus der Idee der Freiheit eine triviale Freizeitgesellschaft produziert hat, deren Bestandteil und karikierender Ausdruck die natürlichkeitsideologische Gemeinschaft der eingangs genannten Strandbevölkerung ist.

Auch wir Psychotherapeuten sind natürlich ein Bestandteil dieser Wunscherfüllungsgesellschaft, weil sie unserem alten kathartischen und Schichtenmodell entspricht, und so kann man jederzeit ein Leuchten in das Auge eines rechten Psychotherapeuten bringen, wenn von Triebfreundlichkeit die Rede ist. Vom Standpunkt der Entwicklung der psychoanalytischen Theorie aus vertreten wir insoweit einen Konservativismus, der dazu tendiert, die Probleme der Menschen noch so zu sehen, wie es Freud Ende des vorigen Jahrhunderts sehen mußte: daß die Unterdrückung der Sexualität unter dem Diktat kultureller Anforderungen bei manchen Individuen, die diesen Anforderungen nicht gewachsen sind, Neurosen hervorruft. Dieses Konzept, das sich für den therapeutischen Umgang mit Patienten als so fruchtbar erwiesen hat, ist gewissermaßen das theoretische Urgestein geblieben, auch und erneut für die mittlere Generation der Psychotherapeuten, die in der Zeit der Studentenbewegung und der Wiederentdeckung von Wilhelm Reichs „Sexueller Revolution" (Reich 1966) ihre spätadoleszente Nachsozialisation erfuhr und Freuds Gedanken oft im Sinne Reichs verkürzte und verzerrte. In diesem Kontext hat sich geradezu eine Kulturfeindlichkeit entwickelt.

Vermutlich hat es mit diesem sich als revolutionär verstehenden psychoanalytischen Wertkonservativismus zu tun, daß die späteren ich- und objektpsychologischen Konzepte die Ebene des naiven alltäglichen Selbstverständnisses nur partiell erreichten.

Ich will das Fortwirken dieser alten Position an einem aktuellen Beispiel veranschaulichen: Horst Eberhard Richter, der sich rege zu aktuellen politischen Themen öffentlich zu äußern pflegt und sich darin von dem häufig privatistischen Verhalten anderer Psychoanalytiker und Psychotherapeuten unterscheidet, aber einer ganzen Generation von Psychoanalytikern und Psychotherapeuten Vorbild ist oder war, nahm kürzlich in der *Zeit* auch zum Problem der AIDS-Seuche Stellung (Richter 1987). Ich will hier nicht auf die für H. E. Richter charakteristische Tendenz eingehen, sich gegen die jeweils Mächtigen zu stellen, die auch in diesem Aufsatz zur Geltung kommt, sondern in diesem Zusammenhang nur seine bedauernde Bemerkung erörtern, daß wir uns doch gerade erst von der kulturellen Unterdrückung der Sexualität befreit hätten.

Hier kommt eine Anschauung von der Natur des Menschen zum Ausdruck, die man haben kann, wenn man Freuds Erkenntnisse über die Natur der Hysterie und zur kindlichen Sexualität aus der Dekade von 1895–1905 zur Grundlage seines Menschenbildes macht. Freud ist damit aber gar nicht wirklich verstanden. Man muß nur lesen, was er in „Das Unbehagen in der Kultur" schreibt: „Die Kultur muß alles aufbieten, um den Aggressionstrieben der Menschen Schranken zu setzen ..., daher die Einschränkung des Sexuallebens" (Freud 1929). Diese Einsicht auf der Grundlage der kulturanthropologisch angewandten Strukturtheorie trägt gegenüber der Richterschen Einlassung, die gewissermaßen auf das ältere Schichtenmodell rückführbar ist, der Notwendigkeit dialektischen Denkens angesichts der Konfliktnatur des psychoanalytischen Menschenbildes Rechnung. Nimmt man Richters Bedauern ernst, dann fällt der kulturfeindliche Tenor auf – als sei Kultur der menschenfeindliche Gegensatz zur Natur des Menschen, als gebe es eine Natur des Menschen, der gegen die Kultur zu ihrem Recht zu verhelfen menschenfreundlich sei. Es ist, als sei vom Scheitern Rousseaus (1762; Kraft 1983) bis zu dem Wilhelm Reichs und der Studentenbewegung nicht die Kehrseite der Triebfreundlichkeit rezipiert, die ja geradezu zum Synonym für Menschenfeindlichkeit werden kann. Wir wären in einer glücklichen Lage, wenn wir uns noch vor der Ära befänden, deren Sexualunterdrückung überwunden zu haben H. E. Richter für einen Erfolg hält. Wir lebten dann nämlich in einer Welt, in der hochentwickelte Neurosen auf der Basis von Verdrängung einen reifen Grad der Differenzierung intrapsychischer Strukturen signalisieren würden, und in der von Eltern die Rede wäre, die dem Kind die Entwicklung seines Ödipuskomplexes samt dessen Risiken ermöglichten, mit differenzierten Identifizierungen und eingeordnet in eine Welt mit einigermaßen klaren, wenn auch problematischen Regeln und Ritualen. Wir könnten uns m. a. W. als Psychotherapeuten glücklich schätzen, wenn wir es bei unseren Patienten noch überwiegend mit den altmodischen Problemen der Auflösung neurotischer Sexualunterdrückung zu tun hätten.

In Wirklichkeit hat die kulturelle Entwicklung, deren einer Ausdruck die sog. Befreiung der Sexualität ist, eine Kategorie von massenhaftem leisen Elend geschaffen, mit der Entwicklung von Defektstrukturen und generalisierter Beziehungsverarmung. Wir wären in einer glücklichen Lage, wenn der Papst und sein schwarzes Heer unser sexualunterdrückender Feind noch wäre, aber während wir glauben, wir hätten uns von irgend etwas oder irgendwem befreit, bis hin zur Textilfreiheit, mit der wir das Kleinkindergebaren am Strand euphemisieren, haben wir tatsächlich die moralische Autorität der Kirchen längst, wenn auch vielleicht nicht vollkommen, durch die exhibitionistisch-voyeuristische, polymorph-perverse Autorität der Bildmedien ersetzt, und damit die Bemühung um unser tatsächliches oder vermeintliches Seelenheil durch diejenige um die geschäftliche Ausbeutung unserer Sexualität und Aggressivität, als der triebmäßigen Grundlage unserer Existenz.

Wenn wir uns die Stellungnahmen von Psychotherapeuten zu den großen Fragen unserer Zeit betrachten, so fällt dreierlei auf: Zum ersten sind sie spärlich, gemessen an den tiefen Einsichten in menschliche Probleme, menschliches Elend und dessen Heilungsmöglichkeiten und -unmöglichkeiten. Zum zweiten sind sie, wie wir gesehen haben, häufig einem psychoanalytischen Wertkonservativismus verpflichtet, der unsere klinische Praxis nicht voll rezipiert, und drittens greifen sie häufig die Partialaspekte auf, die in der Öffentlichkeit jeweils gerade diskutierfähig sind, und zwar nicht als Vorreiter, sondern als Troß und Nachhut eines Friedensheeres von Kreuzrittern für das Gute. Als längst die Themen der Gefahr von Atombomben, Atomraketen und Reagans naßforschem Populismus erkannt, erörtert und bekämpft wurden, formierten sich schließlich auch Gruppen von Psychotherapeuten, die sich der schon formulierten Argumente und Recherchen bedienten und sie mit psychodynamischen Epitheta garnierten. Es entwickelten sich die genauen Abbilder der ideologischen Rechts-links-Polarisierung in der übrigen Gesellschaft, die unsere Wirklichkeitssicht so angenehm vereinfacht. Selbst als die Volkszähler bereits die Türklinken in der Hand hatten, erhob sich eine sanfte psychoanalytische Stimme, die einen gemeinsamen Aufruf gegen diese Volkskontrolle im Plutoniumzeitalter wünschte. Es ist ein charakteristisches Detail dieser oft rührend naiven und weltfremden Versuche, daß Wortführer unter den Psychotherapeuten, welche sich öffentlich gegen die Einblicke des Staates in die Privatsphäre wehrten, die unserer gegenwärtigen Zivilisation eigentümliche Opferung der körperlichen Intimität keineswegs als problematisch verstehen würden.

Diese Diskrepanz, eine Spaltung im psychoanalytischen Sinne, kann man getrost verrückt nennen. Sie spiegelt aber sowohl ein Charakteristikum des Umgangs von Psychotherapeuten mit Fragen der Politik als auch ein allgemeines gesellschaftliches Phänomen wider: Sogenannte kritische, intellektuelle, emanzipatorischem Interesse verbundene Zeitgenossen haben ein außerordentlich verfeinertes, gelegentlich bis ins Paranoide gesteigertes Gespür für Macht- und Aggressionsmißbrauch und für materielle Noxen, die unser Leben oder gar die Bewohnbarkeit der Erde bedrohen. Dieselben Individuen sind aber wegen ihrer inneren Verpflichtung gegegenüber einem alten aufklärerischen Ideal oft fast blind und stumm gegenüber der Destruktion sexueller Kultur, die das Wohl oder gar das Überleben einzelner und aller in der Zukunft vielleicht noch mehr bedroht. Sie sind Gefangene des aufklärerischen Anspruchs, das Individuum gegen gesellschaftliche Normen zu verteidigen und übersehen um so eher die Gefahren der Normenlosigkeit.

Die Gefahr der Folgen der Destruktion sexueller Kultur ist u. a. ganz quantitativ zu verstehen: Die Netto-Reproduktionsrate in der Bundesrepublik als Vorreiter einer Entwicklung, die alle Industrienationen betrifft, liegt seit Mitte der 70er Jahre unter 1,0. Es gibt zur Zeit kein Modell, das unter Beibehaltung unseres Zivilisationstyps eine Umkehr erwarten läßt, noch gibt es ein Modell für die Aufrechterhaltung der Altersversorgung unter den derzeit voraussehbaren Bedingungen (vgl. Leicht 1987). Sichtet man die Verlautbarungen von Psychotherapeuten hierzu, so wird man fast nichts finden – als wären Volkszähler schlimmer denn die Aussicht, daß es irgendwann in der Bundesrepublik nichts mehr zu zählen gibt.

Die einzige psychoanalytische Quelle, die ich zu diesem Thema kenne, ist der Zeitungsbericht über ein Fernsehinterview, das Margarete Mitscherlich-Nielsen gegeben haben soll (Zundel 1987). Darin soll sie auf die Interviewerfrage, was sie denn zu dem Rückgang der deutschen Bevölkerung meine, gesagt haben: daß ein Volk, das so viel Unglück über die Welt gebracht habe, aussterbe, könne man eigentlich nicht bedauern. Diese Äußerung, wenn sie denn wahr wäre, würde sich in ihrem Zynismus würdig neben Adolf Hitlers angebliche Bunker-Endzeitäußerung einreihen, der ja auch – was für ihn nur folgerichtig war – vertreten haben soll, ein Volk, das seiner so wenig würdig sei, solle ruhig untergehen (Speer 1969).

Es gibt auch noch subtilere Risiken für Überleben und Gedeihen der Gesellschaft, die den Umgang mit der Sexualität betreffen, und über die noch zu sprechen sein wird. Aber all das scheint kein Thema für politisch öffentlich engagierte Psychotherapeuten zu sein. Dafür kann man mehrere Gründe anführen: 1) Psychotherapeuten teilen mit der Gesellschaft deren Blind- und Krankheiten. Dafür sind schon einige der Psychotherapeuten, die das Dritte Reich in Deutschland überlebten, ein Beispiel gewesen. 2) Psychotherapeuten können nicht bevölkerungspolitische Ziele behandeln, die einst in pervertierter Form Inhalt des nationalsozialistischen Rassenwahns waren, und zwar auch deshalb nicht, weil die Großväter der Psychoanalyse Juden waren; und schließlich stünde 3) der kritische Umgang mit der liberalisierten Sexualität im Widerspruch zu den alten psychoanalytischen Traditionen und würde die Psychoanalytiker in die Nähe der Kirche rücken, von der sie einst Freud mit wohlbegründeter Kritik abgerückt hatte (Freud 1927).

Psychotherapeuten und die mächtigen Zeitströmungen der Interessensgemeinschaft von kapitalistischer Wirtschaft und den nach ihren Gesetzen funktionierenden Medien scheinen sich aus unterschiedlichen Motiven in mancher Hinsicht einig zu sein: Während die letzteren an der Triebmobilisierung aus Gründen ihres Angewiesenseins auf die Ausbeutbarkeit des Menschen interessiert sein müssen, stehen die Therapeuten nicht nur aus den geschilderten historisch-theoretischen Gründen der Triebseite des Menschen näher als seiner Überich-Seite. Sie können die Beziehung zum Patienten über das Akzeptieren seiner Wunschwelt, aber nicht durch Appelle an sein Überich herstellen. Gerade die Suspension von dessen Forderungen ist ja ein Bestandteil therapeutischer Regression. So werden Psychotherapeuten zu allerletzt Moralisten, die ohnehin keiner zu brauchen scheint – von lieben gar nicht zu reden.

Wenn der Papst wieder einmal durch die Welt reist, so hören wir zwar mit Vergnügen, wenn er den Unterdrückern in Chile den Marsch bläst, aber wenn er daran erinnert, daß eine Abtreibung die Tötung menschlichen Lebens ist, dann verliert er unsere Sympathie, weil er an den Nerv unserer Wunschformationen rührt, und wir sind rasch dabei, auf die Unfähigkeit der katholischen Kirche hinzuweisen, das Problem der Übervölkerung der Erde zu steuern, obwohl jedes Kind weiß, daß das gar nicht unser hiesiges endemisches Problem ist. Darin unterscheiden sich Psychotherapeuten kaum von anderen Menschen.

Auch nicht darin, daß wir zwar glücklicherweise empfindlich gegen das Verderben unserer materiellen Welt geworden sind, jedenfalls solange unser persönliches Wohlbefinden nicht zu sehr berührt ist. Jener süddeutsche Abgeordnete, der zwar noch keine Antiatomdemonstration versäumte, aber alle Lichter anläßt, wenn er aus dem Haus geht, weil er gern in ein erleuchtetes Haus zurückkehrt, hätte zur Not auch ein Psychotherapeut sein können.

Will heißen: Psychotherapeuten und andere, vor allem jüngere Menschen, neigen dazu, via Spaltungsprozesse die Schäden, die der mächtige ödipale Vatergegner anrichtet, ob es die Pinochets oder die Repräsentanten der chemischen Industrie am Oberrhein sind, anzuprangern und zu bekämpfen, aber die Schäden aus der eigenen Wunschwelt zu verleugnen, auch wenn sie die Folgen von Produkten der angeklagten Umweltverschmutzer sind.

Während aber die Begrenztheit der äußeren Ressourcen als Problem allgemein jedenfalls anerkannt ist, wenden wir uns dem Problem unserer inneren Ressourcen und insbesondere dem vergleichbar riskanten Umgang mit der Sexualität erstaunlich wenig kritisch zu. Wir haben uns ein derart mächtiges ideologisches Rüstzeug zugelegt, daß es uns gegen fast alle grundlegende Kritik und auch Selbstkritik panzert. Progressiv und emanzipiert sind wir ja, reaktionär zu sein würden wir wie der Teufel das Weihwasser fürchten. Mit diesem Panzer reduzieren wir uns auf die bloße Feststellung, daß sich die Vorstellungen über Sexualität gewaltig geändert hätten. Wir sind modern genug, uns im wahrsten Sinne Blößen zu geben, aber um keinen Preis würden wir uns die Blöße geben, uns über irgendein sexuelles Verhalten zu empören. Dies wäre ja reaktionär (obwohl in der Regel ehrlicher). Es sieht so aus, als hätten wir die Sexualität aus der Sphäre moralischer Beurteilung entlassen. Wenn wir uns den zeitgenössischen Umgang mit der Sexualität näher betrachten, so finden wir aber seltsame Widersprüchlichkeiten. Einerseits entdecken wir Ansprüche, Wünsche, Gefühle, die nach literarischen Zeugnissen und Erinnerungen denen früherer Zeiten entsprechen. Andererseits haben sich die Verhaltensweisen so geändert, daß diese traditionellen Gefühle und Wünsche unzeitgemäß, veraltet, unpassend, unnötig Kümmernis erzeugend erscheinen müssen. Sicher ist nur, daß kein allgemein anerkannter moralischer Verhaltenskanon mehr diese schon immer vorhandenen Gefühle schützt. Ein wichtiger Anspruch, den auch heute noch wie früher die Menschen dann empfinden, wenn sie einen Sexualpartner sehr lieben, ist beispielsweise der Wunsch nach sexueller Treue. Frühere Zeiten sicherten diesen Anspruch, wohl in gewisser Weise auf Kosten der Frau, schon von vornherein durch das Virginitätstabu rigoros ab. Darüber pflegen wir heute zu lachen. Aber damit haben wir uns erspart, die Bedeutung dieser sozialen Regel überhaupt noch wahrzunehmen, ein Beispiel dafür, wie wir kritisches Nachdenken über den Zustand des Umgangs mit der Sexualität weitgehend vermeiden. Verführen wir anders, so müßten wir feststellen, daß die traditionellen Moralvorstellungen, die auch in uns noch wirksam sind, jedoch eine Kümmerexistenz führen, die wir nur allzu gern übersehen, entgegen unserer landläufigen modernen kollektiven Abwehrstrategie durchaus vernünftig waren und sind, wenn man die lebenslange intime Gesellung zur Sicherung der Kinderaufzucht, der Vertrauensbildung in der Zweierbeziehung und der Vermeidung von Einsamkeit im höheren Alter als die wichtigsten Werte im Lebenszyklus ansieht. Sie waren das geeignete soziale Regelrepertoire zur Sicherung der intimen Gesellung.

Sieht man dagegen die individuelle Mobilität und Entwicklung möglichst unabhänig von sozialen Bindungen als wichtiger an, so muß man versuchen, die Gefühle, welche zur Erhaltung von Beziehungen gehören, abzuwehren. Das ist möglich, wenn man z. B. den traditionellen Gefühls- und Moralkanon für überholt erklärt. Dann muß man aber Beziehungen so gestalten, daß der Schmerz bei Trennungen und der Wunsch nach Verbindlichkeit sich in Grenzen halten und damit den Preis des Schadens an den Seelen der Kinder zahlen, die auf Dauerhaftigkeit der Elternbeziehungen und Sicherheit angewiesen sind. Dieses letztere Problem hält unsere Gesellschaft bekanntlich dadurch in Grenzen, daß Kinder häufig schon gar nicht entstehen.

Am einfachsten kann die Verletzung derjenigen Gefühle, die sich auf den Wunsch nach Dauer, Intimität und Exklusivität beziehen, durch promiskuives Verhalten vermieden werden. Viele intime Beziehungen reduzieren die Bedeutung der einzelnen Beziehung so sehr, daß schmerzliche Gefühle zugunsten narzißtischer Verwirklichungen erspart werden. Nach der Umfrage von Clement (1986) hat beispielsweise ein Viertel der Studentinnen – inzwischen sind junge Frauen promiskuiver als die gleichaltrigen Männer – mit einem Durchschnittsalter von 24 Jahren mindestens zehn Intimbeziehungen hinter sich. Es ist klar, daß damit Probleme von Treue und Trennung, Tiefe und Dauerhaftigkeit der Beziehung, m. a. W. die Dominanz der sozialen Werte intimer Gesellung relativiert oder gar irrelevant sind.

Es verschiebt sich also das Spektrum der zentralen Werte von den sozialen zu den narzißtischen hin, die wir durch Idealisierung in Begriffen wie progressiv, emanzipiert etc. absichern. Diese Veränderung ist eines der wichtigsten Merkmale unserer neueren gesellschaftlichen Entwicklung. Wir sichern sie dadurch ab, daß wir die Wünsche und Werte, die ihnen entgegenstehen, verleugnen, entwerten, lächerlich machen und uns damit ihrer ernsthaften Diskussion entziehen (Speidel 1980).

Nun befinden wir uns mit unserem modernen gesellschaftlichen Selbstverständnis aber in einer Sackgasse. Unsere sog. Selbstverwirklichung steht nämlich in Konkurrenz zu unserem generativen Verhalten und damit auch zu den Gesetzen des Lebenszyklus und den Aufgaben der Reifung. Bei mehr als zehn Beziehungen im 24. Lebensjahr ist beispielsweise die Bezeichnung Intimbeziehung eigentlich schon beinahe falsch, denn Intimität ist mit Exklusivität verknüpft, und von dieser kann bei unserem Beispiel aber schon keine Rede mehr sein, die Frage der Vertrautheit und Treue kann sich ebenfalls nicht mehr wirklich stellen, Schmerzen entstehen allerdings auch nicht mehr. Es ist eine Welt der Beliebigkeit, des Wechsels.

Wenn aber, was wahr ist, Intimität an Exklusivität gebunden ist, bei wieviel Vor-Nach- und Nebenbeziehungen ist sie noch möglich? Der frühere moralische Rigorismus hatte darauf eine eindeutige Antwort, nämlich diejenige der strikten Forderung nach einer einmaligen lebenslangen heterosexuellen Intimbeziehung. Wir dagegen stellen uns diese Frage schon gar nicht mehr. Es gäbe auch keine Antwort auf sie. Diese Feststellung gilt aber nicht nur für die meisten von uns als Zeitgenossen, sondern auch für die psychotherapeutische wissenschaftliche Diskussion.

Aus den erwähnten und anderen Gründen pflegen wir unsere Gesellschaft ja eine permissive zu nennen. Die Folgen davon aus psychoanalytischer Sicht hat schon 1970 das Ehepaar Lowenfeld sehr klar beschrieben. Interessanterweise ist diese Arbeit, die nicht nur alle Psychoanalytiker, sondern eigentlich alle hätte alarmieren müssen, die sich für den Zustand unserer Gesellschaft mitverantwortlich fühlen, kaum diskutiert worden.

Die Autoren beschrieben vor allem die Folgen unvollständiger und nicht lebensphasengerechter, für die westliche (amerikanische) Zivilisation charakteristischer Abläufe des Lebenszyklus, welche wiederum die Folge des Abbaues der elterlichen Autorität und damit der mangelhaften Kontrolle aggressiver und sexueller Triebe sind.

Wie an anderer Stelle ausführlicher beschrieben wird (Speidel im Druck), bewirken gesellschaftliche Prozesse die Auflösung der sozialen und lebensphasischen

Mikrostrukturen, u. a. über die Auflösung von Intimität und Exklusivität der Beziehungen. So wird zwar die unserer derzeitigen Zivilisationsform eigentümliche Mobilität gefördert, aber die damit verbundenen Opfer an dauerhaften Gesellungsformen und den dazugehörigen intrapsychischen Strukturen müssen bagatellisiert oder ganz verleugnet werden. Sie sind die Inhalte der neuen Tabus (vgl. Speidel 1980). So wird man heute dieselben wütenden Proteste erwarten, wenn man die Variante der Mobilität, die mit dem Schlagwort „Emanzipation der Frau" versehen ist, als der Kinderaufzucht in der Regel abträglich bezeichnet, wie Freud sie vor 70 Jahren erntete, als er den kleinen Kindern Sexualität zusprach, obwohl beides der allgemeinen Beobachtung zugänglich ist. Eine solche der Mobilität verpflichtete Gesellschaft hatte natürlich auch Mühe, sich der Katastrophe der AIDS-Seuche zu stellen. Partielle Verleugnungen und technische Empfehlungen herrschen vorläufig vor, weil sie den Tabus der gegenwärtigen Gesellschaft besser entsprechen als die auf längere Sicht unausweichliche Modifikation der moralischen Normen. Diese letzteren AIDS-Folgen würden aber ebenso unausweichlich sein, wie einst die modernen Verhütungspraktiken zwangsläufig Veränderungen der Sexualmoral und ihres Epiphänomens, des Zeitgeistes, nach sich zogen. Schon seit dem Einbruch früherer Katastrophen wie der Syphilis wissen wir, daß moralische Veränderungen und der Zeitgeist nicht der inhaltlichen Einsicht in Notwendigkeiten, sondern der individuellen und kollektiven Angst (Syphilis) bzw. der Entlastung von ihr („die Pille") entspringen. So hat sich kaum jemand ernsthaft mit dem seit längeren zu beobachtenden kollektiven Krankheitssymptom der abnehmenden Generativität unserer Bevölkerung beschäftigt, schon gar nicht unsere in Vierjahreszyklen denkenden, den Blick fest auf Einschaltquoten und Meinungsumfragen richtenden Politiker. AIDS wird da wirksamer sein, allerdings voraussichtlich nicht im Sinne der Wiederherstellung des Ideals der durch die kontrazeptive Revolution und das Ende des sog. Patriarchats, genauer der ausformulierten Geschlechtsdifferenzierung, bedrohten und behinderten reifen Sexualität, sondern im Sinne der modifizierten Weiterentwicklung. Denn schon für die Vor-AIDS-Gesellschaft läßt sich die Diagnose stellen, daß sie in all ihrem progressiven Anspruch im Sinne der psychogenetischen Entwicklung in Wirklichkeit ausgesprochen regressive Züge im Sinne präödipaler Verhaltenscharakteristika trägt. Wenn wir die verschiedenen kulturellen Äußerungsformen betrachten, so können wir sogar noch spezifischer sagen, daß sie zunehmend Züge einer kollektiven Perversion angenommen hat: die Entdifferenzierung der Geschlechtsrollen, das Schwinden reifer, verantwortlicher Sexualität, die Promiskuität und deren Übernahme in die Normalität, die Zunahme an intimen Partialbeziehungen, die Entdifferenzierung von Privatheit und Öffentlichkeit, das Schwinden der Scham als regulierender Instanz der Intimität (Speidel im Druck), die Abnahme des Bewußtseins bio-psycho-sozialer Zusammenhänge mit der Lösung der Sexualität von den Abläufen des Lebenszyklus, die Propagierung monströser Häßlichkeit als zumutbarer Äußerungsformen, die Nivellierung der moralischen Maßstäbe für menschliche Äußerungsformen in den Medien und im öffentlichen Bewußtsein, die Verführung anderer zu momentaner Komplizenschaft ohne wirkliches Engagement in einer Objektbeziehung, der Mißbrauch der Sexualität für aggressive Ziele – alles dies sind Merkmale perversen Verhaltens, aber eben auch unserer herrschenden Gesellschaftsentwicklung, insbesondere der Bildmedien, die in unserem Bewußtsein die Stelle der Kirchen als traditioneller Moralinstanzen eingenommen haben. Im Gegensatz zu den Kirchen propagieren die Medien eine permissive, triebnahe Kultur, weil sie nicht im Dienste der Transzendenz, sondern des eigenen Geschäftes in Konkurrenz zu den Geschäften anderer Medien stehen. Im Gegensatz zu traditionellen Moralinstanzen ist ihr Interesse nicht die Wahrung der Kontinuität der Gesellschaft, sondern die Wahrung ihrer Kundschaft.

Wir haben uns auf die Verwirklichung narzißtischer Werte eingerichtet und verteidigen sie mit der Ideologie, die sie stützt. Diese Entwicklung wird sich auch nach der weiteren Ausbreitung von AIDS forsetzen können, weil die Furcht vor dieser Seuche auf eine gesellschaftliche Entwicklung trifft, in der sozial-rudimentäre exhibitionistisch-voyeuristische, narzißtische Formen der Sexualität zunehmend das zeitgeistgestützte Verhaltensrepertoire bilden.

Ich habe zuletzt versucht, solche verdrängten Aspekte des Zeitgeistes genauer zu betrachten, die von Psychotherapeuten zu wenig der Öffentlichkeit vermittelt werden. Nun muß man aber gerechterweise sagen, daß dies oft weniger an dem Zustand des Nachdenkens von Psychotherapeuten über sich und die Welt liegt, als an der Auswahl, die der mediengestützte Zeitgeist unter den Psychotherapeuten treibt, die ihn bestätigen dürfen.

Derselbe Zeitgeist, der beispielsweise Herrn Zadek für einen Regisseur oder gar einen Intendanten hält, obwohl er doch eher ein verirrter phantasievoller Impressario eines Amüsier-Etablissements ist, wird sich natürlich über Tilman Moser (1974) begeistern, der die Psychoanalyse im Sinne seiner eigenen Psychopathologie mißverstand, oder über die geistesverwandte Dörte von Drigalski (1980), und er wird die Vermarktung des Sterbens von Annemarie Tausch für eine Großtat ihres Ehemannes und seiner saccharinsüßen Humanität halten (Tausch u. Tausch 1985).

Denn der Zeitgeist hat zwar begierig die Psychoanalyse in sich aufgesogen, aber nicht den Teil von ihr, der zu seinen Publikationsorganen nicht paßt, nämlich die wichtigste Vorbedingung dafür, daß etwas mitteilbar wird. Nietzsche hat 1885 in „Jenseits von Gut und Böse" geschrieben: „Alles was tief ist, liebt die Maske; die allertiefsten Dinge haben sogar einen Haß auf Bild und Gleichnis. Sollte nicht erst der Gegensatz die rechte Verkleidung sein, in der die Scham eines Gottes einherging?"

Wenn man nun wie die Psychoanalyse an den Schlaf der Welt rührt, so kann dies nur unter den Bedingungen von schützender Diskretion zu etwas Besserem als Destrukturierung führen. Das wissen aber die Mosers, Drigalskis und Tauschs nicht, und Publikationsorgane können an dieser Erkenntnis nicht oder nur begrenzt interessiert sein.

Der Zeitgeist liebt das Regressive, Präödipale, das er progressiv nennt, und deshalb sind ihm Tantra-Seminare mit ihren falschen Gefühlen und verlogenen Gesten näher, oder aber den funktionalen Umgang mit dem Menschen in der Verhaltenstherapie, obwohl dies widersprüchlich erscheint.

Es hat aber etwas Gemeinsames: jeder Zeitgeist nährt sich aus Spaltungs-, Verdrängungs- und Projektionsprozessen, die uns, wie wir aus der individuellen Pathologie wissen, viel Aufwand an Gefühlen und dialektischem Denken ersparen.

Dagegen steht, wenn die individuelle und die kollektive Entwicklung dies zulassen, die ödipale Konstellation, im Sinne der differenzierenden Entwicklung wie ihres Resultates, der Fähigkeit zu differenziertem, dialektischem Denken. So verwundert es nicht, daß auch der Ödipuskomplex im Zeitgeist der Nivellierung der Geschlechter gewichen ist. Wenn wir zu dem Traumziel eines Einheitsbreies weiblicher Männer und männlicher Frauen kämen (Badinter 1987) und die Kinder in den Eltern nur noch verdoppelte Zwitter erblicken könnten, erübrigte sich der Anspruch auf Differenzierung. Wir wären den Wärmetod der Gesellschaft gestorben.

Polybios schrieb vor 2500 Jahren: „In der Zeit, in der wir leben, ist die Zahl der Kinder, überhaupt der Bevölkerung, in einem Maße zurückgegangen, daß die Städte verödet sind und das Land brachliegt, obwohl wir weder unter Kriegen von längerer Dauer noch unter Seuchen zu leiden hatten. Dies nur deshalb, weil die Menschen der Großmannssucht, der Habgier und dem Leichtsinn verfallen sind, weder mehr heiraten, noch, wenn sie es tun, die Kinder, die ihnen geboren werden, großziehen wollen, sondern meist nur eines oder zwei, damit sie in Luxus aufwachsen und ungeteilt den Reichtum ihrer Eltern erben" (zit. nach Leicht 1987).

Ein tröstliches Zitat, wird der Leser vielleicht denken, denn es gibt uns und das Erbe der Griechen ja noch. Allerdings: die Athener verschwanden als kulturell bedeutsames Volk von der Bildfläche. So ist das Tröstliche vielleicht, daß die Japaner inzwischen so gut Beethoven spielen.

Wir Psychotherapeuten werden vielleicht den Untergang dieser zentraleuropäischen Hochkultur nicht verhindern können, aber die Blindheit und den Opportunismus, die wir der älteren Generation und den jetzt Herrschenden vorwerfen, sollten wir selbst ablegen, damit wir das uns Mögliche bewirken können.

Literatur

Badinter E (1987) Ich bin Du. Die neue Beziehung zwischen Mann und Frau oder Die androgyne Revolution. Piper, München

Clement U (1986) Sexualität im sozialen Wandel. Eine empirische Vergleichsstudie an Studenten 1966–1981. Enke, Stuttgart

Cocks, G (1985) Psychotherapy in the Third Reich. The Göring Institute. Oxford University Press, New York

Dahmer H (1983) Kapitulation vor der „Weltanschauung". Zu einem Aufsatz von Carl Müller-Braunschweig aus dem Herbst 1933. Psyche 37: 1116–1135

Dahmer H (1984) Psychoanalyse und Konformismus. Psyche 38: 927–942

Doebler H (1971) Eros, Sexus, Sitte. Goldmann, München

Drigalski D von (1980) Blumen auf Granit. Eine Irr- und Lehrfahrt durch die deutsche Psychoanalyse. Ullstein, Frankfurt/M.

Duerr HP (1988) Nacktheit und Scham. Der Mythos vom Zivilisationsprozeß. Suhrkamp, Frankfurt/M.

Freud S (1927) Die Zukunft einer Illusion. GW, Bd 14. Imago, London 1948, S 325–396

Freud S (1929) Das Unbehagen in der Kultur. GW, Bd 14. Imago, London 1948, S 421–506

Freud S, Breuer J (1895) Studien über Hysterie. Fischer, Frankfurt/M. 1970

Gay P (1986) Erziehung der Sinne. Sexualität im bürgerlichen Zeitalter. CH Beck, München

Kraft V (1983) Natur und Norm. Rousseaus „Emile" als anthropologischer Idealtypus der Moralerziehung. Dissertation 1984, Universität Kiel, Philosoph. Fakultät

Leicht R (1987) Computer – aber kaum noch Kinder. Die sinkende Geburtenrate gefährdet das soziale System der modernen Gesellschaft. Zeit 23: 3

Lowenfeld H, Lowenfeld Y (1970) Die permissive Gesellschaft und das Überich. Psyche 24: 706–720

Moser T (1974) Lehrjahre auf der Couch. Bruchstücke meiner Psychoanalyse. Suhrkamp, Frankfurt/M.

Nietzsche F (1885) Jenseits von Gut und Böse. Werke, Bd II. Carl Hanser, München 1960

Reich W (1966) Die sexuelle Revolution. Zur charakterlichen Selbststeuerung des Menschen. Europäische Verlagsanstalt, Frankfurt/M.

Richter HE (1987) Die große Verfolgung. Das Phänomen AIDS stellt die Gesellschaft auf die Probe. Zeit 19: 71

Rousseau JJ (1762) Emile ou de l'Education. Frz. Erstausgabe Duchesne, Paris

Rueger C (1986) Magie in Schwarz und Weiß. Franz Liszt. Erika Klopp, Berlin

Speer A (1969) Erinnerungen. Propyläen, Frankfurt/M.

Speidel H (1980) Das Tabu als kognitive und soziale Kategorie. In: Gross J, Dörner K, Plog V (Hrsg) Erfahrungen vom Menschen in der Psychiatrie. 13. Hamburger psychiatrisch-medizinische Gespräche im Gedenken an Hans Bürger-Prinz. Urban & Schwarzenberg, München

Speidel H Der Wandel der Tabus und seine Kosten. In: Speidel H, Wolf J (Hrsg) Moral im Übergang. Hirzel, Stuttgart (im Druck)

Tausch A, Tausch R (1985) Sanftes Sterben. Was der Tod für das Leben bedeutet. Rowohlt, Reinbek

Zundel R (1987) Keine friedfertige Frau. Zwischen Psychoanalyse und Politik – und zwischen allen Stühlen. Zeit 30: 49

Von der Psychopathia sexualis
zur Pharmakosexualtherapie –
Zur Bedeutung der Sexualität
in psychiatrischer Forschung und Praxis

BERNHARD STRAUSS und HERTHA APPELT

Psychopathia sexualis

In den Schriften Richard von Krafft-Ebings, um die Jahrhundertwende sicherlich
einer der einflußreichsten Nervenärzte, zeichnet sich besonders deutlich ab, welches
Bild von der Sexualität des Menschen in der Psychiatrie über lange Jahre vorherrschte
und auch heute noch spürbar die Handhabung der Sexualität in der Psychiatrie prägt.
In einem seiner Hauptwerke, der „Psychopathia sexualis“, einer medizinisch-gericht-
lichen Studie für Ärzte und Juristen, die erstmalig 1886 erschienen ist, beschrieb
Krafft-Ebing die allgemeine Neuro- und Psychopathologie des Sexuallebens. In einer
heute nicht mehr gebräuchlichen Terminologie und bei besonders anstößigen Stellen
in lateinischer Sprache, schildert Krafft-Ebing sexuelle Funktionsstörungen und
sexuelle Devianz (subsumiert unter sog. zentralbedingten sexuellen Neurosen) in
allen ihren Spielarten.
    Auch wenn wir uns hier primär mit Sexualität und Psychiatrie beschäftigen und
weniger mit dem Zusammenhang von Reproduktion und Psychiatrie, so sollte dennoch auch erwähnt werden, daß im letzten Jahrhundert und Anfang dieses Jahrhunderts angenommen wurde, daß die Ovarien für die Entstehung und Aufrechterhaltung von Geisteskrankheiten bei Frauen eine sehr wichtige Rolle spielen. Diese
Annahme führt dazu, daß in bestimmten Fällen, in denen alle anderen Mittel versagt
hatten, eine Ovarektomie zur Behandlung von Geisteskrankheiten als Ultima ratio
von Gynäkologen indiziert und durchgeführt wurde (vgl. Burger 1984). Dabei vertrat
Hegar (zit. nach Burger 1984), der führende Gynäkologe für „Kastrationen“ der Frau
im deutschen Sprachraum, die Ansicht, „man müsse bei der Diagnostizierung des
Krankheitsherdes bei einer Reflexneurose sehr sorgsam vorgehen, denn der Reiz, der
vom Herd ausgeht, müsse oft lange, verschlungene Bahnen durchlaufen, ehe er jenen
Effekt erzeuge. Auf diese Art und Weise komme es nun dazu, daß Symptome in
einem anderen Körperteil auftreten, der weit vom Ursprungspunkt des Reflexes
entfernt liegt. Trotz der großen Entfernung zwischen erkranktem Organ und Mani-
festationsort ist die Intensität der Neurose direkt abhängig vom Nervenreiz des
geschädigten Organs“. Es bleibt allerdings die Frage offen, warum gerade die Ovarien – selbst wenn sie pathologische Veränderungen aufweisen – für eine Reflexneurose und andere Geisteskrankheiten wie z.B. Epilepsie verantwortlich gemacht
werden konnten. Hegar folgt in seiner Definition von Neurosen Cullin, der 1776
diesen Begriff geprägt hatte und damit damals im Gegensatz zur Neuritis alle nicht-
entzündlichen Krankheiten des Nervensystems und der Psyche bezeichnete.

Während im deutschen Sprachraum die Durchführung von Kastrationen bei den sog. Geisteskranken kritisch gesehen und nur in Ausnahmefällen vollzogen wurde, wurden diese in den USA häufiger durchgeführt. Die Indikationsstellung für eine Kastration in den USA macht dies deutlich. Neben gynäkologischen Auffälligkeiten nennt Sims (1877, zit. nach Burger 1984) folgende Kriterien:

– „Langes physisches oder psychisches Leiden, das von hochgradiger nervöser und vaskulärer Erregung begleitet und durch Menstruationsbeschwerden veranlaßt wird, und wenn alle anderen Mittel sich als nutzlos erwiesen haben. Dabei ist es gleichgültig, ob die Patientin normal menstruiert, Blutungsstörungen hat oder amenorrhoeisch ist.

– Beginn von Geistesstörung oder Epilepsie, wenn diese von ovarialer oder uteriner Erkrankung abhängen und alle anderen Therapieversuche fehlschlagen."

Geht man davon aus, daß mit der Entfernung der Keimdrüsen auch eine Auslöschung von Sexualität angestrebt werden sollte, ist es nicht erstaunlich, daß in der Psychiatrie noch lange die Auffassung vertreten wurde, Sexualität stelle eine Gefahr für psychisch Kranke (sowie Gesunde) dar.

Die Beschreibung sexueller Deviationen, einschließlich der Homosexualität, funktoneller Sexualstörungen und der Transsexualität, ist auch in neueren psychiatrischen Lehrbüchern (z. B. Tölle 1985) das einzige, was sich zur Thematik der Sexualität in der Psychiatrie finden läßt. Auch wenn sich später einzelne psychiatrische Theorien, so die Schizophrenietheorie Bleulers (vgl. Janzarik 1965), eingehend mit der Sexualität der Kranken befaßten, sind „deskriptive Feststellungen am klinischen Krankengut bis heute selten geblieben" (Janzarik 1965, S. 280).

Neben der Eingrenzung der Sexualität auf die manifesten sexuellen Störungen, läßt sich in der Geschichte der Nervenheilkunde auch die Auffassung zurückverfolgen, wonach die Sexualität eine Gefahr für „gesunde Nerven" darstellt. Auch hier ist Krafft-Ebing zu erwähnen, der beispielsweise in seiner Abhandlung „Über gesunde und kranke Nerven" (1903) meint: „Ein Heer von Nervenleiden entsteht aus den sexuellen Ausschweifungen" (S. 52). Insbesondere bezieht sich der Autor hier auf die Syphilis, die im „Gefolge der Lüderlichkeit ... als furchtbare Geissel der Menschheit" erscheint. Damit reihte Krafft-Ebing sich und seine Kollegen ein in die gesamte Ärzteschaft um 1900, die, wie beispielsweise Linse (1987) verdeutlicht, eine „Reglementierung der Körper", gerechtfertigt mit der Gefahr der Syphilisation, propagierte. Diese Reglementierung diente, wie es heute nachweisbar wird, weniger der wirklichen Prophylaxe, sondern war eher Ausdruck der Angst vor einer Depersonalisierung und Ich-Auflösung und vor einer Desintegration der Nation (Linse 1987).

Diese beiden Beispiele aus den Werken von Krafft-Ebing dürften die damalige Haltung der Psychiatrie zur Sexualität kennzeichnen und die darauf folgende Entwicklung in dieser Hinsicht mit erklären. Auch in neuester Zeit wurde mehrfach darauf hingewiesen, so z. B. von Buddeberg (1983), daß „das Thema Sexualität in der Psychiatrie und Psychotherapie ebenso tabuisiert sei wie in der somatischen Medizin" (S. 145). Diese Tabuisierung läßt sich auch daran ablesen, daß sich in der psychiatrischen Literatur nur äußerst wenige Angaben zum Sexualleben von Menschen mit psychiatrischen Erkrankungen finden, zumindest dann nicht, wenn eine sexuelle Symptomatik nicht im Vordergrund steht. So findet man in der älteren psychiatrischen Literatur allenfalls Darstellungen bizarrer Fälle oder aber Generalisierungen krankheitsspezifischer Symptome oder Verläufe aus dem Bereich der Sexualität (vgl.

z. B. Strauß u. Gross 1985, 1986). Auch von seiten der Sexualwissenschaft, die ja oft von Nervenärzten repräsentiert wurde, wurde dem Thema relativ wenig Beachtung geschenkt, ein Umstand, auf den übrigens schon Bloch (1909) hingewiesen hat. In einigen klassischen Werken (z. B. Stekel 1920) werden nur Einzelfälle beschrieben oder unspezifische Vermutungen geäußert (z. B. Rohleder 1914; Kafka 1932). Einige wenige Autoren bemühten psychiatrische Kasuistiken, um sexualwissenschaftliche Theorien zu belegen. So schildert Näcke (1906) einige „psychiatrische Erfahrungen als Stütze für die Lehre von der bisexuellen Anlage des Menschen", also der Zwischenstufentheorie von Magnus Hirschfeld. Ausführlichere Abhandlungen des Themas Sexualität bei psychiatrischen Erkrankungen sind bis heute sehr selten geblieben. Als Beispiele hierfür können die Arbeiten von Lomer (1907), Löwenfeld (1914), Placzek (1922), Birnbaum (1928), Janzarik (1965), Schorsch (1967) oder Erichsen (1975) gelten. Erst seit etwa Beginn der 80er Jahre scheint sich diesbezüglich einiges geändert zu haben, und in letzter Zeit wurden vermehrt neuere Studien hierzu veröffentlicht, auf die weiter unten noch eingegangen wird.

Die Reaktion der Psychiatrie auf die Libidotheorie Sigmund Freuds

Daß die psychoanalytische Theorie und Technik heute die psychotherapeutische Praxis wesentlich mitbestimmt ist unbestritten. Bestandteil dieser Theorie ist von Anfang an die Bedeutung der Sexualität im weitesten Sinne für die Entstehung psychischer Erkrankungen. Freud, der diese Bedeutung zunächst für die hysterischen Neurosen beschrieb, hat anfangs, als er noch die ursprüngliche Version seiner Verführungstheorie vertrat, auch die Entstehung der Psychosen mit sexuellem Mißbrauch in der Kindheit in Verbindung gebracht. So schrieb er in einem Brief vom 11.1.1897 an Wilhelm Fließ (vgl. Freud 1985):

„Bedingung der Psychose anstatt der Neurose ... scheint zu sein, daß sexueller Mißbrauch vor dem ersten intellektuellen Termin, also vor Fertigstellung des psychischen Apparates, in seiner ersten Form stattfindet (vor 1¼ bis 1½ Jahre). Eventuell, daß der Mißbrauch so weit zurückreicht, daß hinter den späteren Erlebnissen noch diese stecken, auf welche zeitweilig rekuriert werden kann" (S. 197).

So wie Freud mit seiner Theorie damals bei den Nervenärzten auf Ablehnung stieß, ist auch heute noch das Verhältnis der Psychiatrie zur Psychoanalyse äußerst gespannt (vgl. z. B. Pohlen et al. 1978).

Mit einem seiner ersten Vorträge vor dem Verein für Psychiatrie und Neurologie in Wien zur Ätiologie der Hysterie (im April 1896), der übrigens nicht, wie dies sonst mit diesen Vorträgen üblich war, in der Wiener Klinischen Wochenschrift veröffentlicht wurde, stieß er auf eine deutliche Ablehnung (vgl. Hirsch 1987). Auch hierüber berichtete Freud in einem Brief an Fließ (vom 26.4.1896):

„Ein Vortrag über Ätiologie der Hysterie im Psychiatrischen Verein fand bei den Eseln eine eisige Aufnahme und von Krafft-Ebing (!) die seltsame Beurteilung: Es klingt wie ein wissenschaftliches Märchen. Und dies, nachdem man ihnen die Lösung eines mehrtausendjährigen Problems, ein Caput nili aufgezeigt hat. Sie können mich alle gern haben" (vgl. Freud 1985).

Auch wenn Freud in seinen Arbeiten der Sucht nur wenig Beachtung geschenkt hat, so sah er immer einen engen Zusammenhang zwischen Sucht und Sexualität, wenn er z. B. in den „Beiträgen zur Psychologie des Liebeslebens II" (1910) das Verhältnis des Liebenden zu seinem Sexualobjekt mit dem Verhältnis des Trinkers zum Weine vergleicht.

In der Arbeit zum „Fall Schreber" weist Freud auf die Bedeutung der Sexualität beim Eifersuchtswahn des Alkoholikers kurz hin, wenn er schreibt: „Der Mann wird nicht selten durch die Enttäuschung beim Weibe zum Alkohol getrieben, d. h. aber in der Regel, er begibt sich ins Wirtshaus und in die Gesellschaft der Männer, die ihm die in seinem Heim bei seinem Weibe vermißte Gefühlsbefriedigung gewährt" (Freud 1911, S. 300).

Schon 1908 hatte Abraham ausgeführt, daß Alkohol sexuelle Hemmungen beseitigt und ganz allgemein damit sexuelle Aktivität erhöht, aber nicht nur die normale, auch die perverse, inzestuöse, die homosexuelle sowie Sadismus und Masochismus.

Im Gegensatz zu den frühen psychoanalytischen Arbeiten zum Alkoholismus wurde in letzter Zeit nicht nur der enthemmende, sondern auch der hemmende Einfluß des Alkohols auf die Sexualität diskutiert (z. B. Grad-Luther 1980; Apter-Marsh 1982).

Es ist ganz erstaunlich, daß es eine Annahme Freuds gibt, die in der Psychiatrie in Zusammenhang mit der Sexualität von Patienten doch bis in jüngste Zeit immer wieder rezipiert und geprüft wurde. Diese Annahme geht zurück auf eine Überlegung Freuds (1911), der bei der Analyse des „Falles Schreber" zu der Auffassung gelangte, daß zwischen dem Wahn, insbesondere dem Verfolgungswahn, und der Homosexualität eine enge Beziehung bestünde, wobei der Wahn als Abwehr eigener homosexueller Wünsche zu interpretieren sei. „Die Liebe zum Mann wird in Haß umgewandelt, dieser Haß auf den anderen projiziert, der dann als Verfolger erscheint" (Erichsen 1975, S. 19). Freud selbst war skeptisch, was diese These anbelangt und meinte:

„Es bleibt der Zukunft überlassen, zu entscheiden, ob in der Theorie mehr Wahn enthalten ist, als ich möchte, oder in dem Wahn mehr Wahrheit, als andere heute glaublich finden" (Freud 1943, S. 315).

Dennoch wurde diese These von seiten der Psychiatrie offensichtlich akzeptiert, und in der Literatur zur Sexualität von psychotischen Patienten gibt es kaum ein Thema, das so viel Raum einnimmt, wie die Suche nach homosexuellen Tendenzen als Faktor von ätiologischer Bedeutung für die paranoide Schizophrenie. Die Versuche, die Freudsche These empirisch zu untermauern, reichen dabei von Befragungen von Patienten unter Hypnose (Norman 1948), detaillierten Fallbeschreibungen (Brown 1982; Lind 1982), Analyse von Krankenakten (Klaf u. Davies 1960; Erichsen 1975), Arzturteilen (Moore u. Selzer 1963) bis hin zu experimentalpsychologischen und testpsychologischen Untersuchungen (z. B. Sternlof 1964; Chapman u. Reese 1953).

Die wesentlichen Ergebnisse der zahlreichen, bis zuletzt durchgeführten Untersuchungen, zeigen, daß Patienten mit einer paranoiden Symptomatik reale homosexuelle Erfahrungen etwas häufiger vorweisen als Kontrollgruppen von anderen psychiatrischen Patienten. Die Häufigkeit homosexueller Erfahrungen allgemein ist aber relativ niedrig. Gleiches gilt für bewußte homosexuelle Wünsche und Vorstellungen. Zahlreiche Studien (z. B. Rossi et al. 1971) sprechen deutlich gegen den erwähnten Befund. So sind alles in allem die Ergebnisse kein Beleg für homosexuelle Tendenzen als primärer ätiologischer Faktor für die Wahnsymptomatik. Oft wurde berichtet, daß der Zusammenhang sich eher bei männlichen Patienten finde als bei

Frauen. Dies zeigt z. B. auch die Frage nach dem Geschlecht des Verfolgers beim Verfolgungswahn. Männliche Patienten scheinen wesentlich häufiger anzugeben, daß der Verfolger das gleiche Geschlecht habe wie sie, als dies weibliche Patienten tun (z. B. Erichsen 1975).

Hier sollte darauf hingewiesen werden, daß, wie Nitzschke (1976) verdeutlichte, „das Konzept Sexualität bei Freud seine herkömmliche Bestimmung ‚verliert‘. Weder der Gegensatz der beiden Geschlechter noch der Sexualakt, noch das biologische Ziel dieses Aktes – die Fortpflanzung – genügen nach Ansicht Freuds, den Begriff der Sexualität inhaltlich zu bestimmen. Auch eine Gleichsetzung von ‚sexuell‘ und ‚genital‘ lehnt Freud ausdrücklich ab. Wie das Psychische weit über das Bewußte hinausreicht und beide Begriffe nicht gleichgesetzt werden dürfen, so kann man nicht umhin, ein ‚sexuell‘ gelten zu lassen, das nicht ‚genital‘ ist, nichts mit der Fortpflanzung zu tun hat" (S. 369).

Die Psychopharmaka-Ära und die Sexualität psychiatrischer Patienten

Mit der Einführung der Psychopharmaka in den 50er Jahren ergaben sich deutliche Konsequenzen für das Sexualleben psychiatrischer Patienten. Die positiven Effekte dieser neuen Behandlungsmethode stehen selbstredend im Vordergrund. Daß die psychopharmakologische Behandlung einen Eingriff in den Körper darstellt und „wirkt, indem sie eine Störung, Verletzung oder Krankheit des Körpers künstlich erzeugt" (Dörner u. Plog 1978), dürfte in der Schulpsychiatrie eine eher seltene Auffassung sein. Die massiven körperlichen Nebenwirkungen einiger psychotroper Medikamente gehören zum psychiatrischen Alltag und werden selten sonderlich problematisiert, solange man der Auffassung sein kann, daß die Medikation etwas an der psychiatrischen Symptomatik verändert. Sind körperliche Nebenwirkungen einzelner Klassen von Psychopharmaka mittlerweile ausführlich dokumentiert, so werden unerwünschte psychische Nebenwirkungen, zu denen auch Auswirkungen auf die sexuelle Appetenz und Reaktionsfähigkeit und das sexuelle Erleben gehören, seltener erwähnt. Es findet sich in der Literatur häufig die Erwartung, daß psychiatrische Patienten durch ihre Erkrankung ohnehin in der Sexualität extrem eingeschränkt seien, was deren Stellenwert dementsprechend reduziere (z. B. Pinderhughes et al. 1976). Dies mag ein Grund dafür sein, daß man den Auswirkungen von Psychopharmaka auf die Sexualität lange sehr wenig Beachtung geschenkt hat. Angesichts des dargestellten Umgangs mit der Thematik in der Psychiatrie generell, kann man auch vermuten, daß die Nebenwirkungen der Medikamente der Ausblendung der Sexualität aus der Persönlichkeit des psychiatrischen Patienten entgegenkommen.

Negative Effekte psychopharmakologischer Behandlungsmaßnahmen auf die sexuellen Funktionen wurden bereits sehr früh beschrieben (z. B. Singh 1961). Ebenso auffällig ist, daß trotz einer diffusen Kenntnis der genauen Effekte zahlreiche Präparate sehr bald zur Behandlung sexueller Störungen eingesetzt wurden, sobald ein Bericht über den potentiellen Einfluß auf die Sexualität bekannt wurde. Hier sind besonders appetenzmindernd wirkende Präparate, wie Neuroleptika oder Lithium zu nennen, die man oft zur Behandlung sexueller Deviationen indizierte. Hierzu gehören aber auch spezifischere Auswirkungen, wie z. B. die Ejakulationshemmung bei bestimmten Neuroleptika oder Antidepressiva, die man sich zunutze machte bei

Patienten mit Ejaculatio praecox (z. B. Eaton 1973) und sogar bei „Theologiestuden-
ten, die über vermehrte Pollutionen und eine zeitweise störende Libido klagten"
(Doepfner 1964, S. 300).

Waren es anfangs nur vereinzelte Berichte über sexuelle Nebenwirkungen bei
psychiatrischen Patienten, so liegt mittlerweile doch ein kompletteres Bild über die
Auswirkungen der Psychopharmaka auf die Sexualität vor. Zwei wesentliche Aussagen lassen sich hierzu treffen:

1. Fast alle gebräuchlichen Psychopharmaka können die Sexualität (negativ) beeinflussen.
2. Sexuelle Nebenwirkungen der Medikamente sind praktizierenden Nervenärzten
   geläufig, werden aber in der psychiatrischen Praxis nur wenig berücksichtigt, in
   dem Sinne, daß Patienten darüber aufgeklärt werden bzw. über beobachtete
   Effekte sprechen können.

Zu 1: Ein systematischer Überblick (vgl. Strauß u. Gross 1984a) zeigt, daß Berichte
über Auswirkungen auf das sexuelle Verhalten für alle gebräuchlichen Psychopharmaka vorliegen. Diese Auswirkungen bestehen hauptsächlich in sexuellen Funktionsstörungen (Erektions-, Ejakulations-, Orgasmusstörungen), Veränderungen (Minderung) der sexuellen Appetenz und in wenigen Fällen auch in Begleiterscheinungen,
wie z. B. Priapismus [ein neuer Bericht hierzu wurde von Eikmeier (1987) gegeben].
Die genannten Auswirkungen scheinen weitgehend dosisunabhängig zu sein, wovon
genau sie allerdings abhängen, ist nicht zu klären. Generell lassen sich die Effekte mit
verschiedenen Wirkmechanismen erklären, so z. B. durch zentralnervöse Auswirkungen der Medikamente, periphere Auswirkungen (wie die antiadrenerge oder
anticholinerge Wirkung), endokrine Effekte (z. B. Veränderung der Prolaktin- oder
Testosteronsekretion) und last not least psychologische Effekte. Die Häufigkeiten
sexueller Nebenwirkungen schwanken bei einzelnen Präparaten und in einzelnen
Studien zwischen 5 und 60%.

Zu 2: Eine Befragung niedergelassener Nervenärzte (Strauß u. Gross 1984b) ergab,
daß Patienten von sich aus eher selten beobachtete Effekte eines Medikamentes
ihrem Arzt berichten. Wenn sie dies tun, dann erst nach längerer Behandlungsdauer.
Offenbar scheinen nur bestimmte Patienten (z. B. eher jüngere und eher männliche)
gegenüber dem Arzt bereit zu sein, von diesen Beobachtungen zu berichten. Die
Scham und Ängstlichkeit der Patienten wird von den Ärzten als Hauptgrund dafür
vermutet, daß nur wenige hierzu bereit sind. Obwohl die meisten Ärzte sexuelle
Nebenwirkungen von Psychopharmaka erwarten, weisen nur wenige die Patienten
auf diese Möglichkeit bei Beginn einer Behandlung hin, vorwiegend um „diese nicht
unnötig zu beunruhigen". Gleichzeitig signalisieren sie aber, daß eine adäquate
Vorbereitung doch nützlich wäre, um Angst und Verunsicherung als häufige Folge
dieser Nebenwirkungen zu reduzieren. Auch für die Behandlung selbst vermuten die
Nervenärzte negative Auswirkungen, da Patienten nicht selten mißtrauisch gegenüber einer verordneten Medikation oder gar mit eigenmächtigem Absetzen reagieren. So wird die Bedeutung dieser Effekte für den Patienten und die mögliche
Belastung der Arzt-Patient-Beziehung weitgehend anerkannt. Ein wesentlicher
Befund der erwähnten Befragung war schließlich, daß eine genaue Exploration der
Sexualität des Patienten bei Beginn und im Verlauf einer Behandlung wohl eine
wichtige Voraussetzung darstellt, um die Äußerung sexueller Nebenwirkungen zu

erleichtern und damit u. U. massiven Beeinträchtigungen und einer Unzufriedenheit mit der verordneten Behandlung vorzubeugen.

Bei aller Bedeutung negativer Effekte psychopharmakologischer Behandlungsmaßnahmen auf die sexuellen Funktionen, muß hier noch einmal auf die Problematik psychopharmakologischer Behandlung sexueller Störungen hingewiesen werden. In den USA kann in diesem Zusammenhang eine Tendenz beobachtet werden, die vor allem von einer der führenden Sexualtherapeutinnen und Psychiaterinnen H. Singer-Kaplan propagiert wird. Sie vertritt die Ansicht, daß bei stark ausgeprägten Sexualaversionen, Sexualphobien und anderen Sexualängsten eine pharmakotherapeutische Behandlung einer verhaltenstherapeutisch orientieren Psychotherapie sexueller Funktionsstörungen vorausgehen müsse. Durch Psychopharmaka soll „bei Appetenzstörungen immer erst die phobische Vermeidung von Körper- und Sexualkontakt behoben werden, bevor irgendein anderes Sexualproblem angepackt werden kann" (Kaplan 1981, S. 78). In ihrer neuesten Veröffentlichung geht Kaplan (1988) in äußerst fragwürdiger Weise auf diesen pharmakotherapeutischen Aspekt noch näher ein. Dieser Auffassung liegt ein Konzept von Sexualität zugrunde, das nahezu absurd erscheint. Als ob man Ängste, Pobien, Vermeidung von Körper- und Sexualkontakten getrennt von sexuellen Funktionen sehen und behandeln könnte.

Nachdem erwiesen scheint, daß Hormonbehandlungen bei sexuellen Funktionsstörungen – bei unauffälligen Hormonwerten – ineffizient bleiben (was viele nicht daran hindert, weiterhin hormonell zu behandeln), dürfte nun eine neue Modewelle medikamentöser Behandlung sexueller Störungen eingeleitet werden. Aufgrund der segmentierten Betrachtungsweise von Sexualität halten wir diese Behandlungsmethode jedoch nicht für vielversprechender als die hormonelle Behandlung sexueller Funktionsstörungen, die sich mehrfach als ineffizient erwiesen hat (vgl. z. B. Bancroft 1984; Sigusch 1980).

Sexualität und psychiatrischer Alltag

Einem langsam erwachenden wissenschaftlichen Interesse an der Thematik scheint ein immer noch sehr geringes Maß an Auseinandersetzung mit der praktischen Relevanz des Themas Sexualität in der Psychiatrie gegenüberzustehen, d. h. also Auseinandersetzung mit der Frage, welche Bedeutung sexuellen Bedürfnissen psychiatrischer Patienten im Klinikalltag beigemessen wird und in welcher Weise das Personal mit diesen Bedürfnissen und mit dem Thema ganz allgemein umzugehen in der Lage ist. Es gibt mehrere Untersuchungen, in denen auch Patienten befragt wurden, die belegen, daß diese der Meinung sind, daß ihre sexuelle Vorgeschichte, ihre aktuelle Situation und spezifische sexuelle Probleme zu wenig berücksichtigt würden (z. B. Schorsch et al. 1975; Buddeberg 1983, Strauß u. Gross 1985). Dem stehen – wie dies bereits weiter oben erwähnt wurde – oft stereotype Vorstellungen über das sexuelle Verhalten psychiatrischer Patienten auf seiten des Personals gegenüber, aber auch die Auffassung, die Sexualität von Patienten in der Psychiatrie, insbesondere psychotischen Patienten, könne sehr leicht zu etwas Bedrohlichem und Unkontrollierbarem werden (z. B. Raboch 1984), was einer der Gründe für die Tabuisierung dieses Themas sein mag (vgl. Knoepfler 1982). Über den Stellenwert der Sexualität im psychiatrischen Klinikalltag gibt es nur sehr wenige Berichte. Es gab eine kurze Zeitspanne, in der Überlegungen hierzu angestellt wurden, nämlich als über die Einführung gemischtgeschlechtlicher Stationen diskutiert wurde (vgl. z. B. Nell 1968; Morgan u. Rogers 1971). Dabei stand vor allem die Registrierung „inadäquater Sexualkontakte auf einer Station" im Vordergrund, weniger die Reaktionen des Personals. Systematischere Untersuchungen dieses Aspektes aus neuerer Zeit stammen von Akhtar et al. (1977) oder Modestin (1981). In beiden Studien zeigte sich, daß offene sexuelle Aktivitäten in der Klinik vom Personal äußerst selten beobachtet wurden. Insbesondere Modestin (1981) geht bei seiner Beschreibung auf den Ausdrucksgehalt dieser seltenen Aktivitäten ein und auf die Möglichkeit, hierüber einen Zugang zur zentralen Problematik eines Patienten zu finden.

Um ein detaillierteres Bild von der Bedeutung der Sexualität im psychiatrischen Alltag und der Haltung des Personals zu bekommen, wurde in der Psychiatrischen Universitätsklinik in Hamburg eine Studie initiiert, in deren Rahmen 145 in der Psychiatrie Tätige verschiedener Berufsgruppen zu diesen Punkten befragt wurden. Diese Probanden stammten aus sehr verschiedenartigen psychiatrischen Institutionen, die über das ganze Bundesgebiet verteilt waren, also sowohl Allgemeinkrankenhäusern, Universitätskliniken oder Landes- bzw. Bezirkskrankenhäusern (für Details s. Strauß, Prager, Appelt u. Gross, i. Druck).

Die Studie zeigte beispielsweise, daß die Befragten die Sexualität der Patienten, mit denen sie tagein tagaus beschäftigt sind, i. allg. für sehr wichtig halten. Der Stellenwert, der der Sexualität beigemessen wird, ist dabei offensichtlich mit der persönlichen Relevanz dieses Themas für die Befragten eng verknüpft. Nicht nur in der Einschätzung der allgemeinen Bedeutung, auch in der Häufigkeit der Berücksichtigung des Themas in der Praxis, ergab sich ein positiveres Bild, als man es beispielsweise aufgrund einiger älterer Studien hätte erwarten können. Der Erwartung allerdings entsprach, daß die Berücksichtigung des Themas Sexualität in der Ausbildung eher negativ beurteilt wurde. Die wenigen vorliegenden Untersuchungen zu offenem sexuellen Verhalten psychiatrischer Patienten weisen auf ein seltenes Vorkommen sexueller Aktivitäten bei Patienten, die darüber hinaus oft als recht „bizarr" beschrieben werden. Die Meinungen des in der erwähnten eigenen Studie befragten Personals dagegen vermitteln ein „lebensnäheres" Bild, das eher in Richtung von Normalität weist. Fast alle Befragten meinten, daß sexuelle Aktivitäten innerhalb der Klinik relativ häufig seien, wobei zärtlichkeitsbetonte Aktivitäten mit Abstand am häufigsten bemerkt worden waren. Die Befragung zeigte, daß Schwierigkeiten im Umgang mit dem Thema Sexualität eher auf der konkreten Verhaltensebene angesiedelt scheinen, die Einstellung im großen und ganzen als positiv zu beurteilen ist. Die Schwierigkeiten drücken sich beispielsweise in Vermeiden oder in ambivalenten Reaktionen der Befragten aus, wenn sie in der Praxis tatsächlich mit sexuellen Aktivitäten von Patienten konfrontiert werden. Deutliche Unterschiede gab es in der Einstellung des Personals zur Sexualität männlicher und weiblicher psychiatrischer Patienten. Hier ist anzunehmen, daß sich in diesen Unterschieden generelle Einstellungen widerspiegeln, die keineswegs psychiatriespezifisch sind. So bezogen sich diese Unterschiede beispielsweise auf die Wichtigkeit der Sexualität, die für männliche Patienten eher betont wurde, auf die Art sexueller Beeinträchtigungen und auf bestimmte Themen, die in Gesprächen über Sexualität mit männlichen und weiblichen Patienten angesprochen werden. Eine differenzierte Analyse der Angaben wies darauf hin, daß weder ausreichendes Wissen über Sexualität noch die subjektive

Sicherheit in Gesprächen mit Patienten allein eine ausschlaggebende Rolle für einen freizügigen Umgang mit der Thematik zu spielen scheinen. Wichtig erscheint vielmehr, daß das Personal sich seines Unbehagens mit dem Thema bewußt ist, statt es abzuwehren.

Möglichkeiten und Grenzen sexualwissenschaftlicher Untersuchungen in der Psychiatrie

Eine Zusammenschau der bis Anfang der 80er Jahre durchgeführten Untersuchungen, sowohl zu den Auswirkungen einer psychopharmakologischen Behandlung auf die Sexualität (vgl. Strauß u. Gross 1984a), als auch der empirischen Untersuchungen zum Sexualverhalten psychiatrischer Patienten im allgemeinen (vgl. Strauß u. Gross 1986), zeigt ein noch sehr bruchstückhaftes Bild von dieser Thematik. Dies liegt auch daran, daß in den einzelnen Studien oftmals nur sehr vereinzelte Aspekte des sexuellen Erlebens und Verhaltens berücksichtigt wurden. Kaum eine Untersuchung beispielsweise beschäftigte sich intensiver mit prämorbiden Charakteristika des Sexualverhaltens bei verschiedenen Patientengruppen, was sicherlich eine höchst interessante Fragestellung bedeutet. Auf dieser Basis stellt sich die Frage, inwieweit sexualwissenschaftliche Untersuchungen in der Psychiatrie überhaupt realisierbar sind und welche Relevanz diese Studien haben könnten.

Die eigenen Erfahrungen mit der Realisierbarkeit einer umfassenden sexualwissenschaftlichen Studie in diesem Bereich sind unterschiedlich. Während es innerhalb der Klinik relativ einfach war, in Kooperation mit den Ärzten auf einzelnen Stationen Patienten zu dieser Thematik auch länger zu explorieren, fiel dies im ambulanten Rahmen schwerer. Möglicherweise ist die Realisierbarkeit derartiger Studien nicht nur in der Klinik abhängig von der Aufgeschlossenheit der Kinik (Leitung) geisteswissenschaftlichen und psychologischen Ansätzen gegenüber. Bei dem Versuch, in Kooperation mit niedergelassenen Nervenärzten eine umfassende Befragung von Patienten zu deren Sexualverhalten vor, während und u. U. auch nach der Erkrankung durchzuführen, wurden die Realisierungsschwierigkeiten besonders deutlich. Angefragt wurde hier bei 103 Nervenärzten, von denen sich nur acht bereiterklärten, die Studie zu unterstützen. Sieben weitere Nervenärzte lehnten eine Kooperation ohne Begründung ab, weitere sieben gaben als Ablehnungsgrund Zeitgründe oder vermutete negative Einflüsse auf die Behandlung an, weitere zwölf signalisierten, daß sie keine „geeigneten Patienten" hätten oder in keinem Fall eine psychopharmakologische Behandlung durchführten, 69, also der weitaus größte Teil, reagierte überhaupt nicht auf die Anfrage nach einer möglichen Kooperation. Auch wenn dies Spekulation ist, käme die Fragestellung aus einem anderen Bereich der Psychiatrie, dürfte man wohl sicherlich mit einer größeren Resonanz rechnen.

War es relativ schwierig eine Studie zur Sexualität psychotischer Patienten durchzuführen, so konnte dennoch eine Untersuchung zur Sexualität alkoholkranker Frauen abgeschlossen werden, ein Thema, zu dem es im deutschen Sprachraum bisher keine umfangreichen Studien gab, was bei der überaus großen Anzahl von Arbeiten zum Alkoholismus erstaunlich ist. Kinsey et al. (1953) erwähnen dieses Thema nicht einmal; Masters u. Johnson (1970) nennen lediglich die ungünstigen Auswirkungen des Alkoholmißbrauchs auf die männliche Potenz.

Die geringe Würdigung dieses Problembereichs verwundert um so mehr, als in der Literatur immer wieder das Fehlen einer stabilen und befriedigenden Partnerschaft bei Alkoholikern beiderlei Geschlechts konstatiert wird (Lisansky 1957; Davies-Osterkamp 1976; Appelt 1982).

Während beim Mann die Bedeutung physiologischer und psychologischer Auswirkungen der Alkoholabhängigkeit auf die sexuellen Reaktionen immer wieder diskutiert wurde (z.B. Grad-Luther 1980; Fahrner 1982), steht bei alkoholkranken Frauen, wie auch bei anderen psychischen Störungen, eher die reproduktive Funktion im Zentrum des Interesses (Podolsky 1963; Belfer u. Shader 1976; Hollstedt et al. 1983). Was die Sexualität anbelangt, wurden im Zusammenhang mit Frauenalkoholismus vor allem vage Vermutungen über Tendenzen zu Homosexualität, Frigidität und Promiskuität geäußert (Springer 1977; Literaturüberblick von Strauss-Turner u. Dudek 1982).

Unter den neueren Untersuchungen, die retrospektiv das sexuelle Verhalten in verschiedenen Phasen der Alkoholabhängigkeit erfaßten, ist die Arbeit von Apter-Marsh (1982) besonders hervorzuheben. Sie konnte in ihrer Untersuchung, in der sie 61 Alkoholikerinnen befragte, die mindestens ein Jahr lang abstinent gelebt hatten, zeigen, daß alkoholkranke Frauen in der Trinkzeit vor allem in der Qualität des sexuellen Erlebens (Orgasmus) beeinträchtigt sind. Das vielfach hervorgehobene fehlende Interesse an heterosexuellen Aktivitäten scheint dagegen lediglich für die ersten 3 Monate der Abstinenz zu gelten. Während der Trinkzeit zeigte sich die Häufigkeit sexueller Kontakte im Vergleich mit anderen Zeitpunkten am größten. Bemerkenswert war auch der hohe Anteil (20%) alkoholkranker Frauen, die vor Beginn ihrer Trinkzeit von Dyspareunien betroffen waren.

Das Ziel einer eigenen Untersuchung war es, Veränderungen sexueller Verhaltensweisen und sexuelle Schwierigkeiten alkoholkranker Frauen, die sich zur Behandlung in einer auf Sucht und Alkoholismus spezialisierten Einrichtung befanden, in Abhängigkeit von ihrem Suchtverlauf zu erheben.

In einer retrospektiven Befragung wurden 50 Alkoholikerinnen befragt. Verglichen mit der Zeit vor Beginn der Abhängigkeit berichten die Alkoholikerinnen vor allem von einer Beeinträchtigung des sexuellen Verlangens und Empfindens. Andere sexuelle Funktionsstörungen, Veränderungen der Häufigkeit von Partnerwechsel und sexuelle Präferenz waren von geringer Bedeutung. Der Vergleich einer Teilstichprobe der Alkoholikerinnen mit einer nach Alter und Schulbildung parallelisierten Gruppe von 26 gynäkologischen Patientinnen ergab nur geringe Unterschiede vor und in der Trinkzeit. Bedeutsam waren dagegen die Unterschiede zwischen älteren und jüngeren Alkoholikerinnen. Die jüngeren Frauen scheinen den Alkohol eher zur Ermöglichung der Aufnahme sexueller Kontakte einzusetzen, ältere Frauen hingegen berichten in ihrer Trinkzeit eher von Beeinträchtigungen ihrer sexuellen Funktionsfähigkeit (für Details s. Scherotzki-Hanninger et al. 1986).

Die Relevanz sexualwissenschaftlicher Untersuchungen in der Psychiatrie bezieht sich mindestens auf zwei zentrale Punkte. Eine genauere Analyse und Betrachtung des Sexualverhaltens von Patienten, die psychiatrisch behandelt werden, ist die Voraussetzung dafür, das Thema Sexualität auch in der Behandlung adäquater und vermehrt zu berücksichtigen. Dies ist der Ansatzpunkt einiger neuerer Studien zu dem Thema. So betonen Eschmann u. Teusch (1986), daß es dringend erforderlich erscheine, „den bis heute noch tabuisierten Bereich der Sexualität und deren Störungen innerhalb der rehabilitativen Behandlung von Schizophrenen anzusprechen" (S. 4). Dies nicht nur um die Compliance der Behandlung sicherzustellen, sondern auch, um dem Patienten eine Möglichkeit zu geben, „restituierende Kräfte zu gewinnen, um sich nicht in allen Bereichen seiner Persönlichkeit als insuffizient zu erleben" (S. 4). Diese Schlußfolgerung wird auf der Basis einer empirischen Untersuchung zu Medikamenten und krankheitsbedingten Sexualstörungen bei Schizophrenen gezogen. Eine ähnliche Untersuchung resümieren Buddeberg et al. (1987). Eine empirische Untersuchung bei je 20 männlichen und weiblichen Schizophrenen ergab, daß sich bei beiderlei Geschlecht häufig sexuelle Störungen fanden, die unterschiedlich erlebt wurden. „Ätiologisch waren diese Sexualstörungen sowohl auf Nebenwirkungen der Neuroleptikatherapie als auch auf Störungen in der zwischenmenschlichen Beziehungsfähigkeit zurückzuführen" (S. 119). Auch Buddeberg und Mitarbeiter fordern eine vermehrte Beachtung von Sexualberatung in der Langzeitbehandlung schizophrener Patienten. Als weiteres Beispiel für neuere Untersuchungen zu diesem Thema kann jene von Kommer et al. (1987) gelten, die den Versuch unternahmen, die Inzidenz sexueller Störungen bei stationär behandelten Patienten mit verschiedenen psychosomatischen und psychiatrischen Störungen zu bestimmen. Immerhin 261 Patienten wurden in dieser Studie befragt mit dem Ergebnis, daß aller Wahrscheinlichkeit nach die Rate sexueller Störungen in den untersuchten Populationen wesentlich höher als in der Allgemeinbevölkerung lag und auch höher als die Rate, die man üblicherweise bei Patienten findet, die in Spezialeinrichtungen behandelt werden (gemeint sind damit wohl Patienten mit organischen Erkrankungen). Auch hier wird die Miteinbeziehung der Sexualität in die Thematik gefordert und sexualtherapeutische Komponenten in den Gesamtbehandlungsplan zu integrieren (die Autoren sind eher verhaltenstherapeutisch orientiert). Unter Bezug auf eine der wenigen vorliegenden systematischen Untersuchungen solcher Ansätze bei psychiatrischen Patientenkollektiven (Fahrner 1985) wird auch die Vermutung aufgestellt, daß man dadurch die Rückfallwahrscheinlichkeit u. U. reduzieren könne. Ein zweites, damit verknüpftes Anliegen sexualwissenschaftlicher Untersuchungen im Bereich der Psychiatrie sollte sein, der Bildung von Stereotypen entgegenzuwirken, wie sie bereits zu einem großen Teil existieren (vgl. Strauß u. Gross 1986). Ein ebenfalls aktueller Beitrag hierzu stammt von Kröber (1987), der eine Gruppe von 62 Patienten mit manischen Episoden im Sinne des DSM-III ausführlich zu deren Beziehungen und Sexualverhalten befragte, mit dem Ziel einer Überprüfung, ob die allgemein vermutete Hypersexualität und sexuelle Exzesse bei dieser Patientengruppe tatsächlich so häufig vorkommen. Das Ergebnis lautete folgendermaßen: „Einige Patienten waren im Rahmen sozialer Normen sexuell aktiver, Männer waren fast ebenso häufig sexuell minder- oder inaktiv. Sexualnormverletzung und Promiskuität war allein bei 5 Patienten aufgetreten, die sämtlich ihre erste psychotische Episode als Jugendliche erlebt und ein schizoaffektives Krankheitsbild entwickelt hatten. Häufig jedoch waren die Patienten fern von sexueller Dranghaftigkeit verliebt in eine bestimmte Person, die als Sachwalter der Einlösung von Größen- und Selbstverwirklichungsphantasien verstanden wurde. Auch hier sind die Grenzen zum Wahn, wie generell im dynamischen Kontinuum manischer Syndrome, bisweilen offen" (S. 496). Verdienstvoll und vielversprechend an dieser Untersuchung ist die Integration dieses Ergebnisses in eine Theorie manischer Symptomatik.

Diese und andere erwähnte Arbeiten zeigen, daß gerade in letzter Zeit Ansätze deutlich werden, sexualwissenschaftliche Sichtweisen in die Psychiatrie zu integrieren und damit einem der elementarsten Lebensbereiche des Menschen in der Psychiatrie den ihm gebührenden Wert beizumessen.

Literatur

Abraham K (1908) Die psychologischen Beziehungen zwischen Sexualität und Alkoholismus. Z Sexualwiss 8: 449–458

Akhtar S, Crocker E, Dickey N, Helferich J, Rheuban WJ (1977) Overt sexual behavior among psychiatric inpatients. Dis Nerv Syst 38: 359–361

Appelt H (1982) Partnerbeziehungen alkoholkranker Frauen. Partnerberatung 19: 112–123

Apter-Marsh M (1982) The sexual behavior of alcoholic women while drinking and during sobriety. Dissertation. San Francisco, California

Bancroft J (1984) Grundlagen und Probleme menschlicher Sexualität. Enke, Stuttgart

Belfer ML, Shader RI (1976) Premenstrual factors as determinants of alcoholism in women. In: Greenblatt M, Schuckit MA (eds) Alcoholism problems in women and children. Grune & Stratton, New York

Birnbaum K (1928) Die Bedeutung der Sexualität für die Gestaltung der Psychose. In: Marcuse M (Hrsg) Verhandlungen des 1. Int. Kongresses für Sexualforschung, Bd II. Marcus & Weber, Berlin

Bloch I (1909) Das Sexualleben unserer Zeit. Louis Marcus Verlagsbuchhandlung, Berlin

Brown LJ (1982) Paranoid schizophrenis and homosexuality – A case study. Bull Menninger Clin 46: 414–428

Buddeberg C (1983) Sexualberatung. Enke, Stuttgart

Buddeberg C, Furrer H, Limacher B (1987) Sexuelle Schwierigkeiten ambulant behandelter Schizophrener. Nervenarzt 58: 112–119

Burger G (1984) Nerven- und Geisteskrankheiten als Indikation für eine bilaterale Oophorektomie im späten 19. Jahrhundert. Med Diss, Universität Erlangen

Chapman AH, Reese DG (1953) Homosexual signs in rorschachs of early schizophrenics. J Clin Psychol 9: 30–32

Davies-Osterkamp S (1975/76) Alkoholismus bei Frauen. Drug Alcohol Depend 1: 191–213

Doepfner R (1964) Über eine neuartige Behandlung der Ejaculatio praecox. MMW 106: 1103–1107

Dörner K, Plog U (1978) Irren ist menschlich, 1. Aufl. Psychiatrie-Verlag, Wunstorf

Eaton H (1973) Clomipramine (Anafranil) in the treatment of precocious ejaculation. J Int Med Res 1: 432–434

Eikmeier (1987) Priapismus unter Neuroleptikatherapie. Nervenarzt 58: 771–772

Erichsen F (1975) Schizophrenie und Sexualität am Beispiel von Perversion, Scham, Eifersuchts- und Liebeswahn. Huber, Bern

Eschmann G, Teusch L (1986) Medikamenten- und krankheitsbedingte Sexualstörungen bei Schizophrenen – Schlußfolgerungen für die Rehabilitation? (Unveröffentlichtes Manuskript)

Fahrner EM (1982) Sexualstörungen bei männlichen Alkoholabhängigen: Häufigkeit, Erklärungskonzepte, Behandlung. Suchtgefahren 28: 27–37

Fahrner EM (1985) Alkoholabhängigkeit und Sexualstörungen. Vortrag, 15. Jahrestagung der Europäischen Gesellschaft für Verhaltenstherapie, München

Freud S (1910) Beiträge zur Psychologie des Liebeslebens, Bd II. Über die allgemeinste Erniedrigung des Liebeslebens. GW VIII. Imago, London, S 78–91

Freud S (1911) Psychoanalytische Bemerkungen über einen autobiographisch beschriebenen Fall von Paranoia. GW VIII. Imago, London, S 239–316

Freud S (1985) Briefe an Wilhelm Fließ 1887–1904. Fischer, Frankfurt

Grad-Luther I (1980) Sexual dysfunction of the alcoholic. Sexual Disabil 3: 273–290

Hirsch M (1987) Realer Inzest. Springer, Berlin Heidelberg New York Tokyo

Hollstedt C, Dahlgren L, Rydberg U (1983) Alcoholic women in fertile age treated at an alcoholic clinic. Acta psychiat Scand 67: 195–204

Janzarik W (1965) Zur Sexualität und sexuellen Thematik chronisch schizophrener Kranker. Arch Psychiat 207: 280–295

Kafka V (1932) Sexualpathologie. Deuticke, Wien

Kaplan HS (1981) Hemmungen der Lust. Enke, Stuttgart

Kaplan HS (1988) Sexualphobien. Enke, Stuttgart

Kinsey AC, Pomeroy WB, Martin CE, Gebhard PH (1953) Sexual behavior in the human female. Saunders, Philadelphia

Klaf FS, Davis CA (1960) Homosexuality and paranoid schizophrenia. Am J Psychiatry 116: 1070–1075

Knoepfler PT (1982) Sexuality and psychiatric disability. Sex Disab 5: 14–27

Kommer D, Lambert M, Möhr I, Trierweiler A, Zielke M (1987) Sexuelle Störungen bei stationär behandelten Patienten mit psychosomatischen und psychischen Störungen: Randerscheinung oder behandlungsbedürftige Problematik? Beitrag zum 1. Kongreß der Deutschen Gesellschaft für Verhaltensmedizin und Verhaltensmodifikation, München

Krafft-Ebing R von (1886) Psychopathia sexualis. Enke, Stuttgart

Krafft-Ebing R von (1903) Über gesunde und kranke Nerven. Verlag der Laupp'schen Buchhandlung, Tübingen

Kröber H-L (1987) Liebe und Sexualität manischer Patienten. Nervenarzt 58: 496–501

Lind L (1982) Homosexuality and paranoia. Scand Psychoanal Rev 5: 5–30

Linse U (1987) Über den Prozeß der Syphilisation – Körper und Sexualität um 1900 aus ärztlicher Sicht. In: Schuller A, Heim N (Hrsg) Vermessene Sexualität. Springer, Berlin Heidelberg New York Tokyo, S 163–185

Lisansky ES (1957) Alcoholism in women: Social and psychological concomitants. Quart J Stud Alcohol 18: 588–622

Löwenfeld L (1914) Sexualleben und Nervenleiden. Bergmann, Wiesbaden

Lomer G (1907) Liebe und Psychose. Bergmann, Wiesbaden

Masters WH, Johnson VE (1970) Human sexual inadequacy. Little & Brown, Boston

Modestin J (1981) Patterns of overt sexual interaction among acute psychiatric inpatients. Acta Psychiat Scand 64: 446–459

Moore RA, Selzer ML (1963) Male homosexuality, paranoia, and the schizophrenias. Am J Psychiatry 119: 743–747

Morgan R, Rogers J (1971) Some results of the policy of integrating men and women patients in a mental hospital. Soc Psychiatry 6: 113–116

Näcke P (1906) Einige psychiatrische Erfahrungen als Stütze für die Lehre von der bisexuellen Anlage des Menschen. Jahrb Sex Zwischenst 8: 581–603

Nell R (1968) Sex in a mental institution. J Sex Res 4: 303–312

Nitzschke B (1976) Die Bedeutung der Sexualität im Werk S. Freuds. In: Eicke D (Hrsg) Freud und die Folgen (1). Die Psychologie des XX. Jahrhunderts. Kindler, Zürich

Norman JP (1948) Evidene and clinical significance of homosexuality in 100 unanalyzed cases of dementia praecox. J Nerv Ment Dis 107: 484–489

Pinderhughes CA, Grau EB, Reyna LJ (1976) Psychiatric disorders and sexual functioning. Am J Psychiatry 128: 1276

Placzek S (1922) Das Geschlechtsleben der Hysterischen. Marcus & Weber, Bonn

Podolsky E (1963) The women alcoholic and premenstrual tension. J Am Med Woman Assoc 18: 816–818

Pohlen M, Kauß E, Wittmann L (1978) Psychoanalyse und Psychiatrie in Divergenz. Institutsbericht, Fach Psychotherapie, Marburg

Raboch J (1984) Zyklophrenie – Schizophrenie. Sexualmedizin 13: 698–702

Rohleder H (1914) Das Geschlechtsleben des Menschen. Kornfeld, Berlin

Rossi R, Delmonte P, Terracciano P (1971) The problem of the relationship between homosexuality and schizophrenia. Arch Sex Behav 1: 357–362

Scherotzki-Hanninger F, Appelt H, Strauß B (1986) Zur Sexualität alkoholkranker Frauen. Suchtgefahren 32: 386–399

Schorsch E (1967) Die Sexualität in den endogen phasischen Psychosen. Beitr Sexualforsch 39. Enke, Stuttgart

Schorsch E, Morisse K, Pilaski A (1975) Die Sexualität in der psychiatrischen Krankengeschichte. In: Schorsch E, Schmidt G (Hrsg) Ergebnisse zur Sexualforschung. Kiepenheuer & Witsch, Köln

Sigusch V (1980) Sexuelle Funktionsstörungen: Somatischer Anteil und somatische Behandlungsversuche. In: Sigusch V (Hrsg) Therapie sexueller Störungen. Thieme, Stuttgart

Singh H (1961) A case of inhibition of ejaculation as a side effect of mellaril. Am J Psychiatry 117: 1041
Springer A (1977) Die Suchtkrankheit der Frauen – Kritische Reflexionen. In: Springer A (Hrsg) Schriftenreihe des Ludwig-Boltzmann-Instituts für Suchtforschung, Bd 3: Suchtverhalten und Geschlechtlichkeit. Hollinek, Wien
Stekel W (1920) Die Geschlechtskälte der Frau. Urban & Schwarzenberg, Berlin
Sternlof RE (1964) Differential perception in paranoid schizophrenia and depression as a function of structure and content. Diss Abstr Int 24: 3963
Strauß B, Gross J (1984a) Psychopharmakabedingte Veränderungen der Sexualität – Häufigkeit und Stellenwert in der psychiatrischen Praxis. Psychiat Prax 11: 49–55
Strauß B, Gross J (1984b) Auswirkungen psychopharmakologischer Behandlung auf die sexuellen Funktionen. Fortschr Neurol Psychiat 52: 293–301
Strauß B, Gross J (1985) Beeinflussung der Sexualität durch Psychopharmaka. Recht Psychiat 4: 129–131
Strauß B, Gross J (1986) Empirische Untersuchungen zum Sexualverhalten psychotischer Patienten – ein Überblick. Fortschr Neurol Psychiat 54: 248–258
Strauß B, Prager H, Appelt H, Gross J (im Druck) Der Stellenwert der Sexualität im psychiatrischen Klinikalltag – eine Befragung von psychiatrischem Personal. Psychiat Prax
Strauss-Turner D, Dudek FA (1982) An analysis of alcoholism and its effects on sexual functioning. Sexual Disabil 5: 143–157
Tölle R (1985) Psychiatrie. Springer, Berlin Heidelberg New York Tokyo

Kapitel II:
Extremsituationen – oder von der Gegenwärtigkeit
der Vergangenheit

Mein unbekannter Bekannter Jan G.

STANISLAV BARABAS

Vor kurzer Zeit – es sind noch keine 45 Jahre seitdem verstrichen:
es war im Herbst 1945, und es war in der Slowakei – fragte mich ein Schulfreund, ob ich denn wüßte wie man einen Juden nennt, der noch immer mit einer vollen Gasflasche auf dem Rücken herumläuft. Ich wußte keine zu der Situation passende Antwort. Aber er wußte sie: er selber war ein Jude, der einzige von meinen ehemaligen jüdischen Mitschülern, der das Gas-Inferno durch irgendeinen irrationellen Zufall überlebt hatte. Also seine Definition jenes Juden mit der Gasflasche auf dem Rücken lautete: Ein unverbesserlicher Süchtiger. Ich lachte, weil mir die drastische Pointe gut gefiel und weil ich hinter dem Witz einen tieferen Bruch witterte, und er lachte verstohlen mit, weil … – ja, warum eigentlich? Wenn ich das genau wüßte, wäre ich der Lösung des Rätsels „das Lachen" wesentlich näher. Noch 4 Monate zuvor, als wir uns das erste Mal nach dem Krieg begegneten, war derselbe Mensch bloß ein klägliches Häufchen Elend und Haß gewesen, unfähig sich irgendeine sinnvolle Fortsetzung des Lebens vorzustellen. Jetzt war er ein Geschichtenerzähler, der um den Erfolg seines Witzes zitterte! Ich fragte ihn: „Bist du jetzt raus aus dem Schlamassel?" Er: „Ja, du siehst's doch!" – Tatsächlich, er war schon „draußen". Es war evident, und zugleich so schwer faßbar. Die Beklemmung steckte zwar noch immer in seinen Knochen, aber er wurde durch die anarchistische Wucht des Witzes dem Leiden entrissen. Oder war der Witz bloß ein Stab, mit dessen Hilfe er den Sprung über den Abgrund zwischen sich selbst und der Welt getan hatte? Jedenfalls in der Wahl der Anekdote lag seine trotzige Entscheidung, der Absurdität lächelnd ins Auge zu schauen, sie als normal, gegeben, sozusagen „vernünftig" zu akzeptieren. Der nächste Schritt: er schickte den Bestraften – also sich selbst – auf die verrückte Suche nach eigener Schuld. Eine vorzügliche Therapie! Er war jetzt mit der Welt versöhnt und, ohne danach zu streben, befand er sich obendrein in der besten Gesellschaft: zwischen den Humoristen. Die besten von ihnen kennen sich tatsächlich in der subtilen Chemie des Lachens gut aus. Sie wissen, daß ein Witz nur dann gut, also nützlich ist, wenn er sich gegen irgendeine Bedrohung wehrt, wenn er übertreibt – nach oben, oder nach unten – wenn er das Unvorstellbare in einen plumpen, begreiflichen Mantel einpackt und der methaphysischen Feierlichkeit die Hose runterzieht. Später wurde diese Gabe meinem Freund zum Verhängnis: Er verdiente sein Geld als Redakteur einer humoristischen Zeitschrift, wo er seine Arbeit ganz ordentlich machte, da er ja ein fröhlicher Pessimist war und obendrein die nützlichen Lebenserfahrungen besaß.

Nein, ich habe bisher noch nicht direkt von Jan Gross gesprochen. Ihn habe ich zu dieser Zeit dort drüben weder getroffen, noch kennengelernt, was beinahe an ein Wunder des Unmöglichen grenzt, da es insgesamt höchstens 4 Millionen Slowaken gibt, jedenfalls ist ihre Zahl so gering, daß diese Tatsache einen Filmdirektor in Bratislava (Preßburg) zu dem verzweifelten Entschluß veranlaßte, die Produktion von Krimifilmen kurzerhand zu verbieten, mit der Begründung „weil hierzulande praktisch jeder jeden kennt, was den Aspekt des Geheimnisses und der Überraschung völlig ausschließt". Wie gesagt, trotz der erwähnten Begünstigung beim Bekanntwerden, habe ich Jan Gross dort drüben nicht gekannt und ihn persönlich erst viel später, nachdem wir beide die Tschechoslowakei nach dem sowjetischen Einmarsch im Herbst 1968 verlassen hatten, hier in Hamburg kennengelernt. Eher zufällig, würde ich sagen. Aber seitdem versuche ich, so oft wie es geht, ihn zu treffen und das Versäumte nachzuholen. Aber eine starke Verwandtschaft zwischen ihm und meinem Schulfreund Josef S. ist mir gleich bei unserem ersten Treffen durch den Kopf geschossen.

Sicher, eine Emigration kann man mit einem Krieg nicht vergleichen. Mit ihm kann man überhaupt nichts vergleichen. Dazu fehlt jeder Emigration das grauenhafte Ausmaß der allgemeinen Vernichtung und des wahllosen Sterbens. Aber ein unwillkürlicher Vergleich, eine entfernte Verwandtschaft zwischen den beiden drängt sich einem instinktiv auf: Es ist dieselbe Flucht irgendwohin vor einer anonymen, allgegenwärtigen Bedrohung, es ist, weiter, die Aufhebung aller Rechte und aller Pflichten des einzelnen bei der Regelung seines Lebens als sein Subjekt – ein Verfall, den jeder Ausnahmezustand mit sich bringt –, und es ist, schließlich, die darauffolgende Suche nach einem neuen festen Punkt, den man noch nicht kennt und den es lange auch nicht gibt. Man klammert sich – wiederum instinktiv – an irgendeine irrationale Sicherheit, an eine verrückte „Abrechnung", die das Tragische genauso wie das Lächerliche gleichmäßig in Frage stellt, sie herabsetzt und beide in dieselbe Pfanne haut: man klammert sich ans Lachen. Je grausamer und derber, desto vornehmer seine Wirkung. Die Vergangenheit ist noch lange nicht ausgeblendet, die neue Gegenwart blendet sich allmählich ein. Was danach folgt, ist Leben auf einem Trampolin und jener fabelhafte Zustand, wo einer „mit den beiden Füßen fest in der Luft steht" (F. D. Roosevelt). Und es dauert lange Jahre, bis man endlich wieder in Einklang mit der neuen Umwelt ist. Wenn einer die folgende Normalisierung zu eifrig vorantreibt, kann er leicht in eine „Seinsvergessenheit" geraten, die ihn um jedweden Sinn für Humor beraubt. Eine solche fatale Bescherung ist Jan Gross erspart geblieben. Er ist einer der besten Geschichtenerzähler, den ich kenne.

Wie erwähnt, gleich bei unserer ersten Begegnung wurde ich durch eine starke Ähnlichkeit zwischen ihm und meinem Schulfreund verblüfft: Dieselbe menschliche „Situation" der beiden, dieselbe Generation, gleiche beklemmende Erfahrungen in der Jugend und eine erstaunliche Verwandtschaft der Reaktionen von den beiden auf widersinnige Lebenserscheinungen, die man allgemein als „absurd" bezeichnet. Fast alles, was ich vorher über Josef S. geschrieben habe, galt mit kleinen Einschränkungen auch für Jan G. Ich habe ihn einen Augenblick beobachtet, ihm kurz zugehört und mir gleich gesagt „Den kenne ich ganz gut." Denkste! Allmählich, bereichert und belehrt durch jede neue Begegnung mit ihm, wurde mir der Unterschied zwischen den beiden bewußter und mein neuer Freund immer unbekannter. Grob gesagt, es war der Unterschied zwischen dem Witz und dem Humor. Der erste, glaube ich, ist eher schauspielerischer Natur, setzt beim Erzähler ein gutes Gedächtnis und ein heißes Verlangen nach Applaus voraus; der Humor dagegen wächst aus der normalen Notwendigkeit eines einzigartigen Denkens, ist ernster und kommt auch ohne „Belohnung" ganz gut aus. Er ist sozusagen das Schicksal eines Humoristen. Dann ist komisch nicht nur das, was der Betreffende erzählt, sondern auch der Erzähler selbst. Man hat das doppelte Vergnügen.

Jedenfalls ist Jan G. ein Humorist, der von eigenartigen Geschichten völlig erfüllt ist, er lebt sie, und wenn er mal eine von ihnen „veröffentlicht", benötigt er dazu weder eine passende Gelegenheit, noch Applaus, nicht einmal das Publikum. Seine besten Geschichten und ihre bitteren Pointen sind eigentlich nur die offensichtlichen Hilfsmittel für die Verständigung einer, immer mir noch nicht ganz erkannten klugen Lebenswahrheit, die sehr weit, irgendwo „dahinter" liegt. Es lohnt sich, dahin zu reisen. Man erlebt dabei einige köstliche Kreuzungen zwischen den ernsthaften und den lächerlichen Aspekten des Lebens, eine groteske Umarmung des Feierlichen mit dem Banalen. Es ist eben so, will er uns sagen, die meisten Dinge in unserem Leben sind schließlich so lächerlich, oder sie werden eines Tages ins Lächerliche hineinrutschen. Und dann? Wo endet das alles und was steckt „dahinter"? Vielleicht die Suche von Jan G. nach der bestmöglichen und bestverträglichen „Umarmung", nach Geduld und nach seinem Wunsch, das Unerträgliche zum Erträglichen zu machen. Egal wie drastisch seine Pointen auch sein mögen, Jan G. meint es mit der Welt, die er sieht und schildert, immer gut. Mich berührt immer sein unermüdliches Streben nach einer Versöhnung zwischen der entrückten Welt der Kranken, und der scheinbar zurechtgerückten Welt der Gesunden. Er versöhnt die beiden, indem er sie gegenseitig überblendet, sie vermischt und den beiden eine deftige Portion an Unzulänglichkeit beimißt. Inkonsequenz eines Wissenschaftlers? Kaum. Eher die Bekennung zu einer klugen Hilflosigkeit, das endgültige Urteil zu gewissen Ereignissen zu fällen; da wird er der unerklärbaren Wirklichkeit gerecht und will uns etwa sagen: Alles ist so wie es ist und wie es scheint – und alles ist auch anders.

Ich wage es nicht, mich über die professionellen Qualitäten von Jan Gross zu äußern. Dazu fehlen mir die notwendigen fachmännischen Kenntnisse, genauso wie die persönlichen Erfahrungen, die ich gegebenfalls hätte einsammeln können, wenn ich einige Zeit in seiner Abteilung verbracht hätte. (Das Manko ist nachholbar.) Trotz solcher Lücken in meinen Kenntnissen wage ich aber zu sagen, daß es einen dankbaren Patienten von ihm gibt, der ihn für einen exzellenten Therapeuten hält: Mich! Durch die Bekanntschaft mit ihm, durch seine tollen Geschichten, die er ruhig erzählte und bei denen ich wild lachte, habe ich mich besser erkannt, habe viel Mut geschöpft und überhaupt manches richtig oder besser begriffen ... Bis auf den Geschichtenerzähler selbst, meinen Freund Jan G.

The Meaning of the Holocaust*

Hillel Klein

Vorbemerkung

Carl Nedelmann

Am 19. Oktober 1983 kamen Jan Gross und Hillel Klein vor einem Vortrag, den letzterer halten sollte, in einem kurzen, eindrucksvollen Gespräch einander nahe. Ich war Zeuge des Gesprächs und dachte daran, als mich die Herausgeber dieser Festschrift um einen Text baten, der eine Brücke zwischen Psychiatrie und Psychoanalyse schlüge. Nicht besser, schien mir, und auch nicht persönlicher konnte ich der Bitte folgen als durch einen Beitrag von Hillel Klein.

Der Vortrag, den er damals hielt, und sein gesamtes Werk war der Frage gewidmet, wie es möglich war, daß die Überlebenden des Holocaust Gesundheit, Individualität und Würde wiedergewannen. Immer hatte ihn der Übergang aus dem Lager in die Freiheit beschäftigt. Im Schuldgefühl der Überlebenden hatte er nicht die Pathologie, sondern den Beginn der Selbstheilung gesehen; denn im Gefühl der schuldhaften Verstrickung erlangte die verlorene, zerstörte Welt der Vergangenheit neue Gegenwart. In den bohrenden, schmerzenden Fragen – warum bin ich am Leben geblieben? warum nicht er? warum nicht sie? was habe ich ihnen angetan? – begann die Wiederfindung der Objekte, begann „die Restitution durch Akzeptieren der Schuld".

„Zuerst", sagte er, „hatten die Nazis die Worte zerstört. Nun waren Worte zur Wiederbelebung nötig", Worte, die ins kaum Benannte hinab und an das Unbenennbare heranreichten. Bemerkenswert scheint mir in diesem Zusammenhang, daß ich, als ich ihn in Jerusalem kennengelernt und gebeten hatte, mein Gast zu sein, eine Zusage nur unter der Bedingung erhielt, daß es ihm gestattet sein müsse, englisch zu sprechen, auf deutsch werde es ihm zu schwer. Natürlich hatte ich zugestimmt, aber dann hielt er seinen Hamburger Vortrag in einem mit vielen Anglizismen durchsetzten Deutsch.

Er hatte den Holocaust „den dunklen Kern des 20. Jahrhunderts" genannt, und er war dem geographischen Zentrum dieses dunklen Kerns nahe, in Krakau aufgewachsen, bis er, der noch Adoleszente, der junge polnische Jude, ins KZ geholt wurde. Nach der Befreiung wurde er in München körperlich gesundgepflegt, studierte dort Medizin,

---

* Presented at an interdisciplinary symposium, Psychological Aspects of the Holocaust, held at the 4th International Historical Conference at Yad Vashem, Jerusalem, January 1980

wurde Psychiater und Psychoanalytiker in London, ging dann nach Jerusalem, wurde dort Direktor eines psychiatrischen Krankenhauses, Professor für Psychiatrie an der Hebräischen Universität und eine Zeitlang Vorsitzender des dortigen psychoanalytischen Instituts. Eine große Vergleichsstudie über das Schicksal der Holocaust-Überlebenden und ihrer Kinder in Jerusalem und in Frankfurt a. M. konnte er nicht zu Ende führen. Er starb am 14. Dezember 1985.

Als ich ihn am Anfang desselben Jahres in Jerusalem zuletzt sah, war ihm sehr daran gelegen, „The Meaning of the Holocaust" in einer bestimmten deutschsprachigen psychoanalytischen Zeitschrift unterzubringen. Der Kontakt war schon geknüpft, so hatte er mich eigentlich nur darum gebeten, noch einmal nachzuhaken, die Übersetzung zu prüfen und die Korrekturen zu lesen. Warum die Zeitschrift seinen Text verschmähte, auf meine Anfragen erst mit der Bitte um Geduld und dann nicht mehr antwortete, ist mir unklar. Um so mehr freue ich mich, den Text des Freundes, der nah an dem Vortrag liegt, den er in Hamburg hielt, Jan Gross zu Ehren in diese Festschrift zu tun.

The Holocaust is the dark core of the twentieth century. It has assumed a place among those events that have permanently shaped our perception of man, that have altered our vision of the present and of the prospects for the future. As time passes the need to interpret its relationship within the whole fabric of human experience becomes more pressing, so that we neither blind ourselves to the aggressor/victim within us, nor ignore the human psychobiological capacity for recovery, healing and revival. It is the strength of the latter that urges us to reproduce our own kind, that prompts us to restore our vision of immortality through our children.

There is an apocalyptic dimension of trauma in the totality of terror, in the psychotic cosmos of concentration camps. Most unique is the collective regression of the Nazi aggressors. This non-descriptive "wasteland" may be described only in the profound metaphors of a poet such as Paul Celan (1971) – Die Todesfuge, painfully condensed in the works of Elie Wiesel (1958, 1964) and Ilona Carmel (1969). Here are all those outer and inner facts of ghetto and concentration camp life that we, as psychotherapists, have found in our work with survivors and their families. We are naturally aware of the fact that for many survivors, physical survival was not identical to psychological survival. The early contributions of Paul Friedman (1948, 1949), Minkovsky (1946), and others (Eitinger 1962, 1964; Klein et al. 1962; Klein 1967, 1968; Krystal 1968, 1978; Krystal u. Niederland 1971; Niederland 1961) developed concepts such as "affective anesthesia", superficiality in object relations, and later, the concept of the survivor syndrome. These papers were a consequence of first observations among injured survivors. And it is clear from these studies that the full impact of the Holocaust cannot be understood solely through studying the individual survivor, but can only be fully comprehended by understanding their relationship to their families, and particularly to their children. Paradoxically, the Holocaust offers a glimpse of hope for the triumph of life over death and destruction. This is increasingly apparent as we study the most recent changes among survivors in various European countries, in Israel and in the United States, particularly their relationships within their families and with their children.

Who are the survivors? They have become the historians of their own fates as well as the objects of history. They are monuments to man's destructive power, untamed by centuries of European civilization. But they are, as well, symbols of rebirth and of man's efforts to preserve, within himself, an image of God.

Not by chance, many survivors relate to their cataclysmic experiences of oppression as "the war", rejecting the concept of "Holocaust" because of its Biblical connotation of *Olah,* a totally consumed animal sacrifice. Survivors cannot accept this metaphor as meaningful to their experiences, even though, among themselves, the parable of Isaac's sacrifice often appears. In discussing the *Akeidah* (the sacrifice of Isaac), the survivors identify with both the sacrificer and the victim, which results in an ambiguity in which no clear boundaries in imagery exist. Sometimes they identify with Isaac, the sacrificial victim, and at other times with Abraham, who, a victim himself, in pain and agony, was commanded by God to sacrifice his beloved son. This theme is connected with survival guilt and forms a constant strand and counterpoint motif in the survivors' attitudes toward themselves and their relationship with their children and society.

Ultimately the survivor tries to give meaning to his past by using metaphor and fantasy. Traces of childhood memory, from before the holocaust, are used as defenses against the phantasmagoric realities of the concentration camps ("another planet") in a search for spiritual escape from oppression. He uses the inner psychological resources of memories and fantasies as well as the remembered "islands of humanity" in his search for self-assertion and meaning in his life.

These are the same defenses that many victims used in the phantasmagoric nightmare of the concentration camps where, using cognitive processes of memory and fantasy, they sought transcendence, respite and escape from the timeless, arid wasteland – to a world beyond the barbed wire.

There are many conflicting published opinions about Holocaust victims and survivors based upon differing cultural backgrounds, personal experiences, intellectual traditions and scientific disciplines. Two widely divergent views of survivors are found in the works of Bettelheim (1960) and Des Pres (1976). Bettelheim's approach to human behavior and survival in the concentration camps influenced and shaped the thinking about survivors of the Holocaust in Nazi-occupied Europe.

Bettelheim's crucial point, as enunciated in the chapter "Self determination", is the ideal of assertion of personal autonomy, which he thought he personally preserved during his incarceration in Dachau in 1938, before the Holocaust. There seems to exist in Bettelheim the need for illusion and comforting thought, that even in the psychotic cosmos of the concentration camps – in the "other planet" of Auschwitz – there was some measure of individual freedom of action and thought. In contrast to himself Bettelheim describes other survivors collectively, as a regressed, submissive group whose survival was purchased at the cost of inner autonomy, humanity and assertion, and whose later lives continued to bear the stigma of that psychosocial regression.

Des Pres, approaching the survivor from a different discipline, and questioning the relevance of psychoanalytic theory, portrayed the intensely human quality of the survivor's past experiences in the most degrading and loftiest aspects. He does not, however, relate to the survivor's indivudual pre-Holocaust past, neither to his family nor his personality. Both approaches deprive survivors of psychohistoric identities as individuals as well as a group in which specific systems of values and cherished traditions exist. The traditional defenses, that are transmitted from one generation to another and that characterized and influenced their experience of the Holocaust and their later adaptation to life as survivors, are overlooked by both authors.

The Nazi racial ideology and practice of persecution was related not only to the individual and to the actual community of the persecuted minority, but also to the representation of the specific culture and civilization that was embodied in each individual. Because the traumatization was both individual and collective, each individual used and obtained support and narcissistic nutrition by creating a "new family" to replace the lost one – a supportive system in the form of a small group of friends. This small group of comrades worked together in a gang and shared basic necessities such as food: they were united in common attitudes against the German tormentors, at times transforming them with a joke from almighty killers to stupid creatures. Common experiences, such as praying, singing and conveying universal and personal strivings for hope and love, were important group activities, antidoting dehumanization and supporting the self, and the ego ideal.

This was especially true for those individuals who shared a common language or came from the same area. Some defenses were traditional in origin and style. Thus we find the use of black humor and ironic wit in relationship to themselves and the aggressor; identification with martyrs from the past, such as those who died for the "sanctification for God" during the Inquisition; identification with ideologies ranging from religious ones to those espousing a utopian, universalistic socialism; fantasy formation; and social support systems of a particular character between the victims. Ignoring such elements and neglecting factors such as the pre-internment family structure, individual experience and its vicissitudes in the pre-Holocaust period, and the personality and stage of development of the individual when the traumatization occurred, impoverishes our understanding.

While it was necessary and important to note and clarify the common issues, features, defenses and coping mechanisms employed by survivors in order to study their psychological traumatization, it is also both scientifically and morally necessary to distinguish between the survivors as individuals. In order to do so, we must deal with each of several factors in the survivor's experience: the psychological, social and cultural commonalities on the one hand, and the unique and subjective features of each survivor on the other. Conceptualizing these experiences will allow scientific inferences to be drawn from them.

It is also important to emphasize here that when we speak of "the survivor experience" we address ourselves to the continuity between the period of persecution and that which followed liberation as a psychosocial environment which could either be rejecting or supportive. Such massive traumatization and exposure to extreme situations involving collective death and dehumanization overwhelm the adaptive and recuperative capacities of the psyche. This degree of traumatization had never before been a subject of study. Many psychiatrists have since described the phases the individual undergoes when psychic defenses are overwhelmed by confronting a reality of psychotic nature, as in ghettos and concentration camps (Davidson 1979; Klein 1974).

During the Holocaust survivors were forced to become the passive witnesses of the massive destruction of their families and communities. Common features and psychophysiological patterns in their responses to the persecution appear in their personal histories. The first reaction to oppression was an attempt to master whatever could be manipulated and rescued in the external environment, including an increased libidinal cathexis of family members and a diminished level of interpersonal conflicts. Intrapsychic conflicts of childhood origin were also characteristically diminished in the face of real danger and the pressure of having to answer existential questions with life-or-death consequences for self and family. Aggression was diverted to the external, hostile environment. All the survivors suffered physical impairment as a result of continuous extreme hunger on an intake of 800 calories a day, and ego depletion as a result of hunger and sleep deprivation, in addition to infections and deficiency diseases. They also suffered extreme emotional deprivation with consequent doubts about their own body image and self-image as men and women.

As long as conditions in the ghetto permitted, the survivors maintained a relatively active personal and social life. Some attended and others taught in underground schools; however, they had little opportunity for social role experimentation and for finding solutions to intrapsychic life-cycle-oriented problems, which remained unresolved until after liberation. Personal relationships continued, as well as courtship and marriage between ghetto inmates. Poems were written relating the ghetto experience, and scientific investigations by doctors were undertaken. One example is of the studies undertaken on the effects of malnutrition on health, social relations, and community life during different phases in the Warsaw ghetto.

When the oppression became so pervasive that active resistance was not feasible, they became, in most cases, helpless and passive and, of necessity, suppressed massive feelings of aggression toward their oppressors. This suppressed aggression caused a temporary paralysis of action and numbness of feeling.

From a psychological perspective, the psychological conflicts of ghetto life were much more complex and intensive than those of the concentration camp. The survivor had, at that time, the freedom to choose different pathways, though the choices were limited. He could, for example, choose to leave the ghetto as an "Aryan" or choose to remain with his family. Issues related to his attachment-separation, his slowly evolving realization of the genocide taking place, his feeling of isolation and total loneliness, and his basic need for love and tenderness intermingled and evolved into a counterpointed theme contrasting the fugue of death and the fugue of love.

The persecution period consisted of several phases of psychosocial responses, including trials of active mastery of the traumatic situation, cohesive affiliative behavior with intense libidinal ties, and finally, induced passive compliance with the victimizers. These phases may be understood as trial periods involving adaptation and development of specific coping mechanisms for the strains and dangers of the unspeakable reality of the Holocaust.

The uniform picture of Holocaust survivors was of suffering from a static Concentration camp syndrome, as it was described in the initial phase of investigation following their liberation (Eitinger 1962, 1964; Klein et al. 1962; Klein 1967, 1968; Krystal 1968, 1978; Krystal u. Niederland 1971; Niederland 1961). At first, psychiatrists working with survivors were struck by the common patterns of traumatization to genocidal persecution. However, this clinical syndrome was not static, as is shown by longitudinal psychoanalytic and psychological studies. Rather, later studies highlight significant differences in their psychological profiles and their life histories.

Because the goal of the studies which took place soon after liberation was to establish the consequences of the experiences of the survivors (evidenced by the Concentration camp syndrome as a recognized psychopathological entity of the survivors), the clinical and theoretical research focused on the psychopathology, rather than on the question of coping and the development of specific ego adaptive pathways during the Holocaust and in the life of the survivor after "liberation". The description of Concentration camp survivor syndrome in the late 1950s and 1960s created a new modality of diagnosis for psychiatry and behavioral science and became a model that has served as a focal concept for examining the sequelae of catastrophic stress situations ever since (Klein 1968).

While it is true that during the selections in the ghettos, and in the immediate and extreme reactions to brutalization in concentration camps, there were common patterns of behavior and psychobiological processes – originating in depression and anxiety – the fact is that those similarities overlay highly individualized intrapsychic processes, personal and social histories, and innate factors. To the outsider, looking at the rag-clad, emaciated figures in the ghetto, or surveying the massed victims in grey on the *Appellplatz* in the concentration camp, it would have been impossible to distinguish an intellectual, politically active, urban adolescent from an illiterate, constricted village boy, alone in the delusional world of the camp. Enriched by our clinical experience and the testimony of the survivors, we have become increasingly aware, however, that each survivor's social and intrapsychic life was just as different during the Holocaust as before and after. Some survivors were able to maintain a strong sense of continuity of self-sameness before, during and after the war. Others, however, were left with a feeling of personal disorientation toward themselves and others, a feeling of discontinuity of the self in the form of derealization, as is expressed in the repetition of the statement, "We are not the same". Just as varied were survivors' capacities for working through and integrating these experiences.

We recognize that the survivor's ego-adaptive patterns and coping mechanisms were specifically shaped by their early life experiences, developmental histories, family constellations and emotional bonds within the family. Through work with survivors we have learned to ask specific questions related to these differences: How long did the indivual suffer traumatization? Was he alone or with family and friends during the Holocaust? Was he in a camp, or in hiding? Were false "Aryan" identification papers used? Was he a witness to mass destruction in the ghetto or camp? What was his experience in the camp? What work was he assigned? Whith whom was he associated? What support systems in the form of friends and family and what social bonds did he have?

The experience of those who were able actively to resist their oppressors either in the underground or as partisans, was different in every respect from those who were passively victimized in death camps. This determined their consequent personalities and family structure.

While the psychological effects of traumatization upon survivors has been described satisfactorily, patterns of coping, resistance and recovery have not been articulated as well. In my work I have studied mourning and survivor guilt as positive forces for reindividuation and recovery and thus understand them in a different, less alienating manner than my colleagues who see them as a pathological counterpart of Concentration camp syndrome (Klein 1968).

In studying the different ways in which survivors coped with disaster, with "normal" life, and with reestablishing family ties, I have been repeatedly impressed with the diversity, rather than the uniformity, of these ego-adaptive and coping mechanisms within the life histories of survivors.

Psychological revival after liberation took place within the context of marriages and the birth and development of children. The themes of separation, dependency, responsibility, trust, attachment, loss and cohesion were played out within families. These motifs appeared in different guises within the families, as did affective and cognitive styles. Often what appeared to be psychopathological in origin might later be appreciated as a step toward psychosocial integration and revival. In the revival we see the capacity of the survivor to integrate and work through the total experience of the Holocaust by accepting one's capacity to change the survival guilt in human responsibility by retaining the self-cohesiveness and self-sameness.

There is also a fear in the survivor of pathos and therefore there is a tendency for survivors to use grotesque anecdotes in relating their traumatic experiences, in remembering their past. It is expressed in the everyday language of the positive experiences of moving through constructive activity, namely, the capacity of will to live, to find meaning and hope, to develop intensive attachment in object relations and vivid imagery, and creative fantasy formation.

Among survivors there was a polarity between the drive to master psychologically overwhelming experiences and the passive submission and repetition of Holocaust trauma. In telling and working through the experience of the Holocaust, the survivor and his family took an active stance toward mastery and adaptation. In this regard we cannot minimize the importance of a specific Jewish style of survival and final mastery of the experience of the Holocaust. Among Jewish survivors there was a need to find a historical connection with previous generations and their sufferings. There was a search for a specific Jewish meaning to the suffering and a traditional link with the Jewish past. Here I disagree with Bettelheim (1970) who stresses the differences between the Jews of the Holocaust and the Jews of the Inquisition and rejects the concept of *Kiddush HaShem* (sanctification of God) which was linked with thoughts and anticipation of impending death by the Jewish survivors during the Holocaust.

In the strictest historical sense, Bettelheim is correct in saying that the survivors, unlike the martyrs of the Inquisition, were given no choice between life and death. However, Bettelheim fails to grasp the fact that the defenses and coping styles used by Jews during the Holocaust, ever imminent in Jewish survival, were transmitted from generation to generation. Psychologically, survivors from different geographical areas, as well as from different psychosocial groups, or from different ghettos and concentration camps, identified with *Kiddush HaShem,* because it gave psychological and historical meaning to their experiences during the Holocaust.

People in despair are not engaged in a search for historical truth, but rather seek meaning for the confrontation with death and a defense against the threat of fragmentation and robotization. This search for meaning is apparent both in the style of survival and in the process of recovery of the self after the Holocaust.

Because the survivor aroused ambivalent feelings of fear, astonishment, guilt, pity, and anxiety in every society in which he made a new home, the recovery process was more difficult. A numbed indifference masked fears that such appalling events could happen again, to any one of us. Man, by its very nature, evades the intimidations of the catastrophic within himself. The specific transactions between the survivor and society, connected by ambivalent feelings, as well as the fate of the survivor and his family in contrasting societies (Israel, the United States, in towns and on the kibbutz), are cogent to an understanding of how the structures and identities of the families of survivors are shaped by the environment.

After more than 30 years, it may now be safe to say that the majority of survivors have been able to recover their ego capacities and have reentered the paths their lives might have taken before the Holocaust. This is particularly true among the group who were adolescents and young adults during the Holocaust. I have asked myself why they were able to recover. What prevented their lasting regression? Why were their ego capacities not permanently destroyed or impaired? How is it possible to describe the strengths that at one time seemed to be overshadowed in the struggle to cope with the traumatization and that now emerge after so many years? What is the specific fit between childhood determinants, fantasy, reality and later life that will cause an adult to succumb, or to recover? What role does the family play in the process of recovery?

The families of the survivors developed highly crystallized and condensed family styles and specific agendas around themes such as psychobiological continuity, fears of separation, fear of unending illness and death. The transactions between the generations have been characterized by intensive interdependency and are expressed through overinvolvement, difficulties with separation, demands for socio-economic achievement and compliance with external values, as well as internally generated standards. Research has shown that we can no longer speak of the transmission of psychopathology from one generation to the next, but rather of the transmission of common motifs, mythologies, issues, sensitivities within families and between the generations. These arise from complex processes of identification and introjection and are, of course, subject to the vicissitudes of history.

We have learned much about individuals, families and societies in the 30 years' work with the survivors and their families, because we have had a unique opportunity to observe the impact of a historical event of unparalleled brutality upon people whose personal involvement in the center of events marked them forever as survivors. Thirty-five years is insignificant in the massive flow of history, but the twentieth century so compresses and distorts the orderly progress of historical change that 35 years in this century is comparable to hundreds or even thousands of years in previously recorded time.

Recent events have taught us something about the boundaries between fact and fantasy and about the potential within us all for violence and love, for destruction and rebirth. We have become aware that human beings can undergo extremities of traumatization and can emerge from their experiences with the potential for recovery and reconstitution of their ego capacities. We have learned that the survivors' needs for restitution and for love were often ignored because societies, overwhelmed with guilt, denied, avoided and shunned them. On their part, the survivors discovered that society was unable to respond to their needs for love, for rebirth and restitution; that their utopian dreams would have to be modified by psychosocial reality in societies themselves tormented by anxiety, fears of self-destruction and helplessness, and in confrontation with their own aggressive strivings.

References

Bettelheim B (1960) The informed heart. The Free Press, New York
Bettelheim B (1970) Surviving and other essays. Vintage Books, New York
Carmel I (1969) An estate of memory. Houghton, Boston
Celan P (1971) Speech grille and selected poems. Dutton, New York
Davidson S (1979) Massive psychic traumatization and social support. J Psychosom Res 23: 84–95
Des Pres T (1976) The survivor – an anatomy of life in the death camp. Vintage Books, New York
Eitinger L (1962) Concentration camp survivors in the postwar world. Am J Orthopsychiatry 32: 367–375
Eitinger L (1964) Concentration camp survivors in Norway and Israel. Allen & Unwin, London
Friedman P (1948) The effect of imprisonment. Acta Med Orienta 7: 163–167
Friedman P (1949) Some aspects of concentration camp psychology. Am J Psychiatry 105: 601–605
Klein H (1967) Psychiatric disturbances of Holocaust survivors. Isr Ann Psychiat Relat Discip 15: 95–96
Klein H (1968) Problems in the psychotherapeutic treatment of Israeli survivors of the Holocaust. In: Krystal H (ed) Massive psychic trauma. Int Univ Press, New York
Klein H (1974) Child victim of the Holocaust. J Clin Child Psychol 111: 63–72
Klein H, Zellermayer J, Shanan J (1962) Former concentration camp inmates on a psychiatric ward. Arch Gen Psychiatry 8: 334–342
Krystal H (ed) (1968) Massive psychic trauma. Int Univ Press, New York
Krystal H (1978) Trauma and effect. Psychoanalytic Study of the Child 33: 82–116
Krystal H, Niederland WG (1971) Families of Holocaust survivors in the kibbutz. In: Psychic traumatization. International psychiatric clinics, Vol 8. Little, Brown, Boston
Minkovsky E (1946) L'anesthesie affective. Ann Med Psychologiques 104: 80–88
Niederland WG (1961) The problem of the survivor. J Hillside Hosp 10: 233–247
Wiesel E (1958) Night. Avon, New York
Wiesel E (1964) Souls on fire. Avon, New York

Die jüdischen Patienten
der Psychiatrischen und Nervenklinik
des Universitätskrankenhauses Hamburg (1927–1945)

FRIEDEMANN PFÄFFLIN, HERBERT RÜB, MATTHIAS GÖPFERT
und BARBARA RIECK

Das Schicksal jüdischer Patienten von Heil- und Pflegeanstalten in den Jahren 1940 bis 1945

Über das Schicksal der jüdischen Insassen von Heil- und Pflegeanstalten des Deutschen Reiches wurde im Jahre 1940 entschieden, als für sie ein gesondertes Meldebogenverfahren eingeführt wurde. Zwar waren die jüdischen Geisteskranken bereits ab Herbst 1939 im Rahmen der allgemeinen Meldebogenaktion in Heil- und Pflegeanstalten erfaßt, und einzelne waren auch abtransportiert und getötet worden, doch hatte sich diese erste Welle der verschiedenen Mordaktionen an psychiatrischen Patienten während der NS-Zeit in erster Linie gegen bestimmte Gruppen reichsdeutscher Insassen von Heil- und Pflegeanstalten gerichtet.

Zur besonderen Behandlung der jüdischen Geisteskranken sagte im Nürnberger Ärzteprozeß „Viktor Brack, der Hauptbeauftragte Bouhlers für die Euthanasie, daß es sich bei der Ausfüllung der Fragebogen für alle Geisteskranken um eine „Tarnmaßnahme" und „planwirtschaftliche Erfassung" zugleich gehandelt habe. An zentraler Stelle in Berlin, Tiergartenstraße 4 („der T4") seien Juden, Ausländer, Arbeits- und Kriegsopfer aussortiert worden" (Mitscherlich u. Mielke 1985, S. 191).

Weshalb es darüber hinaus zur Auflage eines besonderen Tötungsprogramms für die jüdischen Geisteskranken kam, obwohl Juden nachweislich bereits in die „Aktion T4" einbezogen worden waren, ist eine offene Frage. Eine schlüssige Erklärung für den späteren Beginn der Tötung der jüdischen Geisteskranken gibt es nicht. Es erscheint aber naheliegend, sie im Kontext der durch die Situation des Krieges und der Besetzung Polens neu eröffneten Handlungsmöglichkeiten zu sehen. Für die Ausgrenzung und Verfolgung der jüdischen Bevölkerung Deutschlands hatte man sich zunächst insbesondere der Nürnberger Rassengesetze sowie der Zwangsausweisung und -auswanderung bedient. Dabei ist zu beachten, daß „... man auch im Falle der Juden die Auswanderung, besser Austreibung, nie als eine perfekte Lösung angesehen hat und eine Massensterilisation – wäre sie durchführbar gewesen – vorgezogen hätte. Diese Lösung wurde denn auch während des Krieges, als die Auswanderung schon verboten war, erneut vorgeschlagen, dann jedoch nur – da immer noch nicht allgemein durchführbar – bei den Grenzfällen der sog. Mischlinge vereinzelt praktiziert" (Friedlander 1987, S. 35).

Die Veränderung der internationalen Rahmenbedingungen, das Fortschreiten des Krieges und die aus der Organisation der Tötungen von Psychiatrieinsassen gewonnenen Erfahrungen wurden dann aber dazu genutzt, die radikalere Ausschließungsmethode der Tötung der jüdischen Geisteskranken als Vorstufe der Vernichtung des jüdischen Volkes zu praktizieren.

In gesundheitspolitischer Hinsicht zeigte sich die Ausgrenzung der Juden darin, daß sie zwar von den negativen Maßnahmen der nationalsozialistischen Sozial- und Gesundheitspolitik mitbetroffen waren, aber andererseits von allen positiven Gesundheitsleistungen ausgeschlossen blieben.

„Zum Beispiel wurden viele jüdische Patienten aus den Krankenhäusern und Pflegeanstalten vertrieben und statt dessen in einigen wenigen ausgewählten öffentlichen Anstalten zusammengefaßt, es sei denn, sie fanden Aufnahme in einer entsprechenden jüdischen Anstalt." ..." Dabei zogen die Krankenhäuser unterschiedliche Rechtfertigungsgründe heran, um ihre jüdischen Patienten auszuschließen: Die Gefahr der ‚Rassenschande', die Weigerung ‚arischer' Patienten, die Einrichtung mit Juden zu teilen, die Weigerung des deutschen Personals, sich mit Juden abzugeben, und die Gefahr, daß dem Hause wegen der jüdischen Patienten der Status einer steuerfreien, ‚gemeinnützigen Einrichtung' abgesprochen werden könnte" (Friedlander 1987, S. 38–39)

In diesen Kontext paßt auch die Erklärung, die Brack (Tarnname Jennerwein) von der T4-Zentrale nach dem Krieg im Nürnberger Ärzteprozeß für den späteren Beginn der besonderen Tötungsaktion der jüdischen Anstaltsinsassen gegeben hat:

„Den Fragen des Gerichtsvorsitzenden entgegnete Brack, daß kriegsverletzte Geisteskranke aus „kriegspsychologischen Erwägungen" ausgenommen waren und Juden deshalb, weil „die damalige Staatsführung den Juden diese Wohltat nicht gegönnt hat ... es sollte, wie Bouhler sich ausgedrückt hat, die Wohltat der Euthanasie nur Deutschen zugute kommen" (Zit. nach Mitscherlich u. Mielke 1985, S. 191).

Auch wenn diese Aussage im Hinblick auf den als Wohltat verstandenen „Gnadentod" von einer Schutzabsicht geprägt sein dürfte, legt sie die Vermutung nahe, daß – legt man die Ideologie des „Gnadentods" zugrunde – die Einbeziehung der jüdischen Anstaltsinsassen zunächst noch als problematisch und nicht praktikabel angesehen wurde.

„Wenn nämlich die „Euthanasie" als positive Therapie wahrgenommen wurde, hatte man die Juden auszuschließen; war sie aber als negative Ausschließung zu sehen, mußten auch die Juden darunter fallen" (Friedlander 1987, S. 39).

Jedenfalls kann festgehalten werden, daß durch die innen- und außenpolitischen Veränderungen der gesellschaftliche Planungsprozeß – erleichtert insbesondere durch die Kriegsbedingungen – in eine neue Phase eingetreten war, in der die Tötung jüdischer Anstaltsinsassen als praktikabel angesehen wurde. Mit dieser Entscheidung deutete sich schon die „Endlösung der Judenfrage" an.

Das reichsweite Programm zur Ermordung jüdischer Geisteskranker begann im April 1940. Mit Erlaß vom 15. 4. 1940 leitete das Reichsinnenministerium (RMdI) die besondere Erfassung von Juden in den Heil- und Pflegeanstalten ein. Die Hamburger Staatsverwaltung wurde am 23. 4. 1940 offiziell hierüber in Kenntnis gesetzt (Wunder u. Jenner 1987, S. 162). Nach Rückfrage bei den in Frage kommenden Einrichtungen wurde eine Aufstellung dieser Einrichtungen und eine Liste mit insgesamt 89 Namen jüdischer Insassen an die Berliner Behörden geschickt (s. die Abbildung des Dokuments bei Wunder u. Jenner 1987, S. 163). Diese Aufstellung weist z. B. für die Psychiatrische und Nervenklinik der Hansischen Universität in der Rubrik Geisteskrankheit 5 jüdische Patienten (3 Frauen und 2 Männer) auf. Auf sie wird in den weiteren Abschnitten gesondert eingegangen, da hier zunächst der Rahmen und der Ablauf der Aktion weiter dargestellt werden soll.

Ein weiterer Runderlaß des RMdI vom 30. 8. 1940 an die Länder (Provinzen) kündigte die Verlegung der jüdischen Patienten/-innen in bestimmte Anstalten mit der Begründung an, daß der immer noch bestehende Zustand einer gemeinsamen Unterbringung von Juden und Deutschen in den Anstalten aufgrund von Beschwerden des Pflegepersonals und Angehöriger nicht mehr hingenommen werden könne. Aus diesen Anstalten sollten sie dann zu einem vorgegebenen Datum in eine nicht näher bezeichnete Sammelanstalt verlegt werden.

„Der noch immer bestehende Zustand, daß Juden mit Deutschen in Heil- und Pflegeanstalten gemeinsam untergebracht sind, kann nicht weiter hingenommen werden, da er zu Beschwerden des Pflegepersonals und von Angehörigen der Kranken Anlaß gegeben hat. Ich beabsichtige daher, (den) die in den (r) nachbezeichneten Anstalten – Anstalt untergebrachten Juden am 23. September 1940 in eine Sammelanstalt zu verlegen. Für die Verlegung kommen *nur Volljuden deutscher oder polnischer Staatsangehörigkeit sowie staatenlose Volljuden* (im Org. hervorgehoben; d. Verf.) in Frage, Juden anderer Staatsangehörigkeit (auch Protektoratsangehörige) sind ebenso wie Mischlinge 1. und 2. Grades in diese Aktion nicht einzubeziehen.

Der Abstransport erfolgt an dem genannten Tage aus der *Heil- und Pflegeanstalt Hamburg Langenhorn* (im Org. hervorgehoben; d. Verf.). Zur Sicherung der Transporte sind die in Frage kommenden Geisteskranken zum 18. September 1940 aus ihren derzeitigen Unterbringungsanstalten in die Heil- und Pflegeanstalten Hamburg-Langenhorn zu überstellen. Auf die Innehaltung dieses Termins muß ich besonderen Wert legen, da ein Abtransport verspätet eingelieferter geisteskranker Juden mit großen Mühen und Ausgaben verbunden ist. Falls Unterschiede zwischen dem bisherigen Verpflegungssatz und dem in der Heil- und Pflegeanstalt Langenhorn erhobenen auftreten, wird der Unterschiedsbetrag von der Gemeinnützigen Krankentransport-GmbH, Berlin W9, Postdamer Platz 1, übernommen werden. Nach den mir zugegangenen Berichten sollen sich in den folg. Anstalt(en) nachstehend aufgeführte Juden befinden. Falls in der Zwischenzeit Änderungen eingetreten und weitere Zugänge erfolgt sind, sind die z. Z. in den (der) Anstalt(en) befindlichen Juden (vgl. Abs. 1) zu überweisen" (zit. nach: Wunder u. Jenner 1987, S. 162–163).

Entsprechende Erlasse ergingen zum selben Zeitpunkt an weitere zuständige Landesbehörden. Faßt man diese zusammen, ergeben sich folgende Anlaufstellen für die Abtransporte:

Für den norddeutschen Raum waren die Anstalten:

Langenhorn für die Regionen Schleswig-Holstein und Hamburg und

Wunstorf für Niedersachen, Bremen und Teile der Region Westfalen-Lippe (vgl. zu Wunstorf: Finzen 1984) vorgesehen.

Als weitere Anstalten legten die zuständigen Innenministerien der Länder auf Veranlassung des RMdI fest:

Berlin-Buch für die Brandenburgischen und Berliner Anstalten (Friedlander 1987, S. 39),

Bendorf-Sayn für die Preußischen Anstalten (Kaul 1979, S. 97 ff.),

Heppenheim für die Badischen Anstalten (Kaul 1979, S. 97 ff.),

Eglfing-Haar für die Bayerischen Anstalten (Kaul 1979, S. 97 ff.; Schmidt 1983, S. 73 ff.),

Gießen für einige Hessische Anstalten (Klee 1983, S. 258 ff.; Klüppel 1984, S. 33 ff.),

Andernach und Düsseldorf-Grafenberg für Rheinische Anstalten (Klee 1983, S. 258 ff.),

„Am Steinhof" in Wien ohne Angabe des Einzugsgebiets (Friedlander 1987, S. 39).

Kurze Zeit nach der Konzentration der jüdischen Pfleglinge in diesen Anstalten erfolgte von dort der Abtransport durch die zur „T4-Zentrale" gehörige Gemeinnützige Krankentransport GmbH (Gekrat). Wie sich anhand der Transportdaten rekonstruieren läßt, schienen die Zeitpunkte der Abtransporte, vermutlich im Hinblick auf die Tötungskapazitäten der jeweiligen Zielanstalt, gut aufeinander abgestimmt gewesen zu sein. So erfolgte der Abtransport aus *Berlin-Buch* im Juni oder Juli 1940 (vgl. Klee 1983, S. 259; Honolka 1961, S. 46), aus der Anstalt *„Am Steinhof"* im August, aus *Eglfing-Haar* (20. 9.), aus *Langenhorn* (23. 9.) und aus *Wunstorf* (27. 9.) im September (Schmidt 1983, S. 74; Friedlander 1987, S. 39; Finzen 1984, S. 32) und aus *Gießen* (1. 10.) im Oktober 1940 (Klee 1983, S. 260).

Die Abtransporte aus den Anstalten *Heppenheim* (4. 2.), *Eichberg* (5. 2.), *Weilmünster* (7. 2.), *Andernach* (11. 2.) und *Düsseldorf-Grafenberg* (14. 2.) erfolgten in der ersten Februarhälfte des Jahres 1941 (Schmidt – von Blittersdorf et al. 1986, S. 88). Die zuletzt genannten Autoren glauben ebenso wie Schabow (1979, S. 18), berechtigten Anlaß zu der Vermutung zu haben, daß die jüdischen Patienten dieser Anstalten in Hadamar ermordet wurden, da einige dieser Anstalten ohnehin „Zwischenanstalten" für Hadamar waren, Hadamar in näherer Umgebung lag und an diesen Tagen keine anderen Transporte in Hadamar ankamen. Es erscheint vielmehr so, daß diese Termine für die jüdischen Patienten freigehalten wurden (Schmidt – von Blittersdorf et al. 1986, S. 88f.).

Dieser Vermutung widerspricht zunächst der Erlaß des RMdI vom 12. 12. 1940. Mit diesem Runderlaß wurde verfügt, daß in Zukunft geisteskranke Juden nur noch von der Heil- und Pflegeanstalt Bendorf-Sayn bei Neuwied, die von der Reichsvereinigung der Juden unterhalten wurde, untergebracht werden dürfen (vgl. Klee 1983, S. 261). Hiernach wäre zu vermuten, daß die Transporte vom Februar 1941 in diese Anstalt erfolgten. Ob und inwieweit die letzt- oder die erstgenannte Vermutung dem tatsächlichen Geschehen entspricht, kann an dieser Stelle nicht geklärt werden.

Der weitere Weg und das Schicksal der aus den Anstalten abtransportierten jüdischen Insassen ist bis heute noch nicht geklärt. Die bisherigen Forschungsergebnisse sprechen dafür, daß die ersten Transporte des Jahres 1940 nach Brandenburg gegangen sind und die Abtransportierten dort getötet wurden [vgl. Finzen 1984, S. 60, der sich auf Kaul beruft (Kaul 1979, S. 101); für die Abtransporte aus Berlin-Buch und Langenhorn: Friedlander 1987, S. 40; Klee 1983, S. 259; Schmuhl 1987, S. 216; Wunder u. Jenner 1987, S. 164f.].

Von offizieller Seite – also der Berliner Zentrale – wurden gegenüber den Anstalten und den nachfragenden Angehörigen keine genauen Angaben über das jeweilige Bestimmungsziel der Transporte gegeben. Wie Finzen exemplarisch am Beispiel der Anstalt Wunstorf aufzeigt, wurden die nachfragenden Anstalten, Angehörigen und im Jahre 1941 auch Behörden und Ämter (Gerichte, Jugendämter, Versicherungsstellen usw. und auch die Gestapo) mit unklaren und teilweise widersprüchlichen Auskünften abgespeist (Finzen 1984, S. 37–60).

„Es scheint zunächst eine Sprachregelung zu geben, daß Berlin der Zielort des Transportes sei. Was danach komme, wisse man nicht. Danach heißt es, das Generalgouvernement sei das Ziel. Auch das scheint eine Sprachregelung zu sein, die auf Hörensagen oder mündlichen Informationen beruht. Die Dokumente geben zunächst auch darüber keinen Aufschluß." ... "Die Krankentransportgesellschaft führt die Verlegung durch. Die Korrespondenz mit dieser läßt keine Einzelheit offen. Selbt eine Quittung über drei Uhren von Patienten und ein Betrag von 3,83 RM, die dem Patienten Binges aus Osnabrück gehören, ist abgeheftet. Aber über den Zielort schweigen auch diese Dokumente sich aus" (Finzen 1984, S. 55).

Die Mitteilungen der Gekrat über den Verbleib der Patienten waren uneinheitlich und widersprüchlich. Im Jahre 1940 und besonders im Jahre 1941 bürgerte sich in den Schriftwechseln mit den anfragenden Stellen – insbesondere im Rahmen der Abrechnung der Transporte und der Pflegesatzkosten – als offizielle Verlautbarung der Berliner „T4-Zentrale" die Sprachregelung ein, die Patienten seien in das „Generalgouvernement Polen" verlegt worden.

Häufig wurde auch mitgeteilt, die Kranken befänden sich in der Anstalt Chelm oder Cholm bei Lublin. 1941 erhielten Angehörige und nachforschende Anstalten in vielen Fällen Mitteilungen mit dem Briefkopf der Anstalt Cholm (mit einer Postschließfachadresse in Berlin!), daß die betreffende Person in der Anstalt verstorben sei. Die Anstalt Cholm war aber eine von der „T4-Zentrale" in Umlauf gebrachte Tarnadresse, da – wie heute bekannt ist – spätestens seit Anfang 1940 keine Anstalt mehr in Cholm existierte (Finzen 1984, S. 60; Wunder u. Jenner 1987, S. 165).

Eine Veränderung der gängigen Praxis setzte mit einem neuen Erlaß des Reichsinnenministeriums ein. Dieser Erlaß vom 12.12.1940 bestimmte, daß von nun an jüdische Geisteskranke aus dem gesamten Reichsgebiet in der Anstalt Bendorf-Sayn zusammengefaßt werden sollten (Klee 1983, S. 261f.; Friedlander 1987, S. 41). Diese Absicht konnte aber nie in vollem Umfange realisiert werden, da diese Anstalt nicht über die räumlichen Möglichkeiten verfügte, um alle jüdischen Patienten aufzunehmen.

Die „Jacoby'sche Heil- und Pflegeanstalt" in Sayn bei Koblenz, eine 1869 gegründete jüdische Privatanstalt, war schon seit Februar 1939 im Zuge der allgemeinen Judenverfolgungen ausschließlich für jüdische Geisteskranke bestimmt und an die Reichsvereinigung der Juden Deutschlands verpachtet worden.

Vor und besonders nach dem Erlaß vom 12.12.1940 war die Anstalt, die für höchstens 170 Patienten Platz bot, hoffnungslos überbelegt, wie die Aussage ihres ehemaligen Leiters Dr. Paul Jacoby zeigt:

„Es kam bald eine Verfügung des Ministers des Inneren in Deutschland, daß alle akuten Geisteskranken aus ganz Deutschland in die Anstalt nach Sayn zu überführen seien. Wie wir später hörten, wurden in den Anstalten über 500 Patienten angehäuft, extra Baracken von dem olympischen Spielfeld Berlin von der Reichsregierung nach Sayn geschafft. Im März 1942 wurden dann auf Sonderbefehl von Himmler alle Kranken mit Personal zur Vergasung abtransportiert. Von den Angestellten wurden nur der leitende Arzt wegen Mischehe, ebenso ein Oberpfleger und eine Pflegerin wegen dem gleichen Grund bewahrt. Die aufgefundene Originalliste der Geheimen Staatspolizei Koblenz gab den Aufschluß über die Deportation von 867 aus dem Stadt- und Landkreis Koblenz. Die Deportierten aus den Anstalten sind unter: Bendorf-Sayn, Hindenburgstraße 49, Hindenburgstraße 71, Engerserlandstraße 3, aufgeführt" (Schabow 1979, S. 16).

Aber auch schon vor 1942 gab es wahrscheinlich einen Transport jüdischer Kranker aus der Anstalt Sayn. „Am 10.2.1941 wurden jüdische Kranke, wahrscheinlich auch aus Sayn, in die Andernacher Klinik eingeliefert, um wenige Tage später nach Hadamar gebracht und dort ermordet zu werden" (Schabow 1979, S. 18).

Während Dokumente über diesen Transport nicht vorliegen, sind mit Ausnahme des Transports vom 7.7.1942 die Transporte des Jahres 1942 in den Akten der Gestapo bezeugt. Die Patienten der Anstalt Bendorf-Sayn wurden dabei zusammen mit Juden aus dem Kreis Koblenz in die Vernichtungslager des Ostens transportiert.

Die Transporte erfolgten am:

    22.3.1942 mit 337 Personen, davon 105 aus Sayn,

    30.4.1942 mit 105 Personen, davon 98 aus Sayn,

    15.6.1942 mit 342 Personen, davon 331 aus Sayn,

    07.7.1942 mit 79 Personen, davon 16 aus Sayn.

    (vgl. Schabow 1979, S. 18–27).

„Der letzte Transport mit etwa 20 Personen aus der Sayner Anstalt verließ unsere Stadt in den ersten Novembertagen 1942. Amtliche Unterlagen sind darüber nicht erhalten" (Schabow 1979, S. 27). Nach der vollständigen Räumung der Anstalt im November 1942 sollte sie einer neuen Verwendung (als Reserveausweichlazarett) zugeführt werden. Ob und inwieweit diese Absicht realisiert wurde, ist nicht bekannt.

Die jüdischen Patienten der Psychiatrischen und Nervenklinik der Hansischen Universität

Quellen

Um die früheren jüdischen Patienten der Psychiatrischen und Nervenklinik der Hansischen Universität und ihrer institutionellen Vorgängerin, der Staatskrankenanstalt Friedrichsberg, herauszufinden, wurden folgende Quellen benutzt:
1. die anhand der etwa 12000 aus den Jahren 1940–1945 erhaltenen Krankenakten der Psychiatrischen und Nervenklinik erstellte Datei,
2. die Aufnahmebücher der Psychiatrischen und Nervenklinik der Jahre 1939–1945.

Die Zuordnung der einzelnen Patienten zur Gruppe der jüdischen Patienten erfolgte dabei überwiegend durch die in der jeweiligen Patientenakte angeführten zusätzlichen Vornamen, die zu tragen die Juden aufgrund der Verordnung vom 17.8.1938 (Reichsgesetzblatt 1938, I, S. 1044) gezwungen waren. Demnach mußten alle männlichen Juden ab 1.1.1939 ihrem Vornamen den Namen ‚Israel', Jüdinnen den Namen ‚Sara' (Sarah) beifügen und im Rechts- und Geschäftsverkehr diese Vornamen stets führen (vgl. Krausnick 1984, S. 273).

Ein weiteres Erkennungsmerkmal der jüdischen Patienten stellte der Eintrag der „Rasse-" und/oder „Religionszugehörigkeit" in den Aufnahmebögen der Patientenakten dar. In den Krankengeschichten, die vor 1939 datieren, findet sich in der Regel in der Rubrik „Religionszugehörigkeit" der Eintrag ‚mosaisch' oder ‚israelitisch', in den Krankenakten ab etwa 1940 wurde neben dem Glaubensbekenntnis zusätzlich auch die „Rassenzugehörigkeit" erfaßt. In dieser Rubrik wurde dann ‚Jude' oder ‚Jüdin' vermerkt. Als weitere Quellen wurden hinzugezogen:
3. die Zu- und Abgangsbücher der Heil- und Pflegeanstalt Langenhorn, dem heutigen Allgemeinen Krankenhaus Ochsenzoll, für den Abtransport jüdischer Insassen dieser Einrichtung am 23.9.1940,
4. eine von der Arbeitsgruppe Ochsenzoll erstellte, (noch) unvollständige Aufstellung über die jüdischen Insassen der Anstalt Langenhorn der Jahre 1939–1945,
5. die im Jahre 1965 vom Staatsarchiv Hamburg (in Zusammenarbeit mit der Jüdischen Gemeinde Hamburg) herausgegebene Dokumentation über „Die jüdischen Opfer des Nationalsozialismus in Hamburg".

Die einzelnen Angaben der genannten fünf Quellen wurden bei der Datenerhebung gegeneinander verglichen, um möglichst exakte und umfassende Informationen über die ehemaligen jüdischen Patienten zu erhalten.

Anhand dieser Quellen fanden wir die Namen von 64 jüdischen Männern und Frauen, die zwischen 1927 und 1945 in der Psychiatrischen und Nervenklinik zur

Behandlung waren. Von 40 dieser Patienten waren die Krankenakten auffindbar und wurden als sechste Quelle hinzugezogen. Der aufwendige und umständliche Weg des Vergleichs der verschiedenen Quellen war erforderlich, weil keine der genannten Quellen lückenlos ist. Alle Quellen zusammengenommen ergeben aber mit hoher Wahrscheinlichkeit die realistische Gesamtzahl der ehemaligen jüdischen Patienten der Psychiatrischen und Nervenklinik.

Statistische Beschreibung

Die Daten- und Namenserhebung ergab die Anzahl von 64 jüdischen Patienten, die in den Jahren 1927–1942 in der Psychiatrischen und Nervenklinik behandelt worden waren. Fast alle dieser 64 Patienten sind entweder den „Euthanasie"-Aktionen oder der „Endlösung der Judenfrage" zum Opfer gefallen.

In folgenden sollen zunächst einige statistische Grunddaten dieser Patienten (Aufnahme-, Entlassungzeitpunkte usw.) dargestellt werden. Etwa zwei Drittel der 64 Patienten (49 P.) wurden vor 1940 (genauer: vor dem 30. 4. 1940) in die Psychiatrische und Nervenklinik aufgenommen und auch wieder entlassen bzw. verlegt. Für viele von ihnen war dies nicht der erste Aufenthalt in der Klinik. Im Zeitraum von 1. 1. 1940–31. 12. 1942 erfolgte die Aufnahme von 14 und die Entlassung von 17 Patienten. Die Entlassungen der Patienten häuften sich in den Jahren 1935, 1938, 1940 und 1941. Ab 1942 bis Ende Mai 1945 wurde in der Klinik kein jüdischer Patient behandelt.

Die Zeitpunkte hoher Entlassungszahlen lassen vermuten, daß diese zum einen mit der Situation der Psychiatrie in Hamburg und zum anderen mit der Verschärfung der Verfolgung der Juden in Zusammenhang standen. So erfolgte im Zuge des „Friedrichsberg-Langenhorn-Plans" (Roth 1984, S. 130) 1934/35 die Auflösung der psychiatrischen Staatskrankenanstalt Friedrichsberg. Während die universitäre Psychiatrie mit etwa 300 Betten in Friedrichsberg verblieb, wurden vor der Auflösung etwa 1800 psychiatrische Patienten in andere Anstalten, Wohlfahrtseinrichtungen, Versorgungsheime usw. innerhalb und außerhalb Hamburgs verlegt (Ebbinghaus 1984, S. 140). 1937 und 1938 versuchten zahlreiche Anstalten – für Hamburg zeigen dies Wunder und Jenner am Beispiel der Alsterdorfer Anstalten (Wunder u. Jenner 1987, S. 156 ff.) – ihre jüdischen Insassen in wenige ausgewählte öffentliche und vor allem entsprechende jüdische Anstalten abzuschieben (Friedlander 1987, S. 38). Am 30. 8. 1940 schließlich erging der Erlaß des Reichsinnenministeriums zur Sammlung jüdischer Patienten in bestimmten Anstalten, und die ersten jüdischen psychiatrischen Patienten wurden getötet. 1941 begannen die allgemeinen Judendeportationen aus Hamburg.

Tabelle 1 zeigt, daß mehr als die Hälfte der Patienten direkt in die Heil- und Pflegeanstalt Langenhorn verlegt (40 Personen) und 8 Patienten nach Hause entlassen wurden. Bei 8 Patienten war der Zielort der Entlassung/Verlegung nicht ermittelbar. Weitere Verlegungen erfolgten in das Versorgungsheim Farmsen (1 P.), in andere Versorgungsheime (2 P.) und in die Alsterdorfer Anstalten (3 P.). Ein Patient ist im genannten Zeitraum in der Klinik gestorben.

Berechnungen hinsichtlich des Alters der Patienten, ihrer Aufenthaltsdauer usw. werden hier nicht angestellt, da angesichts der allgemeinen Verfolgung der Juden

Tabelle 1. Aufnahmen, Entlassungen und Akten ehemaliger jüdischer Patienten/-innen

Jahr	Aufn.	Entl.	Zielort der Entlassung								Akte
			1	2	3	4	5	6	7	8	(vorh.)
1927	1										
1928	6										
1929	1	3		2						1	2
1930	3	1	1								1
1931	3										
1932		2	1	1							2
1933	6	5		3						2	3
1934	2	4		3						1	3
1935	3	12		8		2	2				6
1936	6	5	1	3						1	2
1937	3	2		1			1				1
1938	7	9		8	1						4
1939	7	4		4							2
1940	8	9	4	4					1		7
1941	5	7	1	3				1		2	6
1942	1	1								1	1
unklar	2										
Gesamt	64	64	8	40	1	2	3	1	1	8	40

Zielorte der Entlassung: bezogen auf das Entlassungsjahr

1 nach Hause
2 Heil- und Pflegeanstalt Langenhorn
3 Versorgungsheim Farmsen
4 andere Versorgungsheime

5 Alsterdorfer Anstalten
6 in der PNK verstorben
7 sonstige
8 ohne Angabe oder unklar

Akte (vorh.): hier Eintrag im Entlassungsjahr

diese Parameter unerheblich waren. Erwähnt sei aber, daß viele der Patienten – vor allem diejenigen, deren Aufnahme vor 1935 erfolgte – erst nach langjährigem Aufenthalt verlegt worden waren. Als Entlassungszeitpunkte galten für sie insbesondere die Jahre 1935 und 1938.

Im folgenden sollen hier die Diagnosen der Patienten noch gesondert betrachtet werden, da die Erkrankungsart – nach offizieller Verlautbarung der „T4"-Organisatoren – im Rahmen der Verlegungen von psychiatrischen Patienten in die Tötungsanstalten eine besondere Rolle gespielt hat.

Diagnosenverteilung

Tabelle 2 gibt einen Überblick über das Diagnosespektrum der jüdischen Patienten der Psychiatrischen und Nervenklinik. Anhand der in den Aufnahmebüchern verzeichneten Entlassungs-/Verlegungsdiagnosen zeigt sie die Entwicklung und Veränderung der diagnostischen Praxis in drei Zeitabschnitten anhand der Patienten, die ihren stationären Aufenthalt in der Klinik vor 1937, zwischen 1937 und 1940 und in den Jahren 1941 und 1942 hatten. Darüber hinaus werden die Diagnosen derjenigen jüdischen Patienten der Psychiatrischen und Nervenklinik wiedergegeben, die zum

Tabelle 2. Diagnosen ehemaliger jüdischer Patienten/-innen

Diagnosen (Entlassungsdiagnosen)	Stationärer Aufenthalt in der Psych. u. Nervenklinik				
	vor 1937	1937–1940 (bis zum 23.9.40)	1941–1942	Gesamt	Transport vom 23.9.1940
Schizophrenie	14	1		15	14
Schwachsinn	3	5		8	4
Depression (endogene)	2	3	2	7	4
Irresein, man.-depr.	2	3		5	4
Epilepsie	2	2		4	3
Dementia paranoides	1	2		3	2
Paralyse	3			3	2
Hypomanie		1	1	2	1
Psychose, para.-halluz.		2		2	1
Verwirrtheitszustand			2	2	0
Abbau, allg. org.	1			1	1
Hebephrenie	1			1	1
Hysterie	1			1	1
Melancholie	1			1	1
Reaktion, patholog.		1		1	1
Demenz, senile		1		1	0
Hochdruck, labiler			1	1	0
Hyperthymie		1		1	0
Idiotie			1	1	0
Narkomanie			1	1	0
ohne Diagnose	1	1	1	3	1
Summe	32	23	9	64	41

Transport vom 23.9.1940 aus der Anstalt Langenhorn nach Brandenburg/Görden gehörten.

Die größte Gruppe (15 P.) stellten die als schizophren diagnostizierten Patienten dar. Ihre Entlassung bzw. insbesondere Verlegung erfolgte nahezu in toto vor 1937 (mit einer Ausnahme; Aufnahme- und Entlassungsdatum 1938). 11 von ihnen wurden direkt in die Heil- und Pflegeanstalt Langenhorn, zwei in die Alsterdorfer Anstalten, einer in ein Versorgungsheim und nur ein Patient wurde nach Hause entlassen. Nach 1938 wurde kein jüdischer Patient mit dieser Diagnose mehr entlassen bzw. verlegt.

Von den 14 vor 1937 entlassenen oder verlegten Patienten wurden allein 5 im Jahre 1935 verlegt, teilweise nach mehrjährigem Aufenthalt in der Psychiatrischen und Nervenklinik. Hier zeigt sich u.E. ein deutlicher Zusammenhang mit der Auflösung der Staatskrankenanstalt Friedrichsberg und dem Fortbestand der Psychiatrischen und Nervenklinik als reine Universitätspsychiatrie. Damit war auch eine Reduzierung der Bettenkapazität und eine große Verlegungsaktion innerhalb Hamburgs (2. Ringtausch) verbunden (Ebbinghaus 1984, S. 140f.).

Fast alle jüdischen Patienten, die bei ihrer Verlegung aus der Klinik als schizophren diagnostiziert worden waren, wurden am 23.9.1940 aus der Anstalt Langenhorn abtransportiert. Eine Ausnahme bildete die Patientin, die 1930 nach Hause entlassen worden war. Aus der im heutigen Allgemeinen Krankenhaus Ochsenzoll (früher Heil- und Pflegeanstalt Langenhorn) vorliegenden Patientenakte ist ersichtlich, daß ihre Aufnahme dort nach dem 23.9.1940 direkt erfolgte. Am 17.11.1941 wurde sie dann nach Bendorf-Sayn verlegt und von dort am 30.4.1942 mit unbekanntem Ziel abtransportiert.

Die drei Diagnosen Schizophrenie, Schwachsinn und Depression umfassen mehr als die Hälfte der Gesamtanzahl der Patienten und ebenso mehr als die Hälfte der Diagnosen der Patienten, die am 23.9.1940 aus Langenhorn abtransportiert wurden.

Ob und inwieweit die Diagnose wesentlich für eine Einbeziehung in den Transport vom 23.9.1940 war, oder ob dafür letztlich nur die Religionszugehörigkeit bestimmend war, kann anhand des dargestellten Diagnosetableaus nicht beantwortet werden. So gehen z.B. Schmidt-von Blittersdorf et al. (1986, S. 89) davon aus, „... daß von den Verlegungen und Ermordungen *alle* (im Org. hervorgehoben; d. Verf.) jüdischen Patienten betroffen waren nicht wie bei den „arischen" Psychiatriepatienten nur die für „lebensunwert" begutachtete Patientengruppe."

Vergleicht man die gesonderte Erfassung der jüdischen Patienten mit der zeitlich früher begonnenen und parallel laufenden Meldebogenaktion der „Aktion T4", dann kann zunächst festgehalten werden, daß ein besonderer, umfangreicher Meldebogen für die jüdischen Patienten nicht ausgefüllt werden mußte. Auch für einen etwa vorgesehenen, irgendwie gearteten Begutachtungsvorgang gibt es keinerlei Hinweise. Für die Hamburger Anstalten ist zu konstatieren, daß diese auf Anordnung der Staatsverwaltung die Anzahl und Namen derjenigen jüdischen Insassen mitteilten, die an „Schwachsinn" oder einer „Geisteskrankheit" litten. Es kann davon ausgegangen werden, daß durch so weit gefaßte Diagnosenkriterien alle jüdischen Insassen der psychiatrischen Anstalten erfaßt werden sollten. Entsprechend wurden von der Psychiatrischen und Nervenklinik am 30.4.1940 fünf in Behandlung befindliche jüdische Patienten gemeldet.

Bei der Durchsicht der Diagnosen fällt auf, daß bei den jüdischen Patienten jene Diagnosen überwogen, die auch in der allgemeinen Meldebogenaktion erfaßt wurden. Im Gegensatz zu dieser Feststellung schien die Bewertung der Arbeitsfähigkeit und -leistung, der in der Meldebogenaktion besonderes Gewicht zukam, bei dieser Patientengruppe keine Rolle gespielt zu haben.

Mitzubedenken bei der Frage nach den Kriterien für die Zusammenstellung der Transporte ist auch der Umstand, daß die jüdischen Insassen der Heil- und Pflegeanstalten weiterhin zusätzlich auch durch die allgemeine Meldebogenaktion erfaßt und einzelne zusammen mit anderen Anstaltsinsassen zur Tötung abtransportiert wurden (vgl. Friedlander 1987, S. 40).

Von den nach dem Erlaß vom 30.4.1940 fünf namentlich gemeldeten jüdischen Patienten/-innen der Psychiatrischen und Nervenklinik wurden zwei Patientinnen in die Heil- und Pflegeanstalt Langenhorn verlegt. Ihre Verlegungen erfolgten am 30.5. und 23.7.1940, also vor dem Runderlaß vom 30.8.1940, der die Anstalt Langenhorn als Sammelstelle bestimmte. Von den anderen 3 Patienten wurde einer am 19.6.1940 von der Gestapo abgeholt (s. S. 120ff.), eine Patientin am 16.9.1940 nach Hause entlassen und ein weiterer Patient verblieb bis zum 8.12.1941 in der Klinik (s. zu diesem Patienten die Fallgeschichte im folgenden Abschnitt).

Faßt man die geschilderten Aspekte zusammen, dann scheint die Frage der Erkrankung bzw. Krankheit, die in der Diagnose ihren Ausdruck fand, von keiner besonderen Bedeutung für die Verlegung gewesen zu sein. Vielmehr muß angenommen werden, daß die gesonderte Erfassung der jüdischen Patienten auf eine rasche

Gesamterfassung abzielte und daß dies in einer Sondermaßnahme geschah, um eine beschleunigte Abwicklung zu erreichen. Auf jeden Fall wurden die jüdischen Insassen der Heil- und Pflegeanstalten und anderer Einrichtungen auch nach den Transporten der Jahre 1940 und 1941 in anderer Weise behandelt als die nichtjüdischen Insassen. So wurden zwar in den Folgejahren auch einzelne von ihnen auf den allgemeinen Tötungsweg der „Aktion T4" geschickt (s. den folgenden Exkurs über den Fall des jüdischen Kaufmanns J.), viele wurden jedoch zunächst in Bendorf-Sayn gesammelt, bevor sie 1942 in die Aktionen zur „Endlösung der Judenfrage" einbezogen wurden.

Die Geschichte des jüdischen Kaufmanns J.

Die Krankengeschichte der Psychiatrischen und Nervenklinik über den früheren Patienten J., einen 1896 geborenen Pelzhändler mit rumänischer Staatsangehörigkeit, befindet sich nicht mehr im hiesigen Archiv, sondern in Hadamar, wo der Patient am 7. 8. 1943 ums Leben kam. Nach einem Aufenthalt vom 23. 11. 1939 bis zum 8. 12. 1941 in der Psychiatrischen und Nervenklinik war der Patient wenige Tage nachdem in langwierigen Verhandlungen die Formalitäten für eine Ausreise bzw. Abschiebung in sein Heimatland Rumänien schließlich zum Erfolg geführt hatten – die Ausreise sollte am 27. 7. 1943 erfolgen und wurde vermutlich durch die Bombenangriffe auf Hamburg vereitelt – am 7. 8. 1943 von der Anstalt Langenhorn über die Anstalt Scheuern in die Anstalt Hadamar verlegt worden.

Seine Geschichte ist ausführlich dokumentiert bei Kneuker u. Steglich (1985, S. 58–78), die einen seiner Söhne in Israel ausfindig machten und aus dessen Erläuterungen die Biographie des früheren Patienten J. ergänzen konnten. Diese belegen, daß die schweren depressiven Verstimmungen des Patienten unmittelbare Reaktionen auf massive persönliche und familiäre Verfolgungen waren, die in der Krankenakte der Psychiatrischen und Nervenklinik nicht dokumentiert wurden. Nach Angaben des Sohnes (Kneuker u. Steglich 1985, S. 72–78) war der Patient Ende 1936 oder Anfang 1937 in Berlin, wo er ein zweites Pelzgeschäft unterhielt, von der Gestapo niedergeschlagen und verhaftet worden. Mit diesem Ereignis sei der sonst immer fröhliche Mann von einem Tag auf den anderen schwermütig geworden und zunächst in Privatsanatorien in der Nähe von Wien in Behandlung gewesen. Zurückgekehrt nach Hamburg habe er einen Selbstmordversuch gemacht, der dann wenig später zur Aufnahme in die Psychiatrische und Nervenklinik geführt habe. Inzwischen sei die Familie zersplittert gewesen. Die Tochter habe mit einem Kindertransport nach England entkommen können. Die Ehefrau bemühte sich intensiv um ein Einreisevisum nach Palästina, insbesondere, nachdem das Hamburger Geschäft in der Kristallnacht verwüstet worden war. Weil das Einreisezertifikat so lange auf sich warten ließ, begab sie sich mit einem der Söhne nach England, um die Sache zu beschleunigen, und wurde dort von Angehörigen abgehalten, nach Deutschland zurückzukehren. Dem zweiten Sohn war es gelungen, 1939 mit Hilfe der zionistischen Jugendbewegung nach Palästina zu entkommen. Die Schwägerin des Patienten hatte mit ihren beiden Töchtern die Hamburger Wohnung übernommen und das Geschäft weitergeführt. Zuerst wurden die Töchter, dann auch die Schwägerin (1942) verschleppt. Alle drei endeten in Gaskammern.

Auch dieser Patient war im Schreiben vom 24.5.1940 an die Staatsverwaltung Hamburg als jüdischer Insasse der Klinik namentlich genannt worden. In einem nicht adressierten Attest vom 19.9.1941 machte Bürger-Prinz widersprüchliche Angaben. Einerseits wies er darauf hin, daß der Patient seit dem 23.6.1941 „von der Klinik beurlaubt und noch nicht aus der Behandlung entlassen" sei. Den Angaben des Sohnes zufolge hat er in der Zeit der Beurlaubung irgendwo im Straßenbau gearbeitet. Weiter heißt es in dem Attest:

„Der Allgemeinzustand des J. hat sich zwar so weit gebessert, daß er zu Hause haltbar ist, jedoch bedarf er auch heute noch ständiger Überwachung und Pflege ... J. ist allein unter keinen Umständen außerhalb einer geschlossenen Abteilung haltbar."

In einem weiteren Attest vom 11.8.1950 „Zur Vorlage bei der Behörde" schrieb Bürger-Prinz:

„Die Krankengeschichte steht nicht mehr zur Verfügung, da sie bei der Verlegung mitging. Das Krankheitsbild ist dem Unterzeichneten noch sehr gut erinnerlich. Eine gewisse endogene Veranlagung muß für die Manifestation der Psychose angenommen werden. Jedoch ist mit an Sicherheit grenzender Wahrscheinlichkeit anzunehmen, daß die Depression durch die damaligen bedrückenden und außerordentlich belastenden Verhältnisse ausgelöst und unterhalten wurde."

Mit Schreiben vom 21.12.1965 wurde Bürger-Prinz aus Anlaß der Entschädigungsklage „der Witwe Regina J. (Name gekürzt; d. Verf.) gegen die Freie und Hansestadt Hamburg, Arbeits- und Sozialbehörde, Amt für Wiedergutmachung, wegen Witwenrente" vom Hanseatischen Oberlandesgericht gefragt, „ob nach Ihrer Meinung der allgemeine Verfolgungsdruck seit der nationalsozialistischen Machtübernahme gegen den jüdischen Bevölkerungsteil zu der psychischen Erkrankung des Ehemanns der Klägerin geführt hat oder ob Ihnen eine bestimmte gegen ihn gerichtete Verfolgungsmaßnahme erinnerlich ist, die zu der Erkrankung geführt hat. Im letzteren Falle: wann war diese Verfolgungsmaßnahme etwa? ... Ich gestatte mir, um Ihnen die Angelegenheit leichter erinnerlich zu machen, Ihnen anliegend die Abschrift eines Zeugnisses vom 11. August 1950 zu übersenden."

Bürger-Prinz antwortete am 29.12.1965:

„Ein besonderes, den Patienten speziell treffendes Ereignis i.S. der nationalsozialistischen Verfolgung ist mir nicht erinnerlich. Meine Erinnerung ist die, daß der Pat. ein angesehenes Pelzgeschäft hatte und dieses Geschäft dann aufgeben mußte, unter welchen besonderen Bedingungen weiß ich nicht mehr. Im übrigen handelte es sich meines Erinnerns nach um den langsam schärfer werdenden Druck auf den jüdischen Bevölkerungsteil bezüglich Wohnverhältnisse, Ausscheiden aus Arbeitsmöglichkeiten und dergl. mehr, auch um den allgemeinen Kontaktabbruch zur nichtjüdischen Bevölkerung. Unter dieser Ausgliederung litt Herr J. (Name gekürzt; d. Verf.) sehr, bis sich die depressive Reaktion langsam zu einem schweren depressiven Bild intensivierte. In welchem Zeitraum diese intensive Verschlimmerung eintrat, d.h. wieviel Monate „Anlaufzeit" die tiefe Depression in Anspruch nahm, vermag ich nicht mehr zu sagen."

Der Abtransport 41 früherer Patienten der Psychiatrischen und Nervenklinik aus der Heil- und Pflegeanstalt Langenhorn am 23.9.1940 in die Anstalt Brandenburg/Görden

Eine Durchsicht der Langenhorner Unterlagen ergab, daß 41 der 64 ehemaligen jüdischen Patienten der Psychiatrischen und Nervenklinik in den Transport vom

23. 9. 1940 einbezogen worden sind. Diese machen etwas mehr als ein Viertel der insgesamt etwa 140 Opfer dieses Transports aus (Tabelle 3).

Widersprüchliche Angaben finden sich dabei in 3 Fällen. Hier geben die Langenhorner Unterlagen zwar den 23. 9. 1940 als Transportdatum an, nach dem (leider auch fehlerhaften) Hamburger Gesamtverzeichnis der jüdischen Opfer von 1965 ergeben sich aber andere Daten: 7. 12. 1940 aus Chelm; 3. 12. 1940 aus der Anstalt Langenhorn; 31. 3. 1941 aus Sayn (Staatsarchiv Hamburg 1965, S. 84–87).

Von den verbleibenden 38 Patienten wurden nur 2 im Jahre 1940 direkt von der Psychiatrischen und Nervenklinik in die Anstalt Langenhorn verlegt. Bei einem von diesen beiden Patienten erfolgte die Verlegung schon im Februar 1940 – also noch vor dem Erlaß zur gesonderten Erfassung der jüdischen Insassen von Heil- und Pflegeanstalten vom April 1940. Auf den anderen Patienten wird in einem gesonderten Abschnitt eingegangen werden. Für die übrigen 36 Patienten gilt, daß ihre Entlassung oder Verlegung nach Langenhorn und/oder in andere Einrichtungen bereits in den Jahren 1932–1939 erfolgt war.

Die meisten Patienten waren im genannten Zeitraum von der Psychiatrischen und Nervenklinik aus nach Langenhorn (29 P.) verlegt und nur 2 Patienten waren nach Hause entlassen worden. Einzelne Verlegungen erfolgten in das Versorgungsheim

Tabelle 3. Frühere Patienten der Psychiatrischen und Nervenklinik, die am 23. 9. 40 aus Langenhorn abtransportiert wurden

Jahr	Aufnahmen in die PNK	Entl.	Ziele der Entlassung aus der PNK						Akte (vorh.)
			1	2	3	4	5	6	
1927	1								
1928	4								
1929	1	3		2				1	2
1930	3								
1931	3								
1932		2	1	1					2
1933	6	5		3				2	3
1934	1	3		2				1	3
1935	3	11		7		2	2		5
1936	6	5	1	3				1	2
1937	1	1		1					
1938	6	7		6	1				2
1939	3	2		2					
1940	1	2		2					1
Unklar	2								
Gesamt	41	41	2	29	1	2	2	5	20

1. Aufnahmen und Entlassungen derjenigen jüdischen Patienten der Klinik, die zum Transport vom 23. 9. 40 aus Langenhorn gehörten. Aufnahme und Entlassung erfolgte bei einigen nicht im selben Jahr.
2. Zielorte der Entlassung: 1 nach Hause
                             2 Heil- und Pflegeanstalt Langenhorn
                             3 Versorgungsheim Farmsen
                             4 andere Versorgungsheime
                             5 Alsterdorfer Anstalten
                             6 ohne Angabe oder unklar
3. Die Kategorie „Unklar" unter der Jahresangabe bezieht sich nur auf das Jahr der Aufnahme der beiden Patienten. Es ist nicht in den Quellen verzeichnet.

Farmsen (1 P.), in andere Versorgungsheime (2 P.) und in die Alsterdorfer Anstalten (2 P.).

Im Krankengeschichtenarchiv der Psychiatrischen und Nervenklinik sind noch 20 Patientenakten der ehemals 41 jüdischen Patienten vorhanden. Mit hoher Wahrscheinlichkeit waren die fehlenden Krankengeschichten den Patienten bei der Verlegung in die Heil- und Pflegeanstalt Langenhorn mitgegeben und sind im Gegensatz zu den vorhandenen Akten nicht mehr zurückgesandt worden.

Von den 29 in den Jahren 1929–1940 von der Psychiatrischen und Nervenklinik direkt in die Heil- und Pflegeanstalt Langenhorn verlegten jüdischen Patienten ließ sich nur bei dreien mit Sicherheit feststellen, daß sie durchgängig bis zum Abtransport am 23.9.1940 in Langenhorn geblieben waren. 14 weitere waren nach kurzem Zwischenaufenthalt weiterverlegt worden in die Anstalten Strecknitz (7 P.), Rickling (3 P.), Neustadt (2 P.) und in das Versorgungsheim Farmsen (2 P.), bevor sie dann erneut in Langenhorn gesammelt und abtransportiert wurden. Bei den übrigen 12 Patienten konnte nicht mehr schlüssig rekonstruiert werden, wo sie sich zwischenzeitlich aufgehalten hatten.

In der Woche vor dem 23.9.1940 wurden alle Patienten, die ihren letzten Aufenthalt nicht (mehr) in Langenhorn hatten, für den Abtransport in dieser Anstalt versammelt. Ihr Abtransport aus dieser Anstalt erfolgte am 23.9.1940 ohne Angabe eines Zielortes. Nach Wunder u. Jenner (1987, S. 165) wurde der Anstalt Langenhorn sowie den Angehörigen bei späteren Nachfragen das „Generalgouvernement" und/ oder die Anstalt Cholm (Chelm) bei Lublin als Zielort genannt. Der eigentliche Zielort des Transports war aber die Anstalt Brandenburg/Görden. In einer Taschenkalendernotiz des für die Tötungen verantwortlichen Arztes Dr. Eberl wird der Eingang des Transports bestätigt. Diese Quelle verdeutlicht aber auch, daß die Langenhorner Patienten das Schicksal anderer dorthin verbrachter jüdischer Patienten teilen mußten (Wunder u. Jenner 1987, S. 164f.). Mit höchster Wahrscheinlichkeit kann heute gesagt werden, daß die Patienten in Brandenburg/Görden innerhalb kurzer Zeit vergast wurden.

Die Verlegungen früherer jüdischer Patienten der Psychiatrischen und Nervenklinik aus der Anstalt Langenhorn in die Anstalt Bendorf-Sayn im Jahre 1941

Aus der Heil- und Pflegeanstalt Langenhorn wurden im Jahre 1941 fünf der ehemaligen Patienten der Psychiatrischen und Nervenklinik in die Anstalt Bendorf-Sayn verlegt. Bendorf-Sayn diente zu dieser Zeit als reichsweite Sammelanstalt jüdischer Insassen von Heil- und Pflegeanstalten.

Zwei dieser fünf Patienten waren schon einige Jahre zuvor von der Klinik in die Heil- und Pflegeanstalt Langenhorn (1938/1939), ein Patient im Jahr 1937 in die Alsterdorfer Anstalten Hamburg verlegt und zwei Patienten waren nach Hause entlassen worden (1930/1940).

Aus der Anstalt Langenhorn erfolgten die Verlegungen nach Sayn am 21.4.1941 (3 Patienten) und am 17.11.1941. Noch zu erheben ist hierbei, ob an diesen beiden Tagen auch jüdische Patienten der Anstalt Langenhorn und/oder anderer Anstalten des norddeutschen Raums über Langenhorn, etwa im Rahmen umfangreicher Transporte, nach Sayn verbracht worden sind. Von 4 dieser 5 Patienten konnte der weitere Verbleib rekonstruiert werden. Sie wurden im Rahmen der Räumungstransporte der Anstalts Sayn im Jahre 1942 abtransportiert – 2 Patienten am 22.3.1942 und 2 Patienten am 30.4.1942. Die Zielorte der Abtransporte werden zwar in keiner Quelle erwähnt, aber es gibt Hinweise darauf, daß als Bestimmungsorte die Konzentrations- und/oder Vernichtungslager in den von Deutschland besetzten Gebieten des Ostens vorgesehen waren. Nach den Angaben der Gestapo Koblenz sind die in den Transportlisten namentlich aufgeführten jüdischen Personen „ausgewandert und haben die deutsche Staatsangehörigkeit verloren". Ermittelt werden konnte bisher anhand erhaltengebliebener fernschriftlicher Transportanweisungen des Reichssicherheitshauptamts Berlin an die Stapo(leit)stellen Düsseldorf, Koblenz, Köln und Aachen, daß als Zielort eines Transports Izbica bei Lublin (im damaligen „Generalgouvernement Polen") angegeben wurde. Diese Personen sind im Rahmen der Deportationen umgekommen (Schabow 1979, S. 22ff.).

Der Name des fünften Patienten, der nach Sayn verlegt worden war, fand sich in keiner der Transportlisten der Gestapo Koblenz. Weitere Anhaltspunkte über ein Schicksal gibt es nicht, zumal auch aus der hiesigen Patientenakte keine diesbezüglichen Hinweise hervorgehen.

Im folgenden soll hier beispielhaft die, wenn auch nicht typische Geschichte einer Patientin die oben skizzierten Zusammenhänge erläutern. Am 13.2.1940 wurde die jüdische Patientin Frau Z. in die Psychiatrische und Nervenklinik aufgenommen. Sie war zum Zeitpunkt der Aufnahme 53 Jahre alt und stand unter der Vormundschaft eines Hamburger Rechtsanwalts. Als Diagnose ist in ihrer Akte „chronische Hypomanie" angegeben.

Vor ihrer Aufnahme war sie von 1935–1938 bei Prof. Lottig, davor und danach in verschiedenen psychiatrischen Einrichtungen in Behandlung gewesen. 1939 hatte sich die Patientin während eines Kuraufenthalts in Oberstdorf/Allgäu kritisch über die Kriegslage geäußert. Diese Äußerungen wurden in Hamburg Gegenstand eines Verfahrens wegen Vergehens gegen das Heimtückegesetz. Nach der Aufnahme in die Psychiatrische und Nervenklinik fertigten der Direktor der Klinik Bürger-Prinz und die Assistenzärztin K. für dieses Verfahren ein Gutachten an, in dem sie die politischen Äußerungen der Patientin auf ihre Erkrankung zurückführten und die ärztlichen Voraussetzungen des Paragraphen 51, Abs. 1 RStGB in vollem Umfang als gegeben ansahen:

„Die aktenmäßig niedergelegten Schilderungen ihres Verhaltens in Oberstdorf, sowie ihre Äußerungen auf politischem Gebiete passen durchaus zu dem Verhalten, das Frau Z. (Name gekürzt; d. Verf.) in ihrer Hypomanie auch sonst an den Tag legt. Sie hat keinerlei Einsicht dafür etwas Unerlaubtes getan zu haben. Sie kann ebenso im nächsten Augenblick Lobeshymnen über Deutschland anstimmen."

Über den Ausgang des Verfahrens ist aus der Patientenakte nichts weiteres zu erfahren.

Während ihres Aufenthalts in der Klinik wurde Frau Z. als „geschwätzig", „klebrig-distanzlos" und als „völlig unbekümmert", aber auch als „freundlich" und „einfügsam" charakterisiert. Ihre Behandlung erschöpfte sich in der Verordnung von zunächst 3×2, später 3×1 Tabl. Luminal täglich. Aufgrund des Erlasses vom 15.4.1940 wurde sie gemeinsam mit vier anderen Patienten/-innen von der Psychiatrischen und Nervenklinik am 30.4.1940 namentlich an die Staatsverwaltung Hamburg als jüdische Insassin gemeldet. Am 23.7.1940, also noch vor dem Erlaß vom 30.8.1940, erfolgte ihre Verlegung in die Anstalt Langenhorn, ein Verlegungsgrund findet sich in der Akte nicht.

Der weitere Verbleib der Patientin ergibt sich aus den der Akte beiliegenden Schriftwechseln. 1941 forderte die Psychiatrische und Nervenklinik die Heil- und Pflegeanstalt Langenhorn mit einem Schreiben vom 3. September „dringend" auf, die zuvor mitgegebene Patientenakte von Frau Z. an die Klinik zurückzusenden. Im Eingangsstempel der Anstalt Langenhorn ist neben der Langenhorner Aktennummer mit Bleistift die Angabe „Lublin" vermerkt. „Lublin" (genauer „Staatskrankenanstalt Cholm/Lublin") galt bei Nachfragen von Angehörigen als offizieller Bestimmungsort des Abtransports vom 23.9.1940 von jüdischen Patienten/-innen aus Langenhorn.

„Die Angabe „Staatskrankenanstalt Cholm/Lublin" als Ziel von jüdischen Patiententransporten war (jedoch; d. Verf.) reine Erfindung. In Cholm bestand zwar eine Pflegeanstalt, jüdische Transporte aus dem Reichsgebiet sind dort aber niemals eingetroffen. Die Irreführung war so erfolgreich, daß sie noch heute durch die Literatur und Gerichtsurteile geistert" (Wunder u. Jenner 1987, S. 165).

Heute ist bekannt, daß der Transport vom 23.9.1940 nach Brandenburg/Görden ging, und die Patienten/-innen dort getötet wurden.

Aus einem weiteren der Akte beiliegenden Schreiben an die Universitätsklinik vom Jahre 1957 ist das wahrscheinlich wirkliche Schicksal von Frau Z. in groben Umrissen erkennbar. In dem Schreiben bat Rechtsanwalt Dr. H., der die Interessen der Erben, der von ihm als einer rassisch Verfolgten bezeichneten Frau Z. vertrat, um die Überlassung der Patientenakte und um nähere Auskünfte über die Gründe der Verlegung in die Anstalt Langenhorn. Weiter teilte er mit, daß Frau Z. nach seiner Kenntnis Ende September 1940 in der Heilanstalt Bendorf-Sayn-/Rhein aufgenommen und dort auf Anordnung der Gestapo am 15.6.1942 abgeholt und mit unbekanntem Ziel deportiert worden sei. Seitdem fehlte von ihr jede Spur.

Eine Durchsicht der Transportlisten der Anstalt Sayn bestätigt diese Angabe von Dr. H. Danach wurde Frau Z. am 15.6.1942 gemeinsam mit anderen Insassen der Anstalt sowie jüdischen Bürgern von Bendorf, Sayn und Koblenz deportiert (Schabow 1979, S. 24ff.). Aus den bei Schabow (1979, S. 22ff.) abgedruckten, ehemals geheimen Fernschreiben der Gestapoleitstelle Düsseldorf, die auf die von Eichmann (RSHA) angeordneten Deportationen vom 15.6.1942 Bezug nehmen, wird der offiziell angegebene Zielort des Transportes ersichtlich. Demnach war als Zielort Izbica bei Lublin vereinbart. Ob der Sonderzug diesen Ort jedoch je erreicht hat, konnte nicht festgestellt werden. Auch über den Tod und den letzten Aufenthaltsort der Deportierten gibt es keinen exakten Nachweis. Mit an Sicherheit grenzender Wahrscheinlichkeit wurden sie jedoch in den Konzentrationslagern des Ostens getötet.

„Wie lange die Fahrt in die Konzentrationslager dauerte, wissen wir nicht. Die grausamen Transportbedingungen kosteten aber schon unterwegs vielen Menschen das Leben; andere erkrankten schwer. Aus den Vernehmungsprotokollen ehemaliger KZ-Bewacher weiß man, daß kranke Menschen meist sofort ermordet, jüngere und kräftige zu schwerer körperlicher Arbeit eingesetzt wurden, ehe auch sie umgebracht wurden. Von den Hunderten aus Bendorf und Umgebung nach dem Osten verschleppten Personen, die dort ermordert wurden, ist nur eine schriftliche Nachricht erhalten, eine Postkarte, die Mitte 1943 aus dem Lager Trawniki, Bezirk Lublin (Polen), abgeschickt und am 4.8.1943 in Berlin-Charlottenburg gestempelt wurde. Die Karte enthält Formulierungen, die erkennen lassen, daß sie von Bewachern diktiert wurden. Solche Schreiben, die auch andernorts erhalten sind, geben leider keine Informationen über das wahre Schicksal der Deportierten ..." (Schabow 1979, S. 24).

Die Bitte von Dr. H. um Akteneinsicht und um nähere Einzelheiten wurde vom damaligen Oberarzt der Klinik abschlägig beschieden. In seinem Antwortbrief teilte er mit, daß zu den Fragen auf behördliche Anforderung Stellung genommen werden könne. Weitere Informationen über Frau Z. und diesen Vorgang bietet die Akte nicht mehr. Auffallend ist, daß sich der Zeitpunkt der Aufnahme von Frau Z. in Bendorf-Sayn ungefähr mit dem Datum des Transports der jüdischen Patienten/-innen von Langenhorn nach Brandenburg deckt.

Wie die Nachforschungen im Allgemeinen Krankenhaus Ochsenzoll (früher: Heil- und Pflegeanstalt Langenhorn) ergaben, ist die Langenhorner Akte von Frau Z. nicht mehr vorhanden. Ihr Name findet sich aber im Zu- und Abgangsbuch in der Liste der Namen von jüdischen Personen, die am 23. 9. 1940 verlegt wurden. Diese Patienten/-innen wurden in einem Transport nach Brandenburg verschickt. Aus dem oben erläuterten handschriftlichen Eintrag „Lublin" und Namenseintrag zur Verlegung am 23. 9. 1940 läßt sich schließen, daß Frau Z. im Rahmen dieses Transports verlegt wurde. Das Schicksal der in solchen Transporten nach Brandenburg verbrachten Menschen wird bei Wunder u. Jenner (1987, S. 165) aufgezeigt. Aus der Zeugenaussage vom Jahre 1960 des Begleiters eines Transports von Berlin-Buch nach Brandenburg geht hervor, daß in Brandenburg die Tötung der verlegten Personen sofort nach der Ankunft, ohne vorherige Selektion, mittels Giftgas erfolgte (vgl. Kaul 1979, S. 99f.).

Anzunehmen wäre danach, daß Frau Z. ebenfalls in Brandenburg/Görden vergast wurde. Hier stellt sich aber die Frage, ob und wie Frau Z. – wenn die Informationen von Dr. H. und die Angaben bei Schabow stimmen – im selben Zeitraum in Bendorf-Sayn aufgenommen werden konnte.

Zur Beantwortung dieser Frage lassen sich folgende Annahmen treffen:

1. Frau Z. wurde in Brandenburg getötet und ihre Aufnahme in Bendorf-Sayn war zur Irreführung vorgetäuscht. Auch die Informationen von Dr. H. wurden durch diese Täuschung verfälscht. Diese These ist wenig wahrscheinlich, da ihr Name auch in der Transportliste der Anstalt Bendorf-Sayn vom 14. 6. 1942 verzeichnet ist.

2. Als Hypothese möglich erscheint auch die Annahme, daß Frau Z. im Rahmen des Sammeltransports vom 23. 9. 1940 von Langenhorn nach Brandenburg und von dort direkt oder über eine andere Anstalt nach Bendorf-Sayn gekommen ist. Dieser These widerspricht zwar die in Brandenburg übliche Tötungspraxis, sie wird aber durch den Vermerk „Lublin" und die Angaben von Dr. H. sowie die Ausführungen bei Schabow gestützt.

3. Nicht ausgeschlossen werden kann schließlich, daß nicht alle Patienten/-innen, die im Langenhorner Zu- und Abgangsbuch als am 23. 9. 1940 zu verlegende Personen aufgeführt sind, für den Transport nach Brandenburg bestimmt waren bzw. tatsächlich auch verlegt wurden. Für einzelne oder eine Gruppe dieser Personen könnte ein weiterer Aufenthalt in Langenhorn und gegebenenfalls eine spätere Verlegung nach Bendorf-Sayn vorgesehen gewesen sein. Für diese These gibt es keine Anhaltspunkte.

Eine letztendliche Klärung dieser Annahmen und Hypothesen muß offen bleiben, da weitere Auskünfte über Frau Z. und ihren Tod wahrscheinlich nicht mehr zu erhalten sind.

Am plausibelsten erscheint die zweite Annahme. Danach ist Frau Z. im Jahre 1942 der Räumung der Anstalt Bendorf-Sayn durch die Gestapo zum Opfer gefallen und gehörte zu dem Transport jüdischer Insassen dieser Anstalt und anderer jüdischer Personen aus dem Rheinland, dessen Spuren sich in der Nähe von Lublin in Polen verloren (vgl. hierzu auch Klee 1983, S. 262f.).

Der Abtransport ehemaliger jüdischer Patienten der Psychiatrischen und Nervenklinik aus Hamburg im Rahmen der allgemeinen Judentransporte in Einzelfalldarstellungen

Die eigentliche „Endlösung der Judenfrage", unter die auch ehemalige Patienten der Psychiatrischen und Nervenklinik fielen, begann im Herbst 1941 (Heim u. Aly 1987). Aufgrund einer Mitteilung der Jüdischen Gemeinde in Köln war bekannt geworden, daß im Oktober 1941 20000 Juden aus Deutschland nach Litzmannstadt abtransportiert werden sollten (Freimark u. Kopitzsch 1978, S. 82).

Der Hamburger Transport sollte 1000 jüdische Einwohner umfassen. Die folgende Aussage von Dr. Max Plaut, dem ehemaligen Vorsitzenden der Jüdischen Gemeinde in Hamburg, beschreibt den Personenkreis, der von der Gestapo zur Deportation bestimmt worden war:

„Als ich um nähere Auskunft bat, wie die Behörde sich das vorstellte, erhielt ich die Erklärung, zunächst sollten alle Juden, die aus den bis 1918 zu Deutschland gehörigen Teilen des Altreichs stammten, alle naturalisierten Ostjuden, alle staatenlosen Juden, sowie alle bei der Gestapo aus irgendeinem Grunde ‚mißliebigen' Juden mit ihren Familien drankommen. Verwandte und Verschwägerte, die nicht in diese Kategorien fielen, könnten sich freiwillig melden. Auch Juden polnischer Staatsangehörigkeit – soweit nicht schon am 28.10.1938 abgeschoben – wurden miterfaßt. Die Betreffenden erhielten durch die Gestapo per Einschreibebrief einen „Evakuierungsbefehl", in dem ihnen mitgeteilt wurde, daß sie sich einen Tag vor Abtransport im Gebäude der „Provinzialloge für Niedersachsen", Moorweidenstraße, einfinden sollten" (Dr. Max Plaut, zit. nach Staatsarchiv Hamburg 1965, S. XI).

Im Rahmen dieser Transporte sind nach den vorliegenden Unterlagen 7812 jüdische Einwohner umgekommen. Von etwa 6000 Personen sind die Namen bekannt (Staatsarchiv Hamburg 1965). In diese allgemeinen Abtransporte jüdischer Bewohner Hamburgs wurden in den Jahren 1941–1943 auch sieben ehemalige Patienten der Psychiatrischen und Nervenklinik einbezogen, wie der Vergleich der Namenslisten der Abtransportierten mit der Patientendatei ergab. Es handelte sich hierbei um vier Frauen und drei Männer im Alter von 27–59 Jahren. Drei der Frauen waren 1940 und eine Frau 1942, zwei Männer 1941 und 1941–1942 und einer von 1939–1940 in der Klinik behandelt worden.

Die folgenden Einzelfalldarstellungen dieser Gruppe sollen exemplarisch das Schicksal und den Weg dieser jüdischen Einwohner Hamburgs nachzeichnen.

Vier Patientinnen

Die Durchsicht der Patientenakten ergab zunächst, daß zwei Frauen am 16.9.1940, also 2 Tage vor dem im Rundschreiben des Reichsinnenministeriums (RMdI) vom

August 1940 angegebenen Stichdatum (18. 9. 1940) für die „reichsweite Sammlung" der jüdischen Patienten (s. S. 102 f.), nach Hause entlassen worden waren.

In einem Fall handelte es sich, laut Angaben im Aufnahmebuch, um eine Privatpatientin von Bürger-Prinz. Sie wurde zum zweitenmal in der Klinik stationär behandelt. Nach 6 Monaten Aufenthalt in der Klinik erfolgte ihre Entlassung mit der Diagnose Depression. Weitere Informationen liegen nicht vor, da die Krankengeschichte der Patientin im Archiv nicht mehr vorhanden ist.

Die Einweisungsdiagnose der anderen Patientin lautete „Kopfschmerzen" und „epileptische Anfälle". Wegen dieser Beschwerden war sie im Jahre 1939 schon mehrfach in verschiedenen Hamburger Krankenhäusern in Behandlung gewesen. Der Verdacht auf einen Hirntumor bestätigte sich dabei nicht. Die Aufnahmeuntersuchung und das Aufnahmegespräch ergaben keine auffälligen Besonderheiten. Die vorläufige Diagnose lautete „symptomatische Epilepsie". Während der ersten Tage ihres Aufenthalts in der Klinik war die Patientin, wie den Pflegerberichten zu entnehmen ist, überwiegend „ruhig" und „geordnet", „räumlich und zeitlich orientiert", aber auch manchmal etwas bedrückt. Am neunten Tag ihres Aufenthalts bekam sie nachts mehrere kurze epileptische Anfälle und wurde mit Luminal behandelt. Im Verlauf der weiteren Tage ergaben sich keine Besonderheiten mehr. Nach insgesamt 11 Tagen Aufenthalt wurde sie am 16. 9. 1940 „ungeheilt" entlassen. Als Grund der Entlassung ist dem Arztbericht zu entnehmen:

„Pat. wird heute zum Ehemann entlassen, in Folge der Verordnung von Judenentfernungen aus den Krankenhäusern."

Diese Notiz ist in mehrfacher Hinsicht bemerkenswert. Zunächst belegt sie, daß in der Psychiatrischen und Nervenklinik der Erlaß des RMdI vom 30. 8. 1940, der die Verlegung geisteskranker Juden betraf, bekannt war. Ferner läßt die Notiz auf eine ambivalente Haltung der Klinikärzte schließen. Eine Besserung des Zustandes der Patientin war nicht erreicht worden, so daß sie eigentlich weiterer stationärer Behandlung bedurft hätte. In vergleichbaren Fällen erfolgte häufig die Verlegung „ungeheilt, nach Langenhorn". Möglicherweise wußte man in der Klinik jedoch von dem für den 23. 9. 1940 geplanten Abtransport jüdischer Patienten aus Langenhorn und wollte die Patientin davor schützen. Andererseits beteiligte man sich, wie die Entlassungsbegründung zeigt, an der Diskriminierung jüdischer Patienten und sah von einer weiteren Behandlung ab.

Eine Entlassung der Patientin aus dem angegebenen Grund erscheint nicht zwingend gewesen zu sein, da sich zur gleichen Zeit und auch danach noch mindestens zwei weitere jüdische Patienten in Behandlung befanden, ein Kaufmann (s. S. 111 f.) und ein Rechtsanwalt. Diese beiden männlichen Patienten waren nach dem Erlaß vom 15. 4. 1940 namentlich als jüdische Insassen der Psychiatrischen und Nervenklinik an die Hamburger Staatsverwaltung gemeldet worden. Von daher hätte man erwarten können, daß gerade ihre Weiterverlegung nach Langenhorn entsprechend dem Erlaß vom 30. 8. 1940 nahegelegen hätte. Im Gegensatz zu der ungeheilt nach Hause entlassenen Patientin handelte es sich bei den beiden Patienten um Privatpatienten. Auf den Fall des ehemaligen jüdischen Rechtsanwalts wird später noch eingegangen werden.

Für die beiden Patientinnen bedeutete die Entlassung aus der Klinik nur einen Aufschub. Beide wurden im Herbst 1941 im Zuge der allgemeinen Abtransporte jüdischer Bürger Hamburgs deportiert. Eine Patientin kam im Rahmen des Transports nach Litzmannstadt vom 25. 10. 1941, die andere im Rahmen des Transports nach Riga vom 6. 12. 1941 ums Leben.

Die dritte Patientin des Jahres 1940 wurde im Mai 1940 für 9 Tage in die Klinik aufgenommen, überwiesen vom Israelitischen Krankenhaus wegen Verfolgungsideen und schwerer Depressionszustände. Zum Zeitpunkt der Aufnahme war sie 52 Jahre alt und verwitwet, von Beruf Reinemachefrau. Im Aufnahmebefund wird ihr Zustand als „... ängstlich, anklammernd, jammernd und schluchzend, völlig fassungslos, decompensiert, voller hypochondrischer Befürchtungen ..." beschrieben. Während der Untersuchung sagte sie wiederholt, daß sie nicht hierbleiben werde, daß man sie abholen wolle, daß sie nach Ohlsdorf (der größte Hamburger Friedhof) soll, und daß man ihr etwas Schreckliches antun wolle. Eine reguläre Aufnahmeuntersuchung erfolgte, offenbar wegen des verwirrten und unruhigen Zustandes der Patientin, erst am 6. Tag ihres Aufenthalts. Bei diesem Gespräch äußerte die Patientin massiv ihre Ängste und Befürchtungen, daß man sie „... wie das letzte Schwein ..." behandele und daß man sie „... unter die Erde ..." bringen wolle.

In Kenntnis der damaligen Situation der Juden in Deutschland liegt nahe, daß sich in den geäußerten Befürchtungen und Ängsten reale Bedrohungen widergespiegelt hatten. Ein entsprechender Vermerk hierzu bzw. eine Reflexion über mögliche angstauslösende reale Gegebenheiten, findet sich weder im Arzt- noch im Pflegerbericht.

Im weiteren Verlauf ihres Aufenthalts in der Klinik blieb die Patientin unruhig und wiederholte ihre Ängste und Befürchtungen. Behandelt wurde sie mit Beruhigungsmitteln (Paraldehyd, Luminal sowie einem Gemisch aus Morphium und Scopolamin). Am 9. Tag ihres Aufenthalts erfolgte die Verlegung nach Langenhorn, ohne nähere Begründung. In Langenhorn verblieb sie bis zum 20. 9. 1940. An diesem Tag wurde sie „... gegen Revers entlassen ..."

Auffallend ist, daß ihre Entlassung 3 Tage vor dem Abtransport der jüdischen Patienten nach Brandenburg erfolgte, vor allem deshalb, weil auch diese Patientin in dem Schreiben der Psychiatrischen und Nervenklinik vom 30. 4. 1940 an die Hamburger Staatsverwaltung namentlich gemeldet worden war. Daß die Klinik mit der Entlassung beabsichtigte, die Patientin zu schützen, mag man unterstellen. Die Patientin kam später im Rahmen der Deportation vom 8. 11. 1941 nach Minsk zusammen mit anderen jüdischen Bürgern ums Leben.

Die letzte Patientin wurde im Januar 1942 aufgenommen. Nach einer jahrelangen Leidensgeschichte mit mehrfachen Behandlungen bei vielen Ärzten wegen nervöser Erschöpfungszustände, Ohnmachtsanfällen und Bluthochdruckbeschwerden kam sie für 5 Tage zur Behandlung in die Psychiatrische und Nervenklinik. Die von der Patientin gezeigen Symptome wurden überwiegend ihrer psychopathischen Veranlagung zugeschrieben. Nach 5 Tagen Aufenthalt wurde sie wieder entlassen. Sie kam im Rahmen des Transports nach Auschwitz vom 11. 7. 1942 ums Leben.

Drei Patienten

Von den Männern wurde der erste im April des Jahres 1939 in die Psychiatrische und Nervenklinik aufgenommen und bis zum Juni 1940 behandelt. Es handelte sich um einen 58 Jahre alten Mann jüdischen Glaubensbekenntnisses mit Wohnort in Stettin, der früher als Rechtsanwalt tätig gewesen war. Ob ihm die Ausübung seines Berufs durch die Berufsverbotepraxis des NS-Regimes untersagt worden war, ist der Krankengeschichte nicht zu entnehmen. Eine solche Vermutung liegt zwar nahe, doch steht ihr entgegen, daß der Patient schon vor 1933 aufgrund seiner psychischen Erkrankung unter Vormundschaft gestanden hatte. An die Klinik überwiesen wurde er vom Israelitischen Krankenhaus, in das er am Tage vor der Überweisung wegen schwerer Depressionen und tagelanger Nahrungsverweigerung eingeliefert worden war. Er befand sich zu dieser Zeit in Hamburg zur Ausreise auf einem Dampfer nach Shanghai, der am folgenden Tage auslaufen sollte. Die Aufnahmeuntersuchung konnte am Aufnahmetag nicht durchgeführt werden, da er zuvor im Israelitischen Krankenhaus mit Morphium-Scopolamin sediert worden war. Zwei Tage nach seiner Aufnahme erfolgte die Untersuchung am Krankenbett. Auch jetzt war ein Aufnahmegespräch aufgrund des Zustandes des Patienten nicht möglich, so daß die Untersuchung auf die Erfassung des körperlichen und neurologischen Zustandes sowie einer Beobachtung der sichtbaren psychischen Lebensäußerungen beschränkt blieb. Der Patient befand sich in einem schlechten Allgemeinzustand und wog bei einer Größe von ca. 160 cm nur 45 Kilogramm. Dem sichtbaren Eindruck nach war der Patient, laut Untersuchungsbericht, „... völlig apathisch ...“, „... stuporös ...“, nicht ansprechbar, inkontinent und sprach auch „... spontan keinen Ton ...“

Der Zustand des Patienten hielt sich, bei leichten Verbesserungen, im wesentlichen bis Mitte August 1939. In den ersten 2 Monaten (Mai und Juni) der Behandlung wurde er einer Opiumkur unterzogen, wobei die Dosierung Tag für Tag um einen Tropfen erhöht wurde, von zunächst 3×5 Tropfen Opium täglich bis auf 3×30 Tropfen täglich nach 4 Wochen. In den folgenden 3 Wochen erfolgte dann täglich eine Verringerung der Dosis. Nach etwa 7 Wochen wurde die Kur beendet.

Im August des Jahres 1939 wurde der Zustand des Patienten folgendermaßen geschildet: „viel freier und zugänglicher, weiß z. B. daß der Untersucher längere Zeit abwesend war, interessiert sich jetzt mehr für alles. Antwortet geordnet auf Befragen.“ Im September wurde der Patient dann in ein anderes Haus innerhalb der Klinik verlegt, dort „fügte er sich“, nach den Angaben in den Pflegerberichten, „gut ein“, war geordnet, ruhig, ging spazieren und nahm auch von sich aus Kontakt auf. Wie die Eintragungen zeigen, schien sich sein Zustand bis zur Jahreswende zunehmend zu verbessern. Medikamentös behandelt wurde er nur im September mit 3×10 Tropfen Phytin täglich. Nach den Pflegerberichten veränderte sich der Zustand des Patienten im Januar und Februar 1940. In dieser Zeit zeigte er sich sehr „redselig“, war des öfteren gereizter Stimmung und beunruhigte seine Mitpatienten. Auf sein Verhalten angesprochen, zeigte er sich einsichtig. Außer Schlaftabletten erhielt er während dieser Zeit keine Medikamente. Ende Februar 1940 wurde er innerhalb der Klinik erneut in ein anderes Haus verlegt.

Die Eintragungen in den Pflegerberichten der beiden folgenden Monate lassen die vorher geübte Distanz und eine objektive Schilderung des Zustands des Patienten vermissen. Nach diesen Vermerken war der Patient sehr redselig, anbiedernd, streitsüchtig und renitent gegenüber seinen Mitpatienten und dem Personal. Nach einer Eintragung war er ein „schmeichelndes, schleimiges Wesen“. Im Mai desselben Jahres zeichnen die Eintragungen wiederum ein anderes Bild. Danach war er jetzt ruhig, geordnet und zeigte ein freundliches Wesen. Tagsüber erhielt er jetzt mehrfach Urlaub. Medikamentös behandelt wurde er im März und April mit Luminal.

Die Eintragungen in den Pflegerberichten und im Arztbericht unterscheiden sich, was die Umstände der Entlassung anbelangt, deutlich: Nach dem Pflegerbericht wurde er am 19. 6. 1940 „entlassen". Die letzten drei Eintragungen des Arztberichtes lauten demgegenüber:

> „13. 5. 40 Schreiben an die Staatspolizei;
> 19. 6. 40 heute von der Staatspolizei abgeholt;
> Diagnose: manisch-depressives Irresein."

In der Patientenakte finden sich zur obigen Notiz ergänzend Durchschläge von mehreren Antwortschreiben der Klinik an die Gestapo Stettin, während die Schreiben der Gestapo nicht abgeheftet sind. Demnach schrieb die Klinik jeweils am 16. 5. 1939, 8. 8. 1939, 17. 11. 1939, 12. 2. 1940, 29. 4. 1940, 23. 5. 1940 und 3. 6. 1940 an die Geheime Staatspolizei Stettin. Im Schreiben vom 16. 5. 1939 als Antwort auf die Anfrage der Gestapo Stettin vom 8. 5. 1939 berichteten Bürger-Prinz und der Assistenzarzt Dr. K. über den Zustand des Patienten und sprachen die Erwartung aus, daß mit einem völligen „Abklingen der Krankheitserscheinungen unbedingt gerechnet werden" kann, und „daß dann die Auswanderung in einigen Monaten möglich" wäre. In den folgenden Schreiben vom 8. 8., 17. 11. 1939 und vom 12. 2. 1940, die jeweils von Bürger-Prinz gezeichnet wurden, wurde in Beantwortung der Anfragen der Zeitpunkt einer möglichen Entlassung in jeweils 2–3 Monaten prognostiziert. Am 29. 4. 1940 erkundigte sich Bürger-Prinz anläßlich der Verlängerung des Passes des Patienten und nicht beglichener Pflegekosten nach dem Vermögensverwalter des Patienten,der nach Aussage seines Mündels in der Zwischenzeit nach Pialki bei Lublin evakuiert worden sein sollte. Seit Februar fehlte jegliche Nachricht von ihm. Im Schreiben vom 23. 5. 1940 teilten Bürger-Prinz und der Assistenzarzt R. mit, daß eine Entlassung zur Zeit nicht möglich sei, versprachen aber die rechtzeitige Benachrichtigung im Falle der Möglichkeit einer Entlassung. Der Brief vom 3. 6. 1940 lautet folgendermaßen:

> „Verabredungsgemäß teilen wir Ihnen mit, daß gegen eine Entlassung des Herrn Rudolf Israel W. (Name gekürzt; d. Verf.), ärztlicherseits, jetzt keine Bedenken mehr bestehen. Wir bitten Sie, uns den Zeitpunkt der Abholung einige Tage vorher mitzuteilen" Assistenzarzt R. (Name gekürzt; d. Verf.); Der Direktor i. V. (Dr. hab. Büssow).

Über den weiteren Verbleib des Patienten finden sich in der Akte keine Anhaltspunkte. Nach der Aufstellung über die jüdischen Opfer des Nationalsozialismus in Hamburg wurde der Patient am 25. 10. 1941 nach Lodz (Litzmannstadt) deportiert und kam im Rahmen dieses Transportes ums Leben.

Anfang Dezember des Jahres 1940 wurde ein weiterer jüdischer Patient in die Psychiatrische und Nervenklinik aufgenommen. Dieser war zum Zeitpunkt der Aufnahme 26 Jahre alt, ledig und als Gärtnereigehilfe tätig. In dem umfangreich dokumentierten Aufnahmebericht wurde seine Erkrankung als „hypomanischer Verstimmungszustand bei einem Jugendlichen" diagnostiziert. Die Behandlung in der Klinik erfolgte vor allem mittels zahlreicher Cardiazolschocks. Insgesamt sind im Krankenblatt und den Pflegerberichten 11 Einleitungen eines Schocks mittels Cardiazol vermerkt, von denen 9 zu einem Schock führten. Nach der eingetretenen Besserung seines Zustandes wurde der Patient nach insgesamt 3½ Monaten Aufenthalt am 28. 3. 1941 im Anschluß an einen 2wöchigen Urlaub und nach einem Entlassungsgespräch aus der Klinik entlassen.

Wie aus dem der Akte beiliegenden Schriftwechsel hervorgeht, kam es im September 1941 vor dem Landgericht Hamburg gegen diesen Patienten zu einer Anklage wegen „Rassenschande", für die der Oberstaatsanwalt die Patientenakte der Klinik anforderte. Über den Ausgang des Verfahrens ist nichts bekannt, die Patientenakte wurde am 17. 12. 1941 zurückgesandt. Bereits am 6. 12. 1941 war der Mann jedoch aus Hamburg nach Riga deportiert worden. Im Rahmen dieses Transports kam er ums Leben.

Der letzte Patient kam im Jahre 1941 zweimal zur Aufnahme in die Klinik. Er war 37 Jahre alt, ledig und von Beruf Kaufmann.

Vor diesen Aufnahmen im Jahr 1941 war er, wie sich anhand der umfangreichen Krankenakte rekonstruieren läßt, jahrelang in ärztlicher und psychiatrischer Behandlung gewesen, darunter zuvor schon zweimal in der Psychiatrischen und Nervenklinik (1928/29 und 1930). Die damaligen Aufnahmen erfolgten wegen Morphinismus und Schlafmittelmißbrauchs. Wie die verschiedenen Anamnesen ergeben, litt er schon seit seiner Kindheit an Asthmaanfällen, allergischen Reaktionen und Ekzemen. Seit 1921 wurde gegen die Asthmaanfälle mit Morphium behandelt. Aus dieser Behandlung entwickelte sich bei fortdauernden Anfällen eine Morphiumsucht. Mehrfache Asthmabehandlungen und Entziehungskuren in verschiedenen Krankenhäusern und Sanatorien verhalfen ihm zu keiner Besserung. Aus einem Entzugsversuch mit Eukodal entwickelte sich wiederum eine Opiatsucht. Anläßlich eines Verfahrens wegen Rezeptfälschungen bescheinigte ihm im Jahre 1929 der behandelnde Arzt der Psychiatrischen und Nervenklinik in einem Gutachten, die Taten in einem Zustand krankhafter Störung der Geistestätigkeit begangen zu haben.

Die Ekzembehandlungen erfolgten seit 1923 mit Röntgenbestrahlungen in wechselnden Abständen und in verschiedenen Krankenhäusern und Arztpraxen. Immer wieder kam es dabei zu schweren Verbrennungen. 1938 erfolgte die Amputation der Nase, im Jahre 1940 wurden in Berlin mehrere chirurgische Operationen zur Wiederherstellung von Kopf-, Hals- und Kniepartien durchgeführt. Während und nach diesen Operationen traten vermehrt Angstzustände, Verfolgungsideen und, in Folge hoher Gaben von Pervitin, eine Pervitinabhängigkeit auf.

Im Juni 1941 wurde er wegen Verfolgungswahn in die Psychiatrische und Nervenklinik aufgenommen und 1 Woche später wieder entlassen. Behandelt wurde er in diesem Zeitraum mit Luminal. Die zweite Aufnahme erfolgte auf Veranlassung von Bürger-Prinz 4 Tage später.

Bei dieser erneuten Aufnahme wurde der Patient als sehr unruhig, ruhelos und die Mitpatienten störend charakterisiert. Deshalb wurde er während seines Aufenthalts mehrfach innerhalb der Klinik verlegt. Zur Behandlung erhielt er eine umfangreiche, zeitweise wechselnde Medikation (Luminal, Evipan, Tarantil, Sympathol, Schlaftabletten und „zur Sedierung" geringe Gaben von Insulin). Am 15. 8. 1941 wurde er in die Chirurgische Klinik des Universitätskrankenhauses Eppendorf zur Weiterbehandlung verlegt. Der Verlegungsgrund wie auch die Daten über eine eventuelle Rückverlegung können der Akte nicht entnommen werden. Die Einträge auf dem Aufnahmebogen und dem Aktenumschlag geben als letztes vermerktes Datum den 16. 12. 1941 mit dem Vermerk „vom Urlaub abgeschrieben" an. Dieses späte Entlassungsdatum bleibt, da keine Eintragungen für die Zeit nach dem 15. 8. 1941 in der Akte enthalten sind, unerklärlich.

Auch dieser ehemalige Patient der Klinik ist im Rahmen der Judendeportationen aus Hamburg umgekommen. Am 15. 7. 1942 wurde er nach Theresienstadt deportiert.

Aufschlußreich hinsichtlich der Einstellung gegenüber jüdischen Patienten und ihrer Behandlung in der Klinik, wie auch in Hamburg generell, ist ein der Akte beiliegender Durchschlag eines Schreibens von Bürger-Prinz an die Staatsverwaltung Hamburg, Hochschulwesen, vom 13. 4. 1942, das auf diesen Patienten Bezug nimmt:

> „Mit Herrn Senator Ofterdinger und Herrn Prof. Holzmann ist die Vereinbarung getroffen worden, daß die Klinik in dringenden Fällen Juden aufnimmt und dann für ihre weitere Versorgung sorgt, da sonst in Hamburg eine Aufnahmemöglichkeit auf einer geschlossenen Abteilung nicht besteht. O. (Name gekürzt; d. Verf.) wurde hier aufgenommen in einer akuten Vergiftungspsychose (Pervitin), die die Aufnahme auf eine geschlossene Abteilung notwendig machte. Nach ihrem Abklingen wurde O. zur chirurgischen Versorgung weitergegeben.
>
> Diese Darstellung bezieht sich lediglich auf die Handlungsweise der Klinik. Grundsätzlich gilt für uns alle (d. h. die Fakultät), daß die Privatbehandlung von Juden nur dann erfolgt, wenn lebensbedrohliche Zustände vorliegen."

Dieses Schreiben zeigt, daß die Unterbringung psychisch kranker Juden in Hamburg problematisch war (s. die Ausführungen über die Abschiebung der jüdischen Bewohner der Alsterdorfer Anstalten bei Wunder u. Jenner 1987, S. 155–160) und die Ausgrenzung der Juden auch vor den Krankenhäusern nicht Halt machte. Wenn in dem Schreiben der Psychiatrischen und Nervenklinik die Bereitschaft erklärt wird, Notfälle zu behandeln und gegebenenfalls auch in Privatbehandlung zu übernehmen, so steht dieser Erklärung freilich der Tatbestand gegenüber, daß nach der Entlassung der im Januar 1942 für 5 Tage in der Klinik weilenden Patientin bis Kriegsende 1945 kein einziger jüdischer Kranker mehr behandelt wurde.

Zwei Patientinnen, die nicht abtransportiert worden sind

Zwei der ehemaligen jüdischen Patientinnen der Klinik sind nicht im Rahmen der Deportationen umgekommen.

Von diesen beiden Patientinnen beging eine am 9. 12. 1941 in Hamburg Selbstmord (Staatsarchiv Hamburg 1965, S. 92). Etwa ein Jahr zuvor war sie im November 1940 für etwa 3 Wochen in der Psychiatrischen und Nervenklinik wegen „Schlafmittelabusus" zur Beobachtung gewesen, nachdem sie im Universitätskrankenhaus Eppendorf im Anschluß an eine Darmuntersuchung paranoide Ideen entwickelt hatte. Die Anamnese ergab, daß die Patientin zuvor jahrzehntelang Schlafmittel in hoher Dosierung genommen und deswegen schon mehrere Entziehungskuren ohne Erfolg durchlaufen hatte. Nach den Angaben der Tochter sei sie von jeher mit sich und der Welt unzufrieden gewesen, in den letzten Jahren hätte sie dazu mehr und mehr an Gewicht verloren und sich zunehmend besorgter und nervöser über ihre Lebenslage als Jüdin gezeigt. Nach etwa 3 Wochen Beobachtung ohne größere medizinische Intervention wurde die Patientin mit der Prognose entlassen:

> „Nach der Vorgeschichte und unter Berücksichtigung der Konfliktsituation, in der sich Frau B. befindet, muß die fernere Prognose in bezug auf die Narkomanie als dubiös, wenn nicht gar infaust bezeichnet werden."

Etwa ein Jahr später wählte diese ehemalige Patientin unter dem Druck der Verfolgung den Freitod (vgl. Staatsarchiv Hamburg 1965, S. 92).

Bei der im Jahre 1941 in der Klinik verstorbenen Patientin handelte es sich um ein jüdisches Kind, das bei der Aufnahme am 7. 11. 1941 sechs Jahre alt war. Laut Aufnahmebefund kam das Kind an diesem Tag „... zur Aufnahme, weil das jüdische Krankenhaus überfüllt ist. Die Mutter wurde heute nach Rußland evakuiert." Der Vater war zu dieser Zeit, nach den Angaben im Aufnahmebogen, „im Ausland" aufhältlich.

In dem Verzeichnis über die jüdischen Opfer der NS-Zeit in Hamburg findet sich der Name der Mutter unter den Personen, die am 8. 11. 1941 aus Hamburg nach Minsk deportiert wurden. Der Name des Vaters ist an keiner Stelle verzeichnet.

Vor dieser Aufnahme war das Kind schon vom 2. 8. 1937 bis zum 18. 1. 1938 (Verlegung in die Anstalt Langenhorn) und vom 22. 1. 1938 (Rückverlegung aus Langenhorn) bis zum 3. 2. 1939 wegen „Idiotie und epileptischer Anfälle" zur Behandlung in der Psychiatrischen und Nervenklinik. Der folgende, der Krankenge-schichte beiliegende Briefwechsel, zeigt die Schwierigkeiten, die die beteiligten Anstalten und Behörden hinsichtlich der Unterbringung des Kindes hatten. Am 3. 11. 1937 wandte sich Bürger-Prinz an die Fürsorgebehörde Hamburg:

„Auf die dortige Anfrage vom 27. 10. 1937 wird Ihnen mitgeteilt, daß das Kind Irene T. (Name gekürzt; d. Verf.), geb. 1. 6. 1935 in Hamburg, jederzeit in die Alsterdorfer Anstalten verlegt werden kann."

Das folgende Schreiben vom 3. 2. 1938 an die Fürsorgeabteilung zeigt die weiteren Bemühungen, nachdem das Kind nach einem kurzen Zwischenaufenthalt in der Anstalt Langenhorn wieder in die Psychiatrische und Nervenklinik zurückverlegt worden war:

„Unter Bezugnahme auf das dortige Schreiben vom 29. 1. 1938 berichten wir, daß Langenhorn gestern telefonisch mitteilen ließ, daß sie eine Aufnahme des Kindes Irene T. (Name gekürzt; d. Verf.) ablehnten, da sie das Kind anderweitig nicht unterbringen könnten, weil Alsterdorf grund-sätzlich keine jüdischen Kinder aufnähme. Auch habe Langenhorn keine Kinderstation und sie ist auch nicht in bezug auf Bekleidung auf kleine Kinder eingerichtet. Es wird gebeten, wegen der anderweitigen Unterbringung des Kindes dortseits Sorge zu tragen."

Die Fürsorgebehörde versuchte im Februar 1938 noch, die Aufnahme des Kindes in den Ricklinger Anstalten durchzusetzen, „... allerdings mit dem ausdrücklichen Hinweis, daß eigentlich die Alsterdorfer Anstalten der gegebene Unterbringungsort wären" (Wunder u. Jenner 1987, S. 157). Die Verlegung nach Rickling erfolgte nicht, die Bemühungen um eine Unterbringung gingen jedoch weiter, wie der Brief vom 28. 3. 1938 an den Vater des Kindes, adressiert an das Untersuchungsgefängnis Hamburg-Stadt, Hostenglacis 3, zeigt:

„Wir bestätigen Ihnen den Eingang Ihres Schreibens vom 23. 3. 1938 und teilen Ihnen mit, daß im Befinden Ihrer Tochter Irene in der Zwischenzeit keine wesentliche Änderung eingetreten ist. Der Zustand hat sich weder gebessert noch verschlechtert. Nach wie vor treten in unregelmäßigen Abständen noch häufig Krampfanfälle auf. Das psychische Befinden ist völlig unverändert geblieben, nach unseren bisherigen Beobachtungen glauben wir auch nicht, daß eine Besserung oder gar Heilung zu erwarten ist. Die von uns damals geplante Gehirnuntersuchung wäre natürlich sehr wesentlich, birgt aber andererseits auch Gefahren in sich, die man aber wohl bei der Hoffnungslosigkeit des Falles in Kauf nehmen könnte. Wir haben uns um einen anderen Aufenthaltsort Ihrer Tochter bemüht, bisher aber noch keinen endgültigen Bescheid erhalten."

Das Kind blieb bis zum 3. 2. 1939 in der Klinik und wurde an diesem Tag, laut Arztbericht, „... als nicht mehr behandlungsbedürftig" nach Hause entlassen. Dazu ist zu bemerken, daß in der Krampftabelle, dem Pflegebericht und auch dem Arztbericht seit Juni 1938 keine Anfälle mehr verzeichnet sind.

Am 7. 11. 1941 erfolgte die dritte Aufnahme des Kindes in die Psychiatrische und Nervenklinik. Der Aufnahmebericht schildert den Zustand der Patientin als „elend", „mager", „nur der Größe nach altersgemäß entwickelt." Am Tage der Aufnahme wog sie 20 kg. Nach den alle Tage beschreibenden Pflegeberichten war das Kind sehr unruhig und „nicht sauber zu halten". Auch schlief sie sehr wenig und wenn, nur mit Unterbrechungen. Am 13., 14. und 17. 11. ist verzeichnet, daß sie nur wenig Nahrung zu sich nahm. Zwischenzeitlich hatte sie zudem noch eine Erkältung. Nach den Einträgen vom 18., 21. und 23. 11. nahm sie Brei und flüssige Nahrung zu sich. Eine Gewichtstabelle liegt der Krankengeschichte nicht bei. Im Krankenblatt ist für die Tage vom 10.–17. 11. eine Medikation von $3 \times 0,05$ Luminal verzeichnet. Die dargestellte Temperaturentwicklung nimmt einen überraschenden Verlauf. Lag die Temperatur in den Tagen zuvor immer um 37°C, so fällt sie am 19. 11. morgens auf 35°C und steigt bis zum Abend auf 36°C an. Vom 20.–22. 11. ist ein leichter kontinuierlicher Anstieg von 35,6 bis auf 36,6°C verzeichnet. Am 23. 11. steigt sie bis zuletzt auf 39,8°C an. Die dargestellte Temperaturkurve vom 19. 11.–23. 11. ist im Krankenblatt dabei mit mehreren roten Fragezeichen versehen. Am Ende der Kurve am 23. 11. findet sich der Eintrag „Morphium 0,02".

Die Eintragungen im Arztbericht – nach der Darstellung des Aufnahmebefundes ist nur noch ein handschriftlicher Eintrag vom 13. 11. verzeichnet – sind ab dem 15. 11. mit Schreibmaschine getippt und lauten:

> 15. 11. Encephalographie. Danach sehr unruhig, versucht dauernd im Bett hochzukommen. Resultat siehe Anlage (nicht in der Akte vorhanden; d. Verf.)
>
> 17. 11. nimmt nur wenig Nahrung zu sich, hinfällig, ab und zu anfallartiges Zusammenzucken (im Pflegebericht sind keine Anfälle erwähnt; die Eintragung vom 17. 11. dort lautet: Pat. nahm wenig Nahrung zu sich, deckte sich dauernd bloß, machte ein sehr verzerrtes Gesicht, weinte leise; d. Verf.)
>
> 19. 11. elender, hinfälliger, nimmt wenig Flüssigkeit zu sich
>
> 21. 11. meistens benommen, nimmt nur wenig Flüssigkeit zu sich
>
> 23. 11. das Kind kommt unter zunehmender Kreislaufschwäche ad exitum. Diagnose: Idiotie

Die letzten Eintragungen des Pflegeberichts lauten, vorheriges ergänzend, wie folgt:

> 22./23. 11. Die Kleine stöhnte ab und zu
>
> 23. 11. Das Kind nahm flüssige Nahrung zu sich. War ruhig.
>
> 23. 11. 10 Uhr †

In diesem und den vorherigen Kapiteln wurden die jüdischen Opfer von Deportationen aus Hamburg im Rahmen der „Euthanasie"-Aktion und der allgemeinen Judentransporte beschrieben. Die Tabelle 4 zeigt diese mit den Zielorten der Transporte bzw. den jeweiligen Todesorten der Patienten.

Faßt man abschließend zusammen, dann ergibt sich, daß von den insgesamt 64 ehemaligen jüdischen Patienten der Psychiatrischen und Nervenklinik der Jahre 1927–1942 insgesamt 62 umgekommen sind, allerdings fünf von diesen nicht im Rahmen der Deportationen. Hinsichtlich zweier Patientinnen besteht Unklarheit über ihr Schicksal nach der Entlassung aus der Psychiatrischen und Nervenklinik.

Tabelle 4. Todesjahr, Todesorte und/oder Zielorte der Abtransporte ehemaliger jüdischer Patienten/-innen der Psychiatrischen und Nervenklinik Hamburg

Orte	Jahr	Anzahl
Langenhorn	1940	2
Brandenburg (2)	1940	41
Berlin-Buch (3)	1940	1
Psychiatrische u. Nervenkl.	1941	1
Hamburg (Selbstmord)	1941	1
Lodz (Litzmannstadt) (4)	1941	2
Minsk (5)	1941	1
Riga (6)	1941	2
Sayn (7)	1941	1
Sayn (7)	1942	4
Auschwitz (8)	1942	1
Theresienstadt (9)	1942	1
Meseritz	1943	1
Hadamar	1943	1
Berlin (10)	1943	1
Unklar		2
Gesamt		63 (1)

 (1) Von den 64 früheren jüdischen Patienten der Psychiatrischen und Nervenklinik ist ein Patient im Jahr 1935 in Langenhorn verstorben
 (2) Transport aus Langenhorn vom 23. 9. 1940
 (3) Letzter nachgewiesener Aufenthaltsort; Patient angeblich 1941 aus Chelm abtransportiert
 (4) Transport aus Hamburg vom 25. 10. 1941
 (5) Transport aus Hamburg vom 8. 11. 1941
 (6) Transport aus Hamburg vom 6. 12. 1941
 (7) Wahrscheinlich nur Zwischenanstalt, letzter nachgewiesener Aufenthaltsort
 (8) Transport aus Hamburg vom 11. 7. 1942
 (9) Transport aus Hamburg vom 15. 7. 1942
(10) Israelitisches Krankenhaus, letzter nachgewiesener Aufenthaltsort

Literatur

Aly G (Hrsg) (1987) Aktion T 4 1933–1945. Die „Euthanasie"-Zentrale in der Tiergartenstraße 4, Berlin (Stätten der Geschichte Berlins; Bd 26). Edition Hentrich, Berlin
Baader G (1982) Psychiatrie, Psychotherapie, Psychosomatik. In: Medizin im Nationalsozialismus/ Evang. Akademie Bad Boll (Hrsg), Protokolldienst 23/82, S 61–107
Bussche H vd, Pfäfflin F, Mai C (im Druck) Die Medizinische Fakultät und das Universitätskrankenhaus Eppendorf. In: Krause E, Huber L, Fischer H (Hrsg) Hochschulalltag im Dritten Reich. Die Hamburger Universität 1933 bis 1945. Reimer, Berlin
Ebbinghaus A (1984) Kostensenkung, „Aktive Therapie" und Vernichtung. Konsequenzen für das Anstaltswesen. In: Ebbinghaus A et al. (Hrsg) Heilen und Vernichten im Mustergau Hamburg. Konkret Literatur Verlag, Hamburg, S 136–146
Finzen A (1984) Auf dem Dienstweg. Psychiatrie-Verlag, Rehburg-Loccum
Freimark P, Kopitzsch W (1978) Der 9./10. November 1938 in Deutschland. Dokumentation zur „Kristallnacht"/Landeszentrale für politische Bildung Hamburg (Hrsg), Hamburg
Friedlander H (1987) Jüdische Anstaltspatienten im NS-Deutschland. In: Aly G (Hrsg) Aktion T 4 1939–1945. Edition Hentrich, Berlin, S 34–44
Heim S, Aly G (1987) Die Ökonomie der „Endlösung". In: Aly G et al. (Hrsg) Sozialpolitik und Judenvernichtung. Rotbuch, Berlin, S 11–90 (Beiträge zur nationalsozialistischen Gesundheits- und Sozialpolitik, Bd 5)

Honolka B (1961) Die Kreuzelschreiber. Ärzte ohne Gewissen, Euthanasie im Dritten Reich. Rütten & Loenig, Hamburg

Kaul FK (1979) Die Psychiatrie im Strudel der „Euthanasie", Europäische Verlagsanstalt, Köln

Klee E (1983) „Euthanasie" im NS-Staat. Fischer, Frankfurt a. M.

Klüppel M (1984) „Euthanasie" und Lebensvernichtung am Beispiel der Landesheilanstalten Haina und Merxhausen. Gesamthochschule Kassel Fachbereiche 1 u. 5 (Hrsg) Nationalsozialismus in Nordhessen; Schriften zur regionalen Zeitgeschichte

Kneuker G, Steglich W (1985) Begegnungen mit der Euthanasie in Hadamar. Psychiatrie-Verlag, Rehburg-Loccum

Krausnick H (1984) Judenverfolgung. In: Buchheim H et al. (Hrsg) Anatomie des SS-Staates, Bd 2, 4. Aufl., Dt Taschenbuch Verl München 1984, S 233–366

Mitscherlich A, Mielke F (Hrsg) (1985) Medizin ohne Menschlichkeit. Dokumente des Nürnberger Ärzteprozesses (1948) Fischer, Frankfurt a. M.

Müller-Hill B (1984) Tödliche Wissenschaft. Die Aussonderung von Juden, Zigeunern und Geisteskranken 1933–1945. Rowohlt, Reinbek b. Hamburg

Roer D, Henkel D (Hrsg) (1986) Psychiatrie im Faschismus. Die Anstalt Hadamar 1933–1945. Psychiatrie-Verlag, Bonn

Roth KH (1984) Großhungern und Gehorchen. In: Ebbinghaus A et al. (Hrsg) Heilen und Vernichten im Mustergau Hamburg. Konkret Literatur Verl Hamburg, S. 109–135

Schabow D (1979) Zur Geschichte der Juden in Bendorf. Hedwig-Drausfeld Haus e V, 5413 Bendorf (Hrsg) Bendorf

Schmidt G (1983) Selektion in der Heilanstalt 1939–1945 (1965) Suhrkamp, Frankfurt a. M.

Schmidt-von Blittersdorf H, Debus D, Kalkowsky B (1986) Die Geschichte der Anstalt Hadamar von 1933–1945 und ihre Funktion im Rahmen von T4. Roer D, Henkel D (Hrsg) Psychiatrie im Faschismus. Psychiatrie-Verlag, Bonn, S 58–120

Schmuhl H-W (1987) Rassenhygiene, Nationalsozialismus, Euthanasie. Von der Verhütung zur Vernichtung „lebensunwerten Lebens" 1890–1945. Vandenhoek & Ruprecht, Göttingen

Staatsarchiv Hamburg (Hrsg) (1965) Die jüdischen Opfer des Nationalsozialismus in Hamburg, Hamburg

Wunder M, Jenner H (1987) Das Schicksal der jüdischen Bewohner der Alsterdorfer Anstalten. In: Wunder M, Genkel I, Jenner H: Auf dieser schiefen Ebene gibt es kein Halten mehr. Die Alsterdorfer Anstalten im Nationalsozialismus. Kommissionsverlag Agentur des Rauhen Hauses Hamburg, S 155–167

„An-Denken" als Bewältigungsversuch in Extremsituationen. Canettis kognitiver Ansatz – Eine allgemein gültige Erfahrung?

Hans-Georg Zapotoczky

> *„Der freie Mensch denkt über nichts weniger als über den Tod; und seine Weisheit ist nicht ein Nachdenken über den Tod, sondern über das Leben."*
> (Spinoza, Die Ethik, 4. Teil, 67. Lehrsatz)

Canetti war 7 Jahre alt, als sein Vater plötzlich verstarb. Die Ursache für dieses unerwartete Hinscheiden blieb Canetti ein Rätsel, um dessen Aufhellung er in mehreren Versionen gerungen hat. „Mein Sohn, Du spielst, und Dein Vater ist tot", schrie die fassungslose Mutter (die erst am Tag zuvor von einem Kuraufenthalt zurückgekommen war und mit welcher der Vater aus einem unbestimmten, Canetti lange verborgen gebliebenen Grund kein Wort mehr gesprochen hatte). „Mit ihren Schreien ging der Tod des Vaters in mich ein und hat mich nie wieder verlassen", bekennt Canetti in der „Geretteten Zunge".

Er habe „keinen Grund für den Tod des Vaters anerkennen" können („und so war es für mich besser, man fand keinen"). Im Laufe der nächsten 23 Jahre habe er von der Mutter immer wieder neue Versionen um den Tod des 31jährigen Vaters gehört, sie lächelte dabei und schlug ihn dabei grausam in Stücke, wenn sie wieder etwas Neues über den Tod des Vaters herausließ und die Schutzwelt, die sich das Kind, der heranwachsende und schließlich der reife Canetti aufgebaut hatte, wie Attrappen in sich zusammenbrechen ließ. So ist es verständlich, daß Canetti nichts so sehr beschäftigte wie dieser Tod, wie er selbst in der „Geretteten Zunge" bekennt.

„Im Zentrum jeder Welt, in der ich mich befand, stand der Tod des Vaters." Wie ist nun Canetti mit dieser – ihm erst spät klar gewordenen – mysteriösen Bedrängnis fertiggeworden?

Leben und Werk Canettis geben Auskunft darüber, lassen erkennen, wie ein Mensch, ein schöpferischer, im Laufe eines langen Lebens mit einem einschneidenden, mit dem einschneidendsten Erlebnis seines Lebens überhaupt fertig wird. Ein exemplarisches Bewältigen, das Canetti hier modellhaft vorlebt, dem nun im einzelnen nachgegangen werden soll, ein Anliegen, das die Bewältigungsmöglichkeiten jedes Menschen Extremsituationen, Extremerlebnissen gegenüber im Laufe seiner Entwicklung aufzeigen kann. Alle Fassungen dieser Berichte, die von der Mutter im Laufe von Jahren – Jahrzehnten über den Tod des Vaters abgegeben wurden, hat Canetti in seiner Erinnerung bewahrt, er wisse nichts, was er sich verläßlicher gemerkt hätte.

Nach dem Tod des Vaters bangte und wachte er um das Leben der Mutter – so wurden der Tod und die Angst um ein Leben, das vom Tod bedroht ist, Geschwister. Was es mit dem Tod auf sich hat, das will Canetti „klar und rückhaltlos" (Geheimherz der Uhr) erfassen; solange er damit nicht fertiggeworden ist, so äußert er in diesem letzten Werk, habe er nicht gelebt. Die Erfahrung, die Durchleuchtung des Todes, des An-Kämpfen – An-Denken gegen den Tod sind das Geheimherz Canettis.

Sicherlich beinhalten bereits Beschreibungen, Schilderungen eines Sachverhaltes karthartische Elemente. Erzählen erleichtert – zumindest vorübergehend. Die vielen Fassungen über den Tod des Vaters gehören zum Teil dazu, doch auch auf viele Theaterstücke, Prosawerke und Essays Canettis trifft dies zu. In der „Blendung" findet Therese – schon Angetraute von Kien – diesen leblos unter der Leiter liegend auf – in seiner ganzen Länge hingestreckt; da ist kein Blut, die Leiter könnte nachträglich auf die Leiche gelegt worden sein, so wird argumentiert, bis schließlich in den Leblosen das Leben wieder einkehrt. Mit dieser einfachen Schilderung des Leblosen auf dem Teppich beginnt der Reigen der ankämpfenden Auseinandersetzungen.

Die Eltern eines Freundes Canettis boten zunächst die Version an (und zwar ohne Gegenwart von Frauen), daß der Vater – ein starker Raucher! – bei seinem letzten Frühstück die Zeitung gelesen habe, die als Titelmeldung die Kriegserklärung Montenegros an die Türkei brachte. Der Vater habe sofort verstanden, dies könne nur Balkankrieg und den Tod vieler unschuldiger Menschen bedeuten, vielleicht auch Bedrohung der Verwandten in Rustschuk.

Diese Erklärung versank in Canetti dermaßen, „als hätte der Vater selbst gesprochen". Der Vater war gleichsam der erste Gefallene dieses Krieges; auch nach der endgültigen Darstellung der Mutter, in der sie von einer Zuneigung des sie behandelnden Arztes, von der Zurückweisung seines Liebesantrages, von ihrer Rückkehr zu dem maßlos eifersüchtigen Vater, der ihr ein Geständnis der vollen Wahrheit abringen wollte, berichtete, auch dann noch wird dem Schock über den Ausbruch des Krieges eine letztlich auslösende Bedeutung für den Tod zugemessen.

Hand in Hand mit Rationalisierungen vollziehen sich auch andere Bewältigungsformen – Abwehrmechanismen wird sie Anna Freud nennen –: Einige Wochen nach dem Tod des Vaters verblieb Canetti bei Freunden der Eltern. Dann durfte er zurückkommen. Wie er die Trennung von der Mutter und vom Vater in dieser aktuellen Situation erlebt und verkraftet hat, beschreibt Canetti nicht. Oder nur indirekt: Nach seiner Rückkehr schlief er im Bett des Vaters und wachte über das Leben der Mutter, die nachts leise schluchzte. Ihr leises Weinen ließ ihn nicht einschlafen oder weckte ihn während der Nacht. Ihre Beziehung änderte sich. Die Mutter verließ sich mehr und mehr auf ihn, er spürte ihre Verzweiflung und Gefahr und nahm es auf sich, „sie durch die Nacht zu bringen". So erlebte Canetti, wie er selbst eingesteht, gleich hintereinander „den Tod und die Angst um ein Leben, das vom Tode bedroht ist".

Doch blieb es nicht bei dieser persönlichen Begegnungsweise, die durch die erlebte Zartheit des verstorbenen Vaters getragen, belebt und wohl auch neutralisiert wurde. Vom Großvater wurde Canetti darüber eingeweiht, daß es ihm als ältesten Sohn obliege, das Totengebet, den Kaddisch, für den Vater zu sagen. Wenn er den Tag versäume, wenn er das Gebet unterlasse, werde sich der Vater verlassen fühlen, als ob er keinen Sohn hätte. Die Verpflichtung zum Ritual, das die Trauer betont, als erleichternde Bürde, als Bürde der Erleichterung! Sie führt hin zum Ritual, zum Zwang als Bewältigungsmethode.

In dem Drama „Die Befristeten" wird das Bekanntwerden des Augenblicks, in dem der Tod eintreten wird, als der größte Fortschritt in der Geschichte der Menschheit bezeichnet und durchgespielt. Vorher waren die Menschen wilde und arme Teufel; jeder armselige Schuster jetzt sei ein größerer Philosoph als alle großen Geister vorher, denn er wisse, wann das Entscheidende mit ihm geschehen werde. Das Leben ist nun geordnet, man ist vor Überraschungen sicher, im Koordinatensystem zwischen Geburt und Tod gibt es keine Unsicherheit mehr, die Menschen müssen glücklich sein! Jede Verunsicherung durch etwas Unvorhergesehenes wird als Bedrohung aufgefaßt. Auch hier kann man von der Grunderfahrung des plötzlichen Todes des Vaters Canettis ausgehen, vielleicht hätte sich dieser anders verhalten, wenn er Ahnungen gehabt hätte; vielleicht hätte er Anordnungen treffen und weniger Chaos hinterlassen können!

Im Drama wird die junge Frau, die weiß, wann ihr Kind sterben wird, das Ansinnen, es ein Jahr länger am Leben zu erhalten, als Diebstahl, als Verbrechen bezeichnen. Die Klarheit, welche ein anankastisches System verschafft, entpuppt sich allerdings als trügerische Spiegelung: Motive gerinnen zu einer schweren Last. Nicht nur, daß einer als Monstrum bezeichnet wird, als feig und verächtlich, weil er sich vor seinem Augenblick fürchtet; das Glück eines Liebespaares – „warst Du nicht glücklich? – glücklich, oh glücklich! – dann kommst Du wieder? – ich weiß es nicht." – wird verzerrt durch die Nähe des gewußten, geäußerten Augenblicks. Dieser entreißt den Menschen ihre kommunikative Unschuld, ihre naive kommunikative Schuld und versetzt sie in habgierige narzißtische Individuen. Lebenshabgier quillt auf, der gegenüber Schuldgefühle ein anderes Colorit gewinnen, abfallen und fahl werden. Der gewußte Augenblick macht aus dem Leben eine Art samtenes Vernichtungslager, in dem der Augenblick ständig präsent ist – nur ohne das gelebte Gemeinschaftsgefühl, das berechtigte Aufbegehren geknechteter Menschen. Die menschliche Kommunikation wird unmöglich, da berechenbar: Ein Mann hat die Eigenschaft, bei seinen verschiedenen Partnerinnen das jeweilige Augenblicksalter zu erraten; er sucht sich noch während der Lebzeiten der einen schon die andere aus. Sein Hang zur Beziehungslosigkeit wird legitimiert durch das Festhalten am Ritual. Das Ritual ersetzt – wie beim Zwangsneurotiker! – die Beziehung. Die Beziehung – der alte Schrecken!

Einer, der sein Alter nicht kennt, der zu gerne gelebt hat, um an Jahre zu denken, versetzt die ganze Gesellschaft in Verwirrung: Weil er seinen Augenblick nicht kennt und ihn daher ohne Folgen widerrufen kann – was ihm den Vorwurf einbringt, gegen Naturgesetze zu verstoßen. Eine aus der jüngsten Vergangenheit nicht unbekannte Wendung! Einer, der sich zu fragen getraut, ob gesellschaftliche Übereinkommen nicht fälschlicherweise Naturgesetze genannt werden! Bis zum Schluß einer den Mut findet, den Schwindel aufzudecken und begeistert ausruft: „Alles ist so ungewiß, wie es immer war ... nichts ist sicher. Es ist alles falsch."

Damit stürzt Canetti sich selbst und uns in den Abgrund des Lebens; das Entrinnen daraus wird nur angedeutet – wie nach dem Erwachen aus dem 2. Weltkrieg sucht und entdeckt da und dort der eine seinen Bruder, seine Schwester, sein brüderliches Gefühl.

Im 5. Bild der „Hochzeit" betet der Hausbesorger Kokosch aus der Bibel, die Frau liegt röchelnd im Todeskampf, während die blödsinnige Tochter Peppi im Kabinett herumläuft und von oben Tanzmusik herunterdröhnt. „Was lachst, wenn die Mutter stirbt", herrscht er die Tochter an. Beten kann er nicht, weil die Musik so laut ist. Die Sterbende selbst beklagt, daß man sie nicht reden lasse, daß sie nicht zu Wort komme. Oben in der Hochzeitsgesellschaft hört man das Beten des Hausbesorgers; „er glaubt, solang er betet, bleibt sie am Leben", sagt die Braut, welche die Sterbende erst gestern gesehen hatte, die Alte, die so komisch ausschaue, wie ein Totenschädel, der was reden möchte. Im Grunde etwas Nebensächliches, Unbedeutendes, nämlich, daß der Besen auf dem Boden steht, vergessen, unabsichtlich.

Das ganze Stück hindurch stirbt die Mutter, stirbt und stirbt nicht, es geht ihr nicht gut, wird am Leben erhalten von der Tochter, von dem Mann, die beten oder lustig sind und sich nicht um sie kümmern, überlebt mit ihren Todesvorbereitungen, mit ihren unbedeutenden Mitteilungen, mit ihrem Anliegen – „ich habe noch etwas zu sagen!" –, überlebt die im Lustprinzip festgefahrene, befangene Hochzeitsgesellschaft, welche die Warnungen in den Wind schlägt, verblendet ist, überlebt mit ihrem zur Gewohnheit gewordenen Sterben den Tod der Hochzeiter, überlebt den Totentanz mit ihren Erinnerungen an die eigene Hochzeit.

So beschwört Canetti nicht den Tod, so beschwört er das Leben! „Zu der Tatsache, daß das Leben beschränkt ist, nimmt jeder in seiner ganzen Haltung zum Leben Stellung" konstatiert Adler in „Das Todesproblem in der Neurose". Unschwer lassen sich in den wenigen Zitaten Canettis jene Hauptlinien der sich mit evolutionärer Kraft durchsetzenden Struktur des Lebens erkennen: Die nach Verewigung des menschlichen Lebens, nach erfolgreicher Überwindung äußerer Schwierigkeiten, nach Stellungnahme zu den Aufgaben des gesellschaftlichen Lebens streben (Adler).

In der Auseinandersetzung mit der Bedrohung, die er seit seinem 7. Lebensjahr erfahren hatte, zeichnet Canetti ein Bild des Lebens, das dem Tod nicht abgewandt ist, ihn nicht flieht, ihn anschaut. Die Abwehrtechniken, die Canetti im Kampfe gegen die tödliche Bedrohung als siegreiche schildert, sind bewußte, gesellschaftlich sanktionierte, teilweise ins Überdimensionale gesteigerte Abwehrmethoden. Anna Freud hebt hervor („Das Ich und die Abwehrmechanismen"), daß sie ausschließlich dem Kampf des Ichs mit seinem Triebleben dienen – und durch sie drei große Ängste beherrscht werden: Triebangst, Realangst und Gewissensangst. Die vielfältigen Formen der Abwehrmechanismen – von Verleugnung, Isolierung, Verdrängung über Projektion, Reaktionsbildung, Rationalisierung bis hin zur Verkehrung von passiv in aktiv, Delegierung und altruistische Abtretung – sichern das Ich und ersparen Unlust.

Bei Canetti werden die Abwehrtechniken vordergründig. Sie sichern nichts mehr ab und ersparen keine Unlust mehr. Er stellt sie in ihrer nackten Gebärde von Verzweiflung dar. Er greift die Lebenslüge in ihnen auf, er kündigt eine neue menschliche Moral an, die durch ihre schleißigen Strukturen schon hindurchleuchtet.

Der Kampf Canettis gegen den Tod gipfelt in seinem Versuch, sich ihm zu konfrontieren (und ihn nicht bloß anzuerkennen als Faktor), ihn zu attackieren „jeder Vergeblichkeit zum Trotz" mit Hilfe eines handlungsrelevanten Denkmusters: An-Denken als kognitives Coping. Diese Möglichkeit hat Canetti in den letzten Jahren besonders wahrgenommen und detailliert zum Ausdruck gebracht. Tod könne als Chiffre für den Schmerz des Verlustes stehen; wir brauchen diesen größten Schmerz, ohne den wir es nicht wert wären, Menschen zu heißen. „Solange ich es nicht klar und rückhaltlos gefaßt habe, was es mit dem Tod auf sich hat, habe ich nicht gelebt", bekennt Canetti im Geheimherz der Uhr. Wie hat Canetti gelebt? In „Masse und Macht" stellt Canetti die Berührungsfurcht in den Vordergrund als einen wichtigen Parameter im menschlichen Leben; ihr zu entfliehen bietet Masse eine Chance. „In der Masse allein wird der Mensch von dieser Berührungsfurcht (auch von der Angst, vom Tod berührt zu werden!) erlöst" – eine produktive, chancenreiche – stellt jene dar, den Tod nicht anzuerkennen, ihn zu attackieren. Canetti, der gerade von der Erlösung der Berührungsfurcht durch Masse schwärmt, bekennt im „Geheimherz der Uhr" nur eine Erlösung, nämlich die, daß Gefährdetes am Leben bleibt. Canetti äußert sich in diesem Zusammenhang recht drastisch; den Tod hassen – als Form der Nicht-Anerkennung; ihn verfluchen, ihn zurückstoßen („würde ich ihn anerkennen, ich wäre ein Mörder!"), den Tod ächten, ihm nicht die Ehre durch letzte Verfügungen erweisen, ihm ins Gesicht spucken.

Den Tod nicht anerkennen, eine andere Haltung zum Tod einnehmen, Gefährdetes am Leben erhalten – also die Gesetze des Lebens beachten, wie ein Arzt die Grundregeln psychophysiologischer Kenntnisse anwendet, um das Leben zu fördern, das Lebendige anzufachen. „Nicht langsamer werden vor dem Tode: Rascher, rascher!" (Geheimherz der Uhr), nicht aufgeben, alles beachten, alles tun, jeder Vergeblichkeit zum Trotz sich stellen, Gegengewicht sammeln, sich auf das Eigene und Eigentliche besinnen! „Wie sehr man liebt und wie vergeblich, das ist das Eigentliche" (Geheimherz der Uhr), lieben – auch wenn es vergeblich zu sein scheint; Canetti bekennt eine Erfahrung seit altersher: „Immer wenn die Verhöhnungen des Todes sich steigern, nimmt er ein Nächstes weg" (Geheimherz der Uhr). Und Canetti fragt: Spürt derjenige, was ihm bevorsteht – oder ist es Strafe? Und wenn Strafe, wer straft dann? Die Frage bleibt offen. In sich gesammelt sein, eine andere Haltung beweisen, selbst sein, „hier an meinem Tisch, vor den Blättern der Bäume, deren Bewegung mich seit 20 Jahren erregt, ich selber bin, nur hier ist dieses Gefühl, meine schrecklich wunderbare Sicherheit intakt, und vielleicht muß ich sie haben, um nicht vor dem Tod die Waffen zu strecken" (Geheimherz der Uhr).

In dieser produktiven Reflexion, in dieser Art des An-Denkens findet Canetti Schutz und Sicherheit vor drohender Desintegration, vor bevorstehendem Auseinanderfallen des Ichs. Canetti hat die Angst um den Tod des Vaters, vor dem Tod überhaupt gemeistert „durch Bekräftigung der Liebe zum Leben", wie sich Erich Fromm in „Haben oder Sein" ausdrückt, und durch seine „produktive Orientierung", die Fromm in der Seele des Menschen dargestellt hat. Vom Wachstumsprozeß angezogen (auch Masse will wachsen!), von Neuschaffen stärker überzeugt als von Bewahren, auf das Abenteuer aus – Abenteuer der Konfrontation, des Denkens, des Darstellens – das Ganze im Auge, noch dazu im Auge des Chemikers, der ein Gefühl, der Sinn für Strukturen besitzt, das Funktionale also in seinem Experimentierblut, so möchte Canetti (um es wiederum mit Fromms Worten zu sagen) „formen und beeinflussen mit Liebe, Vernunft und Beispiel".

Canetti so gesehen ist das Beispiel, wie An-Denken gegen den Tod, Ab-Handeln, Ab-Tun verstanden und in die Realität umgesetzt werden können.

Doch erfüllt Canetti nicht nur die Sorge um den einzelnen. In seinem Essay „Der neue Karl Kraus" wendet sich Canetti an ein größeres menschheitliches Forum. Da heißt es: „Wer die Hoffnung hat, (...) daß es uns noch gelingen könnte, der schwarzen Hälfte dieser Zukunft, die Vernichtung droht, in die andere, die des guten

Lebens, zu entkommen, ... der weiß auch, daß es zuallererst auf die Kenntnis unserer Verfassung ankommt, die Kenntnis dessen, wozu Menschen, in keiner Hinsicht anders als wir selbst, imstande sind. Diese Kenntnis kann nicht vollkommen genug, sie kann nicht extrem genug sein." Es geht um die letzten Tage der Menschheit (nicht nur um das Werk von Karl Kraus), um unser Überleben. Und Canetti fügt die Überlegung hinzu, die Aufforderung zur Vorstellung, „was wir von uns abtun müssen, wenn es nicht zu diesen wirklich letzten Tagen kommen soll". Denken, Vor-An-Denken, Vorausdenken zum Ablegen, zum Abtun, zum Abhandeln. Wir müssen festhalten, diagnostizieren und überlegen, wer wir wirklich sind und was wir tatsächlich an uns ändern müssen – und danach rasch handeln! Und längst geht es nicht mehr um den individuellen Tod, es geht um das Leben von uns allen – und auch darum, daß Wissenschaft vom Menschen (gerade in seinen Auswüchsen!), also Kenntnis von seelischen Strukturen, sozialen Strukturen, geschichtlichen Strukturen, Zukunftsforschung in diesen Prozeß miteingebunden werden.

Es geht um den Menschen; in seinem Essay mit eben diesem Titel hat Erich Fromm dazu gemahnt, durch vorausschauendes Handeln die notwendigen Veränderungen zu treffen. Nur durch vorausschauendes Handeln können wir einer gewaltsamen Lösung der Probleme zuvorkommen. Die große Frage allerdings besteht darin, wie dieser Sprung von der Einsicht, von der Planung in Handlung vollzogen und gefördert werden kann. Kanfer hat darauf verwiesen, daß kognitive Ereignisse immer nur Änderungen in Kognitionen selbst nach sich ziehen können; Einsicht bewirke Einsicht, doch noch keine Änderung auf der Ebene des Tuns, der Handlung, des Verhaltens. Für Fromm ist die Frage im wesentlichen die gleiche: Nämlich ob wir fähig sind, unsere historischen Einsichten in politisches Handeln umzusetzen.

Einsicht und Handeln – das Wissen um die Überbrückung, Überwindung dieser Kluft ist noch sehr begrenzt. Im therapeutischen Bereich gibt es Ansätze, die in einer Kombination von Informationen, Instruktionen und Training bestehen. Von theoretischen Ansätzen her vereinigen sich die Anstrengungen, an diesen kritischen, archimedischen Punkt heranzukommen: von der Motivationsforschung her, von der Konfliktforschung, von der Aggressionsforschung, auch von massenpsychologischen Aspekten aus. In der psychotherapeutischen Praxis hat insbesondere Kanfer Richtlinien ausgearbeitet, die sich um die Möglichkeiten der Selbstkontrolle gruppieren; kognitive Strategien und Problemlösungsmöglichkeiten als wesentliche Teile eines menschlichen Versuchs der Selbstkontrolle sollten nicht nur die Art und Weise des „Was", sondern auch den Zeitpunkt, wann ich mich anders verhalten müsse, berücksichtigen. Auch das „Wann" sollte also mitgeübt werden. Alle unsere Erkenntnisanstrengung sollten wir um diese Fragestellung zentrieren.

Ein Mensch erlebt mit 7 Jahren, daß sein Vater stirbt, als Halbwaise erfährt er nach und nach, was diesem Ereignis verhängnisvollerweise vorangegangen ist, in seinem weiteren Leben spürt er die Konsequenzen dieses Einschnitts; er frägt, sichert sich ab: An-Denken, Ab-Tun, Ab-Handeln angesichts des Todes eines Vaters. Canetti stellt dar: Seine Gefühle, die Begründungen, die andere ihm anbieten, schließlich Erklärungen der Mutter, welche die innere Tragödie ausfüllen, aus-machen. Das ihm aufgetragene Beten des Kaddisch führt über in die Zeremonien des Beschwörens, in den Dramen werden Abwehrtechniken überhöht und drastisch vorgestellt: die Kategorien des Zwanges, der prachtvoll vielschrittige Totentanz des Ausgliederns und

Relativierens. Schließlich das Gegengewicht der Gedanken, der kognitive Aufbruch, der Schaffensaufbruch, Liebesaufbruch, in dem sich eine Struktur auftut, die sich als biophile Orientierung, als Koordinatensystem des Überwindens, ja des Überlebens erweist. Können wir etwas anderes tun? Steht uns irgendetwas anderes zur Verfügung? Sollten wir überhaupt etwas anderes tun?

Empörung des Herzens, zu der sich die Empörung des Denkens gesellt; Empörung gegen den Tod. Empörung für das Leben!

Literatur

Adler A (1983) Das Todesproblem in der Neurose. In: Psychotherapie und Erziehung, Ausgewählte Aufsätze, Bd III, 1933–1937. Fischer Taschenbuch-Verlag, Frankfurt/M.
Canetti E (1961) Die Blendung. Carl Hanser Verlag, München
Canetti E (1960) Masse und Macht. Claassen Verlag, Hamburg
Canetti E (1964) Die Befristeten. In: Dramen. Carl Hanser Verlag, München
Canetti E (1964) Hochzeit. In: Dramen. Carl Hanser Verlag, München
Canetti E (1977) Die gerettete Zunge. Carl Hanser Verlag, München
Canetti E (1983) Der Neue Karl Kraus. In: Das Gewissen der Worte. Carl Hanser Verlag, München
Canetti E (1987) Das Geheimherz der Uhr. Carl Hanser Verlag, München
Freud A (1980) Das Ich und die Abwehrmechanismen. Bd 1 der zehnbändigen Ausgabe der Schriften der Anna Freud. Kindler, München
Fromm E (1979) Haben oder Sein. Die seelischen Grundlagen einer neuen Gesellschaft. Deutscher Taschenbuch-Verlag, München
Fromm E (1981) Die Seele der Menschen. Ihre Fähigkeit zum Guten und zum Bösen. Deutsche Verlags-Anstalt, Stuttgart
Fromm E (1981) Es geht um den Menschen. Deutsche Verlags-Anstalt, Stuttgart
Kanfer FH, Schefft BK (1988) Guiding the process of therapeutic change. Research Press, Champaign, Ill.

KZ-Haft und psychische Traumatisierung

Leo Eitinger

Ich habe den Auftrag bekommen, hier über die norwegischen Untersuchungen an früheren KZ-Häftlingen zu berichten. Wir, d. h. eine Gruppe von Universitätslehrern, begannen diese Untersuchung schon im Jahre 1957. Es ist sicher verständlich, daß es nicht möglich ist, 30 Jahre von umfassender Forscherarbeit in einem kurzen Beitrag ausführlich abzuhandeln. Trotzdem muß ich ganz kurz auch den historischen Hintergrund unserer Arbeit andeuten, damit die Frage der Kriegsschadenerstattung leichter verständlich wird.

Als Norwegen am 9. April 1940 von den Deutschen überfallen wurde, war nicht nur die norwegische Wehrmacht, sondern auch das norwegische Gesetzwerk für eine solche Eventualität völlig unvorbereitet. Erst 1946, also nach dem Kriege, wurden die jetzt geltenden Erstattungsgesetze vom Parlament erlassen. Es wurde zwischen Zivilisten und ehemaligen Soldaten unterschieden. Jedwede Krankheit, die während der aktiven Dienstzeit *entstanden* war und zu dauernder Minderung der Erwerbsfähigkeit (MdE) geführt hatte, wurde als erstattungsberechtigt angesehen. Es war also keineswegs notwendig, daß die Krankheit eine *Folge* des Militärdienstes war. Die Begründung war, daß diese jungen Menschen zum Militärdienst als besonders gesund und tauglich ausgewählt worden waren. Wurden sie krank, mußte der Staat für sie sorgen. Dazu kam eine besondere moralische Verpflichtung von seiten der norwegischen Militärbehörden, die im Auslande die gesamte Verantwortung für die jungen Leute übernommen hatten. Es handelte sich ja um Menschen, welche ihr Land unter wirklicher Lebensgefahr „illegal" verlassen hatten, um sich den norwegischen Streitkräften in England anzuschließen, um von dort den gemeinsamen Feind zu bekämpfen. Es lagen hier also weniger medizinisch-fachliche Gründe als allgemein-menschliche Motive vor. Das Motto war: „Wir haben die gesamte Verantwortung für diese jungen Menschen übernommen; dies gilt für Gesundheit und Krankheit, gleichgültig, wie diese entstanden ist." Diese Bestimmung galt aber, wie gesagt, nur für Soldaten im aktiven Dienst und nur so lang dieser dauerte. War die Dienstzeit abgeschlossen, wurden die normalen gesetzlichen (Renten-)Bestimmungen angewandt, und hier galt allein der kausale Zusammenhang. Mit anderen Worten, es mußte *bewiesen* werden, daß die durch Krankheit entstandene MdE *„sicher"* oder *„überwiegend wahrscheinlich"* eine Folge von kriegsbedingten Schäden war. Bei vielen somatischen Schäden war die Entscheidung leicht, besonders in den allerersten Nachkriegsjahren. Bei psychischen Leiden war die Situation schwieriger.

Selbstverständlich wurden die unmittelbaren psychasthenischen und depressiven Reaktionen bei den aus den Gefängnissen, Zuchthäusern und Konzentrationslagern entlassenen Häftlingen als kriegsbedingt anerkannt. Eine kleine historische Bemerkung ist hier angebracht. Der größte Teil der norwegischen politischen Gefangenen wurde durch das schwedische Rote Kreuz *vor* dem Kriegsende befreit und nach Schweden gebracht. Dadurch wurden die allerärgsten psychischen Reaktionen schon vor der eigentlichen Heimkehr in fast luxuriösen Sanatorien, „Durchgangslager" genannt, ausgelebt. Als der Krieg auch in Norwegen endlich zu Ende war, kamen die früheren Gefangenen im Triumph nach Hause. Musikkapellen, feierliche Reden, Blumensträuße, mit Fahnen geschmückte Eisenbahnstationen, Dörfer und Städte waren für alle früheren Gefangenen fast ebenso selbstverständlich wie das Gefühl warmer Dankbarkeit und Bewunderung. Die Freude und Begeisterung, mit denen die heimgekehrten Helden begrüßt wurden, war scheinbar die beste Medizin und Hilfe. Sie wurden vom Optimismus der übrigen Bevölkerung angesteckt, und man hatte fast den Eindruck, daß die fürchterlichen Ereignisse der Kriegsjahre und die unbeschreiblichen Erlebnisse der Konzentrationslager spurlos an den Heimgekehrten vorbeigegangen waren.

Dieser Zustand etwas kritikloser Euphorie dauerte nicht lange. Bald meldeten sich die verschiedenen Folgezustände nach den Streßsituationen der Haftzeit mit fast zwingender Notwendigkeit. Die Zahl der Rentenbeantragenden blieb jedoch gering. Bis zum 31. 12. 1950, d. h. in den ersten 5 ½ Nachkriegsjahren, hatten nur 10% aller früheren Häftlinge Kriegsrenten beantragt. Alle diese Ansuchen wurden rigoros nach dem Gesetz über nachweisbare Kausalität beurteilt. Die meisten Renten wurden nur für eine eng begrenzte Zeit gegeben. Häufige Kontrollen der Erwerbsfähigkeit, regelmäßig nach 6 Monaten oder spätestens nach 1 Jahr, waren üblich, und die MdE gingen sehr rasch ad normam, oder wenigstens zu 8 ⅓%, wo die Grenze für das Recht, Renten zu beziehen , lag.

Aber wie wir alle wissen, dauerten diese fast idyllischen Zustände nicht ewig. Neue Probleme, besonders nervöse Störungen aller Art, meldeten sich bei den KZ-Überlebenden. Auch bei solchen, die früher keinerlei psychiatrische Symptomatologie gezeigt hatten, traten neue Symptome von Nervosität, Angst, reduzierter Arbeitsfähigkeit und Ausdauer auf, die die früheren Häftlinge auf ihre Gefangenschaft in Zuchthäusern und Konzentrationslagern zurückführten, während wir, d. h. die Ärzte mit unserer Weisheit, aus alten Lehrbüchern geschöpft, „wußten", daß dies „unmöglich" war. Hatten wir doch gelernt, daß ein „gesunder, normaler" Mensch von psychischen Belastungen nicht krank werden könne! Selbst wenn wir in Norwegen nicht so starre Regeln wie in Deutschland hatten, wo ja die Bezeichnung Neurose eo ipso eine Ablehnung jeder Erstattung und Rente bedeutete, meinten wir zu wissen, daß psychische Reaktionen *jedenfalls Brückensymptome* aufweisen müßten, um mit den auslösenden Ursachen in Verbindung gesetzt werden zu können. Brückensymptome sind leichtere Krankheitszeichen, die, ohne den Betroffenen zu invalidisieren, zusammenhängend seit dem Schaden auftreten und in der Regel nur bei näherem Befragen beschrieben werden. Man konnte es ganz einfach nicht glauben, daß Menschen, die mehrere Jahre nach schweren seelischen Belastungen scheinbar gesund und arbeitsfähig gewesen waren, plötzlich, und soweit man es beurteilen konnte, „ohne jede Ursache" ihre Gesundheit und Arbeitskraft verlieren sollten, und daß dieser Verlsut mit den (Haft-)Erlebnissen vor 10 oder noch mehr Jahren in kausalem Zusammenhang stehen sollte. Wir folgten mit gutem Gewissen unserem schlechten Wissen – jedenfalls in den ersten 10–15 Nachkriegsjahren. Die Entscheidungen waren „einfach"; die bestehenden Klagen über Beschwerden waren so spät aufgetreten, daß man keinen ursächlichen Zusammenhang mit Kriegserlebnissen annehmen konnte. Alle Anträge wurden abgewiesen.

Glücklicherweise hatten wir in Norwegen eine starke Gruppierung („Opinion"), die sich mit diesem Zustand und der zugrunde liegenden Interpretation nicht zufrieden gab. Durch Diskussionen zwischen interessierten Ärzten und den Organisationen der ehemaligen Häftlinge und dem norwegischen Reichsversicherungsamt wurde der unnachgiebige Standpunkt der Versicherungsgutachten in Frage gestellt. Eine wissenschaftlich völlig unabhängige Untersuchung durch eine Kommission von Universitätslehrern wurde von den Häftlingsorganisationen vorgeschlagen und vom Gesundheitsministerium finanziert. Keiner von uns, die wir in dieser Kommission arbeiteten, hatte ja Erfahrungen mit Problemen dieser Art, wir wußten ja nicht einmal, wonach wir suchten. Die Resultate der bis dahin vorliegenden Untersuchungen konnten die Arbeitsunfähigkeit nach so vielen Jahren kaum erklären. Wir beschlossen daher, unsere Untersuchungen so gründlich und vielseitig wie nur möglich vorzunehmen, um eventuelle pathologische Veränderungen zu finden, wo immer im Organismus sie sich befanden. Mir war dabei als Psychiater und ehemaliger Häftling eine doppelte Aufgabe zugedacht. Erstens die gewöhnliche psychiatrische Beurteilung unserer Probanden, zweitens sollte ich alle Berichte über den Aufenthalt in den Konzentrationslagern, die dort durchgemachten Krankheiten, Leiden und Plagen kontrollieren, um eventuelle Simulationen, Übertreibungen und dergleichen zu entdecken. Es sei hier sofort festgestellt, daß keiner der Untersuchten zu übertreiben versuchte. Im Gegenteil, die Berichte waren viel eher zurückhaltend, äußerst nüchtern, sie dramatisierten nicht; da die meisten Norweger in Gruppen nach den gleichen Lagern deportiert worden waren, hatten wir gute Möglichkeiten zur vergleichenden Kontrolle. Es zeigte sich, daß die meisten viele ihrer Erkrankungen eher verdrängt hatten, als von zu vielen zu berichten. Etwas Ähnliches kann man auch von den Symptomen sagen: Man mußte oft nach ihnen fragen. Dies galt besonders für Angst, Schlafstörungen, Alpträume, die die meisten Überlebenden der Konzentrationslager als selbstverständlichen Teil ihres Lebens betrachteten (Eitinger 1972; Ström 1968).

Alle Untersuchungen waren selbstverständlich völlig freiwillig; und alle Untersuchten wurden zuerst einer sehr detaillierten Anamnese unterzogen. die sowohl die ganze Lebensgeschichte in medizinischer, psychiatrischer, sozialer usw. Hinsicht vor dem Krieg, während des Krieges und nach dem Krieg äußerst genau beschrieb. Alle zugänglichen Dokumente, Krankengeschichten von eventuellen Krankenhauseinlieferungen wurden angefordert und mit den Auskünften des einzelnen Patients verglichen. Dann wurden die Patienten in das Universitätskrankenhaus eingeliefert und von Ärzten aller Fachrichtungen untersucht; weiterhin wurden Röntgenbilder, alle üblichen Laboratoriumsproben untersucht, ebenso Elektroenzephalogramm, weiterhin wurde die Spinalflüssigkeit analysiert, und 195 der 227 Untersuchten wurden außerdem auch luftenzephalographiert. Selbstverständlich wurden alle auch psychiatrisch untersucht und beurteilt, außerdem wurden umfangreiche psychologische Tests vorgenommen. Man kann wohl ohne Übertreibung sagen, daß diese Gruppe früherer Häftlinge zu den bestuntersuchten Personen gehören, die in Norwegen leben.

Unsere erste Untersuchungsreihe umfaßte 214 Männer und 13 Frauen, die meisten der Mittel- und Arbeiterklasse angehörend. Nur vier von ihnen waren aus halbkriminellen Gründen verhaftet worden, die anderen aus rein politischen. Ihr Gesundheitszustand *vor* der Verhaftung war in 82% sehr gut, in 15% zufriedenstellend, und nur in 3% – d. h. bei 7 Untersuchten – konnte man sagen, daß sie schon vor der Verhaftung einen verhältnismäßig schlechten Gesundheitszustand gehabt hatten. Psychiatrisch beurteilt waren 75% harmonische, stabile Personen aus guten, ziemlich konfliktfreien Familien. Nur 19 mußten schon vor der Verhaftung als etwas sensitive Persönlichkeiten aufgefaßt werden. Nicht weniger als 92% hatten in sozial gutetablierten Verhältnissen gelebt und waren in regelmäßiger Arbeit gewesen, ehe sie verhaftet worden waren. Wir konnten nur bei 11 der Untersuchten feststellen, daß sie vor der Verhaftung Alkohol mißbraucht hatten, und bei nur 3 dieser 11 konnte man von ernstlichem Abusus sprechen.

Jetzt nur einige Worte über das Schicksal der Verhafteten während des Krieges:

Wohl 50% aller Untersuchten waren systematisch gefoltert worden, bei der Hälfte von diesen muß die Folterung als sehr schwerwiegend bezeichnet werden. Die gewöhnlichsten Formen der Mißhandlung waren Schläge auf Kopf und Körper mit Bewußtlosigkeit, Frakturen, Hämaturie, offenen, eiternden Wunden als direkte Folge der Schläge. Drahtschlingen, die um Arme und Beine gelegt wurden, ausgerissene Fingernägel, Metallstifte, die unter die Fingernägel getrieben wurden, und Verbrennungen des Gesichts und der Arme mit brennenden Zigaretten gehörten zu den ernsteren Arten von Folterungen. Traumatische Dislokationen der Arm- und Kniegelenke sowie Untertauchen in eiskaltes Wasser bis zur Erstickung waren keine Seltenheit; und das gleiche gilt von psychischer Folterung, wie nächtliches Herausführen zu Schein-Exekutionen durch mehrere Nächte usw.

Die meisten untersuchten Patienten hatten sehr lange Haftzeiten in Zuchthäusern oder KZ-Lagern. Ein Drittel waren NN-Häftlinge, „Nacht- und Nebelhäftlinge", die in „Nacht und Nebel" verschwinden sollten, also ohne Kontakt mit der Umwelt waren, „Verschwundene" für ihre Angehörigen. Mehr als zwei Drittel hatten über 40% ihres Normalgewichtes verloren, ungefähr die gleiche Anzahl hatte schwere Diarrhoen gehabt, und mehr als die Hälfte aller Gefangenen hatte bedeutende Kopftraumen mit Bewußtlosigkeit erlitten. Zahlreiche Fälle von Hirnentzündungen, Tuberkulose, Infektionen und eine fast unendliche Reihe von Schäden komplizierten das Bild. Nur 2 der 227 hatten keine bedeutenden somatischen Krankheiten während ihrer Inhaftierung durchgemacht.

Bei der klinischen Untersuchung, die für die 227 zusammen fast 5 Jahre dauerte, teilten alle – mit Ausnahme von drei –, mit, daß sich ihr Gesundheitszustand bedeutend verschlechtert hatte, und alle waren der Meinung, daß dies eine Folge des Konzentrationslageraufenthaltes war. Unsere Untersuchungesresultate zeigten eindeutig, daß das Panorama der Morbidität viel weiter war, als wir es ursprünglich erwartet hatten. Es gab fast kein Organ, das nicht bei wenigstens 10% der Untersuchten angegriffen gewesen wäre. Ein weiterer genereller Befund war die bedeutende Verschlechterung der Arbeitssituation der Untersuchten. Der häufigste Grund waren diffuse Krankheitszustände, die leichtere, weniger anstrengende, aber auch weniger einbringende Arbeit notwendig gemacht hatten.

Genaue Korrelationsuntersuchungen erwiesen, daß die gefundenen Krankheiten von allen Faktoren des Lebens *vor* der Verhaftung völlig unabhängig waren, daß hingegen eine deutliche Korrelation mit Tortur, Kopfschäden, Gewichtsabnahme und mit dem Schweregrad der Haftzeit bestand.

Chronische Angstzustände, Alpträume, Schlafstörungen und Depressionen waren die wichtigsten psychischen Symptome. Sie kamen hauptsächlich bei denen vor, die schon als sehr junge Menschen verhaftet worden waren (unter 20 Jahren), und bei denjenigen, die während ihrer Haftzeit bedeutende psychologische, z.T. psychopathologische Reaktionen gezeigt hatten.

Es handelte sich ja um a priori psychisch gesunde und robuste Personen, und die psychischen Streßerlebnisse waren nicht nur von extremem Ausmaß, sondern auch von einer, ich möchte fast sagen, hyperspezifischen Bedeutung für den Betroffenen. Die fingierten Hinrichtungen habe ich schon genannt. Ein anderer unserer Untersuchten hatte seine Zelle unter der Richtstätte im Zuchthaus und hörte fast jede Nacht die Köpfe der Hingerichteten fallen, im buchstäblichsten Sinne des Wortes. Andere Details der psychischenTorturmethoden zu schildern will ich mir hier ersparen.

Zusammenfassend sei zu diesem Teil unserer Untersuchungen konstatiert, daß der traumatisierende Prozeß während des Konzentrationslageraufenthalts von doppelter Natur war: Einerseits die hauptsächlich somatischen Traumata, wo Kopfschäden, Hunger und Infektionen mit möglichen Enzephalitiden die wichtigsten Exponenten waren, und andererseits die hauptsächlich psychischen Traumata, mit Angst und Depression als die am meisten vorkommenden unmittelbaren psychopathologischen Reaktionen. Jede dieser Traumatisierungsformen führte scheinbar zu ganz spezifischen Folgen. Die ersten resultierten in einem organischen Psychosyndrom, während die letztgenannten affektive, emotionelle und Angststörungen zur Folge hatten. Das Konzentrationslagersyndrom besteht daher aus beiden dieser Komponenten.

Selbstverständlich waren wir in Norwegen nicht die einzigen, die zu diesem Resultat gekommen waren. Es liegt eine umfangreiche Literatur aus fast allen Ländern der Welt vor, die mehr oder weniger gründliche Untersuchungen von ehemaligen Häftlingen beschreibt (Eitinger 1980; Eitinger u. Krell 1985). Selbst wenn die verschiedenen Autoren auf ungleiche Befunde Wert legen, ist das Resultat im großen und ganzen einheitlich: Bei Untersuchungen von früheren Häftlingen der nazistischen Konzentrationslager findet man eine große Anzahl von somatischen und/oder psychiatrischen Störungen – wenn man nicht unbewußt den Wunsch hat, ganz blind zu sein und nichts zu finden.

Alle diese Untersuchungen lassen jedoch zwei Fragen offen: Erstens – wie ist es eigentlich mit allen den früheren Häftlingen, die *nicht* untersucht wurden, die mit dem gesamten medizinischen Apparat überhaupt nicht in Berührung gekommen waren? Wie hat sich *ihr* Gesundheitszustand entwickelt? Zweitens – zu welchen Befunden würde man kommen, wenn man Bevölkerungsgruppen, die nicht in Konzentrationslagern waren, genauso gründlich untersuchen würde, wie wir es z.B. mit unseren KZ-Häftlingen in Norwegen getan haben?

Um einer Antwort auf diese Frage näherzukommen, haben wir in Norwegen *alle* Häftlinge untersucht, die während des Krieges in Lager oder Zuchthäuser außerhalb Norwegens deportiert und dort exzessivem Streß ausgesetzt worden waren (Eitinger und Ström 1973). Von den ca. 6200, davon 800 jüdischen Deportierten, starben – oder, richtiger gesagt, wurden kaltblütig ermordet – 97,5 % der jüdischen, 8% der „gewöhnlichen" nichtjüdischen und 45% der norwegischen Nacht- und Nebelhäftlinge, insgesamt 1445 Kinder, Frauen und Männer im Alter von unter einem bis über 80 Jahre.

Die Überlebenden 4570 waren der Ausgangspunkt unserer weiteren Untersuchungen.

Die erste Frage, die wir uns stellten, war, wie sich die Mortalität der ehemaligen Häftlinge *nach* der Lagerzeit entwickelt hatte. Unsere Häftlinge kamen aus allen Regionen des Landes und repräsentierten alle Bevölkerungsschichten. Es war daher natürlich, daß wir die Mortalität der Ex-Häftlinge mit der der Gesamtbevölkerung des ganzen Landes verglichen. Die wirkliche, diagnostizierte Mortalität der Ex-Häftlinge war höher als die statistisch erwartete. Diese höhere Mortalitätsrate hat sich für die gesamt Nachkriegszeit, die wir untersucht haben, d. h. von 1945–1975, gehalten. Die Hypermortalität der Ex-Häftlinge war für die jüngeren Altersklassen größer als für die älteren. Mit anderen Worten, nichtjüdische Häftlinge mit durchschnittlicher oder verhältnismäßig bescheidener Widerstandskraft starben in den Lagern, die mit sehr hoher Widerstandskraft haben das Lager wohl überlebt, sterben aber immer noch jünger, als man es statistisch erwarten könnte – und noch 30 Jahre nach der Befreiung.

Wie bekannt, ist es viel leichter, die Mortalität einer Gruppe von Menschen zu untersuchen, als ihre Morbidität. Wenn in einem Land normale Zustände herrschen, werden alle Todesfälle regelmäßig und genau registriert. In Norwegen geschieht dies zentral im Statistischen Landesamt, und man kann dort alle Todesbescheinigungen jedweder Bevölkerungsgruppe finden, die man untersuchen will. Ein vergleichbares Verzeichnis aller Krankenfälle gibt es ja nirgends. Hingegen haben wir in Norwegen einige organisatorische Verhältnisse, die eine vollständige Untersuchung der Mobidität technisch ermöglichen. Erstens sind alle Norweger krankenversichert, zweitens gibt es nur *eine* Krankenkasse für die gesamte Bevölkerung, und diese ist im großen und ganzen in allen Städten und Gemeinden auf die gleiche Weise organisiert. Jedes Mitglied der Krankenkasse hat eine sog. Hauptkarte, auf der alle Krankmeldungen mit Diagnose, mit den genauen Daten des ersten Arztbesuches, der ersten Auszahlung und dem Einstellen der Zahlung von Krankengeld sowie alle Krankenhauseinlieferungen eingetragen werden. Eine Abschrift dieser Hauptkarte begleitet jedes Mitglied, das aus einer Gemeinde in eine andere übersiedelt. Durch einen besonderen Regierungserlaß wurde es uns erlaubt, die Hauptkarten aller früheren Häftlinge einzuholen. Weder finanziell noch technisch war es möglich, alle 4000 Überlebenden zu erfassen. Wir wählten daher eine repräsentative Gruppe aus, d. h. jeden 8. unseres Verzeichnisses. Wir erhielten so die Krankendaten von 500 Ex-Häftlingen. Um ein vergleichbares Material, also statistische Zwillinge zu erhalten, baten wir um die Karte desjenigen Krankenkassenmitgliedes, das im Totalregister der betreffenden Gemeinde dem untersuchten Patienten alphabetisch am nächsten stand, und außerdem von gleichem Geschlecht, gleicher Altersgruppe, gleichem Beruf, gleichem sozioökonomischem Status wie der Ex-Häftling war. Auf diese Weise entstand eine zu untersuchende Gruppe von ca. 1000 Personen, die Hälfte von ihnen frühere KZ-Häftlinge, die andere Hälfte Krankenkassenmitglieder, die nicht im KZ gewesen, aber ansonsten in den meisten Variabeln vergleichbar waren. Wenn man die norwegische Demographie etwas kennt, wird man leicht verstehen, daß es sich in vielen Fällen um Mitglieder der gleichen Familie handelte. Die statistische Vergleichbarkeit dieser zwei Gruppenhälften ist besonders auf dem Gebiet des Berufes und des sozioökonomischen Status sehr wichtig. Die Krankschreibung eines Bauern, eines Advokaten oder eines freischaffenden Künstlers wird viel weniger genau genommen als die

Krankmeldungen von Taglöhnern, Industriearbeitern und dergleichen. Alle diese Fehlerquellen glauben wir – soweit es möglich war – ausgeschaltet zu haben.

Die erste Beobachtungszeit umfaßte 20 Jahre, d. h. von 1945–1965. Dann haben wir die Beobachtungszeit, soweit es die Mortalität betrifft, auf 30 Jahre erweitert.

Nach dieser langen Einleitung kann ich nun endlich zu den Resultaten übergehen:

Gesundheit ist nicht nur Abwesenheit von Krankheit und Krankmeldungen. Wir wollten daher auch wissen, wie es eigentlich mit den mehr allgemeinen sozialen Verhältnissen der untersuchten Gruppe aussah. Wir wollten objektive Kriterien haben, die verhältnismäßig leicht zu kontrollieren waren. Bei den ehemaligen Häftlingen fanden wir eine höhere Anzahl von Berufswechseln, häufigerem Wechsel des Aufenthaltsortes und eine reduzierte Ausdauer an ihrem Arbeitsplatz. Der soziale Status der untersuchten Nicht-Häftlinge war von Aufstieg, derjenige der ehemaligen Häftlinge von Niedergang geprägt.

Nun, um auf die eigentliche Morbidität zurückzukommen: Für jede untersuchte Person haben wir alle Krankheitsperioden, alle Diagnosen und die Anzahl der Tage, die der Kranke in einem Krankenhaus verbracht hatte, registriert. Die früheren Häftlinge hatten mehr Krankenperioden als die Kontrollpersonen. Am deutlichsten wird das bei den Extremen klar: Ungefähr 95% der statistischen Zwillinge haben 10 oder weniger Krankenperioden, während dies für die ehemaligen Häftlinge nur in 18% der Fall war. Umgekehrt hatten 8% der ehemaligen Häftlinge 16 Krankenperioden oder mehr, während dies nur für 1% der Kontrollgruppe der Fall war. Nur 10% der früheren Häftlinge waren ganz ohne registrierte Krankenperioden, gegenüber 21% bei der Gruppe der Nicht-Häftlinge. Man kann selbstverständlich behaupten, daß die Tatsache, daß ein Patient von seinem Arzt bestätigt bekommt, daß er krank ist, keinerlei wissenschaftliche Beweiskraft hat. Viele Faktoren spielen hier eine Rolle.

Krankenhauseinlieferungen und die Länge des Krankenhausaufenthaltes sind vielleicht objektivere Kriterien, weil man – jedenfalls in Norwegen – in einem Krankenhaus mehr dazu neigt, nur die Krankheit zu behandeln und weniger auf die subjektiven Wünsche des Patienten Rücksicht zu nehmen.

Auch hier sind unsere Zahlen eindeutig. Weniger als 1% der untersuchten Kontrollpersonen hatten sechs oder mehr Krankenhauseinlieferungen in der Beobachtungsperiode, gegenüber fast 8% der ehemaligen Häftlinge. Und 20% der letztgenannten hatten mehr als 90 Tage in Krankenhäusern verbracht, gegenüber nur 3% aus der Kontrollgruppe.

Unsere Untersuchungen haben gezeigt, daß die früheren · Häftlinge in ihrer Gesamtheit eine bedeutend höhere Morbidität und Mortalität haben und daß dies nicht nur für die von sich aus zu ärztlichen Untersuchungen kommenden, selektierten Individuen gilt. Wichtiger erscheint mir jedoch der Befund, daß die höhere Morbidität sich nicht auf einzelne Krankheiten beschränkt, sondern fast das gesamte Krankheitspanorama und die gesamte Zahl der registrierten Diagnosen umfaßt.

Ich möchte unterstreichen, daß wir nicht bewiesen haben, daß die höhere Morbidität in direktem kausalen Zusammenhang mit der Haftzeit in den Konzentrationslagern steht. Für die Frage der Kriegsschadenserstattung war diese Entscheidung jedoch die wichtigste.

Uns, d. h. den medizinisch Verantworltichen in Norwegen, wurde immer deutlicher und schmerzlich klar, wie schwierig es ist, auf objektiver, medizinisch-wissenschaftlicher Grundlage zu behaupten, daß ein kausaler Zusammenhang mit den Kriegserlebnissen bestand oder daß er *nicht* bestand.

Wir waren durch die geltende Gesetzgebung zu einer Haltung gezwungen, wo nur „*sichere*" Entscheidungen zu einem positiven Resultat führten. Wir erlebten diese Situation als wenig erfreulich – um es vorsichtig auszudrücken. Glücklicherweise war die Regierung an unserer Arbeit sehr interessiert, und nachdem ein Komitee eine Veränderung des geltenden Erstattungsgesetzes vorbereitet hatte, wurde 1968 auf Vorschlag der Regierung ein neues Gesetz vom norwegischen Parlament verabschiedet.

Dieses Zusatzgesetz gilt für diejenigen Kriegsbeschädigten, die außergewöhnlichen Belastungen, also extremem Streß in einer bestimmten Minimumzeit ausgesetzt waren. Für alle anderen gelten das alte Gesetz und die Kausalfrage unverändert. Aufenthalt in einem Konzentrationslager ist eo ipso außergewöhnliche Belastung im Sinne des Gesetzes, während z. B. aktiver Kriegsdienst in einer Kaserne in Schottland nicht als solche betrachtet wird. Eine neutrale Kommission, die von einem Richter des Obersten Gerichtshofs geleitet wird, entscheidet in Zweifelsfällen, ob ein Fall unter „außergewöhnliche Belastung" kommt oder nicht. Außerdem mußte die Minderung der Erwerbsfähigkeit wenigstens 50% betragen.

Die wichtigste Veränderung ist jedoch die völlige *Umkehrung* des Kausalitätsbegriffes. Jede Krankheit ist entschädigungspflichtig, solange man nicht beweisen kann, daß sie *nicht* kriegs- bzw. verfolgungsbedingt ist. Es sind jetzt nicht der Invalide oder der Gutachter, die beweisen müssen, daß es sich um erlebnisbedingte Dauerschäden handelt; nun ist es die Aufgabe des Reichsversicherungsamtes, zu beweisen, daß offenbar kein Kausalzusammenhang vorliegen kann. (Als Beispiele dafür gelten Arbeits- oder Verkehrsunfälle nach dem Kriege.)

Nach diesem Zusatzgesetz wurde die ärztliche Begutachtungsarbeit bedeutend vereinfacht. In den meisten Fällen geht es jetzt nur um die Feststellung der in Prozenten ausgedrückten Minderung der Erwerbsfähigkeit. Herzkrankheiten und rheumatische Leiden, maligne Tumoren und Psychosen, Angstneurosen und chronische Kolitis und viele andere sind Krankheiten, über deren Ätiologie zahlreiche Theorien existieren, aber kein endgültiges konkretes Wissen vorliegt. Sie sind daher alle – vorausgesetzt natürlich, daß sie eine MdE von 50% oder mehr verursachen – entschädigungspflichtige Leiden.

Wir sind uns alle völlig klar darüber, daß die Entscheidung, die das norwegische Parlament hier getroffen hat, von vielen Gesichtspunkten betrachtet werden kann. Man wird behaupten können, daß es sich nicht um eine medizinisch begründbare Entscheidung handelt. Da es aber um Menschen geht, denen gegenüber sich die ganze Nation verpflichtet fühlt, *erträgt man das mögliche* „Unrecht", daß auch nicht erlebnisbedingte Dauerschäden als solche angesehen werden und entschädigt werden.

In den letzten Jahren hat auch ein Teil der deutschen Psychiatrie einen weniger strengen Standpunkt zur Frage des psychischen Traumas und dessen Spätwirkungen eingenommen. Aber selbst wenn man in Deutschland nicht mehr daran glaubt, daß die seelische Belastbarkeit eines „gesunden" Menschen unbegrenzt ist, und willig ist, sich von der Existenz erlebnisbedingter Dauerschäden überzeugen zu lassen, heißt es immer noch bei einem führenden Psychiater: „Erfahrungsgemäß wird katastrophalen Ereignissen häufig zuviel pathogene Bedeutung beigemessen."

Um welche Erfahrung bei welchen katastrophalen Ereignissen es sich handelt, bleibt unbekannt. Man kann wohl sagen, daß die moderne Forschung, besonders in den USA, der gegensätzlichen Auffassung ist. Als Beispiel möchte ich nur die sog. Buffalo-Creek-Katastrophe anführen. (Erikson 1976).

Es geht, kurz erzählt, um den Durchbruch einer Talsperre am 26. Februar 1972, bei welchem 125 Menschen getötet und ca. 4000 andere all ihr Hab und Gut verloren hatten, als 14 Dörfer, hauptsächlich von Bergleuten bewohnt, im Laufe von 15 min durch eine Überschwemmung des ca. 20 km langen Tales völlig zerstört wurden. Das psychiatrisch Einzigartige und Interessante an dieser Tragödie ist, daß über 600 der Überlebenden einen Schadenerstattungsprozeß gegen die Grubengesellschaft, die für die Talsperre verantwortlich gewesen war, einleiteten. Dies führte dazu, daß alle Kläger einer äußerst gründlichen psychologischen, psychiatrischen und soziologischen Untersuchung unterzogen wurden. Mehr als 2 Jahre nach der Katastrophe konnten immer noch deutliche Folgezustände nachgewiesen werden.Ein klares „Survivor-Syndrom" wurde, unabhängig voneinander, von allen Untersuchern konstatiert. Und obwohl nur wenige von den Überlebenden direkte physische Traumen erlitten hatten – den meisten war es gelungen, die Bergabhänge zu erklettern –, wurden alle als erstattungsberechtigt erklärt. Dieses Gerichtsurteil entspricht im hohen Grad den neueren Forschungsergebnissen über traumatisch ausgelöste akute und chronische Angstzustände.

Ich kann nicht umhin, die Opfer des Buffalo-Creek mit *den* Patienten zu vergleichen, mit denen ich mich in den letzten 20 Jahren meiner wissenschaftlichen Karriere beschäftigt habe. Sie waren einer Springflut ausgesetzt, die nicht wenige Minuten, sondern über ein Jahrzehnt angedauert hat. Es gab nicht 125 Tote, sondern viele Millionen. Die Zerstörung war nicht durch unzureichende Kontrolle einer Talsperre hervorgerufen, sondern durch eine abgrundtiefe, haßgeprägte Monomanie eines destruktiven Diktators und seiner verblendeten Gefolgschaft. Die Zerstörung betraf weiterhin nicht 14 kleine Dörfer, sondern unzählige Gemeinden und Städte nicht in einem kleinen Tal, sondern in ganz Europa. Unsere Überlebenden waren nicht der größte Teil der Lokalbevölkerung, sondern kleine, zufällige Überbleibsel: völlig isolierte Menschen, die oft nicht wußten, was sie mit dem Leben anfangen sollten, das ihnen so unerwartet zurückgegeben worden war. Gleich den Überlebenden von Buffalo-Creek konnten sie nicht an ihren Heimatort zurückkehren und mußten neue Wohnstätten suchen, aber im Gegensatz zu ihnen kamen sie in eine völlig sprach- und kulturfremde Umgebung, die dem permanenten Streß ständig neue Nahrung gab.

Es muß jedoch bemerkt werden, daß *die* Gruppe der Überlebenden, die von uns am gründlichsten untersucht wurde, d.h. die norwegischen (nicht-jüdischen) KZ-Häftlinge, kaum *diese* Zusatzbelastungen hatten. Sie kehrten in ihre Heimat, zu ihren Familien und Arbeitsplätzen zurück. Und wie es ihnen ergangen ist, habe ich kurz zu erzählen versucht. Alle unsere Untersuchungen deuten darauf hin, daß die Nachwirkungen einer solchen massiven Schädigung, wie sie bei der Inhaftierung in einem KZ erfolgt, nicht nur transitorisch sind, sondern die Belastbarkeit und das Adaptationsvermögen des Gesamtorganismus fortwährend beeinflussen. Die Probanden der KZ-Gruppe sind häufiger krank, ihre Krankheiten dauern länger, sie umfassen alle Diagnosegruppen, führen häufiger zu Krankenhauseinlieferungen, und die stationären Behandlungen dauern länger. Die Beeinflussung ist unspezifisch und kann am natürlichsten durch die permanente Minderung der Resistenz erklärt werden. Die individuelle Toleranzgrenze ist oftmals auch in jenen Fällen überschritten, in denen die Opfer zunächst keine auffälligen Folgeerscheinungen der Haft erkennen ließen.

Aus der Sicht der Streßwirkungen zeigen unsere Untersuchungen, daß die prämorbide Persönlichkeit fast ohne Bedeutung ist, wenn der Streß so überwältigende Formen annimmt. Fast jeder, der solchem Streß ausgesetzt wird, muß pathologisch reagieren. Vielleicht ist es richtiger zu sagen, muß normal auf diese Weise auf solche pathologische Situationen reagieren. Aus der Sicht der *Versicherungsmedizin* glauben wir ein Argument dafür geliefert zu haben, daß das neue norwegische Erstattungsgesetz nicht nur politisch begründet war, sondern auch zeitgemäßer klinisch-medizinisch-wissenschaftlicher Forschung entspricht.

Auch dieser Behauptung kann mit Einwendungen begegnet werden. Unter anderem auch aus diesem Grund wurde eine *Nachuntersuchung* (Ström 1978) vorgenommen, um zu sehen, ob das neue Gesetz in richtiger Weise seine Wirkung gehabt hat, ob es etwa mißbraucht worden ist, und ob die Grundlagen, auf denen es aufgebaut war, sich auch in der Praxis als haltbar bewährt haben.

Es wurden 1000 repräsentativ ausgewählte Anträge untersucht, die Hälfte von ihnen war positiv, die andere Hälfte negativ entschieden worden. Jeder zweite Antragsteller wurde zu Hause aufgesucht und sein medizinischer und sozialer Status durch persönliche Untersuchung von Arzt und Sozialarbeiter beurteilt, während die gleiche Beurteilung für die nicht persönlich Untersuchten nur nach Einsicht in die vorliegenden Akten vorgenommen werden konnte. Wieder können nur ganz wenige Daten des umfangreichen Materials wiedergegeben werden. Wie zu erwarten war, hatte sich die allgemeine Lebenssituation der Pensionisten in höherem Grad gebessert als in der Gruppe, der die Rente verweigert worden war.

Nicht erwartet hatten wir eine auffallende Besserung der ehelichen Verhältnisse als Zusatzresultat in der Anerkanntengruppe. Besonders groß aber war der Unterschied bei der Beurteilung der sozialen Kontakte. Die natürlichste Erklärung dafür ist wohl, daß die Antragsteller durch die Rente nicht nur ihre ökonomische Situation und Sicherheit verbessern konnten, sie bedeutete auch eine Anerkennung ihres Kriegseinsatzes und damit auch eine Erhöhung ihres Selbstwertgefühls. Die vorliegende Untersuchung zeigte, daß das Gesetz seinen Voraussetzungen entsprechend gewirkt hat. Die Zahl derjenigen, welche eine Rente erhalten hatten und bei denen keinerlei Zusammenhang zwischen den Kriegserlebnissen und der invalidisierenden Krankheit bestand, war verhältnismäßig klein (7,8%). Bei weiteren 24% war der Zusammenhang möglicherweise zweifelhaft. Dies erscheint mir ein billiger Preis im Verhältnis zu den vielen, vielen Fällen von Ablehnung berechtigter Ansprüche durch die Erstattungsämter Deutschlands, wo man sich an den absoluten kausalen Zusammenhang hält, und wo der behandelnde Arzt sich nicht des Eindrucks erwehren kann, daß es mehr um den toten Buchstaben des Gesetzes als um den lebenden und leidenden Menschen geht. Der ist es aber, der uns am meisten angeht und uns zu helfen verpflichtet.

Literatur

Eitinger L (1972) Concentration camp survivors in Norway and Israel. Oslo University Press 1964
Martinus Nyhoff. The Hague
Eitinger L (1980) Psychological and medical effects of concentration camps. Research Bibliography.
Haifa University Press
Eitinger L, Ström A. (1973) Mortality and morbidity after excessive stress. Humanities Press, New
York
Eitinger L, Krell K (1985) The psychological and medical effects of concentration camps and related
persecutions on survivors of the Holocaust. A Research Bibliography. University of British
Columbia Press, Vancouver
Erikson KT (1976) Everything in its Path. Destruction of Community in the Buffalo Creek Flood.
New York, Simon & Schuster
Ström A (Red) (1968) Norwegian concentration camp survivors. Oslo University Press
Ström A (Red) (1978) Kriegspensjoneringen. Universitetsforlaget, Oslo

Todesfälle bei Frauen mit der Diagnose Schizophrenie im Sommer 1943

Friedemann Pfäfflin, Matthias Göpfert, Herbert Rüb
und Barbara Rieck

Zum Hintergrund der Themenstellung

Die Universität Hamburg veranstaltete am 16. Mai 1983 einen Dies Academicus aus Anlaß der fünfzigsten Wiederkehr des Tages der Bücherverbrennung. In einer eigenen Veranstaltung des Fachbereichs Medizin an diesem Tage wurde auf Anregung und mit Unterstützung von Jan Gross auch über die Tötung psychiatrischer Patienten während der NS-Zeit berichtet (Pfäfflin 1983). Dabei wurden die verschiedenen reichsweiten Mordaktionen (Roth u. Aly 1983, 1984; Klee 1983; Verein zur Erforschung der nationalsozialistischen Gesundheits- und Sozialpolitik 1985a, 1985b; Aly 1987) dargestellt sowie die spezifischen Verhältnisse im Bereich der Hansestadt Hamburg, soweit sie bis zu jenem Zeitpunkt bekannt waren (dazu inzwischen Aly 1984; Kuhlbrodt 1984; Pfäfflin 1985; Wunder et al. 1987). Darüber hinaus wurde danach gefragt, inwieweit von der Psychiatrischen und Nervenklinik der Hansischen Universität Patientinnen und Patienten im Wissen um ihr weiteres Schicksal über die Heil- und Pflegeanstalt Langenhorn, dem heutigen Allgemeinen Krankenhaus Ochsenzoll, oder über andere Zwischenanstalten in Anstalten verlegt worden waren, die als Tötungsanstalten bekannt waren. Akten früherer Patienten der Psychiatrischen und Nervenklinik Hamburg Eppendorfs waren z. B. in den Anstalten Hadamar und Meseritz-Obrawalde gefunden worden (Staatsanwaltschaft Hamburg AZ 147 Js 58/67, Verfahren gegen Lensch und Dr. Struve). Die Patienten waren dort, nach jeweils unterschiedlich langem Zwischenaufenthalt in der Heil- und Pflegeanstalt Langenhorn, ermordet worden. Die Frage nach der Verlegungspraxis war unausweichlich geworden, nachdem sich die Feststellung des früheren Direktors der Psychiatrischen und Nervenklinik der Universität Hamburg, Hans Bürger-Prinz, als insgesamt unzutreffend erwiesen hatte, die Feststellung nämlich, dank seiner guten Kontakte zu den Hamburger Behörden und zu Gauleiter Kaufmann sei es möglich gewesen, „das von Berlin aus befohlene Schicksal Erbkranker für Hamburg und seinen Umkreis zu vereiteln" (Bürger-Prinz 1971, S. 128).

Um die Verlegungspraxis der Psychiatrischen und Nervenklinik während der NS-Zeit untersuchen zu können, mußten, da die Aufnahme- und Entlassungsbücher verschollen waren, aus den erhaltenen Akten und Karteikarten Aufnahme- und Entlassungsregister rekonstruiert werden. Angesichts begrenzter Personalkapazität und begrenzter Mittel haben wir uns dabei auf die Rekonstruktion der Patientenbewegungen in der Zeit zwischen 1. Januar 1940 und 31. Mai 1945 beschränkt. In diesem Zeitraum wurden 11353 Patienten aufgenommen. Auf der Basis dieser rekonstruierten Patientendatei beruhen alle weiteren statistischen Berechnungen in dieser Arbeit. Es ist denkbar, daß die genannte Zahl noch geringfügige Korrekturen erfahren wird (bei Verlegungen mitgegebene Krankenakten, verlorengegangene Karteikarten, nicht neu registrierte Wiederaufnahmen), doch zeigt eine erste Auszählung der vor kurzem wiedergefundenen Originalaufnahmebücher, daß es sich nicht um zahlenmäßig große Abweichungen handeln kann und daß die Größenordnung von etwa 12000 Aufnahmen für den betreffenden Zeitraum zutreffend ist.

Die bisherige statistische Analyse der Verlegungspraxis führt zu dem Ergebnis, daß im genannten Zeitraum bei begrenzter Bettenkapazität (300 + 20 Notbetten) ein hoher Patientendurchlauf erfolgte. Pro Monat wechselten durchschnittlich 60% des Patientenbestandes. Schon kurz nach seinem Dienstantritt als zunächst kommissarischer Direktor der Klinik hatte Bürger-Prinz gegen die Interessen der Sozialverwaltung der Hansestadt durchsetzen können, daß die Psychiatrische Universitätsklinik ab Mai 1936 als „alleinige staatliche Aufnahme-Anstalt für Geisteskranke" in Hamburg bestimmt wurde (Ofterdinger 1936; von den Busche et al. im Druck), also die Funktion einer Eingangsschleuse in das psychiatrische Versorgungssystem bekam. Die starke Fluktuation ging einher mit einem hohen Anspruch an Diagnostik und Therapie (Bürger-Prinz 1938) und dem Anspruch, die Verlegungsrate möglichst unter 20% zu halten (Bürger Prinz 1942).

Nach unseren statistischen Auswertungen konnte dieser Anspruch annähernd eingelöst werden. Man gewinnt aus der Zusammenschau der statistischen Analyseergebnisse und der Einzelaktenanalyse jedoch den Einruck, daß der Versorgungsauftrag der Klinik zwei scheinbar widerstreitende Momente enthielt; einerseits nämlich einen hohen Heilungsanspruch, zu dessen Einlösung ein hohes Maß therapeutischer Anstrengungen nötig war, und andererseits die Inkaufnahme ungewöhnlich hoher Sterblichkeitsraten, die den Anschein erwecken, als habe die Quote der unter der Behandlung verstorbenen Patienten keinen relevanten Index für die Bemessung des Behandlungserfolges dargestellt. Aus dem noch laufenden Forschungsprojekt über die Verlegungs- und Behandlungspraxis der Psychiatrischen und Nervenklinik der Universität Hamburg während der NS-Zeit werden hier erste Teilergebnisse mitgeteilt, und zwar werden wir im folgenden auf einige Aspekte der Sterblichkeitsstatistik näher eingehen sowie auf die Patientengruppe, die die Diagnose Schizophrenie als gemeinsames Merkmal aufweist.

Sterblichkeitsstatistik

In der Staatskrankenanstalt Friedrichsberg, der institutionellen Vorgängerin der Psychiatrischen und Nervenklinik, lag die Sterberate in den Jahren 1926–1936 im Mittel bei 7,2% (nach Staatsarchiv Hamburg, HW II, Ab 34/9, Bd. 1, S. 103), mit einem geringen Maß jährlicher Abweichungen. In der Psychiatrischen und Nervenklinik dagegen lag sie zwischen 1940 und Mai 1945 auf einem durchschnittlichen Niveau von 11,5% (11353 Patienten, davon 1337 gestorben, Berücksichtigung einer regelmäßigen Bettenbelegung von 300). Die jährlichen Schwankungen nehmen sich dabei fast doppelt so groß aus wie in der Staatskrankenanstalt Friedrichsberg.

Noch bedeutend größer sind die Schwankungen der Sterberate, wenn man statt der jährlichen die monatliche Aufschlüsselung zugrunde legt. Ein Teil dieser Schwankungen ist auf wechselnd hohe Aufnahmezahlen zurückzuführen. So lagen die Aufnahmezahlen vor allem in den jeweils ersten Halbjahren der Jahre 1942 und 1943 besonders hoch und fielen in den jeweils zweiten Halbjahren stark ab. Eine präzise Darstellung der monatsweisen Entwicklung der Sterberate ist aufgrund fehlender Patientenbestandszahlen für die einzelnen Monate nicht möglich. Um die Schwankungsbreite der Sterlichkeit zu veranschaulichen, läßt sich die Aussage treffen, daß z. B. im Juli 1942 bei 122 erfolgten Aufnahmen 5 Patienten verstarben, wohingegen im Februar des Jahres 255 Aufnahmen erfolgten, aber 52 Patienten verstarben (s. Abb. 1 und 2).

Als Erklärung für solche Schwankungen mag sich auf den ersten Blick der Bedingungskomplex „Kriegseinwirkungen" anbieten, was z. B. auch der Klinikdirektor (Bürger-Prinz 1942) als Moment der Beeinträchtigung des Betriebes in einem Schreiben an die Staatsverwaltung Hamburg vom 19. 1. 1942 erwähnte: „Für den Betrieb der Klinik ist darauf hinzuweisen, daß bis vor wenigen Monaten mit nur 50% der früheren Ärzteschaft gearbeitet wurde." Freilich sagt er in demselben Schreiben auch: „Die Klinik wird nach wie vor ihrer Aufgabe, das gesamte Gebiet Hamburgs zu versorgen, gerecht." Auf die erhöhte Sterberate nahm er in dem Schreiben keinen Bezug, und insbesondere das zuletzt genannte Zitat erlaubt kaum, die erhöhte Mortalität als Resultat allgemein kriegsbedingt verschlechterter Versorgungsbedingungen anzusehen. Diese können die starken Schwankungen ebensowenig erklären wie eine je nach Altersdurchschnitt der aufgenommenen Patienten variierende Mortalität.

Auch bei einer Aufschlüsselung nach Diagnosen konnte keiner Diagnosegruppe ein wesentlicher Anteil an den Schwankungen der Sterblichkeitsziffer zugeschrieben werden. Allerdings fand sich bei der Übersicht über die Sterbefälle der als schizophren diagnostizierten Patienten des Zeitraumes Januar 1940 bis Mai 1945 eine statistische Besonderheit, der wir in einer die statistische Analyse vertiefenden Analyse der Einzelakten nachgingen.

Anteil schizophrener Patienten

Es ist ein unbestrittenes Verdienst von Bürger-Prinz, früh, kontinuierlich und beharrlich gegen eine unkritische Anwendung der Diagnose Schizophrenie aufgetreten zu sein. In der Auseinandersetzung über diese diagnostische Kategorie schonte er weder seinen Vorgänger Weygandt (Bürger-Prinz 1940; van den Busche et al. im Druck) noch seinen Heidelberger Lehrer Wilmanns (Bürger-Prinz 1941; van den Busche et al. im Druck). Zahlreiche Patientenakten belegen, daß in der Zeit, in der Bürger-Prinz Klinikdirektor war, die Diagnose Schizophrenie im Vergleich zu vorher zurückhaltender gestellt wurde. Ein Schriftwechsel mit dem Stadtphysikus Rautenberg (1938) im Zusammenhang mit Erbgesundheitssachen läßt als ein Motiv für diese neue diagnostische Einschätzung auch eine Skepsis von Bürger-Prinz gegenüber der ausufernden Erbgerichtsbarkeit vermuten.

Absolut wurde die Diagnose Schizophrenie zwischen Januar 1940 und Mai 1945 in 579 Fällen gestellt (Rekonstruktion nach Patientenaktenbestand). Das entspricht 5,1% der aufgenommenen Patienten (n = 11353). Es handelte sich um 379 Frauen (65,5%) und 200 Männer (34,5%). Die Diagnose Schizophrenie verteilt sich auf die Jahre 1940–1945 (Mai) wie in Tabelle 1 dargestellt.

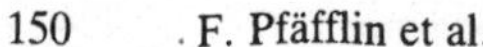

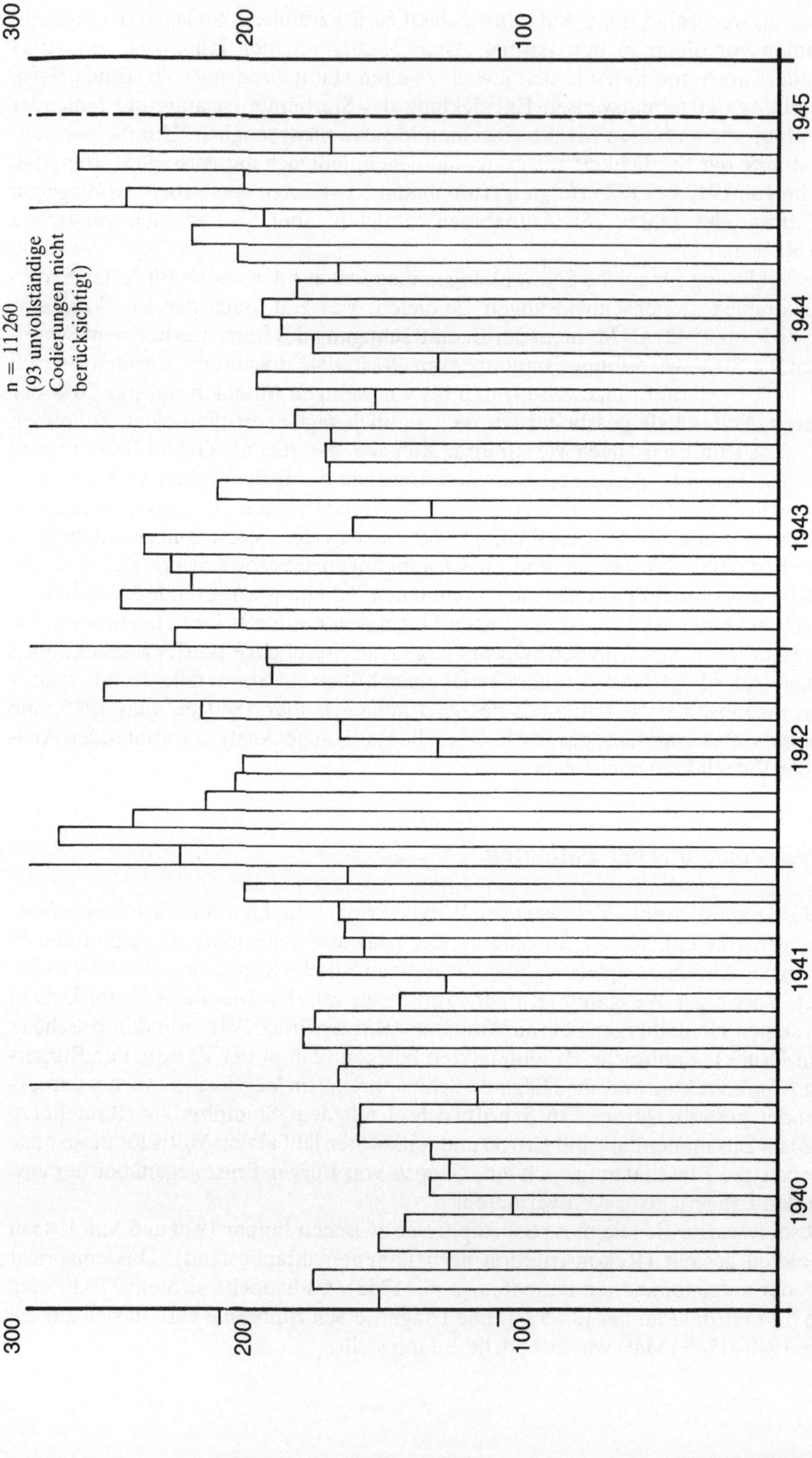

Abb. 1. Aufnahmezahlen an der Psychiatrischen und Nervenklinik im Zeitraum Januar 1940–Mai 1945 (monatsweise Entwicklung)

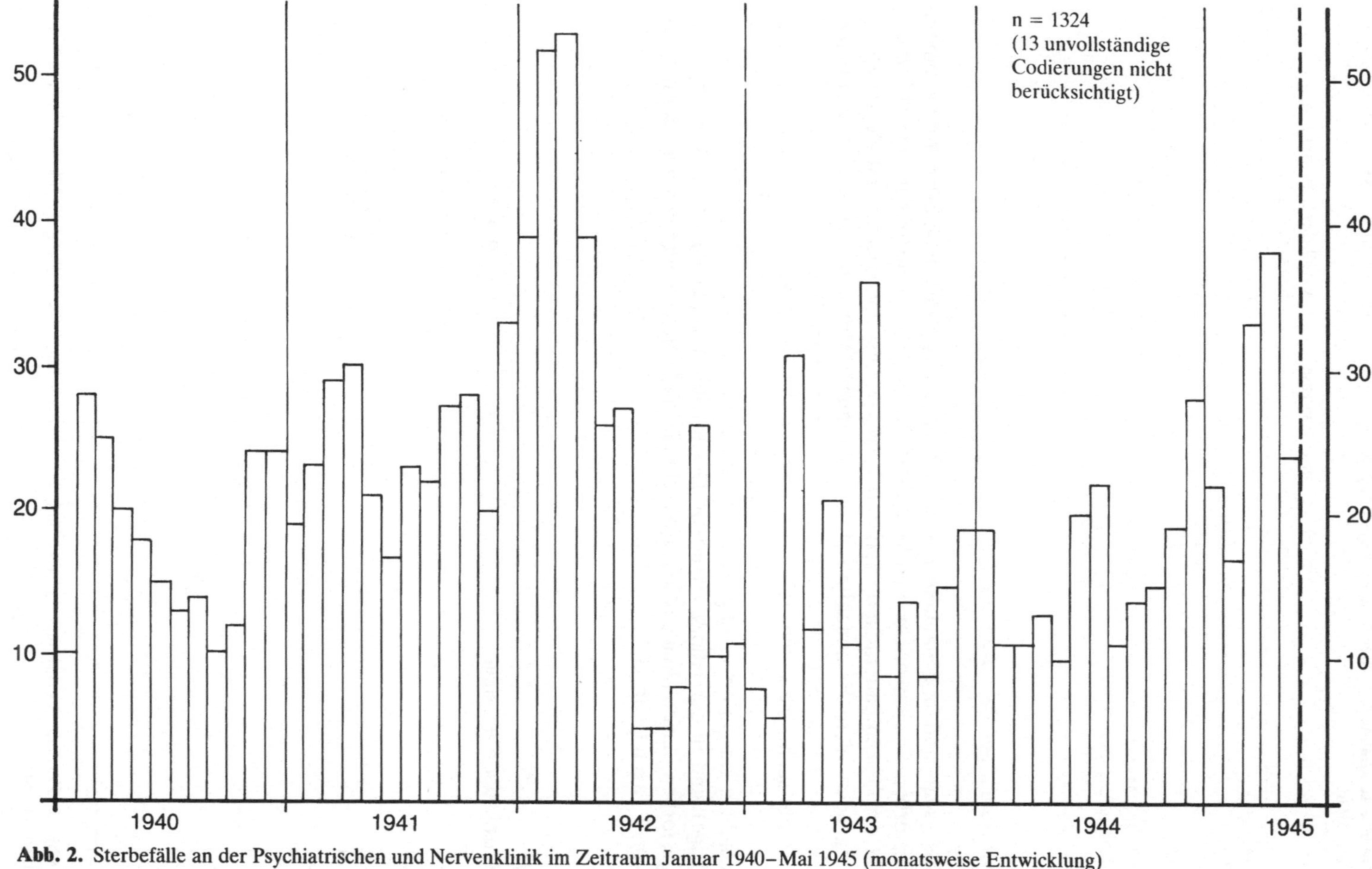

Abb. 2. Sterbefälle an der Psychiatrischen und Nervenklinik im Zeitraum Januar 1940–Mai 1945 (monatsweise Entwicklung)

Tabelle 1. Diagnose Schizophrenie bei den zwischen Januar 1940 und Mai 1945 aufgenommenen Patienten

Jahr	Aufnahmen mit Diagnose Schizophrenie	Anteil der Schizophreniediagnose (in %)
1940	88	5,5
1941	100	5,3
1942	121	4,9
1943	131	5,6
1944	95	4,5
1945 (bis Mai)	43	4,0
nicht zuzuordnen	1	
	n = 579	

Mortalität bei Patienten mit der Diagnose Schizophrenie

Insgesamt sind im genannten Zeitraum 23 als schizophren diagnostizierte Patienten gestorben. Das entspricht einer Mortalität von 4%, also einem weit unter der Mortalität der Gesamtpatientenpopulation (11,5%) der Psychiatrischen und Nervenklinik liegenden Wert. Es handelte sich um 19 Frauen (Mortalität schizophrener Frauen 5%) und 4 Männer (Mortalität schizophrener Männer 2%).

Untersucht man den zeitlichen Verlauf der Sterbefälle unter schizophrenen Patienten, so kann man eine statistisch ganz außergewöhnliche Beobachtung machen: Im Untersuchungszeitraum Januar 1940 bis Mai 1945 (282 Wochen und 4 Tage) sind in der Klinik insgesamt 23 Patienten mit der Diagnose Schizophrenie gestorben, davon alleine acht, also mehr als ein Drittel, innerhalb eines Zeitraumes von 4 Tagen (Abb. 3).

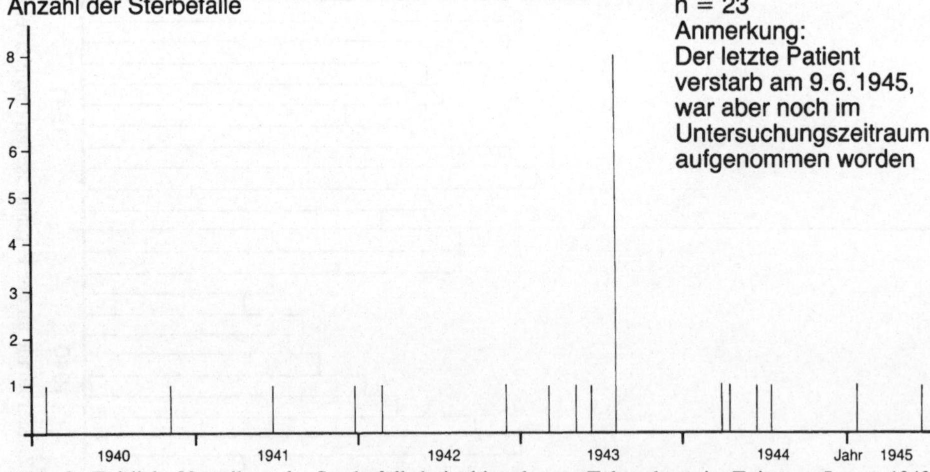

Abb. 3. Zeitliche Verteilung der Sterbefälle bei schizophrener Erkrankung im Zeitraum Januar 1940 bis Mai 1945

Bei diesen acht handelte es sich ausschließlich um Frauen. Auch vor dem Hintergrund einer vergleichsweise hohen Anzahl von Sterbefällen (n = 39) in der Patientengesamtheit während der 10 Tage der schweren Bombenangriffe auf Hamburg – der erste Angriff begann am 25. 7. 1943 um 0.33 Uhr, und die Angriffe setzten sich bis zum 3. 8. 1943 fort (vgl. Brunswig 1981, S. 454) – hebt sich diese Häufung von Sterbefällen bei als schizophren diagnostizierten Frauen statistisch ab.

Als erstes Erklärungsmuster für diese extrem hohe Mortalität unter als schizophren diagnostizierten Frauen bot sich erneut der Bedingungskomplex „Kriegseinwirkungen" an, bzw. spezifischer, die Bombardierung der Klinik. Dafür sprechen die vieldeutigen Angaben in Bürger-Prinz's Autobiographie über Bombenopfer (Bürger-Prinz 1971, S. 143), ein Plan des Krankenhausgeländes vom November 1943, der den zur Psychiatrischen und Nervenklinik gehörigen Pavillon 4 als zerstört ausweist, und das Maß der Zerstörung auf dem Gelände insgesamt (60% nach Bürger-Prinz 1971, S. 143). In sieben Angriffswellen englischer und amerikanischer Flugzeugverbände waren große Teile der Stadt in Schutt und Asche gelegt worden. Mindestens 42000 Menschen waren ums Leben gekommen. Über 100000 verletzt. Mehr als 40000 Wohnhäuser und rund 225000 Wohnungen waren zerstört worden ebenso wie 24 Krankenhäuser, 277 Schulen, 580 Industrie- und Rüstungsbetriebe, 3000 gewerbliche Betriebe und Kontorhäuser (Asendorf 1984).

Gegen dieses Erklärungsmuster spricht freilich, daß alle acht Patientinnen in den unzerstörten und mit eigenen Luftschutzkellern versehenen Pavillons 68 und 69 untergebracht waren. Ferner findet sich in der Akte einer der acht Frauen ein Schreiben der Klinik vom 8. 12. 1944 an die Kriminalpolizei Hamburg, auf deren Veranlassung die Patientin am 20. 6. 1943 in die Klinik eingewiesen worden war, in dem es ausdrücklich heißt, die Patientin sei „in einem Erregungszustand, der durch ihre schwere seelische Erkrankung bedingt war, ... hier verstorben. Frau B. ist *nicht* das Opfer eines Luftangriffs" (Hervorhebung im Original).

Einzelakten von acht in einem Zeitraum von 4 Tagen gestorbenen Patientinnen mit der Diagnose Schizophrenie

Über Alter, Diagnose, Aufnahmedauer und Behandlung der acht Patientinnen unterrichtet im Überblick Tabelle 2.

Drei Frauen waren auf Veranlassung der Polizei eingeliefert worden, zwei aus anderen Krankenhäusern, davon eine aus der Heil- und Pflegeanstalt Langenhorn, um im Eppendorfer Krankenhaus sterilisiert zu werden; zwei weitere waren von niedergelassenen Ärzten eingewiesen, eine von ihrem Vater gebracht worden.

Bei fünf Patientinnen handelt es sich um Erstaufnahmen in eine psychiatrische Klinik. Eine Patientin war erst 5 Tage vor ihrer Neuaufnahme aus der Klinik entlassen worden. Zwei Patientinnen hatten zwei bzw. fünf stationäre Aufenthalte hinter sich mit einer Gesamtdauer von 7,5 bzw. 11,5 Monaten.

Die Diagnose lautete in vier Fällen schizophrener Endzustand, in drei Fällen schizophrener bzw. paranoider Prozeß und in einem Fall Schizophrenie. Bei der 21jährigen Patientin E ist bei der Aufnahme keine Diagnose verzeichnet worden. Erst im Zusammenhang mit der Notiz über ihren Tod findet sich die Diagnose schizophrener Endzustand. Als einzige der vier Frauen mit der Diagnose schizophre-

Tabelle 2. Klinische Daten von acht zwischen 28. und 31. 7. 1943 gestorbenen Patientinnen mit der Diagnose Schizophrenie

Pat.	Alter	Aufenthaltsdauer	Diagnose	Kurve geführt bis	Pflegeeintrag bis
A	40	16. 4.–30. 7. 43	Schizophrener Prozeß	21. 7.	24. 7.
B	58	20. 6.–28. 7. 43	Schizophrener Endzustand	27. 6.	24. 7.
C	61	15. 7.–28. 7. 43	Schizophrener Endzustand	20. 7.	24. 7.
D	19	11. 6.–30. 7. 43	Schizophrener Prozeß, Katastrophe	13. 7.	24. 7.
E	21	16. 5.–30. 7. 43	Schizophrener Endzustand, Katastrophe	11. 6. (17. 7.)[a]	24. 7.
F	37	27.6.–30. 7. 43	Paranoider Prozeß	24. 7.	7. 7.[b]
G	27	23. 7.–31. 7. 43	Schizophrenie	24. 7.	24. 7.
H	37	8. 7.–28. 7. 43	Schizophrener Endzustand	(24. 7.)[a]	24. 7.

[a] Bei Pat. E finden sich nach dem 11. 6. bis 17. 7. noch vereinzelte Eintragungen über Stuhlgang etc.; bei der Pat. H ist die Kurve nur am 23. und 24. 7. geführt und an diesen Daten sind nur Puls und Temperatur notiert

[b] Letzter Eintrag am Schluß eines Blattes, Blatt mit Fortsetzung möglicherweise verlorengegangen

Tabelle 2. (Zweiter Teil)

Ärztliche Aufnahmeuntersuchung am	Ärztliche Verlaufsberichte	Retrospektive Sammeleinträge	Behandlungsmaßnahmen, soweit in den Akten dokumentiert
21. 4.	21. 7.	26. 7., 29. 7., 30. 7.	Insulin (9 ×), E-Schock (9 ×), Cardiazol (24 ×) Scopolamin-Morphium (bis 3 × tägl.), Evipan, Paraldehyd
20. 6.	28. 6., 3. 7.	20. 7., 28. 7.	Paraldehyd (1 ×)
15. 7.	17. 7., 23. 7.	28. 7.	–
11. 6.	12 Einträge bis 20. 7.	25. 7., 27. 7., 30. 7.	Insulin (6 ×), E-Schock (5 ×), Scopolamin-Morphium
16. 5.	20 Einträge bis 8. 7.	16. 7., 30. 7.	E-Schock (11 ×), Cardialzolschock (1 ×), Scopolamin-Morphium, Paraldehyd, Medinal
27. 6.	–	28. 7., 29. 7., 30. 7.	Opiumkur (bis 3 × 30 Tr. tgl), Paraldehyd, Evipan, Medinal
–	–	23. 7., 27. 7., 31. 7.	Cardiazol-Schock (1 ×)
–	–	8. 7., 23. 7., 28. 7.	–

ner Endzustand und gleichzeitig als jüngste der Frauen mit dieser Diagnose war sie intensiv behandelt worden, während den drei anderen Frauen mit dieser Diagnose augenscheinlich keine therapeutischen Bemühungen mehr zuteil wurden.

Die Behandlungsdauer lag zwischen 9 Tagen und 15 Wochen, die durchschnittliche Dauer des Aufenthaltes bei etwa 6 Wochen, was sich im Rahmen der durchschnittlichen Aufenthaltsdauer während der Kriegsjahre bewegt.

Alle Krankenakten sind untergliedert in jeweils drei Abteilungen, nämlich
1. die ärztlichen Aufzeichnungen,
2. die den pflegerischen Bereich betreffenden Aufzeichnungen der Schwestern und
3. die Kurve.

Die Dokumentation der Aufnahmebefunde, Anamneseerhebung und ggf. die Berichte von Angehörigen ist in sechs der acht Akten ausführlich und anschaulich und entspricht der Dokumentation, wie sie auch heute üblich ist. Die Angaben aus diesen Quellen werden im folgenden stichwortartig zusammengefaßt. Darüber hinaus weisen sieben der acht Akten eine Besonderheit auf, die sich am besten beschreiben läßt als ärztlicher Sammeleintrag. Es handelt sich dabei um, nach Schriftbild und Tinte, an einem Stück geschriebene, aber auf bis zu drei Daten verteilte Einträge, die jeweils den Verlauf bis zum Tode zusammenfassen und offenbar nach dem Tod der Patientinnen nachträglich verfaßt worden sind. Die Daten, auf die rückdatiert wurde (s. Tabelle 2, dort die Patientinnen B, E, G und H), betreffen nicht nur den Zeitraum der Bombenangriffe, für den gut vorstellbar ist, daß die Ärzte keine Zeit zu fortlaufender Dokumentation hatten, sondern auch die Tage und Wochen davor. Formal vergleichbare, stereotypisierte Sammeleinträge finden sich auch regelmäßig in den Akten früherer Eppendorfer Patienten, die in Hadamar ermordet wurden.

Nur bei den Patientinnen D und E, den beiden jüngsten Patientinnen, finden sich regelmäßige Eintragungen über ärztliche Verlaufsbeobachtungen und therapeutische Gespräche; bei allen anderen Patienten sind solche Eintragungen, sofern überhaupt vorhanden, sehr sporadisch. Dagegen sind die pflegerischen Berichte fast täglich geführt worden, jedenfalls bis zum 24. Juli 1943. Diese umfassen meist nur wenige Zeilen. Nur bei der Pat. F enden die Pflegeberichte bereits am 7. 7., wobei der letzte Eintrag das entsprechende Blatt in der Akte beschließt, so daß man nicht ausschließen kann, daß das Blatt mit den folgenden Eintragungen versehentlich nicht abgeheftet wurde oder verloren gegangen ist. Die Kurven wurden bei den meisten Patienten nur sehr unvollständig geführt und in keinem einzigen Fall bis zum Tod der Patientin. Im folgenden werden alle acht Akten kurz exzerpiert, wobei die ärztlichen Sammeleinträge in vollem Wortlaut wiedergegeben werden.

A) Die 40jährige Patientin war mit der Diagnose Depression eingewiesen worden. Ein Jahr vorher war sie, nachdem in ein Nachbarhaus eine Bombe eingeschlagen hatte, erstmals auffällig geworden und hatte paranoide Ideen entwickelt, hatte Angst, es passiere etwas Schreckliches, ihrem im Feld stehenden Mann werde etwas zustoßen oder sei schon etwas zugestoßen, was man ihr verheimliche. Körperliche Krankheiten hatte sie nicht. Nach zahlreichen Insulin- und Elektroschocks sowie Cardiazolverabreichungen erfolgte am 21. 7., drei Monate nach der Aufnahme, die nächste, und vor dem Sammeleintrag letzte ärztliche Eintragung. Dort wurde die Patientin, die zu diesem Zeitpunkt besser als zur Zeit der

Aufnahme zu ihrer Anamnese Auskunft geben konnte, zitiert: „Ich fühle mich soweit gut ... ich bin eigentlich erst seit ein paar Tagen wieder bei mir ... ich wundere mich, daß das alles wieder so funktioniert."

Die Patientin hatte unter der aktiven Therapie, folgt man den Pflegeberichten, vorher ein wechselndes Bild gezeigt, war aber schon Ende Mai kurzfristig zu ihrem Mann beurlaubt worden. Ab Beginn des Monats Juli zeichnete sich eine deutliche Besserung ab; die anfangs noch als widerstrebend charakterisierte Patientin wurde jetzt mit den Worten „frei, ruhig, geordnet, freundlich, zugänglicher" beschrieben; am 23. 7. stand sie auf, machte kleine Handreichungen, am 24. 7. war sie mit im Garten, war ruhig und freundlich, hatte sehr guten Appetit. Der ärztliche Sammeleintrag lautet:

27. 7.: Aus dem „ich meine es wird mir Theater gespielt" (Anspielung an die früheren paranoiden Ideen der Patientin, d. Verf.) entwickelt sich eine zunehmende Fremdheit und Kühle. Antworten erfolgen nach langem Zögern, und dann schnell, abrupt, oft nicht sinngemäß, mit eigenartiger Betonung. Pat. äußerst mißtrauisch, gelegentlich noch konventionell-höflich, aber kalt.

29. 7.: Wird wegen der Fliegerangriffe meist im Keller gehalten, steht dort unruhig umher, völlig einsichtslos, von Grund auf mißtrauisch, spricht fast nichts mehr, wirft bloß vernichtende Blicke um sich, wenn jemand es wagt, sie anzusprechen.

30. 7.: Im Erregungszustand Exitus letalis.

B) Die 58jährige Patientin wurde von der Sittenpolizei eingeliefert; sie war in verwahrlostem Zustand mit 300 RM in der Tasche aufgegriffen worden, hatte ihre Haare mit vielen Nadeln hochgesteckt, als Antenne für die Stimmen, die sie seit etwa 6 Wochen hörte. Im Aufnahmebefund wurden folgende Eindrücke dokumentiert: „Läppisch, affektflach, freundlich-gleichgültiger Affekt ... Es gelingt nicht, sie zu einer Erregung zu bringen. Sie scheint über allem zu stehen. Zuweilen glaubt man, sie mache sich mit allen diesen unvorstellbaren Beschreibungen lustig über den Zuhörer."

Ärztliche und pflegerische Notizen stimmen im wesentlichen überein: „Liegt meist still im Bett, ist überaus freundlich, mit sich beschäftigt, weiß aber auch alles, was im Saal vor sich geht. Gelegentlich bemüht sie sich aus dem Bett und hilft dann sehr fleißig", heißt es im ärztlichen Bericht vom 28. 6. 1943. In den Pflegeberichten wird sie regelmäßig als ruhig und bescheiden geschildert, auch heißt es, sie sträube sich gegen den Luftschutzkeller. Dramatischer klingt dies im ärztlichen Bericht vom 3. 7. 1943: „Jedesmal bei Alarm große Umstände mit ihr, sie sträubt sich mit Händen und Füßen, in den Keller zu gehen, weil dort Spiritisten sind ...", aber auch „sie gibt bereitwillig Auskunft ... ist gegenüber den Schwestern nett und freundlich."Therapeutische Interventionen oder medizinische Verabreichungen sind nirgendwo verzeichnet. Laut Pflegebericht vom 21. bis 24. 7. 43 war sie ruhig, schlief viel, half bei der Hausarbeit, saß ruhig auf ihrer Bettkante. Im rückdatierten Sammeleintrag ist folgendes notiert:

20. 7.: Liegt am liebsten im Bett herum. Bei jedem Fliegeralarm Erregungszustände.

28. 7.: Nach schwerem Fliegerangriff im Erregungszustand Exitus letalis.

C) Die dritte Patientin, 61 Jahre alt, war von der Polizei eingeliefert worden und bot, wie es im Aufnahmebefund heißt, ein „verwaschenes Wahnsystem, wirkte völlig kühl und affektlos". Eine körperliche Untersuchung ist nicht dokumentiert. Laut Pflegebericht vom 21. 7. „redet die Pat. viel dummes Zeug, verhält sich sonst ruhig", und am 24. 7.: ist ruhig und macht Handreichungen. Ärztlicherseits wurden Inhalte der Wahnideen der Patientin notiert, eine Behandlung erfolgte nicht. Der letzte Eintrag, diesmal kein Sammeleintrag, datiert vom 28. 7., lautet: „Gerät bei den Fliegerangriffen in sinnlose Erregung. Exitus letalis infolge Erregung und Kreislaufkollaps."

D) Die jüngste Patientin, 19 Jahre alt, war aus dem Barmbeker Krankenhaus in die Psychiatrische und Nervenklinik verlegt worden. Es handelte sich um, wie es im Aufnahmebefund heißt, ein „kräftiges junges Mädchen, internistisch und neurologisch gesund, rote Wangen, ausgesprochen hübsches Gesicht, versonnen, von innerem Erleben erfüllt, ohne ausgesprochene Wahnideen, fast fanatisch für die Bewegung, Stimmung leer, indifferent". Bei ihr wurden parallel eine intensive Insulinbehandlung sowie Elektroschocks durchgeführt. Mitte Juli war sie laut Pflegebericht wieder gesprächig, freundlich, schrieb einen netten Brief an die Eltern, wollte bald entlassen werden, wurde auf eine andere Station mit weniger Schwerkranken verlegt, ging in die Webstube, war gleichmäßig ruhig und freundlich, und auch die Stationsärztin notierte: „Fügt sich zunehmend in Tageslauf, umsichtig, zuvorkommend." Ihr gegenüber sagte die Patientin am 20. 7. 1943: „Mein Kopf und die Gedanken sind wieder in Ordnung."
Drei Tage später, am 23. 7. 1943 notierten die Schwestern: „Pat. ist unruhig, fängt laut an zu schreien „schießt mich tot", weint, steht ratlos umher", und am 24. 7. 1943: „Ist im Keller störend." Der ärztliche Sammeleintrag faßt die letzten Tage zusammen:

25. 8.: Unter Einwirkung des Fliegerangriffs und des dauernden Keller-Aufsuchens wird sie wieder erregt, völlig fremd, paranoid (das war bis dahin nie verzeichnet worden, d. Verf.), kalt, gänzlich uneinsichtig.
27. 8.: Schwer erregt.
30. 8.: Exitus letalis.

E) Auch die fünfte Patientin war jung (21 Jahre), körperlich gesund. Wegen eines ersten schizophrenen Schubes war sie vom 4. 4.–12. 5. 1943 schon in der Klinik gewesen, wurde nach wenigen Tagen zu Hause vom Vater wiedergebracht. Man begann gleich mit einer Insulinbehandlung, verlagerte den therapeutischen Schwerpunkt dann aber auf Elektroschocks, insgesamt 13. Anfang Juni äußerte sich die Patientin gegenüber der Stationsärztin auf die Frage, ob sie noch Geruchshalluzinationen habe: „... das waren sicher die Spritzen, ich bin eigentlich nicht für diese Spritzen, davon wird das Blut unrein und man bekommt Pickel. Sie sollen das bitte nicht als Beleidigung auffassen. Sie haben ja wirklich viel Gutes, das sie an den Kranken tun, daß sie wieder auf die Beine kommen und gesund sind. Ich freue mich ja mit darüber. Das ist ja ihr Beruf, daß sie uns alles fragen, aber ich denke, wenn das mal zur Begutachtung gebraucht wird, wenn man mal heiraten will, deshalb will ich nicht so viel sagen. Die Schwestern sind hier so freundlich, fabelhaft direkt. Ich weiß nicht mehr, daß ich gesagt habe, die Schwestern hätten mich geschlagen. Das ist das erste, was ich meinem Pappi am Sonntag sagen will, ihnen und den Schwestern zuliebe ..." Einen Monat später, Anfang Juli, hatte die Patientin das Empfinden, daß es ihr wieder sehr gut gehe, die Ärztin notierte aber dazu ihren Eindruck: „Will von ihrem Erleben nichts preisgeben, tut, als wisse sie nicht, was man von ihr will." Die Schwestern notierten am 13. 7. 1943: „Pat. nicht geschlafen, zeitweise sehr störend", und am 24. 7. 1943: „Pat. sitzt ruhig im Bett. Sieht auf ihre Bettdecke und lacht." Im Sammeleintrag wurde rückwirkend festgehalten:

16. 7.: Zustand rapide verschlechtert. Katastrophenartiges Absinken der Persönlichkeit. Liegt oder hockt in unbequemen Haltungen im Bett, mit feindseligen Grimassen, entsetzlich überheblich und kühl.

30. 7.: Exitus letalis in starkem Erregungszustand.

F) Bei der sechsten Patientin, einer 37jährigen Frau, bei der körperliche Erkrankungen nicht dokumentiert sind, fehlen die Pflegeberichte der letzten 21 Tage ihres Lebens. Die Patientin hatte ihre Wohnungseinrichtung zertrümmert, hatte sich aus dem Fenster stürzen wollen und war von der Polizei in die Klinik gebracht worden. Anfangs störte sie auf der Station die Mitpatienten, war sehr laut, verweigerte die Nahrungsaufnahme, redete viel davon, daß sie gerne sterben, aber nicht lebendig begraben sein wolle. Unter einer Opiumkur wurde sie ruhig, schlief viel und weinte gelegentlich. Die ärztlichen Aufzeichnungen beschränken sich auf die Dokumentation des Aufnahmebefundes und den Sammeleintrag:

28. 7.: Im Anschluß an Luftangriffe, wohl aber nicht in unmittelbarem Zusammenhang damit, schwer erregt, laut, hyperkinetisch, Temperatur steigt an (keine Angaben über die Höhe der Temperatur, d. Verf.)

29. 7. Unter den augenblicklichen Umständen nur sehr schwer ruhigzuhalten, braucht daher dauernd Narkotika.

30. 7.: Herzkollaps. Tod trotz reichlich Kreislaufmittel (nicht dokumentiert, d. Verf.), febrile Episode bei paranoidem Prozeß.

G) Bei den beiden letzten Patientinnen dieser Gruppe gibt es nicht einmal mehr Aufnahmedokumentationen, sondern nur noch Sammeleinträge. Die Patientin G war eine 27jährige Frau, die eine Woche vor der erneuten Aufnahme noch im Kolleg vorgestellt und dann in „ausgeglichener Stimmung, ruhig und geordnet" entlassen worden war. Am 23. 7. 1943 wurde die verwirrt wirkende und leise sprechende Patientin von ihrer Schwester erneut in die Klinik gebracht. Sie bekam sofort einen Cardiazolschock und lag dann laut Pflegebericht den ganzen Nachmittag ruhig im Bett. Im Gegensatz zu dieser Aufzeichnung notiert der ärztliche Sammeleintrag unter demselben Datum:

23. 7.: Sehr erregt, redet unruhig-unverständliche, unzusammenhängende Sätze vor sich hin, sehr mißtrauisch und abweisend.

27. 7.: Während der Luftangriffe im Keller kaum zu halten, unruhig verwirrt, ängstlich.

31. 7.: Exitus letalis in schwerstem Erregungszustand. Kreislaufversagen.

H) Die letzte Patientin schließlich, eine 37jährige Frau, befand sich seit 8. 7. 1943 zum dritten Mal in der Psychiatrischen und Nervenklinik. Sie war hierher aus der Heil- und Pflegeanstalt Langenhorn verlegt worden, um von hier aus in der chirurgischen Klinik einer Sterilisation unterzogen zu werden. Ob es sich dabei um die Ausführung eines entsprechenden Beschlusses des Erbgesundheitsgerichtes Hamburg oder um eine von den Langenhorner Ärzten ohne gerichtliche Anordnung eingeleitete Maßnahme handelte, ist der Akte nicht zu entnehmen.

Bemerkenswert an dieser Akte sind die Aufzeichnungen über den vorausgehenden Aufenthalt in der Psychiatrischen und Nervenklinik vom 14. 10.–6. 11. 1942. Bei der damaligen Aufnahme wurde die Patientin als gereizt geschildert:

„Wirft mit Gegenständen, wehrt ab, schlägt um sich. In Ruhe gelassen sitzt sie überlegen lächelnd im Bett, spielt mit den Fingern, dreht den Kopf hin und her, betrachtet ihre Umgebung eingehend, beantwortet jede Aufforderung mit Aggression. Sich selbst überlassen leer, gemacht, affektiert, gespreizt, fett, wirkt im Aspekt wie eine alt gewordene Dirne ... ist völlig inadäquat, völlig kontaktlos. Gibt gar nichts her. So geht wohl auch gar nichts in ihr vor." Bei der körperlichen Untersuchung fanden sich „an den inneren Organen und am Nervensystem regelrechte Verhältnisse". „Auf Wunsch der Eltern" wurde ab 17. 10. 1942 der „Versuch einer Elektroschockbehandlung" gemacht. Zwischen 17. und 30. 10. 1942 wurde fünfmal geschockt, die beiden letzten Male 0,3 s, 100 V, 5000 Ω. Insgesamt wurden drei große Anfälle ausgelöst mit dem Ergebnis: „Völlig unverändertes Zustandsbild. Ist aber viel mehr gewalttätig geworden."

In der Epikrise vom 6. 11. 1942 heißt es: „Die Pat. ist zunächst 1938 psychotisch erkrankt. War damals wegen einer akuten hyperkinetischen Psychose in unserer Klinik und wurde, trotz der sehr auf Prozeßpsychose verdächtigen Symptomatik noch als Phase aufgefaßt, da unter den verbleibenden (nächstes Wort unleserlich, d. Verf.) die Persönlichkeit affektiv noch erhalten schien. Pat. wurde damals gebessert, aber nicht wiederhergestellt vorzeitig in eine Privatklinik verlegt. Bei der jetzigen Aufnahme bot sie eine schizophrene Struktur dar, die in keiner Weise zu beeinflussen war. Auch jetzt bietet die Pat. noch ein Bild dar, bei dem man affektive Möglichkeiten unter der Oberfläche vermutet, ohne sie greifen zu können. Ihre Freilegung ist allerdings auch unter Anwendung einer Schockbehandlung nicht möglich gewesen, so daß man an ihrer Existenz doch recht zweifeln muß. Trotzdem scheint es manchmal, als wenn eine Kontaktaufnahme gelingen müßte. Was an psychotischen Erlebnissen noch vorhanden ist, war nicht zu erfahren. Die frühere Meinung, es habe sich um eine Temperamentspsychose gehandelt, muß nun revidiert werden. Es handelt sich zweifellos um eine Psychose (Defekt)." Im Anschluß an den Aufenthalt vom Herbst 1942 wurde die Patientin mit der Diagnose „schizophrener Endzustand, ungebessert" in die Heil- und Pflegeanstalt Langenhorn verlegt.

Von dort kehrte sie am 8. 7. 1943 zur Sterilisation in die Psychiatrische und Nervenklinik zurück. Ein Aufnahmebefund wurde nicht dokumentiert. In den regelmäßigen Pflegeeintragungen zwischen 8. 7. und 24. 7. 1943 wird sie wie folgt charakterisiert: ruhig, liegt fast unbeweglich, gereizt, ruhig ohne Interesse, abweisend, ruhig, unsauber, ganze Nacht nicht geschlafen, verhielt sich aber ruhig, liegt ruhig und interesselos, schlief, unverändert, ruhig, in allem sehr widerstrebend. Pat. war im Op., nachdem sehr unruhig (23. 7. 1943), nachts ruhig, hat viel geschlafen, ruhig, Flüssigkeit zu sich genommen. Der Sammeleintrag lautet:

8. 7.: Aus Langenhorn zur Sterilisation. Typisch schizophrener Endzustand. Leer, zerfahren, völlig maniriert und festgefahren, restlos ohne Kontakt. Liegt im zerwühlten Bett mit aufgelösten Haaren grimassierend vor sich hin. Grinst gelegentlich kühl.

23. 7.: Sterilisation durchgeführt.

28. 7.: Pat. wird (das Wort „wird" ist in der Akte durchgestrichen und durch das Wort „wurde" ersetzt, d. Verf.) unter Einwirkung der Fliegerangriffe erregt, beschmutzte ihre Wunde, kommt im fieberhaften Erregungszustand (Temperaturen nicht dokumentiert, d. Verf.) zum Exitus letalis.

Die Auffälligkeit dieser acht Todesfälle hinsichtlich ihrer statistischen Häufung wie auch hinsichtlich der Umstände der Dokumentation der letzten Lebenstage dieser Frauen soll durch die Erhellung des statistischen Umfeldes im Vergleich mit anderen Patientengruppen noch etwas deutlicher herausgearbeitet werden.

Andere Sterbefälle in der Zeit zwischen 25. 7. und 3. 8. 1943

Außer den acht, im vorigen Abschnitt beschriebenen Frauen starben im Katastrophenzeitraum 31 Patienten in der Psychiatrischen und Nervenklinik, insgesamt also 39 Patienten, 3 Männer und 36 Frauen. Die Mortalität von Patientinnen liegt damit um das 10fache über dem, nach dem statistischen Durchschnitt des Zeitraums Januar 1940 bis Mai 1945 zu erwartenden zufälligen Wert für einen Zeitraum von 10 Tagen. Die Rekonstruktion der Sterbefälle im genannten Zeitraum erfolgte anhand der vor kurzem wieder aufgefundenen originalen Aufnahmebücher, die, was die Vollständigkeit der Eintragungen anbelangt, die zuverlässigsten der verfügbaren Dokumente über die Patientenbewegungen sind. Allerdings finden sich auch in diesen Büchern mit Beginn der Bombenangriffe nurmehr stark reduzierte Angaben über die aufgenommenen Patienten. Dies geht soweit, daß im Einzelfall nur die laufende Nummer des betreffenden Monats verzeichnet wurde. Insofern können hier nur unvollständige Angaben gemacht werden. Von 21 der 39 Patienten und Patientinnen sind Diagnosen (s. Tabelle 3) bekannt und entweder in den Aufnahmebüchern oder in den Akten erhalten, von 18 sind die Akten erhalten.

Die Übersicht zeigt, daß zwei Drittel der im genannten Zeitraum gestorbenen Patienten, von denen Akten erhalten oder aus den Aufnahmebüchern Diagnosen bekannt sind, in die Diagnosegruppe Psychosen fallen. Berücksichtigt man, daß eine der unter der Diagnose Manie geführte Patientin bei einem früheren Aufenthalt als schizophren eingestuft worden war, und ferner, daß die Patientin mit der febril-

Tabelle 3. Diagnosen von 21 während der Bombenangriffe gestorbenen Patienten

Schizophrenie	8
Manie Eine der beiden Patientinnen hatte bei einem vorausgehenden Aufenthalt in der Klinik die Diagnose „Dementia praecox, Defekt"	2
Psychosen paranoide (Akte fehlt)	1
febril-hyperkinetische (als Zweitdiagnose „schizophrener Schub")	1
Wochenbettpsychose	1
Mamma-Ca. (als Zweitdiagnose „schizophrener Endzustand")	1
Akute Depression (Akte fehlt)	1
Progressive Paralyse	3
Senile Demenz	1
Tabes dorsalis	1
CO-Vergiftung (Akte fehlt)	1

hyperkinetischen Psychose und die Patientin mit dem Mamma-Ca. ebenfalls mit der Zweitdiagnose als schizophren bzw. schizophrener Endzustand bezeichnet wurden, dann erhöht sich die Zahl der im Katastrophenzeitraum gestorbenen schizophrenen Frauen von acht auf mindestens elf, was die Steigerungsrate der Mortalität schizophrener Patientinnen weiter erhöht.

Andere Patienten mit der Diagnose Schizophrenie, die zwischen dem 25. 7. und 3. 8. 1943 in der Klinik waren

Während des Katastrophenzeitraums waren drei weitere Frauen und fünf Männer mit der Diagnose Schizophrenie in Behandlung, von denen sieben die Klinik noch verließen.

Eine Patientin starb lange nach dem Krieg am 4. 8. 1965 im Alter von 86 Jahren in der Klinik. Erstmals war sie von 1909–1935 und erneut 1936 in der Staatskrankenanstalt Friedrichsberg stationär behandelt worden, beim zweiten Aufenthalt bereits als schizophrener Endzustand diagnostiziert. Am 1. 9. 1942 wurde sie zum dritten Mal aufgenommen und blieb von da an ununterbrochen bis zu ihrem Tod in der Klinik.

Während der stationären Aufenthalte arbeitete sie ab 1918 als Hausgehilfin bei der Inspektorin der Staatskrankenanstalt Friedrichsberg und ab 1933 in derselben Funktion bei verschiedenen Oberinnen der Klinik. In einer nichtdatierten Eintragung in der Akte (zwischen 1942 und 1946 sind große Lücken in den Aufzeichnungen) wird ihr Tageslauf geschildert: „Pat. schläft gut von abends 10.00 Uhr bis morgens 6.00 Uhr, steht pünktlich auf die Minute auf, wäscht sich ausgiebig, steht vorm Spiegel und kämmt sorgfältig ihr Haar. Um 7.00 Uhr geht sie dann zu Frau Oberin und bleibt mit Unterbrechung durch die Essenszeit dort in der Wohnung, die sie peinlich gut in Ordnung hält. Richtet das Essen an, deckt vollendet den Tisch, serviert mit devoter Höflichkeit und großem Geschick. Redet während ihrer Tagesarbeit sehr viel vor sich hin, sieht aus dem Fenster und unterhält sich mit Vögeln. Empfängt bei der Oberin Besuche, fertigt sie mit leerer Verbindlichkeit ab ... Die Pat. führt auch kleine Besorgungen gut aus, geht sonst allein im Krankenhausgelände spazieren und redet vor sich hin. Sie bekommt nie Besuch und schreibt keine Briefe ... An Festtagen legt sie Schmuck an und legt wert darauf, daß man auch darauf achtet ... Gegen bestimmte Ärzte und Schwestern eine Antipathie, versucht z. B. bei Essenszuteilungen diesen Menschen kleinere Portionen zu geben und ihnen einen schlechten Platz anzuweisen.“

In der Epikrise vom September 1965 wird berichtet, daß die Patientin noch bis 1963 und 1964 erstaunlich rüstig war und für die Station Botengänge machte und die tägliche Post ohne Verwechselungen an die Empfänger verteilte. Auffällig sei zuletzt gewesen, daß die Patientin „nach Angaben des Pflegepersonals ganz im Gegensatz zu früheren Jahren ... zweifelsohne Kontakt aufnahm und dabei durchaus eine emotionale Resonanz zeigte“.

Während der NS-Zeit erkundigte sich die Sonderstelle des Landesfürsorgeamts der Hansestadt verschiedentlich über die Behandlung der Patientin bzw. betrieb deren Verlegung in ein Pflegeheim, und die Klinik antwortete in der Regel sinngemäß wie z. B. im Schreiben vom 6. 11. 1940, „daß Fräulein ... sich in einer Schockkur befindet. Eine Verlegung ist daher nicht möglich“. Auch aus der Zeit nach dem Kriege sind vergleichbare Anfragen erhalten, mit denen die Sozialbehörde die Verlegung der Patientin in ein Pflegeheim zu erreichen versuchte. Auf eine solche Anfrage vom 5. 12. 1949 antwortete Bürger-Prinz am 13. 12. 1949: „Obige Pat. ist der einzige schizophrene Endzustand, den die Klinik noch zu Lehr- und Forschungszwecken hier behält. Ich bitte daher dringlich darum, die Pat., die gerade besonders für Lehrzwecke eminent interessant und wesentlich ist, in der Klinik zu belassen."

Von den sieben Entlassenen sind die Akten von fünf erhalten. Eine 17jährige Patientin war im Juli 1943 noch als Zyklothymie geführt worden und wurde „anläßlich der Luftangriffe auf Hamburg (am 27. 7., d. Verf.) vorzeitig entlassen". Erst bei ihrer Wiederaufnahme am 24. 8. 1943 wurde sie rückblickend als hebephren eingestuft, wenig später am 8. 9. 1943 „wegen Platzmangel" in die Heil- und Pflegeanstalt Langenhorn verlegt und von dort aus in die Anstalt Meseritz-Obrawalde, wo sie ums Leben kam. Bei den anderen vier handelt es sich um junge Männer im Alter zwischen 30 und 36 Jahren, die alle, folgt man den Akten, einen ziemlich blanden Verlauf der Erkrankung hatten und alle aus anderen stationären Behandlungen in die Klinik übernommen worden waren. Zwei von ihnen waren direkt aus Reservelazaretten gekommen, ein dritter aus dem Reservelazarett Warschau über einen Zwischenaufenthalt in der Heil- und Pflegeanstalt Langenhorn in die Psychiatrische und Nervenklinik zum Zwecke der Durchführung einer Cardiazolkur verlegt worden. Statt der Cardiazolkur erhielt der Patient drei Elektroschocks, die, wie es in der Akte heißt, „ihm gut bekommen", und er wurde am 26. 7. 1943 gebessert entlassen. Der letzte Patient war auf Betreiben seiner Angehörigen aus einem 3monatigen stationären Aufenthalt in der Heil- und Pflegeanstalt Langenhorn in die Psychiatrische und Nervenklinik verlegt worden, wo er keinerlei Symptome bot und die diagnostische Einschätzung unsicher blieb; die Diagnose Schizophrenie ist in der Akte mit einem Fragezeichen versehen. Er und die beiden anderen Soldaten wurden am 31. 7. bzw. 1. 8. 1943 mit Sammeltransporten in die Anstalt Neustadt in Holstein verlegt. Was weiter mit den bei diesen Sammeltransporten verlegten 60 Personen geschah, ist bis heute unerforscht.

Ergebnisse

Die Ergebnisse der bisherigen Aktenanalyse lassen sich folgendermaßen zusammenfassen:
1. In der Staatskrankenanstalt Friedrichsberg, der institutionellen Vorgängerin der Psychiatrischen und Nervenklinik des Hamburger Universitätskrankenhauses lag die Mortalität in den Jahren 1926–1936 im Mittel bei 7,2%.
2. In der Zeit zwischen Januar 1940 bis Mai 1945 lag die durchschnittliche Mortalität in der Psychiatrischen und Nervenklinik des Hamburger Universitätskrankenhauses bei 11,5%.
3. Während der Bombenangriffe auf Hamburg zwischen dem 25. 7. und 3. 8. 1943 starben in der Psychiatrischen und Nervenklinik 5,6mal so viele Patienten wie nach dem statistischen Durchschnitt für den Zeitraum Januar 1940 bis Mai 1945 als zufälliger Wert zu erwarten gewesen wäre.
4. Von den 39 im Zeitraum zwischen 25. 7. und 3. 8. 1943 gestorbenen Patienten waren 36 Frauen. Die Anzahl der Sterbefälle bei Frauen liegt damit für die Zeit

der Bombenangriffe um das 10fache über dem nach der Anzahl der Todesfälle im Untersuchungszeitraum Januar 1940 bis Mai 1945 zu erwartenden zufälligen Durchschnittswert für einen solchen Zeitabschnitt.

5. Diagnostisch wurden zwei Drittel der Sterbefälle, bei denen eine Diagnose ermittelbar war, den Psychosen zugerechnet.

6. Zwischen Januar 1940 und Mai 1945 wurden 579 Patienten mit der Diagnose Schizophrenie aufgenommen. Davon starben während dieses Zeitraums 23 in der Klinik. In den 4 Tagen zwischen 28. 7. 1943 und 31. 7. 1943 starben allein 8 Patienten, mehr als ein Drittel der gestorbenen Patienten mit der Diagnose Schizophrenie. Es handelte sich ausschließlich um Frauen.

7. Es gibt weder allgemeine Dokumente noch spezifische Hinweise in den Krankenakten, die erlauben würden, diese erhöhte Mortalität auf unmittelbare Katastropheneinwirkungen zurückzuführen. Allenfalls lassen die Rahmenbedingungen den Schluß zu, daß angesichts der vielen Verletzten aus den Bombenangriffen Krankenbetten überall dringend gebraucht wurden.

8. In keiner der acht Akten über die gestorbenen Frauen ist die Uhrzeit des Todes vermerkt. Die Führung der Kurven in den Krankenblättern endet bei allen beträchtliche Zeit vor dem Tod der Patientinnen; die Pflegeeinträge enden mit einer Ausnahme alle am 24. 7. In sieben der acht Akten finden sich stereotyp wirkende ärztliche Sammeleinträge über den Verlauf der Erkrankung in den letzten Tagen vor dem Tode.

9. Aus den vor den Sammeleinträgen datierten ärztlichen Eintragungen ist ebensowenig erkennbar wie aus den Pflegeeinträgen bis 24. 7., daß sich bei den Patientinnen ein akut zum Tode führender Krankheitsverlauf abzeichnete. Bezüglich der Todesursachen ist bei einer Patientin nur Exitus letalis notiert, bei dreien findet sich der zusätzliche Hinweis auf Erregungszustände, bei drei weiteren der zusätzliche Hinweis auf Kreislaufversagen bzw. Herzkollaps, bei der letzten Patientin wird von einem fieberhaften Erregungszustand gesprochen.

10. Die Auffälligkeit dieser acht Todesfälle hinsichtlich ihrer statistischen Häufung wie auch hinsichtlich der Umstände der Dokumentation der letzten Lebenstage dieser Frauen lassen die schwerwiegende Frage aufwerfen, was die eigentlichen Todesursachen waren. Erregungszustände sind wenig plausible Todesursachen. Febrile Hyperkinesen bei Schizophrenen können zum Tode führen ebenso wie febrile Katalepsien. Solche Entwicklungen des Krankheitsbildes entstehen aber nicht reaktiv auf eine äußere Streßsituation, wie sie während der Bombardierung Hamburgs im Sommer 1943 zweifellos gegeben war. Im Gegenteil ist vielfach belegt, daß unter extremen äußeren Belastungen Symptome einer schweren schizophrenen Erkrankung in den Hintergrund treten und die Patienten der Realität angemessen reagieren. Auch der frühere Direktor der Klinik schreibt in seiner autobiographischen Darstellung im Kapitel „Rauchsäulen über der Stadt", in dem er die Auswirkungen der Bombenangriffe auf die Psychiatrische und Nervenklinik schildert: „Vielmehr wirkten auch jene Katastrophenerlebnisse wie ein Schock, ein heilsamer Schock" (Bürger-Prinz 1971, S. 144).

Literatur

Aly G (1984) Der Mord an behinderten Kindern zwischen 1939 und 1945. In: Ebbinghaus A, Kaupen-Haas H, Roth KH (Hrsg) Heilen und Vernichten im Mustergau Hamburg. Bevölkerungs- und Gesundheitspolitik im Dritten Reich. Konkret Literatur Verlag, Hamburg, S 156–161

Aly G (1987) (Hrsg) Aktion T4 1939–1945. Die „Euthanasie"-Zentrale in der Tiergartenstraße 4. Edition Hentrich, Berlin (West)

Asendorf M (1984) Als Hamburg in Schutt und Asche fiel und wie der NS-Staat die Krise bewältigte. In: Ebbinghaus A, Kaupen-Haas H, Roth KH (Hrsg) Heilen und Vernichten im Mustergau Hamburg. Bevölkerungs- und Gesundheitspolitik im Dritten Reich. Konkret Literatur Verlag, Hamburg, S 188–197

Brunswig H (1981) Feuersturm über Hamburg, 4. Aufl. Motorbuch-Verlag, Stuttgart

Bürger-Prinz H (1938) Schreiben an Reichsstatthalter Kaufmann vom 1. 7. 1938, Staatsarchiv Hamburg, HW II, Gb 11, Bd II

Bürger-Prinz H (1940) Beitrag zur Frage: Dementia praecox im kindlichen Alter. Nervenarzt 13: 301–307

Bürger-Prinz H (1941) Schizophrenie und Mord. II. Mitteilung. Monatsschr Kriminalpsychol Strafrechtsref 32: 149–161

Bürger-Prinz H (1942) Schreiben an die Staatsverwaltung vom 19. 1. 1942, Staatsarchiv Hamburg, HW II, Gb 24

Bürger-Prinz H (1971) Ein Psychiater berichtet, Hoffmann & Campe, Hamburg

Bussche H vd, Pfäfflin, F, Mai C (1988) Die Medizinische Fakultät und das Universitätskrankenhaus Eppendorf. In: Krause E, Huber L, Fischer H (Hrsg) Hochschulalltag im Dritten Reich. Die Hamburger Universität 1933 bis 1945. Reimer, Berlin

Klee E (1983) „Euthanasie" im NS-Staat. Die „Vernichtung lebensunwerten Lebens". Fischer, Frankfurt a. M.

Kuhlbrodt D (1984) „Verlegt nach … und getötet." Die Anstaltstötungen in Hamburg. In: Ebbinghaus A, Kaupen-Haas H, Roth KH (Hrsg) Heilen und Vernichten im Mustergau Hamburg. Bevölkerungs- und Gesundheitspolitik im Dritten Reich. Konkret Literatur Verlag, Hamburg; S 156–161

Pfäfflin F (1983) Zur Tötung psychiatrischer Patienten. Vortrag bei der Veranstaltung des Fachbereichs Medizin am Dies academicus anläßlich der 50sten Wiederkehr des Tages der Bücherverbrennung, 16. 5. 1983, Hamburg (Manuskript)

Pfäfflin F (1985) Hamburger Wohlfahrt. Die würdigen und die unwürdigen Insassen der Fürsorgeheime. In: Beiträge zur nationalsozialistischen Gesundheits- und Sozialpolitik, Bd 1. Rotbuch, Berlin, S 108–120

Ofterdinger F (1936) Anordnung über die Psychiatrische und Nervenklinik der Hansischen Universität als alleinige staatliche Aufnahmeanstalt für Geistekranke. Staatsarchiv Hamburg HW II, Ae 7, Bl. 6

Rautenberg H (1938) Schreiben an Bürger-Prinz vom 1. 11. 1938. Staatsarchiv Hamburg, Medizinalkollegium II, U. 51–001

Roth KH, Aly G (1983, 1984) Die Diskussion über die Legalisierung der nationalsozialistischen Anstaltsmorde in den Jahren 1938–1941. Recht & Psychiatrie 1: 51–64 und 2: 36–47

Verein zur Erforschung der nationalsozialistischen Gesundheits- und Sozialpolitik e.V. (Hrsg) (1985a) Aussonderung und Tod. Die klinische Hinrichtung der Unbrauchbaren. Beiträge zur nationalsozialistischen Gesundheits- und Sozialpolitik Bd 1. Rotbuch, Berlin

Verein zur Erforschung der nationalsozialistischen Gesundheits- und Sozialpolitik e.V. (Hrsg) (1985b) Reform und Gewissen. „Euthanasie" im Dienst des Fortschritts. Beiträge zur nationalsozialistischen Gesundheits- und Sozialpolitik, Bd 2. Rotbuch, Berlin

Wunder M, Genkel I, Jenner H (1987) Auf dieser schiefen Ebene gibt es kein Halten mehr. Die Alsterdorfer Anstalten im Nationalsozialismus. Vorstand der Alsterdorfer Anstalten (Hrsg), Hamburg

Operation Kriegsentfernung
Ein unwissenschaftlicher Beitrag zum Thema Normalität

Gabriel Laub

Der Präsident der Vereinigten Staaten und der Erste Sekretär in Moskau wurden vor dem beginnenden Atomkrieg rechtzeitig gewarnt. Den Aufklärungszentralen in beiden Ländern war klar, daß die Einschiffung eines tausendköpfigen Krisenstabes seine Zeit braucht, und es war außerordentlich wichtig, daß kein Stabsmitglied auf der Erde blieb. Die sowjetische Zentrale schlug um fünfundfünfzig Sekunden später Alarm, aber nur deshalb, weil sie die amerikanische Meldung einbauen wollte, denn das Politbüro glaubte nur amerikanischen Angaben hundertprozentig.

Die Aktion verlief auf beiden Seiten zügig, fast ohne Pannen. In Amerika wurde nur der Chef der Astronavigatoren vergessen, was ohne Bedeutung war, denn sein Stellvertreter war ein besserer Spezialist; die Verdienste des Chefs lagen eher in seiner Teilnahme an der vorherigen Wahlkampagne des regierenden Präsidenten. In Moskau waren zwei Raketengeneräle unauffindbar – sie verreisten unter dem Vorwand der Inspektion zu einer Trinktour nach Georgien, um fern vom Politbüro ihren Durst zu stillen. Dies war auch kein Problem, denn ohne Generäle geht es immer.

Die riesigen Raumschiffe, eigentlich künstliche Miniplaneten, waren fast identisch: Die „Leninstern“ wurde nach Plänen der amerikanischen „Basis A“ gebaut, die von zwei Top-Spionen im Generalstab der US-Luftwaffe geliefert wurden. Nur in der Innenausstattung gab es Unterschiede.

Der „Basis A“ drehten amerikanische Zuliefererfirmen superteure Sessel, Toiletten, Aschenbecher und andere Details an. Im sowjetischen Raumschiff gab es echten amerikanischen Komfort – von denselben US-Firmen über Drittländer geliefert – nur für hundert Spitzengenossen, nach Rang abgestuft; die anderen mußten sich mit einheimischen Nachahmungen oder ganz ohne begnügen.

Auf die Kriegsentfernung von 2800 Kilometer – von der Umlaufbahn auf dieser Höhe ließ sich der Krieg auf der Erde dirigieren, ohne die Stäbe zu gefährden – kam die „Basis A“ am 29. Mai um 22.42 Uhr New Yorker Zeit und die „Leninstern“ am 30. Mai um 6.40 Uhr Moskauer Zeit, also um zwei Minuten früher.

Zehn, beziehungsweise acht Minuten später wurden auf beiden Raumschiffen abrupt die Kompetenzstreitigkeiten abgebrochen, die bei der Verteilung der Büroräume entflammt waren, denn von der Erde kamen die ersten Bilder: Zerstörung New Yorks, Washingtons, Moskaus und Leningrads. Die amerikanische Regierung und das sowjetische Politbüro versammelten sich in ihren Sitzungsräumen (die Sowjetregierung wurde nur mit administrativen Aufgaben innerhalb des Raumschiffs beauftragt, weil sie als kompetenzloses Zwischenglied die Kriegsführung gestört hätte), die Militärs, Wissenschaftler und Techniker beider Mächte rannten auf ihre

Posten. Ströme von Befehlen aus dem Weltall fingen an, in die unterirdischen Kommandozentralen zu fließen.

Auf den jeweils zwanzig mal zwanzig Meter großen Stabskarten, die unmittelbar mit den Computern verbunden waren, leuchteten immer mehr Lämpchen auf, die zerstörte Städte markierten, und die dabei verseuchten Zonen verfärbten sich schwarz. Von Satelliten kamen Bilder der ungeheuren Atompilze. Irgendeine falsch eingestellte Kamera sendete zur „Basis A" grausige Nahaufnahmen – verbrannte Kinder, Frauengesichter, entstellt durch den letzten Krampf –, und wurde abgeschaltet, um die Kampfmoral des Stabes nicht zu untergraben.

Bei den Sowjets gab es irgendwo in der unterirdischen Computerzentrale eine ärgerliche Störung: die Meldungen über die eigenen Treffer kamen zur „Leninstern" mit achtzehn Minuten Verspätung, was dazu führte, daß man überflüssigerweise zwanzig Sprengköpfe auf die nicht mehr existierenden Städte Boston, Chicago und San Francisco verschoß. Dafür wurden die eigenen Verluste jede Minute gleich doppelt gemeldet.

Die Amerikaner jubelten zweimal kurz auf, als es ihren Antiraketen-Raketen gelungen war, je sechs sowjetische Flugkörper abzufangen. Einige Sprengköpfe fielen zwar dabei zur Erde und vernichteten Athen und Zürich, aber Krieg ist Krieg! Der Untergang der neutralen Schweiz machte allerdings einige Männer in beiden Schiffen betroffen, weil sie da ihr Geld hatten.

Der Präsident der Vereinigten Staaten rief per Fernseher die NATO auf, den Kampf Amerikas mit dem Einsatz von konventionellen Waffen in Europa zu unterstützen. Die Regierungschefs der NATO-Länder tagten in einem Bunker in Paris, das noch nicht ganz verseucht war, und diskutierten darüber.

Der Oberbefehlshaber des Warschauer Paktes funkte von der „Leninstern" seinem Stellvertreter auf der Erde, einem DDR-General, den Befehl zum Marsch nach Westen. Nach Erfolgsmeldungen von der Besetzung Westberlins und Hamburgs durch die Nationale Volksarmee, kamen aus dem Quartier in Leipzig andere Nachrichten: Die Deutschen von beiden Seiten hatten erfahren, daß es Moskau und Washington nicht mehr gab und lehnten es ab, weiter gegeneinander zu kämpfen.

In Polen hatte sich ein großer Teil der Armee den Aufständischen angeschlossen, überall wurden Sowjettruppen und die Polizei entwaffnet. Darauf gab das Politbüro die Weisung, auf Warschau und auf das kleine Tschenstochau mit seinem Kloster und mit dem wundertätigen Bild der Mutter Gottes je eine Rakete abzufeuern.

Man erwog auch, einige deutsche Städte zu vernichten, beim Politbüro setzte sich jedoch die Meinung der Militärs durch, man solle lieber die wenigen noch vorhandenen interkontinentalen Raketen zum Präventivschlag gegen China verwenden. Die Chinesen könnten die Gunst der Stunde nutzen und in Sibirien einmarschieren. Vom Westen drohe dagegen keine Einmarschgefahr, weil entlang der gesamten Grenze tödliche Radioaktivität herrschte. „Die alte Kutusowsche Taktik der verbrannten Erde bewährt sich immer!", meinte dazu einer der gebildeteren Sowjetmarschälle. Zweiundzwanzig Minuten später wurden Peking, Schanghai und Nanking vernichtet.

Auf der „Leninstern" wie auf der „Basis A" wurde Bilanz gezogen. Beide Seiten kamen zu dem Schluß, daß sie ihre Kriegsziele erreicht hatten – die Aggressoren wurden vernichtet, für Jahrtausende unschädlich gemacht. Nach einiger Zeit würde man mit der gegnerischen Regierung Friedensgespräche aufnehmen können. Dies eile jedoch nicht, man habe Zeit genug.

Die Raumschiffe waren nämlich für dreitausend Jahre Aufenthalt im All ausgestattet. Es gab Energievorräte, Einrichtungen für Pflanzen- und Viehzucht, für Produktion und Recycling von Lebensmitteln ... Man rechnete damit, daß die Nachkommen der Raumschiffbesatzungen nach drei Jahrtausenden zur Erde zurückkehren konnten.

So fing auf beiden Miniplaneten ein quasi normales Leben an. Um Signale von der Erde kümmerten sich nur noch einige Diensthabende. Auf den Satellitenbildern war sowieso wenig zu sehen, da die ganze Erde von einer dicken Staubwolke bedeckt war. Die Führungsgremien absolvierten ihre Sitzungen, die Fachleute gingen an ihre Arbeit; selbst die beiden Sowjetspione auf der „Basis A" und der eine amerikanische auf der „Leninstern" nahmen Kontakt mit ihren Zentralen auf.

Mit den Militärs gab es auch keine besonderen Probleme. Die meisten waren für technische Dienste brauchbar, und die wenigen „reinen" Strategen und Taktiker wurden beauftragt, Pläne für die Zeit nach der Rückkehr zur Erde auszuarbeiten. Man mußte ja damit rechnen, daß nicht alle Menschen auf der Erde umkamen. In irgendwelchen entfernten und durch natürliche Bedingungen geschützten Gegenden würden sich Gruppen oder Stämme erhalten. Sie würden sich in dreißig Jahrhunderten vermehren und entwickeln, man mußte sich auf die Begegnung mit ihnen gründlich vorbereiten. Zumal es Mutanten sein könnten, die gegen Radioaktivität immun sind.

Einige hitzköpfige Offiziere wollten sich mit der Perspektive der superlangfristigen Planung nicht abfinden, und schlugen ihren Staatsführern vor, das gegnerische Raumschiff anzugreifen. Sie wurden jedoch abgewiesen.

„Oh, General," sagte Mr. President, „mit wem sollen wir dann Frieden schließen, wenn wir allein in dem ganzen All sind? Soll ich etwa das State Departement abschaffen?"

„Wir sind keine Aggressoren, Marschall!", beschied der Erste Sekretär seinen Kriegstreiber schroff. Dann lächelte er, faßte den Marschall am Ellenbogen und sagte: „Unter uns, Wasilij Petrowitsch – was sollen wir dann mit unserer Ideologie, wenn wir keine Feinde mehr haben!"

Mit dem Eintritt der Normalität tauchten auf beiden Miniplaneten verschiedene Schwierigkeiten auf. Amerikanische Quartiermeister wußten immer noch nicht, wie sie jene Staatsmänner unterbringen sollten, die statt Ehefrau *oder* Sekretärin beide mitgebracht hatten; ein sehr einflußreicher Senator schmuggelte auf das Schiff sogar die Frau, von der er noch nicht geschieden war, die, die er noch nicht geheiratet hatte, *und* die Sekretärin. Der Proviantmeister, der aus einer frommen jüdischen Familie stammte, hatte keine Schweine mitgenommen, dafür aber – weiß Gott, warum – die dreifache Menge Kartoffeln. Der russische Minister für Lebensmittelvorräte verschiffte dagegen zweitausend Schweine, versäumte es jedoch, nach alter Kolchosentradition – er war einst Kolchosenvorsitzender – das Borstenvieh mit Futter zu versorgen.

Die schlimmsten Probleme ergaben sich jedoch mit dem, was man im Amtsjargon „menschliches Zuchtmaterial" nannte. Aus den USA wie aus der Sowjetunion wurden je vierhundert gesunde, junge Menschen ins All mitgenommen, die den Besatzungen der Raumschiffe Nachwuchs sichern sollten. Deren Nachkommen waren dazu bestimmt, den Grundstock der zivilisierten Menschheit nach der Rückkehr zur Erde zu bilden.

In Amerika wurde die Auswahl streng wissenschaftlich durchgeführt. Die Gelehrten-Kommission kam zum Schluß, daß für Fortpflanzungszwecke Frauen wichtiger sind als Männer. Als das für die Gründung einer Population rationalste Verhältnis von Männern und Frauen legten sie eins zu drei fest: Dies bot die Möglichkeit, Kinder von dreihundert Müttern zu bekommen, aber insgesamt nur vierhundert Elternteile ernähren zu müssen. Die Auswahl besorgten dann die Computer.

Als diese unmoralische Zusammensetzung der Gruppe der künftigen Eltern nach Beendigung der Kriegshandlungen publik wurde, wirkte dies auf den Rest der Besatzung der „Basis A" wie eine Bombe.

Dies war aber erst der geringere Teil des Problems. Die unparteiischen Computer wählten die Kandidaten nach biologisch-genetischen Kriterien und nach beruflicher Qualifikation aus.

Laut gesetzlichen Bestimmungen wurde in den durchforschten Dateien weder Hautfarbe noch Religion verzeichnet. Die Auserwählten wurden aus Geheimhaltungsgründen weder miteinander bekanntgemacht, noch von den Behörden kontaktiert. So kam erst an Bord der „Basis A" heraus, daß sechzig Prozent von den Vierhundert Farbige waren, dreiunddreißig Prozent ergaben etwa zu gleichen Teilen Katholiken irischer beziehungsweise italienischer Herkunft und Juden; weiße, protestantische Amerikaner gab es nur achtundzwanzig, darunter keinen Mann.

Da der Stab und die technische Mannschaft auch ethnisch uneinheitlich waren, und zum großen Teil aus Menschen gesetzten Alters bestanden, war klar, daß weiße protestantische Amerikaner in ein bis zwei Generationen auf den Miniplaneten zu raren Spezies würden.

Die Politiker hatten somit ihr Problem Nummer Eins und debattierten hitzig.

Die Diskussionen im Politbüro waren nicht öffentlich, aber auch auf der „Leninstern" war die Lage kompliziert. In der Sowjetunion waren die Gebietssekretäre der Partei mit der Auswahl der jungen Leute beauftragt, deren Zweck wurde ihnen aber nicht verraten. Sie witterten nur, daß es sich um etwas Militärisches handle, und schickten – um Eifer und Cleverness zu beweisen – vorwiegend körperlich und ideologisch gesunde junge Männer nach Moskau. Die Elterngruppe der „Leninstern" zählte nur achtzig Frauen.

Die Führungsgremien beider Raumschiffe wußten durch Spione über die Schwierigkeiten der anderen.

So geschah, daß nach kurzer Zeit der CIA-Chef seinem Agenten einen verschlüsselten Funkspruch sendete: „Hier starke Stimmungen für schnelle Friedensverhandlungen mit dem Zweck späterer Zusammenkopplung beider Schiffe auf föderativer Basis. Sondieren Annahmebereitschaft." Worauf der Spion von der „Leninstern" antwortete: „Eure Stimmungen hier bekannt. Offiziell – Schweigen. Zweiter Sekretär deutete quasi privat mir gegenüber positive Einstellung an, offensichtlich gemeint als Signal für euch."

Der CIA-Chef, der jetzt nur einen Agenten hatte, also viel Zeit, erlaubte sich einen halben Scherz: „Was lockt sie mehr – die Mädchen, oder die Kartoffeln?" funkte er, und bekam die Antwort: „Für Politbürokraten persönlich beides uninteressant. Aber nur eure Kartoffeln können der Menschheit die Schweine erhalten."

Dies geschah am 6. Juni, um 8.20 morgens New Yorker Zeit. Im ehemaligen Moskau war theoretisch Nachmittag, aber nur theoretisch, denn kein Mensch im All wußte, ob es da unten noch Unterschiede zwischen Tag und Nacht gab.

Fünf Minuten später klingelte in Moskau ein Telefon: „Computer für den Frieden, Moskau," meldete sich der Mann im Pultraum. „Computer für den Frieden, Washington. Bist du das, Ignatij? Hier Roy. – Wie sieht es in Moskau aus?"

„Die Stadt ist wie ausgestorben. Hitze! Man sieht auf der Straße keinen Menschen außer die paar um den Eisverkäufer. Hast du eben das Gespräch von oben gehört?" „Ja", lachte Roy, „ich hätte nie gedacht, daß die so schnell auf den Gedanken kommen, sich zusammenzukoppeln. Hätten sie auch unten tun können."

„Nun, jetzt geht es nicht um die Massen, sondern um ihre eigene Haut und eigene Schweinekoteletts. Wie läuft es in Amerika? Bei uns in Rußland sind die Leute gewohnt, die Obrigkeit länger nicht zu sehen und in den Medien alte Nachrichten zu hören, aber bei euch … Hat noch kein Journalist Wind bekommen?"

„Wir füttern die Medien mit computersimulierten Bildern, wie wir es mit denen da oben gemacht haben. Einige Journalisten sind eingeweiht und machen mit. Ich kann mir vorstellen, wie es sie juckt, als erster mit den Schlagzeilen zu kommen: ‚Computer überlistete Politiker! Eine Gruppe amerikanischer und sowjetischer Computerspezialisten und anderer Wissenschaftler desinformiert mit simulierten Computerbildern und -nachrichten die Regierungen beider Großmächte. Sie läßt sie ins All schießen und blockiert alle ihre Verbindungen! Mr. President, Genosse erster Sekretär und ihre Führungsstäbe kreisen um die Erde und glauben, sie wäre vom Atomkrieg zerstört. Das Leben in beiden Ländern läuft auch ohne sie normal!'…"

„Ich stelle mir lebhaft vor, wie sich die Leute bei uns zum ersten Mal im Leben beim Lesen der Prawda amüsieren werden!"

„Wir müssen das noch mit eurem Komitee absprechen, dann machen wir eine gemeinsame Pressekonferenz, in Washington und Moskau zugleich. Wir zeigen das ganze simulierte Material und auch die Aufzeichnungen aus beiden Raumschiffen. Hoffentlich werden die beiden Schocks – des Grauenhaften und des Lächerlichen – eine entscheidende Wirkung bei der Menschheit erzielen."

„Tja…", meinte Ignatij.

„Und dann können wir die da oben wieder auf die Erde holen …"

„Wozu? Sollen sie doch ein paar Jährchen kreisen. Das ist ein interessantes wissenschaftliches Experiment!"

Kapitel III:

Psychiatrische Forschung und Gesundheitspolitik

Der Mensch als Versuchsperson

Ludvík Šváb

In der Psychiatrie, die „die spezifisch menschlichste der medizinischen Disziplinen ist", wie Gross in seinem Artikel „Der Mensch in der Psychiatrie" sagt, ist es auch der Mensch, der als das Subjekt der Experimentation wesentlich häufiger benutzt wird als in anderen Disziplinen medizinischer Forschung. Obwohl „in der Psychiatrie die experimentelle Psychiatrie sehr dürftig repräsentiert ist" (Gross 1980), geschieht dies doch in den letzten Jahren auch hier mehr denn je. Am meisten experimentiert wird im Bereich der Psychopharmakologie, wo die Versuchspersonen meist aus willfährigen Patienten rekrutiert werden und nur ausnahmsweise aus bezahlten gesunden Freiwilligen. Daß die Versuchspersonen auch als Menschen anerkannt sind, ist manchmal nur aus den Experimentaltechniken erkennbar, die sich bemühen, das „Allzumenschliche" in den Subjekten zu umgehen. So soll der Proband nicht wissen, ob die gegebene Pille die Arznei wirklich enthält oder nur zum Schein, um zu vermeiden, daß seine Erwartungen, Befürchtungen oder seine Ungewißheit die tatsächliche Wirkung des untersuchten Pharmakons beeinflussen. Es ist lobenswert, daß solche menschlichen Eigenschaften auch bei den Experimentatoren vorausgesetzt werden, wie die Techniken der blinden oder doppelblinden Applikation von Arznei oder Plazebo bezeugen. Die manchmal so überraschenden Plazeboeffekte unterstreichen nur die wirkliche Bedeutung des Geschehens, welches sich in der Versuchsperson sowie im Experimentator und ihrer gegenseitigen Beziehung abspielt. Es ist schade, daß solche Erkenntnisse uns eher zum Erdenken immer vollkommenerer Methoden zwingen, um diese menschlichen und zwischenmenschlichen Probleme zu umgehen, statt diese Prozesse selbst zielbewußt zu studieren, wie sie es verdienen. Ist aber experimentelle Forschung in der Psychiatrie dürftig repräsentiert, wie behauptet wurde, so gilt dies vor allem für die Psychotherapie. Nach Frank (1961) sind es drei Fragen, die solche Forschung beantworten soll: ob die Psychotherapie wirkt, warum sie wirkt, und wie sie wirkt. Für solche Studien scheint die Beobachtung des Verlaufes der wirklichen klinischen Psychotherapie am besten geeignet zu sein, namentlich wenn die heutige Technik die beobachteten Prozesse auf höchst unaufdringliche Weise zu registrieren und zu bewerten ermöglicht. Doch existieren da Schwierigkeiten praktischer, moralisch-ethischer und methodologischer Art, die – nach Kanfer (1962) – die unmittelbare Beobachtung behindern und schwer zu überwinden sind. Darum sucht man experimentelle Analogien des therapeutischen Prozesses, welche aus dem Laboratorium einen idealen Testboden für Hypothesenbildungen und Erkenntnisgewinnung für psychotherapeutische Prozesse machen. Gerade das haben wir im Sinn gehabt, als wir – Dr. Gross und ich – vor mehr als 25 Jahren in dem damals neubegründeten Prager psychiatrischen Forschungsinstitut erstmals zusammentrafen und unsere Zusammenarbeit begannen.

Die Bestrebungen, die psychotherapeutische Situation zu modellieren, bestanden damals durchgehend in Analogien des psychotherapeutischen Vorgehens, in welcher die gesunde und bezahlte Versuchsperson sowie der Experimentator die Rollen des Patienten und des Therapeuten einnahmen. Wir waren jedoch der Meinung, daß die finanzielle Belohnung den Quasi-Patienten nicht genügend motivieren kann, damit seine Beziehung zu dem Quasi-Therapeuten den Charakter einer psychotherapeutischen Beziehung annimmt. Deshalb stellten wir uns vorerst als Aufgabe, ein Laboratoriums-Äquivalent der psychotherapeutischen Beziehung aufzubauen. Diese haben wir für unsere Zwecke so eng definiert, „daß es eine Beziehung zwischen dem Psychotherapeuten und dem Patienten ist, in welcher der Patient vom Therapeuten abhängig ist, weil er von diesem die Befreiung von seinen Beschwerden erwartet, während der Therapeut diese Abhängigkeit planmäßig und zielbewußt zu seinen Manipulationen, durch welche er den Patienten heilen will, ausnutzt. In unserem Modell sollten in der Beziehung zwischen dem Quasi-Patienten und Quasi-Therapeuten die zwei Merkmale der psychotherapeutischen Beziehung, welche wir für wichtig hielten, zum Ausdruck kommen: daß es eine Beziehung ist, in welcher eine Person von der anderen abhängig ist, und zweitens, in welcher eine Person die andere manipulieren kann. Wir standen vor der Aufgabe, eine Laboratoriumsmethode zu finden, in welcher zwischen dem Experimentator und der Versuchsperson eine so charakterisierte Beziehung besteht" (Gross u. Šváb 1969). Nach längerer Überlegung entschlossen wir uns für die Methode, die allgemein als „sensorielle Deprivation" bezeichnet wird.

Die erste Begegnung mit dieser experimentellen Technik geschah relativ früh – im Jahre 1958 – beim Kongreß in Jeseník/Graefenberg, wo die Bostoner Gruppe von Leiderman, Solomon u. Kubzanski über psychische Veränderungen bei gesunden Versuchspersonen durch sensorielle Isolation referierten, wenn diese in Tankrespiratoren für Poliomyelitiker untergebracht waren. Damals interessierte uns die Möglichkeit, auf solche Weise bei gesunden Menschen psychotische Zustände mit Halluzinationen auch ohne Benutzung psychotomimetischer Pharmaka hervorrufen zu können. Erst später, als wir weitere Arbeiten über sensorielle Deprivation gelesen hatten, fiel uns auf, welche Bedeutung für die psychischen Veränderungen der Versuchspersonen jenen Informationen zukommt, die ihnen durch den Experimentator vermittelt werden. Aufgrund der ausgeprägten einseitigen Abhängigkeit der Versuchsperson vom Experimentator, der leichteren Manipulierbarkeit und der Möglichkeit der komplexen Registrierung des Verhaltens schien uns diese experimentelle Situation das geeignetste Laboratoriumsmodell der psychotherapeutischen Situation, der psychotherapeutischen Beziehung. Unsere erste Frage war, ob bei der sensoriellen Deprivation der Experimentator für die Versuchsperson wirklich eine so bedeutende Rolle spielt, wie sie ihm zugeschrieben wurde. Unsere Experimentation haben wir am ausführlichsten in unserem Artikel „Die experimentelle sensorielle Deprivation als Modellsituation der psychotherapeutischen Beziehung" (Gross u. Šváb 1969) dargestellt. Deswegen werde ich mich hier nur auf kurze, zusammenfassende Beschreibungen des Wesens unserer Experimente beschränken.

Wir benutzten eine 6stündige sensorielle Deprivation bei 33 gesunden freiwilligen Versuchspersonen, die in einem schalldichten Raum in halbliegender Lage in Einsamkeit und Ruhe, mit dunklen, undurchsichtigen Brillen untergebracht waren. Eine Gruppe von 17 Versuchspersonen wurde informiert, daß sie vom Nebenraum durch den Experimentator beobachtet werden würde, und daß dieser von Zeit zu Zeit über eine Wechselsprechanlage an sie einige Fragen stellen , aber auf keine ihrer Fragen antworten würde; falls sie den Versuch unterbrechen wollten, sollten sie nur eine Taste drücken, und in einigen Minuten würden sie aus dem Isolationsraum befreit werden. Die eigentliche experimentelle, i. e. sozial isolierte Gruppe von 16 Versuchspersonen wurde informiert, daß der Experimentator sie nur zum Experiment bringen und am Ende des Versuchs wieder kommen würde, alle übrigen Arbeiten seien jedoch einem elektronischen Automaten überlassen, welcher den weiteren Gang des Versuchs leiten und alles registrieren würde; von Zeit zu Zeit würden ihnen über eine Wechselsprechanlage von Tonband abgespielte Fragen übermittelt, und ihre Antworten würden auch auf Tonband registriert. Würden sie das Experiment vorzeitig beenden wollen, so genüge es, nur die Taste zu drücken und ein paar Minuten zu warten, bis von einem anderen Raum im Gebäude jemand kommen und sie befreien würde. Außer dieser Informationsdifferenz waren die Bedingungen der beiden Gruppen die gleichen. Wir wollten wissen, ob und wie das Gefühl der sozialen Isolation in sensorieller Deprivation das Verhalten des Menschen beeinflußt. Es fand sich, daß das Gefühl der sozialen Isolation die Versuchspersonen tatsächlich beeinflußte, und dies mindestens auf zwei Weisen: Negativ, wie es auch vorausgesetzt wurde, meistens durch das Gefühl des Fehlens der möglichen Hilfe von außen. Dieses überwog in der Regel in der zweiten Hälfte der Dauer des Experiments überwogen. In der ersten Hälfte jedoch wurde die soziale Isolation von den Individuen als Fehlen unerwünschter Kontrolle auch positiv wahrgenommen. Es wurde festgestellt, daß das Fehlen von Informationen von außen bei gleichzeitiger Unfähigkeit, die umgebende Realität selbst zu testen, die Versuchsperson in der experimentellen sensoriellen Deprivation vom außenstehenden Experimentator in solchem Maße abhängig macht, daß sich ihre Beziehung zum Experimentator in eine spezifische interpersonale Beziehung umwandelt, welche vielleicht als ein Modell der Beziehung zwischen Patienten und Psychotherapeuten betrachtet werden könnte. In dieser Richtung sollten auch unsere weiteren Forschungsprojekte fortfahren. Leider war dieser erste Schritt, auf Grund verschiedener Umstände, auch der letzte. Doch einige Befunde, die wir damals erhoben haben, ermöglichten spätere Arbeiten, wie Experimente über den Einfluß von sozialer Isolation auf einige Sprachneurosen wie Stottern und Poltern (Šváb et al. 1972; Langová u. Šváb 1973; Langová et al. 1973).

Als wir später über die Resultate unseres Versuches nachdachten und um ihre Interpretation bestrebt waren, begannen wir, deutlicher zu erkennen, welchen wichtigen Einfluß die Wahl unserer Versuchspersonen ausgeübt hatte, denn unsere „gesunden Freiwilligen" waren Berufsflieger gewesen. Für unsere Wahl hatten wir zwei Gründe. Der erste war die bessere Vergleichbarkeit der Befunde unserer Studie mit veröffentlichten ähnlichen Arbeiten. Zweck der meisten damaligen Studien mit experimenteller sensorieller Deprivation war, die spezifischen Bedingungen der Menschen bei künftigen Raumflügen zu erforschen, und dabei waren die aktiven Flieger die bestmöglichen Repräsentanten der künftigen Kosmonauten. Unser zweiter Grund war mehr praktischer Art. Wir hatten damals gute Arbeitsbeziehungen mit den Ärztekollegen aus dem Prager Institut für Luftfahrtmedizin, in dem alle Berufsflieger regelmäßig überprüft werden. Während ihres Aufenthaltes am Institut blieb ihnen immer genügend Zeit, denn sie mußten auf die Resultate sämtlicher Untersuchungen warten und hatten nichts zu tun. Wir hatten die Erlaubnis, diese Gelegenheit auszunutzen: sämtliche Frequentanten wurden nach zufälliger Auswahl gefragt, ob sie nicht an einem Experiment teilnehmen wollten, dessen Ergebnisse Nutzen für ihren Tätigkeitsbereich haben würden. Über das Experiment selbst wurde nur gesagt, daß es nicht mehr als einen Tag dauern würde, weder anspruchsvoll noch anstrengend sei, und daß die Ergebnisse keineswegs der Beurteilung ihrer individuellen Fähigkeiten oder ihres Gesundheitszustandes dienen sollten, und auch keinen Einfluß auf ihre Rangordnung haben würden. Obwohl ihnen keine Belohnung versprochen war, haben alle Aufgeforderten ausnahmslos ihre Teilnahme an dem Experiment zugesagt. Dank unserer Wahl hatten wir fast ideale Versuchspersonen gewonnen: alle waren gesund, ihr Gesundheitszustand beglaubigt und dokumentiert, alle waren durch ihre Arbeitsbedingungen an eine gewisse Monotonie des Experiments adaptiert, und wir hatten keine besonderen Vorfälle zu erwarten. Einige spezielle Fähigkeiten können jedoch ganz unerwartet intervenieren – so wurde z. B. in einer amerikanischen Studie mitgeteilt, daß die Subjekte die abgelaufene Zeit merkwürdig genau geschätzt hatten. Erst später wurde entdeckt, daß trotz aller Vorkehrungen das Geräusch der überfliegenden Flugzeuge doch in die Isolationskammer durchgedrungen war, weil das Laboratorium nicht weit genug vom Flugplatz entfernt war, so daß die sensoriell isolierten Piloten dank ihrer Kenntnis des Flugfahrplanes die Tageszeit sehr gut beurteilen konnten.

Es zeigte sich, daß unsere Versuchspersonen die 6 h der sensoriellen Isolation wirklich sehr gut vertrugen, viele besser als die Personen in unseren späteren Experimentalserien. Nur relativ selten unterbrachen unsere Versuchspersonen vorzeitig das Experiment (nur zwei Personen aus beiden Gruppen), und es gab kaum Beschwerden während des Versuches. Auf der anderen Seite waren ihre verbalen Äußerungen sparsamer und weniger farbig als die bei den anderen Versuchspersonen (Šváb u. Gross 1967; Šváb 1969). Die sozial isolierte Gruppe war in ihrer Zeitschätzung nach 60 min genauer, das psychomotorische Verhalten war lockerer und weniger steif in der ersten Hälfte des Experiments, jedoch unruhiger in der zweiten Hälfte. Auch die Stimmungslage der sozial Isolierten wurde beurteilt und zeigte mehr Angst, größere Unruhe und mindere Euphorie als in der Kontrollgruppe; das galt aber nur für die zweite Hälfte des Versuchs. Im ganzen waren beide Gruppen weniger mitteilsam im verbalen Beschreiben ihrer Zustände als andere Subjekte, namentlich wenn es sich um ungewöhnliche Erlebnisse handelte (wie z. B. belebte Sinnesvorstellungen visueller Art u. a.).

Um diese unterschiedlichen Verhaltensweisen zu verstehen, mußten wir über die Natur unserer Versuchspersonen nachdenken, über ihre Lebensbedingungen und auch die Bedeutung, die die aktuelle Situation des Experimentes für sie hatte. Man muß bedenken, worin sich die Lebenssituation der Berufsflieger von der der Repräsentanten anderer Berufe unterscheidet. Sicher, das Fliegen ist interessanter, aber auch gefährlicher als andere berufliche Tätigkeiten, und die Piloten sind ihrer Arbeit mehr ergeben als andere. Ein wichtiges Moment ist auch, daß ihr Gehalt überdurchschnittlich ist – d. h. nur wenn sie fliegen. Wenn der Pilot aus irgendeinem Grunde den aktiven Flugdienst vorzeitig verlassen muß, und wie üblich zum Bodenpersonal versetzt wird, beeinflußt das sein Gehalt wesentlich. Da dies meist auf Grund mangelnder Gesundheit erfolgt, ist die regelmäßige medizinische Kontrolle für den Piloten sehr wichtig und auch gefürchtet. Deswegen hat er die ganz begreifliche Neigung, seine eventuellen gesundheitlichen Beschwerden zu minimalisieren, ja auch zu verbergen. Auf der anderen Seite, wenn sich in ihm Angst vor dem Fliegen entwickelt, was oft geschieht, wenn er heiratet und die Frau oder die ganze Familie sich über die Gefährlichkeit seines Berufes Sorgen machen, sucht er gewöhnlich den Weg zur Entlassung in Ehren wieder in Gesundheitsgründen. Nirgends findet man die Schwelle zwischen Dissimulation und Simulation so niedrig wie bei Piloten, was uns ihre Ärzte anvertrauten.

Wenn wir auf diese Umstände Rücksicht nehmen wollten, mußten wir die Möglichkeit zulassen, daß unsere Versuchspersonen trotz unserer Versicherung das Experiment doch als irgendeinen Test ihrer Widerstandsfähigkeit und Tüchtigkeit auffaßten, oder zumindest einen solchen Verdacht hatten. Wahrscheinlich wurde gerade aus diesen Gründen das hervorgerufene Gefühl erhöhter sozialer Isolation von ihnen am Anfang als angenehm empfunden – im Sinne herabgesetzter Aufsicht über sie – und erst später empfanden sie es umgekehrt als schwierigere Möglichkeit des Hilferufens (s. oben). Es ist bezeichnend, daß diese Gefühle nicht aus dem Inhalt der verbalen Äußerungen der Versuchspersonen bemerkbar wurden, sondern aus ihrem nonverbalen Verhalten. Das wurde nach Beurteilung von Filmaufnahmen durch eine Gruppe unabhängiger Beurteiler festgestellt (Gross u. Šváb 1969). Leider hatten wir damals nicht die Möglichkeit der elektroakustischen Analyse ihrer Vokalisationen. Solche Analyse ermöglichte später den sowjetischen Forschern (Popov et al. 1971), die überwiegende Stimmung der Kosmonauten aus ihrer Stimme zu identifizieren, unabhängig vom Inhalt ihrer Mitteilungen.

Auch die bessere Zeitschätzung der sozial Isolierten nach 1 h kann man dem Gefühl der herabgesetzten Kontrolle zuschreiben. Es ist bekannt, daß die Versuchspersonen in sensorieller Deprivation den abgelaufenen Zeitabschnitt in der Regel unterschätzen. Die Erklärung dieses Phänomens beruht darauf, daß sie in der sensoriellen Deprivation ein Gefühl eines verlangsamten Zeitablaufs haben, sie sind sich dessen aber bewußt, und ihr Streben nach genauerer Zeitschätzung führt sie logischerweise zu einer Überkorrektur. Die sozial Isolierten, die sich nicht vom Experimentator beobachtet fühlten, hatten niedrigere Motivation zur Genauigkeit und zur Überkorrektur, unterschätzten deshalb weniger die Zeit, und waren in Wirklichkeit genauer.

Es war dagegen leichter zu verstehen, wieso sich in den Aussagen der Versuchspersonen, welche den Experimentator direkt betrafen, beide Gruppen unterschieden. Die sozial isolierte Gruppe redete den Experimentator konsequent in der dritten Person an, während die Kontrollen die zweite Person benutzten. Die sozial Isolierten benutzten auch häufiger als die Kontrollgruppe die Vorrichtung zum Urinieren. Das ist erwähnenswert nur im Zusammenhang mit einer persönlichen Mitteilung (Kosmolinskij 1967) über das Isolationstraining der künftigen sowjetischen Kosmonauten, wo einige von ihnen Probleme hatten, ihre Toilette vor den ständig eingeschalteten TV-Kameras durchzuführen.

Die Tendenz, sich in bestem Licht zu zeigen, konnte bei einigen von unseren Versuchspersonen zu einer gewissen Autozensur ihrer wahren Erlebnisse in der Deprivation führen. Es war für uns schwierig, sich in sie hineinzudenken und zu beurteilen, was sie zu verschweigen und zu verstecken hatten. Man konnte jedoch aufgrund der Sparsamkeit ihrer Äußerungen im Vergleich mit denen von anderen Versuchspersonen darauf schließen (Šváb u. Gross 1966). Wie solche Autozensur intervenieren konnte, deutete uns die Aussage einer Versuchsperson an: „Nun sehe ich etwas vor mir ... einige Gegenstände ... Das ist aber doch nicht normal, solche Sachen zu sehen ... ich muß mich beherrschen ... gut, nun sehe ich es nicht mehr ...".

Alle diese Bemerkungen bestätigen nur, wie wichtig es ist, die menschliche Dimension der Versuchsperson zu berücksichtigen, bevor wir aus ihrem Verhalten im Experiment Schlußfolgerungen ziehen. Die psychologische Untersuchung und Persönlichkeitstestung vor sowie nach dem Experiment sind in diesem Sinne wertvoll, aber ebenso ist es notwendig, die Lebensbedingungen unserer Versuchspersonen zu analysieren, um zu wissen, welche Rolle für sie das aktuelle Experiment spielt, wie sie den Versuch verstehen, was er für sie bedeutet. Dann werden wir unsere Resultate besser verstehen, ohne sie zu verzerren oder falsch zu interpretieren.

Literatur

Frank GH (1961) On the history of the objective investigation of the process of psychotherapy. J Psychol 51: 85–95

Gross J (1980) Der Mensch in der Psychiatrie. In: Gross J, Dörner K, Plog U (Hrsg) Erfahrungen vom Menschen in der Psychiatrie. 13. Hamburger Gespräche im Gedenken an Hans Bürger-Prinz. Urban & Schwarzenberg, München

Gross J, Šváb L (1969) Die experimentelle sensorielle Deprivation als Modellsituation der psychotherapeutischen Beziehung. Nervenarzt 40: 21–25

Kanfer FH (1962) Experimental analogues of psychotherapy. Manuscript of paper presented at the APA Convention

Langová J, Šváb L (1973) Reduction of stuttering under experimental social isolation: The role of adaptation effect. Folia Phoniat 25: 17–22

Langová J, Morávek M, Šváb L (1973) A contribution to the experimental differentation of stuttering and cluttering (in Czech). Čs Otolaryng 22: 287–291

Popov VA, Simonov PV, Frolov MV, Khachaturiants LS (1971) The frequency spectrum of speech as an indicator of the degree and character of emotional tension in man. Zh Vyss Nerv Deyat 21: 104–109

Šváb L, Gross J (1966) Zum Unterschied von Halluzinationen schizophrenen Ursprungs und solchen, die auf Grund experimenteller sensorieller Deprivation entstehen. Wien Z Nervenheilk 24: 75–81

Šváb L, Gross J (1967) The effect of being observed in experimental sensory deprivation. In: Morávek M, Dvořák J (eds) Some problems of aviation and space medicine. Charles University, Prague, p 221

Šváb L (1969) La substantialité entant que produit auxiliaire (en Tchéque). Analogon 1: 27–29

Šváb L, Gross J, Langová J (1972) Stuttering and social isolation. J Nerv Ment Dis 155: 1–5

Deprivationsforschung und Konzeptbildung in der Schizophrenietheorie

MICHAEL KRAUSZ

In der Geschichte der Wissenschaften vom Menschen waren es sehr oft Künstler und Schriftsteller, die mit großem Spürsinn Aspekte menschlicher Existenz beschrieben, die über die individuelle Dramatik hinaus über grundlegende Entwicklungsbedingungen, psychische Orientierung und Desorientierung Auskunft gaben.

Das Leben in extremer Isolation, Einsamkeit, der menschlichen Gesellschaft beraubt, war, wie die Sage von Romulus und Remus zeigt, schon sehr frühzeitig Objekt solch künstlerischer Kreativität und Neugier. Die Romanfiguren von Turgenjew und Zola waren, schon weit weniger verklärend, eine literarische Darstellung düsterer Lebensrealitäten.

Die Person, die als Musterbeispiel sozialer Deprivation sowohl als Romanfigur wie als historische Person bis heute die Dichter und Wissenschaftler beschäftigt, ist Kaspar Hauser (Feuerbach 1832).

Über die Untersuchung einzelner Fälle, wie Kaspar Hauser, hinaus, begann sich die Wissenschaft erst sehr spät systematisch diesem Problem zu widmen. Oftmals wird es noch heute als grundlegendes Problem ausgeblendet und im Regelfall in der Literatur nur am Rande erwähnt. Insbesondere gibt es nur selten eine inhaltliche Verbindung zwischen spezifisch psychiatrischer Forschung z. B. zur Schizophrenie einerseits und der Deprivationsforschung andererseits.

Daß eine solche Verbindung für beide Arbeitsgebiete von Nutzen sein kann und darüber hinaus für die Theorie psychischer Erkrankungen fruchtbar ist, möchte ich im folgenden herausarbeiten.

Die Entwicklung der Deprivationsforschung

Langmeier u. Matejczek (1977) grenzen in ihrem grundlegenden Buch über psychische Deprivation im Kindesalter vier grundlegende Phasen wissenschaftlicher Erkenntnisentwicklung über Deprivation voneinander ab: Die erste Phase, beschrieben als die der rein empirischen Studien, wird von beiden auf die Zeit von der zweiten Hälfte des vorigen Jahrhunderts bis zu den 30er Jahren dieses Jahrhunderts datiert. Aus dieser Zeit stammen viele Beobachtungen, insbesondere von Kinderärzten in Findelhäusern und Kinderkrankenhäusern, von der extrem hohen Mortalität bei Anstaltskindern. Trotz der Verbesserung der hygienischen Verhältnisse in der Zeit nach dem Ersten Weltkrieg blieb eine höhere Sterblichkeit und vermehrte Anfälligkeit für Krankheiten typisch für institutionalisierte Kinder, eine Tatsache, für die man schon damals psychische Faktoren verantwortlich machte.

Die zweite Phase, bezeichnet als die der „alarmierenden Befunde", umfaßt die 30er und 40er Jahre dieses Jahrhunderts. In umfassenden, systematischen Studien wurde die geistige Entwicklung von Kindern unter verschiedenen ungünstigen Lebensbedingungen studiert, z. B. von der sog. Wiener Schule um Bühler. An diese knüpften dann auch die Arbeiten von Spitz (1972) an, der, ausgehend von der Psychoanalyse, theoretische Grundlagenarbeit leistete, z. B. mit seinem Erklärungsansatz der Säuglingsdepression, der sog. anaklitischen Depression.

Durch das Anwachsen der Kenntnisse über die normale Entwicklung des Kindes wuchs auch das Interesse für das Problem der psychischen Deprivation aufgrund der Nichtbefriedigung grundlegender Gefühlsbedürfnisse. Das Buch des Analytikers Bowlby: "Maternal care und mental health" (1951) war ein Meilenstein dieser Forschungsrichtung, die die schwerwiegenden Folgen und den Einfluß von sozialer Deprivation auf die Struktur der Persönlichkeit empirisch belegte.

Die dritte Phase, die der „kritischen Überprüfung", datieren Langmeier u. Matejczek (1977) auf die 50er Jahre. Die Annahme, Mangel an mütterlicher Fürsorge sei Hauptursache von Deprivation ("maternal deprivation") wurde relativiert. Eine ganze Reihe anderer Situationen, nicht nur die zwischen Mutter und Kind, wurden untersucht und Deprivation unter den Bedingungen des Familienlebens genauer beschrieben.

Außerdem wurde in mehreren Studien nachgewiesen, daß nur manche Kinder tiefere Störungen entwickelten und das klinische Bild sehr unterschiedlich ausfiel. Die Annahme der Irreversibilität dieser Störungen wurde durch die vielfache Erfahrung widerlegt, daß sowohl durch individuelle Psychotherapie als auch durch präventive Maßnahmen eindrucksvolle Erfolge zu erzielen waren, was auch die von der WHO (1962) herausgegebene Studie "Deprivation of maternal care", die eine sehr wichtige Arbeit dieser Phase war, bestätigte.

Als vierte und letzte Phase wird schließlich seit Beginn der 60er Jahre die „experimentell-theoretische" beschrieben. In ihr wurden in Feldstudien wie in Experimentalsituationen die Wechselwirkungen zwischen Organismus und Umwelt unter deprivativen Bedingungen untersucht. Bis heute steht dabei die Fragestellung im Vordergrund „Welches Ergebnis das Zusammenspiel der individuell gebildeten Persönlichkeit des Kindes mit einem individuell gegebenen, in unserem Fall mit einem deprivierenden, d. h. um einige bedeutende Faktoren verarmten Lebensmilieu, hat" (Langmeier u. Matejczek 1977, S. 7).

Nach 1950 wurden zusätzlich im Rahmen der vor allem experimentell psychologischen Forschung die Wirkungen von extrem deprivierenden Bedingungen auf Erwachsene erforscht. Sowohl unter methodischen Gesichtspunkten als auch für die Entwicklung einer Theorie sensorischer und sozialer Deprivation wichtige, grundlegende Arbeiten stammen von dem kanadischen Psychologen Hębb (1955). In diese Reihe sind die Arbeiten der Hamburger Forschungsgruppe um Jan Gross einzuordnen (Kempe et al. 1974).

Vom Begriff zur Theorie

Sowohl die Vielfalt der verwendeten Begrifflichkeiten und Kategorien als auch deren unterschiedliche Benutzung charakterisieren einen bis heute noch nicht sehr entwikkelten Stand der Theoriebildung. Ein zentraler und in der Forschung verbindender Terminus ist der aus dem Angelsächsischen stammende Begriff der Deprivation, synonym zu Begriffen wie Entbehrung, Mangel, Verlust. Er bezeichnet „.... den Zustand von Individuen, der aus einer fortgesetzten Vorenthaltung hinreichender Befriedigung ihrer grundlegenden psychophysischen Bedürfnisse entsteht" (Kempe u. Gross 1980, S. 707).

Noch allgemeiner definiert Hebb Deprivation als: „biologisch adäquates aber psychologisch restringiertes Milieu" (1955, S. 242). Unter Restriktion in diesem Zusammenhang ist die quantitative Verarmung an Reizen gemeint, die für eine normale Entwicklung und zur Aufrechterhaltung der psychischen Funktionen erforderlich sind.

Eine Verständigung auf einen einheitlichen Wortgebrauch, die exakte Ausarbeitung und Abgrenzung der Deprivation von anderen Grundbegriffen sowie die Einordnung in das theoretische Gebäude der Humanwissenschaften, ist bis heute nur unzureichend geleistet.

Es handelt sich bei dieser Begriffsbildung auf jeden Fall um eine Kategorie eines höheren Abstraktionsgrades, vergleichbar der der „Isolation", wie sie von Jantzen (1979) vorgeschlagen wurde, geeignet als Verbindungsglied, als Knotenpunkt in der Theorie des Psychischen.

Je nach Zeitpunkt des Auftretens solcher Lebensbedingungen in der individuellen Biographie wird unterschieden zwischen *Privation* beim Vorhandensein solcher Bedingungen von Geburt an, z. B. bei angeborener Blindheit u. ä., und *Deprivation* bei einem späteren Verlust von Bedingungen, wie sie zur Sicherung einer Befriedigung grundlegender psychophysischer Bedürfnisse notwendig sind (Gewirtz 1961).

Der unterschiedliche Gebrauch und die Konkretisierung des Deprivationsbegriffes durch Adjektive wie taktil, sensorisch, sozial oder maternal weisen sowohl auf unterschiedliche Untersuchungsbereiche wie auf divergierende theoretische Konzepte hin. Diese haben teilweise eine große Nähe zur Konzeptdiskussion in der Schizophrenieforschung oder liefern grundlagentheoretische Beiträge zu Fragestellungen aus diesem Forschungsbereich.

Die psychoanalytischen Beiträge zur Theoriebildung, vor allem formuliert durch Spitz (1972), Winnicott (1958) und Bowlby (1951), waren die ersten und bis heute bedeutsamsten Schritte zur Erklärung *psychischer Deprivation* und ihrer Wirkungen. Wie sich im Begriff der maternalen Deprivation widerspiegelt, wurde von den Analytikern der Hauptgrund für die Deprivation im Mangel an einer Beziehung des Kindes zum Objekt seiner Triebtendenzen, der Mutter, gesehen. Im Rahmen der Untersuchung dieser ersten Lebensphase und ihrer Störungen beschrieb Spitz auch zuerst die sog. anaklitische Depression als Reaktion des Säuglings auf die Unterbrechung des „anaklitischen Bandes" sowie das Hospitalismussyndrom bei Säuglingen und Kleinkindern (Spitz 1972). Daran anknüpfend unterstrich Erikson (1963) die Bedeutung der Kontinuität mütterlicher Fürsorge zur Befriedigung der oralen Bedürfnisse des Säuglings als Voraussetzung für die Entstehung von Grundvertrauen, als notwendige Voraussetzung für eine gesunde psychische Entwicklung.

Erste lerntheoretische Diskussionsbeiträge wurden von Dennis (1935) aufgrund seiner Beobachtungen von Heimkindern formuliert. Von Gewirtz (1961) und Jantzen (1979) wurden die Bedingungen eines gestörten Lernprozesses als Wesen der Deprivation genauer beschrieben.

Dabei unterscheidet Jantzen drei Möglichkeiten:

"Erstens: Es werden so wenige oder so einfache Aufgaben präsentiert, bzw. es werden wesentliche Teile der Objektwelt vorenthalten, daß lernpsychologisch lediglich die Tätigkeit in der Zone der aktuellen Leistung möglich wird. Wahrnehmungspsychologisch würde dies die Herstellung der Bedingung der sensorischen Deprivation bedeuten.

Zweitens: Eine Situation kann so vielfältig strukturiert sein, daß sie nicht mehr erfaßbar ist, daß eine Überforderung eintritt, aus Gesichtspunkten der Wahrnehmungspsychologie eine Reizüberflutung (sensory overload).

Schließlich können drittens Bedingungen in der Zone der nächsten Entwicklung dargeboten werden, die sich zueinander widersprüchlich verhalten, aber aufgrund nicht vorhandener Begriffe oder Praxismöglichkeiten vom handelnden Subjekt nicht aufgelöst werden können. Als klassisches Beispiel wäre hier die Double-bind-Situation, ... zu nennen" (Jantzen 1979, S. 50).

In Anlehnung an einige Lerntheoretiker, wie z. B. Galperin (1979), meint die Zone der nächsten Entwicklung das unmittelbar vor dem Individuum liegende Lernfeld, die nächsten Schritte der Realitätsbewältigung. Bruner sieht dagegen vor allen Dingen höhere Formen „kognitiven" Lernens durch Deprivation betroffen. Danach leiden deprivierte Kinder vor allem an einem Mangel von Reizen zur Entwicklung wirksamer Verstandesmittel zur Lösung von Problemen und zur wirksamen Kontaktaufnahme (vgl. Langmeier u. Matejczek 1977, S. 226).

Auch ein großer Teil der experimentell arbeitenden Forscher bedienten und bedienen sich lernpsychologischer Modelle (Hebb 1955). Über die lernpsychologischen Hypothesen hinausgehend und in Anknüpfung an die Untersuchungen von Haggard (1964) entwickelt Jantzen seine Position zur Isolation als dem Schlüsselbegriff eines gestörten Stoffwechsels des Menschen mit der Natur: „Isolation ist als Kategorie zu begreifen, die als allgemeinste Abstraktion die Totalität von Identitätszerstörung, Behinderung, Zerstörung des Subjekts widerspiegelt. Sie bezieht sich auf organische, wie psychische, wie soziale Fakten, die ... in ihren unterschiedlich historisch strukturellen Zusammenhängen als Erscheinung der Isolation begreifbar werden. Die Isolation trennt das Individuum ... von der anpassenden Aneignung des gesellschaftlichen Erbes, von der umfassenden Realisierung seines menschlichen Wesens ..." (Jantzen 1979, S. 36). Damit beschreibt er mit Isolation einen Zustand, wie er infolge deprivierender Lebensbedingungen im Rahmen einer einzigartigen Biographie, unabhängig vom Lebensalter, in der objektiven Realität auftreten kann.

Auch Langmeier u. Matejczek unterstreichen in ihrer Theorie der psychischen Grundbedürfnisse die Bedeutung des aktiven Kontaktes vom Menschen mit seiner Umwelt, beginnend mit dem frühesten Alter: „Der Mensch bemächtigt sich der Dinge, er benutzt sie, er formt sie um, er erwartet und überprüft die Ergebnisse dieser Tätigkeit und schafft neue Projekte. Die Dinge, ob einzeln oder zusammen, erhalten nur durch diese Aktivität ihren Sinn. Aber in dieser Aktivität liegt auch das Wesen des Selbstbewußtwerdens in der Welt, und inmitten aufgegriffener und verstandener Dinge begegnet der Mensch sich selber. In dieser grundlegenden Aktivität der Welt gegenüber entfaltet er sich in einem Prozeß von ununterbrochener Antizipation und deren Erfüllung, womit sich das Subjekt selbst aktiv ergänzt und verwirklicht" (Langmeier u. Matjeczek 1977, S. 7). Diesen Prozeß beeinflussen und steuern zwei Paare jeweils polarer Widersprüche.

Das Bedürfnis nach Variabilität (nach Verinnerlichung der Reize, nach fortschreitender Stimulation) versus dem Bedürfnis nach Stabilität (das Bedürfnis nach einer Dauerstruktur, Ordnung und Gesetzmäßigkeit, Kontinuität) einerseits und das Bedürfnis nach Abhängigkeit (nach Bindung zur Außenwelt und zu spezifischen Objekten als Fundament der Lebenssicherheit) versus dem Bedürfnis nach Unabhängigkeit (nach persönlicher Separation von der Umwelt, nach Autonomie und vollbewußter Identität).

"Psychische Deprivation liegt in einer ungenügenden Befriedigung der psychischen Grundbedürfnisse des Kindes ... als eine Folge von Mangel an Bedingungen für eine wirksame aktive Interaktion des Kindes mit seiner Umwelt ..." (S. 177). Den Mangel differenzieren sie in vier Formen der Deprivation:

Erstens die Stimulusdeprivation oder auch sensorische Deprivation, zweitens die kognitive Deprivation, drittens die emotionale Deprivation und schließlich die persönlich-soziale Deprivation oder Identitätsdeprivation.

In dieser Aufteilung kommt den Erklärungsmodellen und Theorien unterschiedliche Bedeutung zu. Während sich die Lerntheorien besonders mit der kognitiven und sensorischen Deprivation beschäftigt haben, wird die emotionale Deprivation am besten durch die psychoanalytischen Arbeiten und die persönlich-soziale durch soziologisch orientierte Theorien erklärt. Eine kritische Bewertung und Zusammenführung verschiedener Ansätze in eine geschlossene Theorie ist nach ihrer Auffassung noch nicht möglich. Vielmehr ist es notwendig, die genannten Ansätze durch die Erklärung einzelner Phänomene in eine „mehrschichtige Auffassung" der psychischen Deprivation zu integrieren.

Der Forschungsstand heute

Trotz einzelner unterschiedlicher Grundannahmen gibt es zwischen den verschiedenen theoretischen Ansätzen auch gemeinsame Grundannahmen. Übereinstimmend wird die Deprivationsforschung in ihrem praktischen und theoretischen Wert für die Psychiatrie und die Psychologie als wesentlich akzeptiert.

Darüber hinaus betonen Langmeier u. Matejczek die wachsende Bedeutung dieser Forschungsrichtung über die Untersuchung der Folgen für das einzelne Individuum hinaus für den „Bereich der gesamten Kultur und vor allem der Sozialpolitik" (Langmeier u. Matejczek 1977, S. VII). Auch Gross u. Šváb (1967) unterstreichen in ihrer Arbeit über „Soziale Isolation vom Standpunkt der psychischen Hygiene" die Bedeutung von Deprivation und Isolation für die Psychohygiene und verbinden dies mit der Forderung nach präventiven Maßnahmen für Menschen, welche solchen Lebensbedingungen ausgesetzt sind. Die elektronischen Massenmedien und die umfassenden Kommunikationsmöglichkeiten schaffen dabei ihrer Meinung nach neue Formen der sozialen Deprivation und führen nicht zu einer generellen Verbesserung der Situation: „Mit der Gefahr der sozialen Isolation müssen wir ebenfalls dort rechnen, wo wir sie am wenigsten erwarten, als Folge einer Hyperstimulation und des Verlustes der

Identität der eigenen Persönlichkeit in der Massengesellschaft" (Gross u. Šváb 1967, S. 110). Mit dieser Ausweitung des traditionellen Untersuchungsbereiches verweisen die Autoren auch auf die Notwendigkeit, die Mechanismen des Zustandekommens von Deprivation näher zu beforschen, insbesondere unter den Bedingungen der wissenschaftlich-technischen Revolution, dem Umbruch in den Kommunikationsstrukturen.

In seinem Aufsatz „Isolation und Persönlichkeit" verweist Haggard (1964) auf folgende übereinstimmende Ergebnisse der Deprivationsforschung:
– Er unterstreicht, daß die dramatischen Effekte der Isolationsexperimente sich nicht qualitativ von Symptomen unterscheiden, wie sie bei Menschen mit verminderten Körperbewegungsmöglichkeiten oder Sinnesschäden, wie z.B. an Poliomyelitis Erkrankten in der Eisernen Lunge, sowie Menschen in extremen Situationen, wie Gefängnisinsassen oder Flüchtlingen, unterscheiden (Haggard 1964, S. 242f.). Ganz unterschiedliche deprivierende Bedingungen können also dieselbe Wirkung bis hin zur Wahnbildung oder anderen psychiatrischen Symptomen haben.
– Umgekehrt müssen gleiche Isolationsarten und -bedingungen keineswegs die gleichen Folgen haben. Entscheidend ist vielmehr die vorher gegebene Persönlichkeitsstruktur, die u.U. erstaunliche Grade von Isolation überstehen läßt, was insbesondere die Untersuchung von KZ-Gefangenen eindrucksvoll belegt hat. Sofern jedoch die äußeren Bedingungen gleichgesetzt werden, sind die Persönlichkeitsänderungen proportional dem Grad der Isolation von der gewohnten Umwelt.
– Bedingungen sozialer oder sensorischer Deprivation haben in allen Lebensabschnitten Bedeutung. Trotzdem gibt es besonders vulnerable Phasen, insbesondere das frühe Lebensalter. Dafür gibt es durch die umfangreichen Untersuchungen an Kindern in Krankenhäusern oder Heimen vielfache Belege.

Die Symptome, die unter den Bedingungen von Deprivation bei vorher psychisch unauffälligen Probanden auftraten, ähnelten dabei übereinstimmend den Phänomenen psychotischen Erlebens. Besonders bei den Experimenten mit extremer sensorischer Deprivation traten bei vorher Gesunden nach einiger Zeit Symptome auf wie freiflottierende Angst, extreme motorische Unruhe, Wahrnehmungsstörungen, Depersonalisations- und Derealisationserleben sowie furchterregende Halluzinationen (Hebb 1955; Grassian u. Friedman 1986). Deshalb wurde in diesem Zusammenhang auch von „Modellpsychosen" gesprochen.

Deprivation und Psychose

Schon der oberflächliche Vergleich zwischen Deprivations- und Schizophrenieforschung weist auf wichtige Gemeinsamkeiten oder verwandte Fragestellungen hin.

So wurden bereits Anfang des Jahrhunderts die Folgen sensorischer Deprivation aufgrund von Erkrankungen oder Behinderungen im Bereich der Sinnesorgane beschrieben. „D. Müller-Hegemann, aus dessen Feder mehrere Arbeiten über die Beziehung der sozialen Isolation zu psychischen Störungen stammen, zitiert die Beobachtungen Kraepelins, welcher vor einem halben Jahrhundert Psychosen als eine Folge der Schwerhörigkeit und anderer Erschwerungen des zwischenmenschlichen Verkehrs beschrieb, – die sogenannten Homilopathien" (Gross u. Šváb 1967, S. 101f.). Auch andere Untersuchungen bzw. Beobachtungen von körperlichen Erkrankungen mit einer Beeinträchtigung oder Schädigung von Reizaufnahme und Verarbeitung, an allen Stellen des informationsverarbeitenden Systems, bestätigen das regelmäßige Auftreten von psychoseähnlichen Phänomenen oder psychotischen Symptomen. In diese Richtung deuten z. B. auch die Untersuchungen an Patienten mit einer Poliomyelitis oder bulbären Schädigungen, bei denen insbesondere bei einer Behandlung in der Eisernen Lunge vermehrt Halluzinationen, Sinnestäuschungen und andere präpsychotische oder psychotische Symptome auftraten. Durch ihre Versuche an gesunden Personen, die in einem Tankrespirator untergebracht wurden, wiesen Mendelson et al. (1961) nach, daß offensichtlich die Phänomene sensorischer und sozialer Deprivation für das Auftreten psychotischer Symptome maßgebend waren, nicht dagegen im Zusammenhang mit der somatischen Grunderkrankung stehende, z. B. toxische, Prozesse.

Auch im Rahmen der extremsten Form der Institutionalisierung, der Haft, wird das Auftreten psychotischer Phänomene in Abhängigkeit vom Ausmaß sozialer und sensorischer Deprivation beschrieben (Wulff 1987; Grassian u. Friedman 1986). Insbesondere unter Bedingungen der Einzelhaft und unter Entzug aller Kommunikationsmittel und Kontaktmöglichkeiten beschreiben Grassian u. Friedman (1986) das regelmäßige Auftreten ernster psychiatrischer Symptome auch bei vorher psychiatrisch unauffälligen Probanden. Die klinischen Phänomene entsprechen den Ergebnissen der experimentellen Deprivationsforschung mit dem situationsabhängigen Auftreten von einfachen Halluzinationen, Überreaktivität auf externe Stimuli, freiflottierender Angst, Depersonalisation und Derealisation u. a. (Grassian u. Friedman 1986).

Wulff gibt dazu folgendes Beispiel: „... einer meiner Probanden hörte in der Zelle die Stimme eines schönen Mädchens, das ihn aufforderte, mit ihm zu schlafen. Manchmal erschien sie sogar leibhaftig. ... Später, berichtete er, habe er gelernt, ganz nach Wunsch über die Anstaltsmauern hinweg, Kontakt aufzunehmen, wie er es nannte: nicht nur zu dem Mädchen, sondern auch zu seiner Mutter, die krank war, und der er sein Blut opfern wollte (sie hatte Leukämie) oder zum Großvater, der sich eine solche telepathische Annäherung jedoch verbat. Schließlich meinte Peter, übersinnliche Fähigkeiten zu besitzen, jedwede Person, die er da haben wollte, auf den leeren Stuhl in seiner Zelle setzen zu können. Manchmal fürchtete er allerdings auch, er würde ‚getestet‘, es würden Versuche mit ihm angestellt. Während der Zeiten, wo der Proband außerhalb der Anstalt war (sechsmal war es ihm gelungen zu entweichen) kamen solche ‚Kontaktaufnahmen‘ aber auch solche ‚Testungen‘ niemals vor" (1987, S. 185f.). Auch der Mechanismus dieses Prozesses liegt für Wulff auf der Hand: „Es bedarf keines tieferen psychiatrischen Wissens (was immer das auch sein könnte), um zu erkennen, daß es sich hier um herbeigezauberte Wunschwirklichkeit handelt, um einen Substitutionsprozeß, um Leere auszufüllen, Monotonie zu durchbrechen. In der Isolation in der Einzelzelle schaffte L. dies ganz allein im Kopf" (1987, S. 186).

Das gleiche gilt auch für Menschen, die im Rahmen ihrer beruflichen Tätigkeit oder aufgrund von Unglücksfällen in Situationen extremer Isolation geraten sind. Über deren Erlebnisse liegt mittlerweile eine umfangreiche Literatur vor, wie über die psychologischen Phänomene bei Flugzeugpiloten (Solomon 1961), einzelne Entdekker oder Überlebende von Natur- und Schiffsunglücken (Byrd 1938) oder auch Einhand-Weltumsegler.

Am exaktesten untersucht sind die beschriebenen Folgen von Deprivation im Rahmen der experimentellen Deprivationsforschung (Gross et al. 1972; Gross u. Šváb 1969; Kempe u. Reimer 1977). In diesem Zusammenhang nehmen die Experimente und Studien von der Arbeitsgruppe Hebb in den 50er Jahren nach wie vor eine besondere Bedeutung ein. In diesen Experimenten an vorher psychiatrisch unauffälligen Klienten traten unter extremer sensorischer Deprivation, d. h. der maximalen Ausschaltung von optischen, akustischen und taktilen Sensationen, in Abhängigkeit vom Ausmaß der externen Information und Orientierungsmöglichkeit bzw. Isolation, die oben beschriebenen Symptome auf (Kempe et al. 1974). Insgesamt wird dieses Vorgehen als für die Psychiatrie sehr bedeutsam beurteilt: „Wenn dies auch in neueren deutschen psychiatrischen Abhandlungen nicht immer zum Ausdruck kommt, hat diese Methode doch zu theoretischen Ansätzen in der Psychoseforschung beigetragen und das Verständnis von Halluzination, Körperschemaveränderung, Depersonalisationserscheinung und paranoiden Verhaltensweisen vertieft. Den größten Raum nahm dabei die experimentelle Forschung von halluzinatorischen Phänomenen ein" (Kempe 1974, S. 563 f.).

Daß damit auch die Frage der ethischen Verantwortung und Verantwortbarkeit der Forschung am und mit dem Menschen gestellt ist, zeigte die sehr scharf und kontrovers geführte Debatte um solche Versuche in den 70er Jahren, die einerseits die Probleme und die Möglichkeiten von Mißbrauch herausarbeitete, vieles aber auch auf die Reflektion von Forschungsrisiken verengte. Eine Einordnung dieser Versuche als „Folterforschung" war in diesem Kontext auch im Rückblick weder zutreffend noch wissenschaftlich, sondern die polemische Zuspitzung in einer öffentlichen Debatte.

Auch in dem für die Konzeptbildung in der Schizophrenietheorie zunehmend bedeutsamer werdenden Bereich der Familienforschung gab und gibt es eine ganze Reihe paralleler Untersuchungen und Ergebnisse aus dem Bereich der Deprivationsforschung. Gross u. Šváb beschreiben die Deprivation in der Familie wie folgt: „In ökonomisch entwickelten Ländern sehen wir die Gefahr nicht nur in der emotionellen Deprivation der Kinder, welche außerhalb der Familie aufwachsen, die keinen großen Prozentsatz ausmachen, sondern auch in der teilweisen emotionellen Deprivation vieler Kinder, welche innerhalb der Familie aufwachsen. Es wäre eine Paraphrase möglich, und man könnte von einem einsamen Kinde in der Familie sprechen. Es handelt sich um Kinder, welche, obzwar sie inmitten der Familie aufwachsen, sich in einem emotionellen Vakuum entwickeln. ... Solche Kinder, deren Zahl wesentlich höher ist als die der Heimkinder, leiden nicht an den Folgen sensorischer Deprivationen und auch nicht an dem Mangel einer sozialen Stimulation, aber sie vermissen die spezifische, emotiv unterfärbte Stimulation, welche dem Kinde nur eine Mutter bieten kann (oder ihre Vertreterin), die ihre Mutterrolle ernstnimmt. Dieses Mutter-Kind-Erlebnis wirkt dann zusammen mit der emotionellen Bindung des Kindes zur Mutter und gibt dem Kind ein Sicherheitsgefühl, ein Gefühl der Zufriedenheit, der Nestwärme. Im Interesse einsamer Kinder in der Familie muß die Psychohygiene diesen Mangel ausgleichen. ..." (1967, S. 104). In der Untersuchung des Charakters und der Intensität der kognitiven und emotionalen Stimuli für die betroffenen Kinder und deren Folgen bis hin zur Erkrankung an einer schizophrenen Psychose liegt eine wichtige Schnittstelle zwischen Deprivations- und Schizophrenieforschung.

Interessante theoretische Implikationen aus der Sicht der Psychosetheorie formuliert der Kinder- und Jugendpsychiater Lempp auf der Basis entwicklungspsychologischer sowie kinder- und jugendpsychiatrischer Erfahrungen. Er interpretiert Schizophrenie im wesentlichen als eine Störung des Aufbaus eines Realitätsbezuges. Dabei wirken seiner Meinung nach meist konstellativ folgende Faktoren zusammen: „Erstens: Eine erbliche Belastung, die wahrscheinlich mit einer Vererbung von Teilleistungsstörungen oder Bassistörungen gleichzusetzen ist … Zweitens: Alle Faktoren, welche erworbene Teilleistungsstörungen hervorrufen können, insbesondere Störungen in der frühkindlichen Gehirnentwicklung während der Schwangerschaft, Geburt und Nachgeburtszeit, sind in der minimalen zerebralen Dysfunktion oder leichtgradigen frühkindlichen Hirnschädigung umschrieben. Drittens: Negative familiäre und soziale Umweltfaktoren, welche die Stabilität und Gleichmäßigkeit der Umweltinformation ernstlich beeinträchtigen können. Hierher gehören auch die familiären Beziehungsstörungen im Sinne von Bateson u. a." (Lempp 1984, S. 208f.). Nach seiner Meinung gibt es keinen Grund anzunehmen, daß Schizophrenie eine Krankheit sei, die von außen an den Menschen herangetragen würde, die eine grundsätzliche Änderung der Gehirnfunktion zur Folge habe. Seiner Meinung nach ist „vielmehr die Feststellung begründet, daß jeder Mensch grundsätzlich schizophreniefähig ist, nicht weil er davon befallen werden kann, sondern weil er von vornherein die Fähigkeit zu schizophrenem Denken und Erleben in sich trägt … weil er schon in seiner Kindheit und weil er jede Nacht im Traum so gedacht und erlebt hat bzw. noch denkt und erlebt. Im übrigen bin ich davon überzeugt, daß man jedes Kind theoretisch autistisch machen könnte, wenn man es schon im Säuglingsalter bei im übrigen guter Pflege in kürzeren Abständen in immer neue Umgebungen brächte und so den Aufbau eines stabilen Realitätsbezuges behindern würde." Damit ist der Inhalt dieses Realitätsbezuges, seine kognitive und emotionale Dimension noch nicht ausreichend beschrieben, es wird aber deutlich, in welche Richtung fruchtbar und auf beiden Forschungsbereichen aufbauend weiter an einem solchen Modell psychischer Erkrankung, insbesondere einer Theorie der Schizophrenie, gearbeitet werden könnte. Die Kategorie der Deprivation muß in so einem Modell einen wichtigen, wahrscheinlich sogar einen zentralen Platz einnehmen.

Sowohl die genauere Untersuchung des Wirkungsmechanismus, z. B. auch des Zusammenhangs zwischen sozialer Deprivation und produktiver Symptomatik als auch die exakte Ausarbeitung der Kategorien sind in diesem Forschungsgebiet wichtige nächste Schritte.

Literatur

Bowlby J (1951) Maternal care and mental health. WHO, Genf

Byrd RE (1938) Alone. Puttenem, New York

Dennis W (1935) The effect of restricted practice upon the reaching, sitting and standing of two infants. J Genet Psychol 47: 17–32

Erikson EH (1963) Childhood and society. 2nd edn. Norton, New York

Feuerbach AJP (1832) Kaspar Hauser, Beispiel eines Verbrechens am Seelenleben des Menschen. Dollfuss, Ansbach

Galperin PJ (1979) Probleme der Lerntheorie. Verlag Volk und Wissen, Berlin

Gewirtz JL (1961) A learning analysis of the effects of normal stimulation, privation and deprivation on the acquisition of social motivation and attachment. In: Foss BM (ed) Determinants of human behaviour. Methuen, London, p 213

Gross J, Šváb L (1969) Die experimentelle sensorische Deprivation als Modellsituation der psychotherapeutischen Beziehung. Nervenarzt 40: 21

Goffman E (1961) On the characteristics of a total institution. In: Asylums. Double day, Ancorbooks, New York

Grassian S, Friedman N (1986) Effects of sensory deprivation in psychiatric seclusion and solitary confinement. Int J Law & Psychiatry 8: 49–65

Gross J, Šváb L (1967) Soziale Isolation vom Standpunkt der psychischen Hygiene. In: Beihefte Psychiatrie, Neurologie, medizinische Psychologie, Bd 7. Hirtzel, Leipzig, S 101–110

Gross J, Kempe P, Reimer C (1972) Wahn bei sensorischer Deprivation und Isolation. In: Schulte W, Toelle R (Hrsg) Wahn. Thieme, Stuttgart

Haggard EA (1964) Isolation and personality. In: Worchel B, Byrne D (eds) Personality change. New York, Wiley

Häfner H (1971) Der Einfluß von Umweltfaktoren auf das Erkrankungsrisiko für Schizophrenie. Ein Beitrag über Forschungsergebnisse zur Frage der sozialen Ätiologie. Nervenarzt 11: 11–71

Hebb DO (1955) Drives and the CNS (conceptual nervous system). Psychol Rev 62: 243

Jantzen W (1979) Grundriß einer allgemeinen Psychopathologie und Psychotherapie. Pahl-Rugenstein-Verlag, Köln

Kempe P, Gross J (1980) Deprivationsforschung und Psychiatrie. In: Kisker KP et al. (Hrsg) Psychiatrie der Gegenwart, Bd 1/2, 2. Aufl. Springer, Berlin Heidelberg New York

Kempe P, Reimer C (1977) Halluzinatorische Phänomene bei Reizentzug. Nervenarzt 47: 701

Kempe P, Schönberger J, Gross J (1974) Sensorische Deprivation als Methode in der Psychiatrie. Nervenarzt 45: 561–568

Langmeier L, Matejczek Z (1977) Psychische Deprivation im Kindesalter. Kinder ohne Liebe. Urban & Schwarzenberg, München

Lempp R (1984) Psychosen im Kindes- und Jugendalter – Eine Realitätsbezugsstörung. Huber, Bern

Mendelson J, Kubzansky PE, Leiderman PH, Wexler D, Solomon P (1961) Physiological and psychological aspects of sensory deprivation. A case analysis. In: Salomon P et al. (1961) Sensory deprivation. Harvard University Press, Cambridge, pp 91–113

Schlett C (1970) ... Krüppel sein dagegen sehr. JDV, Wuppertal

Solomon D (1961) Sensory deprivation. Harvard University Press, New York

Spitz RA (1972) Vom Säugling zum Kleinkind. Naturgeschichte der Mutter-Kind-Beziehung im ersten Lebensjahr. Klett, Stuttgart

WHO (1962) Deprivation and maternal care. Genf

Winnicott DW (1958) First year of life: Modern views on the emotionell development in the first year of life. Parts I and II. Med Press 239: 228–231, 289–291

Wulff E (1987) Zementierung oder Zerspiegelung. Zur Dialektik von ideologischer Subjektion und Delinquenz. In: Haug WF et al. (Hrsg) Fremde Nähe. Festschrift für Erich Wulff. Argument, Berlin, S 171–213

Das Problem der Bewertung einer Psychiatriereform

Heimo Gastager

Wir haben im Jahre 1962 in Salzburg (Österreichisches Bundesland mit ca. 450000 Einwohnern) eine Psychiatriereform begonnen. Im Jahre 1983 haben wir zusammen mit dem Psychologischen Institut der Universität eine Evaluation der Jahre 1961–1983 durchgeführt und schließlich 1987 in Buchform publiziert (Baumann et al. 1987). Aus Gründen der Vergleichbarkeit haben wir uns bei dieser Evaluation nach den Zielvorgaben des Deutschen Bundestages 1975 gerichtet (Psychiatrieenquête).

Im Rahmen dieser Arbeit wollen wir die Frage behandeln, ob man eine solche umfassende Evaluation so einfach nach vorliegenden Zielvorgaben durchführen sollte, bzw. ob wir die richtigen Kriterien angewendet haben. Denn: Reichen solche Leitlinien aus, und woran haben sie sich selber orientiert? Anders gesprochen: Geht es primär um die „Bedürfnisse" des Patienten, oder um jene seiner Familie, oder der Gesellschaft? Wie kann in diesem Spannungsfeld eine Psychiatriereform stattfinden, wie kann sie evaluiert werden?

Was wir also hier versuchen wollen, ist sozusagen eine Evaluation der Evaluation.

Als Ausgangspunkt, sozusagen als Falldarstellung, möchten wir nun in aller Kürze unsere Psychiatriereform und die Ergebnisse unserer Evaluation darstellen.

1962 war durch die Salzburger Landesregierung beschlossen worden, die alte Heil- und Pflegeanstalt in eine moderne Landesnervenklinik nach bundesdeutschem Muster umzuwandeln und damit um eine neurologische, eine neurochirurgische und eine neuroradiologische Abteilung zu bereichern. Die alte Heil- und Pflegeanstalt hatte je ein Männer- und ein Frauenprimariat. Anläßlich meiner Ernennung bekam ich die Leitung einer gemischten Krankenhausabteilung mit 150 Betten, die durch Landtagsbeschluß Spitalscharakter bekam (mit an die anderen Spitäler angeglichenen Verpflegungssätzen, Übernahme durch die Krankenkassen und allen sich daraus ergebenen Folgen in Hinsicht auf materielle und personelle Ausstattung). Alle Aufnahmen wurden auf der Spitalsabteilung getätigt, daneben bestand noch eine Pflegeabteilung mit 270 Betten und eine geriatrische Abteilung mit 80 Betten.

Auf die Entwicklung des Salzburger Weges der Psychiatrie, wie unsere Psychiatriereform 1978 anläßlich einer Gesundheitsenquête des Landes offiziell bezeichnet wurde, können wir in diesem Zusammenhang nicht im Detail eingehen (es liegen aber eine Reihe von Publikationen darüber vor, s. Übersicht bei Baumann et al. 1987). Die folgende Aufstellung gibt eine kurze chronologische Übersicht.

Salzburger Weg der Psychiatrie

1962: Landtagsbeschluß: Spitalsstatus der Psychiatrischen Krankenhausabteilung
Öffnung der Abteilung zu zwei Dritteln
Ansteigen der freiwilligen Aufnahmen von 20% auf 80%
Tages- und Nachtklinik
Systematisierte mobile Nachbetreuung

1970: Ausbildungsmöglichkeit für Psychotherapie: Gründung des Salzburger Arbeitskreises für Tiefenpsychologie (Caruso – Gastager – Revers)

1972: Erste Verhaltenstherapeutische Station in Österreich

1975: Gründung der Krisenintervention

1978: 30 geschützte Arbeitsplätze in der Landesnervenklinik, Wohn- und Übergangsheim außerhalb der Landesnervenklinik

1980: Umwandlung der Pflegeabteilung in eine Rehabilitationsabteilung mit Zwei-Drittel-Öffnung

1983: Therapeutische Wohngemeinschaften (Verein „Laube")

1987: Erstes Großfamilienwohnheim in einem Landbezirk

29.10.1987: Psychiatrieenquête der Landesregierung von Salzburg auf Basis der Evaluationsstudie Baumann, Gastager und Mitarbeiter.

Danach handelt es sich um eine umfassende intra- und extramurale Strukturreform mit schrittweisem Ausbau einer bedarfsgerechten psychosozialen Versorgung des gesamten Bundeslandes.

Die *intramurale* Strukturreform in den ersten 18 Jahren betraf fast ausschließlich die Krankenhausabteilung mit allen Neuaufnahmen in dieser Zeit. Sie bestand in einer weitgehenden Öffnung der Abteilung, die die Einführung einer therapeutischen Gemeinschaft bald ermöglichte, breiter Einbindung psychotherapeutischer Methoden, Ausbau von semistationären Einrichtungen (Tages- und Nachtklinik), einer ausgedehnten Ambulanz und Konsiliartätigkeit für das Landeskrankenhaus. Die Entwicklung von Einrichtungen der Früh- und Spätrehabilitation (regelmäßige Koordinationsbesprechungen mit Sozialamt und Arbeitsamtsvertretern, 30 geschützte Arbeitsplätze mit einem eigenen Rehabilitationsteam) führte schließlich 1978 auch zur Umorganisation der Pflegeabteilung in eine Rehabilitationsabteilung, nachdem die baulichen und personellen Voraussetzungen dafür nunmehr gegeben waren.

Die *extramurale* Strukturreform setzte gleich zu Beginn als Voraussetzung für die Öffnung der Abteilung und die damit verbundene kurze Aufenthaltsdauer (von durchschnittlich 16 Tagen) ein und bestand vor allem in einer flächendeckenden Nachbetreuung im ganzen Bundesland mindestens einmal pro Monat durch dafür geschulte frühere Diplompfleger und Ärzte der Klinik. Später kamen dann noch Freizeiteinrichtungen, therapeutische Übergangs- und Dauerwohnheime sowie therapeutische Wohngemeinschaften dazu. Zur Vorfelderfassung wurde 1975 eine Kriseninterventionsstelle, die rund um die Uhr erreichbar war, eingerichtet.

Der Salzburger Weg der Psychiatrie war, wie man ersehen kann, ein langsamer. Die einzelnen Schritte der Strukturreform wurden jeweils abgestimmt mit Zielgruppen der Bevölkerung (Politiker, Bürgermeister, Richter, Sozialämter, Ärzte, Bildungseinrichtungen usw.). Dadurch war es möglich, aufkommende Widerstände in direkten Absprachen mit den Betreffenden rasch zu beheben. Nicht zu vergessen sind die

Staffprobleme innerhalb der Anstalt, die durch regelmäßige Teambesprechungen, Seminare und gemeinsame Fortbildungen (nicht nur für Ärzte) in jahrelanger Arbeit überwunden werden mußten.

Zur Evaluation

Während wir für unsere Reformbestrebungen zumindest im deutschen Sprachraum kein einheitliches Vorbild hatten und daher jeden Schritt nach eigenen Erfahrungen und Vorstellungen selbst planen mußten, haben wir uns bei der Evaluation, die wir 1987 in Buchform publiziert haben (Baumann et al. 1987) wie schon oben erwähnt, an den „Zielvorgaben entsprechend den Grundsätzen einer Neuordnung durch Versorgung psychiatrisch Kranker und Behinderter des Deutschen Bundestages 1975" gerichtet.

Das Ergebnis dieser Evaluation war kurz zusammengefaßt folgendes: Intramural ist die institutionelle Binnendifferenzierung mit Ausnahme des Suchtbereiches, der Jugendpsychiatrie und der Geriatrie (die beide noch nicht voll ausgebaut sind), bedarfgerecht, wenn man davon absieht, daß es uns noch nicht gelungen ist, die in den Bezirkskrankenhäusern zu führenden psychiatrischen Versorgungseinrichtungen zu erreichen. Bei der Analyse der extramuralen Versorgung zeigt sich in allen Parametern, daß wir nur für den Bereich der Stadt Salzburg (150000 Ew.) gemeindenah waren, d.h. in etwa den Bedarf an Einrichtungen der primären, sekundären und tertiären Prävention abdecken konnten, in den fünf Landbezirken (mit zusammen 300000 Ew.) dagegen nicht (mit Ausnahme der überall funktionierenden flächendeckenden Nachbetreuung). Dort sind wir also nicht genügend gemeindenah. Wir haben diese Ergebnisse in einer eigens dazu einberufenen Psychiatrieenquête des Landes gleich nach Erscheinen des Buches breit diskutiert und sind dabei, einen Zielplan für die 90iger Jahre gemeinsam auszuarbeiten.

Wie steht es nun aber mit der Anwendbarkeit der erwähnten Leitlinien (Deutscher Bundestag 1975)?

Diese bestehen nach Finzen (1987) in einer umfassenden bedarfgerechten gemeindenahen psychiatrischen Versorgung, die in andere soziale und medizinische Dienste integriert, kontinuierlich und flexibel sein sollten. Woher aber stammen diese Leitlinien? Sie waren, wie Finzen betont, das Resultat eines jahrelang geführten Expertengespräches in Form eines Konsenses. Aber die fachlichen Auseinandersetzungen waren heftig und vielfach kontrovers, so daß man eher von einem Kompromiß sprechen muß. Freilich waren schon die Erfahrungen aus England und aus den USA miteinbezogen worden, die aber ihrerseits kontrovers waren. So rechtfertigt sich die Frage, ob wir bei unserer Evaluation gut beraten waren, uns nach den Vorgaben der Deutschen Psychiatrieenquête zu richten. Methodische Gründe der Vergleichbarkeit sprachen jedenfalls dafür. Weiter muß man aber fragen, ob es überhaupt eine eindeutig gültige Zielvorgabe auch nach jahrelang sorgfältig geführten Expertengesprächen geben kann.

Finzen (1987) spricht neuerdings von einem Bruch des Konsenses in der Bundesrepublik am Ende der 70iger Jahre. Die Forderung nach Zerschlagung der Großkrankenhäuser einerseits und ihre Wiedereinführung durch andere politische Gruppen bezeichnet er in dieser Schrift bedauernd als die Folge postmodernen Denkens auch in der Psychiatrie, in dem alles machbar gedacht wird, was schließlich zu simulierten Lösungen führt und die Interessen der psychisch Kranken nicht mehr berücksichtigt. Das Ergebnis sei eine seelenlose Technokratie ohne Rücksicht auf Langzeitfolgen.

Diese Kritik Finzens muß ernstgnommen werden. Sie zeigt jedenfalls die Gefahren auf, die in einer sich wandelnden pluralistischen Gesellschaft mit einer politischen Zielvorgabe verbunden sind. Die Motive solcher politischen Zielvorgaben sind untereinander sehr verschieden. So erfolgte die Schließung der Großanstalten in den USA aus derartigen politischen Gründen. Diese Maßnahme führte in den USA weitgehend zur Verwahrlosung entlassener Patienten, in Italien zu regional unterschiedlichen Ergebnissen (s. unten). Allen Fehlentwicklungen der Psychiatriereformen gemeinsam ist jedenfalls die Zielplanung „von oben", die zwar die vermuteten Bedürfnisse verschiedener Kollektive, aber zu wenig die persönlichen Bedürfnisse konkreter Menschen berücksichtigt, und die somit die dialogische Ebene zwischen psychiatrisch Tätigen und Patienten außer acht läßt, in der Gross (1980) in seinem Aufsatz über das Menschenbild in der Psychiatrie die alleinige Möglichkeit korrektiver Erfahrung sieht. Das spricht nicht gegen Zielpläne auf nationaler Ebene überhaupt, zeigt aber, daß ohne sie – ohne Einbeziehung dieser korrektiven Erfahrung im Gespräch mit dem Patienten – die Gefahr „seelenloser Scheinlösungen" besteht.

Aber nicht nur deshalb ist die Übertragbarkeit von Zielvorgaben problematisch. Murphy (1981) steht aufgrund seiner breiten transkulturellen Erfahrung auf dem Standpunkt, daß Zielvorgaben deswegen nicht eindeutig übertragbar sind, weil es weder von der Güte einer zugrundeliegenden Theorie, noch von objektiven Maßstäben der Effektivität abhängt, ob eine Versorgungsart sich in einer gegebenen Gesellschaft wahrscheinlich verbreiten wird, sondern von der Art der Gesellschaft, in der diese Maßnahmen eingesetzt werden. Er meint damit, daß die Ziele und die Schritte ihrer Verwirklichung mit den herrschenden Einstellungen der jeweiligen Gesellschaft abgestimmt werden müssen, insbesondere mit dem unmittelbaren Milieu des Patienten. Das heißt aber, die korrektive Erfahrung im Sinne von Gross muß nicht nur im Dialog mit dem Patienten, sondern auch mit dem sozialen Milieu des Patienten gewonnen werden. Das bedeutet: Auch Zielvorgaben in pluralistischen Industriegesellschaften können an verschiedenen Orten nur schrittweise und oft nur teilweise integriert werden.

So gesehen würden wir heute meinen, daß zu Beginn unserer Psychiatriereform in Salzburg im Jahre 1962, als es ja noch keine diesbezüglichen Erfahrungen in Mitteleuropa gab, die bei der Evaluation nach 21 Jahren allgemein konsentierten Zielvorgaben erst vage vorhanden waren. Unsere Motive waren tatsächlich aus der korrektiven Erfahrung mit Schizophrenen aus den vorangegangenen 10 Jahren an der Wiener Klinik erwachsen: Wir glaubten nicht mehr an die medizinische Heilbarkeit der Schizophrenie, also nicht mehr an das Krankheitsparadigma, sondern wandten uns zusammen mit Raoul Schindler einem neuen Zugang zum Patienten zu: Zielvorgabe war für uns nicht mehr die Heilung der Schizophrenie, sondern die Rehabilitation des Schizophrenen, die wir später als Wiederherstellung der Person und deren Wiedereingliederung in die Gemeinschaft definierten. Diese Paradigmakrise hatte strukturelle Konsequenzen: Nicht noch mehr Krankenstationen, sondern Rehabilitationseinheiten mit psycho- und soziotherapeutischen Ansätzen der Behandlung waren zu entwickeln. Daß die nicht (durch Insulinschockbehandlung) „geheilten" Schizophrenen regelmäßig an die Pflegeanstalt am Steinhof abgeschoben wurden, motivierte uns damals dazu, semistationäre Einrichtungen, insbesondere die Tagesklinik, einzuführen. Da wir psychotherapeutische Gruppen nicht viele Jahre in großer Zahl weiterführen, die Patienten aber auch nicht einfach im Stich lassen konnten, zumal es damals noch keine systematische Nachfürsorge in Wien gab, wurden wir motiviert, diese Gruppen schließlich in einen therapeutischen Club überzuführen, den wir bei Bierer in London studiert hatten und für die Wiener Verhältnisse im Sinne eines Cafehausstils adaptierten. In Salzburg schließlich ergänzten wir das Ganze durch eine flächendeckende Nachfürsorge, wiederum um zu vermeiden, ungeheilte und daher nicht einfach entlaßbare Schizophrene in die Pflegeabteilung abschieben zu müssen. So waren alle die oben angeführten Einzelschritte der Psychiatriereform in Salzburg das Ergebnis korrektiver Erfahrungen aus dem Dialog mit dem Patienten.

Die extramurale Strukturreform in Salzburg hatte nicht politisch mit einer Psychiatrieenquête, also „von oben" begonnen, wie es später etwa in Wien der Fall war. So mußten wir jeden Einzelschritt durch mühevolle Dialoge mit dem jeweiligen sozialen Milieu absprechen, sonst hätten sie nicht durchgeführt werden können, weil sie nicht dem Bedarf der Bevölkerung ausdrücklich entsprachen. Dieser Bedarf mußte eben erst vorsichtig geweckt werden. Es ist evident, daß der professionell erkannte „Bedarf" nicht ohne weiteres schon der bewußte Bedarf der Bevölkerung ist. Wir glauben daher heute, daß das in unserer Evaluation festgestellte Stadt-Land-Gefälle in der (professionell bestimmten) bedarfgerechten Versorgung damit zusammenhängt und eben erst jetzt (nach 25 Jahren!) ausgleichend in Angriff genommen werden kann. (In ländlichen Regionen ist z.B. die Hemmschranke, professionelle Hilfe in Anspruch zu nehmen, noch ungleich stärker als in der Stadt.)

Aus dem Gesagten müssen wir den Schluß ziehen, daß es prinzipiell zwei verschiedene Arten von Psychiatriereformen gibt:

1. Die aus der korrektiven Erfahrung im Dialog mit dem Patienten und mit seinem Milieu organisch sich entwickelnde evolutionäre Psychiatriereform, wie wir sie durchgeführt haben. Sie verläuft still, ohne Aufsehen und auch ohne große Presse. Wir sind der Meinung, daß sie stabilere Ergebnisse auf lange Sicht bringt und weniger Gefahr läuft, politisch denaturiert zu werden. Sie läuft allerdings Gefahr, ebenso still zu versanden oder in institutionellen Strukturen zu erstarren und bedarf also vor allem einer persönlichen Kontinuität durch viele Jahre. Sie eignet sich mehr für das Land als für die Stadt, weil dort Entwicklungen auch sonst langsamer verlaufen.

   Andererseits führen radikale Innovationen, wie sie bei uns durch den Fremdenverkehr vielerorts sichtbar werden, gerade auf dem Land zu nichtintegrierbaren Randgruppenbildungen (z.B. Drogenbenützer), die dann eben wie die Geisteskranken in zentrale große Institutionen „entsorgt" zu werden pflegen. Aktuell ist das Problem bei uns wie im benachbarten Bayern in der sog. Dorferneuerungsbewegung, wo die Integration von Randgruppen konzeptuell nicht einbezogen ist. Wir sind daher bemüht, Zugang zu dieser Bewegung zu finden, um diesen Aspekt als Ziel miteinzubringen.

2. Die revolutionäre Psychiatriereform (von „unten" wie in Italien, von „oben" wie in der Stadt Wien) kann zwar eine rasche und wirksame Hilfe für die Bedürfnisse der Patienten dort sein, wo sie gelingt (in Italien nach den neuesten Berichten nur in einem Drittel der Provinzen, in einem Drittel schlecht und in einem Drittel gar nicht!). Auf jeden Fall aber wälzt sie ihrer Natur nach präexistente Vorstellungen

der Bevölkerung geradezu um, weil keine Zeit für einen breiten Dialog vorhanden ist, was an den massiven Widerständen von seiten der Angehörigenvereinigungen (in Italien, aber auch in Wien) ablesbar ist. Sie eignet sich mehr für Großstädte als für das Land. Sie ist überall dort am Platz, wo wegen des langen Nachhinkens kustodialer Verhältnisse ein "cultural lag" im Sinne von Ogburn nicht mehr länger verantwortet werden kann und daher keine Zeit bleibt, hängt auch mit den mächtigen linksorientierten politischen Bewegungen in Großstädten zusammen, die revolutionäre Entwicklungen stark fördern. So ist es auch sicher kein Zufall, daß die Konzeption solcher revolutionärer Psychiatriereformen überall etwa um die Zeit der Studentenunruhen am Ende der 60iger Jahre begonnen wurde, meist unter dem deutlichen Einfluß der Studentenbewegung damals. Damit hängt aber auch zusammen, daß solche revolutionäre Psychiatriereformen stark für politische Deformationen anfällig sind, wie Finzen (1987) bemerkt hat.

Wie wir unserer Langzeitevaluation glauben entnehmen zu können, sind beide Typen von Reformen auf lange Sicht konvergierend in den Zielen, nämlich in einer Rehabilitation des Patienten im Sinne der Wiedereingliederung in die Gemeinde. Das ist aber vorläufig nur eine Vermutung, weil noch kaum vergleichbare Langzeitevaluationen vorliegen. Die Konvergenz der Ziele gilt aber nicht im selben Maße für verschiedene Kulturen [wie eben Murphy (1981) annimmt]. So bleibt letztendlich das Problem der Bewertung von Psychiatriereformen offen und ist wissenschaftlich wahrscheinlich nur unter Einbeziehung transkultureller Gesichtspunkte zu leisten: Die Reform im Sinne der professionellen Zielvorstellungen kann nur dann als gelungen gelten, wenn sie auch von der Bevölkerung akzeptiert wird. Wir meinen daher, daß die Bewertung zuerst von den Professionellen, dann aber letztlich vom Patienten *und* seinem Milieu durchgeführt werden kann. Wir haben aus dieser Einsicht die Konsequenz gezogen, daß wir in die Diskussion des Zielplanes für die 90iger Jahre auch Vertreter von Angehörigen- und Patientenorganisationen miteinbeziehen und diese Diskussion vor allem in die Gemeinden tragen.

Literatur

Baumann U, Gastager H, Mackinger H, Nagl-Sicherle I (1987) Psychiatrische und psychosoziale Versorgung im Bundesland Salzburg. Otto Müller, Salzburg

Biebl M, Gastager H, Topitz A (1977) Krisenintervention in der Landesnervenklinik. Erster Erfahrungsbericht. Wien Med Wochenschr 27: 2–81

Finzen A (1987) Von der Psychiatrie-Enquete zur postmodernen Psychiatrie. Psychiat Prax 14: 35–40

Gastager H (1961a) Zur Methode und zur Organisation der Rehabilitation in der psychiatrischen Klinik. Wien Med Wochenschr 111: 61–65

Gastager H (1961b) Die psychiatrische Tagesklinik. Wien Med Wochenschr 111: 782–785

Gastager H (1962) Der therapeutische Club und seine Gruppendynamik. Z Psychother Med Psychol 12: 238–245

Gastager H (1963) Der therapeutische Club und die Nachbetreuung von Psychosen. Wien Z Nervenheilk 21: 159–165

Gastager H (1964a) Die Rehabilitation des Schizophrenen. Huber, Bern

Gastager H (1964b) Erfahrungen mit dem Prinzip der therapeutischen Gemeinschaft in der psychiatrischen Abteilung. Wien Med Wochenschr 114: 301–308

Gastager H (1965) Zum Problem der Spätrehabilitation in der Psychiatrie. Wien Med Wochenschr 115: 615

Gastager H (1967) Modell einer systematischen Nachfürsorge im Rahmen einer psychiatrischen Rehabilitation. Folia facultatis medicae Universitatis Comenianae Fasc. 1, Tomus V, Bratislava, V, I, 215–219

Gastager H (1984) Untersuchungen zum Salzburger Weg der Psychiatrie. Prakt Arzt 38 (500): 994–1006

Gross J (1980) Der Mensch in der Psychiatrie. In: Gross J, Dörner K, Plog U (Hrsg) Erfahrungen vom Menschen in der Psychiatrie. 13. Hamburger psychiatrisch-medizinische Gespräche im Gedenken an Hans Bürger-Prinz. Urban & Schwarzenberg, München, S 140–145

Murphy HBM (1981) Alternatives to classical forms of psychiatric care. Psychopathologie Africaine XVIII 1/2/3: 253–261

Rudas S (1986) Veränderung der psychiatrischen Versorgung – Ergebnisse einer Psychiatriereform aus der Sicht der Planung, Koordination und evaluierenden Verlaufsbeobachtung. Öst Krankenh Ztg 27: 349–366

Evaluation of Psychogeriatric Services:
Assessment and Research Methods

Frank Engelsmann and Fred Robert Fenton

Introduction

Does a service do more good than harm is the fundamental question to ask about any psychiatric service rendered to old people. The outcome of services can be evaluated in terms of reduction of anxiety, depression and confusion, among other symptoms, as well as in terms of improved personal care, social interaction and functioning.

A good service should be safe and produce at least one of the following outcomes under both carefully controlled conditions as well as less rigid routine practice: A good service prevents a disorder from occurring; it mitigates the severity and decreases the duration of disorder; it minimizes the residual impairment associated with disorder; and it enhances the quality of day to day life of the elderly even though their condition may not improve.

Workable methods are available which can be used to evaluate psychogeriatric services (Struening and Guttentag 1975; Fenton et al. 1982). We attempt to show that a wide range of tests, rating scales and interview schedules can be usefully employed as part of such methods.

The Context of Service Evluation

How old is old? The answer to this question varies with health and attitude. Nevertheless, 65, the age that Otto von Bismarck set for retirement almost 100 years ago is still accepted as an arbitrary yet meaningful cut-off point by many health planners.

A sizeable increase in life expectancy and a sharp decline in birth rates have increased the proportion of older people in many countries. For example, if current trends continue, by 2025 one West German in ten and one Canadian in 16 will be 75 or older.

Not surprisingly, the planning of psychiatric services to meet the needs of these expanding older populations is being much discussed. One particular line of reasoning proceeds as follows: The increasing numbers of older people will mean a proportional increase in the numbers of cases of serious psychiatric disorders, calling for new services. We believe that service planning based, in large part, on "increasing numbers" without specific reference to which kinds of services benefit whom is incomplete and may be wrong.

This is not completely the planners' fault. Sometimes the data they would like to have are not available. Consider the instance of depressive illness. Prevalence rates of serious depressive illness in population surveys of older people have been reported to vary between 3 and 10 per cent (Gurland and Croff 1982). Service planning based on results of such surveys overlooks the findings of high prevalence rates of serious depressive illness in specific settings such as acute care psychiatric services and medical wards of general hospitals. We know too, that the occurrence of depressive illness is higher than expected among older individuals who are physically disabled (Gurland et al. 1983). Yet the majority of randomized trials of pharmacological and non-pharmacological antidepressant treatments, at least in Canada and the United States, focuses on young and middle aged individuals who, though clinically depressed, have no concurrent physical illness or disability.

Research Design for Evaluation

The pragmatic and positivistic approach in science is based on the belief in the possibility of empirical validation of facts using measurement and inferences drawn from the results of statistical analysis. This positivistic approach, strenghtened by Popper's concept (Popper 1976) that knowledge expands as specific hypotheses are tested and falsified, forms the epistemological base of the methods we should use to evaluate psychogeriatric services.

To evaluate whether a service does more good than harm, a comparison must be made: more good than harm as compared to what? Moreover, criteria which comprise a sound design for evaluating psychogeriatric services, have been spelled out: the research question should be precisely formulated; the individuals under study and the services being compared should be clearly and comprehensively described; sample sizes should be sufficiently large so that meaningful clinical differences between the evaluated treatments can be detected; the samples under study should be comparable; the measures used should be at least reliable, and if possible valid; assessment of treatment outcomes should be unbiased; sample mortality rates should be acceptably low and similar in the evaluated groups; and appropriate statistical techniques should be used. Finally, the results should be interpreted correctly in terms of the research question.

Consensus in medicine generally holds that the most powerful way to ensure that outcome differences are due to the treatments themselves and not to other sources (the types of patients, for example) is to allocate eligible patients randomly to the services being evaluated. Although the randomized trial is the design of choice when possible, quasi-experimental or naturalistic designs may have to be used. Much weaker than either the experimental or quasi-experimental methods are the non-experimental methods, the so called "open trial" or "before-after" designs. Such surveys can provide useful estimates of the safety, acceptability, and accessibility of the treatment or service in question. The principal drawbacks of such surveys are that, with few exceptions, specific treatment effects cannot be distinguished from either non-specific effects of treatment, or the "natural history" of the condition.

It is striking that non-experimental designs, by far the weakest of the three types, have been the ones most widely used to evaluate the outcomes of psychogeriatric services. By contrast, experimental and quasi-experimental designs have rarely been used (Cole 1988).

Reliability and Validity

There are three types of reliability. The first is test-retest reliability showing the stability of test results over time (reproducibility). Test-retest reliability has its limits as the elderly tend to fluctuate more widely in their functional abilities due to illness and fatigue than do younger people.

Reliability of scoring and interpretation of findings, often termed inter-rater reliability, is a second type of reliability. Inter-rater reliability can be improved by training interviewers and raters. A third type of reliability reflecting internal consistency of a measure shows the degree of relatedness between items comprising a measure. Internal consistency reliability is indicated by the Spearman-Brown (split-half) and Cronbach alpha (non-split) coefficients.

A measure can be reliable without being valid, but it cannot be valid without being reliable. Validity is not just an inherent quality of a measure, but it is linked to the specific context of an evaluation. The validity of a measure should be based on external criteria which are "stronger" than the measure whose validity is being tested.

Sources of Information about Theory and Measures

Nunnally (1978) and Engelsmann (1982) have reviewed pertinent psychometric theory in detail. Theory and clinical aspects of human neuropsychology were thoroughly outlined by Kolb and Whishaw (1985). Specific goals and uses of neuro-psychological tests were reviewed by Lezak (1983). Valuable information about rating scales, diagnostic interview schedules and other methods of assessment of the elderly can be found in Guy (1976), Raskin and Jarvik (1979) and Kane and Kane (1985). (References to measures mentioned but not specifically quoted below can be found in one or more of these sources.)

Limits of Measurement in Evaluation

Notwithstanding that sound methods do exist for evaluating psychogeriatric services, such evaluation is not an easy task. Measurement implies narrowing and abstraction and thus lends itself to over-simplification, yet it can be useful. The measures themselves should meet certain criteria. Specifically, their reliability should be acceptably high. Each measure should also be validated against a "gold standard". Such concurrent validity will show the degree of sensitivity and specificity of measures used in assessment and evaluation. Also, in view of the frailty of many elderly people, measures used should be short and practical. The details of their administration and scoring should be specified.

The diagnosis-based approach to the assessment of the elderly is most frequently used, but has its limitations. For example, diagnostic concepts based principally on observation of clinical signs and symptoms such as the DSM-III and DSM-III-R criteria (1980, 1987) may be simple and thus facilitate communication, but simplicity shields these concepts from ambiguity. At the same time, however, conventional wisdom holds that elderly people often have a number of medical and psychiatric diagnoses. Therefore, the assessment of the ability to function independently despite physical, psychological and other limitations may be the most useful indicator of the type of care they need. Thus, despite the risk of "measurement over-kill", multidimensional assessment of health status should be attempted.

Global Multidimensional Measures

So-called multidimensional assessment has become the cornerstone of contemporary psychogeriatric practice. Multidimensional measures have been constructed in part to provide a means of systematically integrating diverse observations of an individual that are made by persons with different professional backgrounds, training and experience.

At least two multidimensional measures are widely known:
- CARE (Comprehensive Assessment and Referral Evaluation, Gurland et al. 1977), which was successfully used in comparative community surveys of elderly populations in London and New York. This reliable and well validated measure focuses mainly on mental and social functioning, depression, cognitive loss and disability of the elderly.
- OARS (Older Americans Research and Service, Duke University 1978). The OARS consists of five scales known as SEMPA standing for Social Resources, Economic Resources, Mental Health, Physical Health, and Activities of Daily Living (ADL). The OARS methodology has been effectively used in numerous evaluation studies of geriatric services.

Of the two measures, the CARE (specifically its shorter version, the Short-Care, Gurland et al. 1984) focusing on degrees of depression and cognitive impairment that warrant clinical intervention, is more specific and seemingly more useful in clinical contexts.

Perhaps the most difficult challenge to the development of multidimensional measures in general has been the choice of appropriate criteria for validation of each part of the measure. We lack, for example, sufficient criteria for social roles and functioning of the elderly. Parts of these measures can be used separately for the assessment of physical and mental health and illness, social functioning and needs of patients and institutions.

Specific Measures

Different tests, rating scales and interview schedules can be used as part of research designs used for various objectives, including the evaluation of treatment outcome. Measures have been constructed to assess many aspects of an older individual's functioning. We shall briefly review some of the better known specific measures of physical health, activities of daily living (ADL), cognitive capacities and deficits including dementia, abnormal affective states, social functioning and behavior.

Measures of Physical Health

Physical health is a complex concept to define and to measure. Some measures of physical health try to define levels of fitness rather than of pathology. That pathology itself is a complicated issue is reflected in the World Health Organization's (WHO) proposed classification of impairment, disability and handicap (WHO 1980). Other measures of physical health that assess the number and severity of pathological conditions and the associated degree of functional limitation preceded the WHO classification. For example, Linn et al. (1968) developed a Cumulative Illness Rating Scale assessing 13 organ systems; an impairment score is obtained for each system. The OARS lists 18 groups of medication (including "tranquilizers"), and 27 types of illness. Unfortunately, the use of such measures of physical health as control variables in the evaluation of outcome of psychogeriatric services is limited mostly because cumulative scores reflecting diagnoses and illnesses together present problems for interpretation.

Activities of Daily Living

Disability, referring to a person's inability to perform certain activities of daily living (ADL), is important either as a control or as an outcome variable in evaluation of psychogeriatric services. Three types of ADL can be measured: instrumental activities, physical care activities and a combination of both. Kane and Kane (1985) have reviewed measures of ADL indicating their uses for different purposes, including service evaluation.

Among the most widely used measures of the ability to care for one's physical needs are the Katz Index of ADL (Katz et al. 1963), and the Barthel Index (Mahoney and Barthel 1965). The 14-item ADL section of the OARS (1978) consists of seven items measuring instrumental activities and seven items measuring one's ability to care for physical needs. Feinstein et al. (1986) show that despite the large number of ADL measures available (43 by their count), most have important defects which, they argue, are remediable.

Cognitive Functioning

There are many well standardized psychological tests of memory and other aspects of cognition. Yet, a pressing need remains for norms for different subsamples of the elderly population. The Luria battery, Reitan battery and the WAIS-R are useful but demanding in terms of time. Parts and abbreviated versions of these measures can be used for specific purposes, including service outcome evaluation.

Measures of memory and other cognitive functions including orientation, concentration, grasp of general information and visual-motor coordination, among others, are widely used. Such measures include the Wechsler Memory Scale (WMS), Benton Visual Retention Test (BVRT), Bender Gestalt, Mental Status Questionnaire (MSQ, Kahn), Short Portable Mental Status Questionnaire (SPMSQ, Pfeiffer), Mini Mental Status (MMS, Folstein) and the Screening test for organic mental syndromes (Jacobs et al. 1977).

Dementia Scales

Some dementia scales focus exclusively on cognitive functions, for example the Hierarchic Dementia Scale (Cole and Dastoor 1987). Other dementia scales including those constructed by Blessed et al. (1968), Rosen et al. (1984), Cummings and Benson (1986), and the Functional Stage Scale of Dementia by Reisberg et al. (1985) evaluate, in addition, changes in eating, dressing and other daily habits as well as personality and behavior changes.

Depression

Depression in the elderly is a clinical problem; its measurement is a challenging task. The many measures of depression include objective and self-report rating scales, symptom check-lists and interview schedules. Among the most commonly used measures of depression are the Zung Self-rating Depression Scale (SDS), Beck Depression Inventory (BDI) and Hamilton Depression Scale (HAM-D). And yet, the concepts of depression in the elderly remain subject to discussion. Scales such as Zung and Hamilton rely in part on the presence of somatic symptoms. The DSM-III and the DSM-III-R specifically state that depression can be a reaction to physical illness. On the other hand, research instruments such as the Diagnostic Interview Scedule (DIS, Robins et al. 1981) have exclusion criteria for physical illness. Therefore, cases of depression can be overlooked in elderly persons who attribute their mood disturbance to physical disorders. Berkman et al. (1986), in their community survey, used the Center for Epidemiological Studies Depression Scale (CES-D) in 2806 elderly persons. Although the CES-D scale scores varied dramatically with socio-demographic and physical health characteristics, low rates of depression were found except when disability was present. Both the CES-D scale and the Geriatric Depression Scale (Yesavage et al. 1983) omit items measuring physical symptoms. However, these two scales as well as the DIS are being tested in samples of elderly persons. Overall, currently we still lack norms for depression in the elderly.

Social Functioning and Abnormal Behavior

Ideally, measures of social functioning should assess both the capacities an older individual has for adjustment and the resources of his or her environment. Unfortunately, since concepts of social functioning are often general, and since norms and role expectations for the elderly are often absent, it may be difficult to interpret results of these measures. Practical problems in measuring social functioning and behavior concern the limits of self-reporting, the choice of the best informant, and the time of observation (e. g. the last week, the last month). Measures that can be used to assess social functioning of the elderly include the Social Resources scale of the OARS, the Social Dysfunction Rating Scale (Linn et al. 1969), and parts of the CARE (Gurland et al. 1977). Measures that can be used to assess behavior include the Crichton Geriatric Rating Scale, the Plutchik Geriatric Rating Scale, and the Sandoz Clinical Assessment Geriatric (SCAG).

Statistical analysis

Both descriptive and inferential statistics are useful in evaluation research. Significance of differences between discrete (categorical) variables can be determined by chi-square techniques. Associations between continuous variables can be detected by Pearson cross-product moment correlations and Spearman rank-order correlations.

Significance of differences between continuous variables (scores) can be determined by t tests and analysis of variance (ANOVA) and covariance (ANCOVA), using age and other relevant base-line scores as covariates. ANOVA two-way classification will show, for example, main effects of treatment of groups (G) of patients at different points in time (T). The procedure will also show the interaction effect between group affiliation and time of observation (G X T). Differences between scores of pairs of groups observed at different points in time can be determined by post-hoc pair-wise comparisons using t-range statistics (Scheffe and Newman-Keuls, for example). These procedures use large within-group variance estimates yielding fewer significant results. Therefore, when using these procedures, the alpha level of significance, usually accepted as 0.05 can be accepted at the 0.1 level. Although one routinely uses statistics to detect differences, the importance of clinical and not just statistical significance has to be considered.

Predictors of outcome can be determined by multiple and stepwise regression analysis. This multivariate procedure will show how much variance of a dependent variable (an outcome score, for example) can be explained in statistical terms by a chain of relevant independent variables. Discriminant function analysis will reveal how much difference between groups of patients can be accounted for in statistical terms by a series of combined independent variables.

Other multivariate techniques such as factor analysis can be employed to construct and to validate measures and to evaluate results. Factor analysis reduces the number of variables and yields potentially useful clusters of intercorrelated items. The precise interpretation of the meaning of the factors obtained is often difficult.

Conclusions

Having reviewed methods of assessment, experimental designs and statistical analysis, we are left with the question of their suitability for specific evaluation studies. The answer depends upon the objectives of the study which may range from detailed description of patients and services to evaluation of treatment outcomes. A randomized clinical trial is the best available design for most treatment outcome studies, although a quasi-experimental design may be more feasible. The methods used should maximize objective and accurate assessment free from bias due to the vested interests of treating clinicians. Assessment measures should be sensitive to changes in functional status over time, and should reflect clinically and not just statistically significant differences. Ethical aspects of the assessment and evaluation are especially important in view of the physical and mental limitations of many older patients.

Measurement has its limitations but insofar as it reduces the issues under observation to manageable proportions it offers a useful conceptual framework within which evaluation research can be done. Measurement should focus not only on deficits but also on the resources and coping potential of the elderly. Cooperation between clinicians and researchers will enhance rational conceptualization of studies in that important questions will be asked, appropriate methods will be employed, and results useful to clinicians and policy makers will be obtained. Psychogeriatric service evaluation is evolving as a branch of clinical care enhancing our understanding of the elderly as well as of our own human condition.

References

Berkman L, Berkman F, Kasl CS et al. (1986) Depressive symptoms in relation to physical health and functioning in the elderly. Am J Epidemiol 124 (3): 372–387

Blessed G, Tomlinson BE, Roth M (1968) Quantitative measures of senile dementia. Br J Psychiatry 114: 797–811

Cohen J (1969) Statistical power analysis for the behavioral sciences. Academic Press, New York

Cole MG, Dastoor D (1987) A new hierarchic approach to the measurement of dementia. Psychosomatics 28 (6): 298–304

Cole MG (1988) Evaluation of psychogeriatric services. Can J Psychiatry 33 (1): 57–58

Cummings JL, Benson D (1986) Dementia of the Alzheimer type: An inventory of diagnostic clinical features. J Am Geriat Soc 34: 12–19

Diagnostic and Statistical Manual of Mental Disorders (DSM-III, 1980) Washington, D.C.: The American Psychiatric Association. DSM-III-R (Revised) 1987

Engelsmann F (1982) Design of psychometric instruments: Item construction, scaling, reliability and validity, norms. In: Burdock EI, Sudilovsky A, Gershon S (eds) The behavior of psychiatric patients: Quantitative techniques for evaluation. Marcel Dekker, New York, pp 9–26

Feinstein AR, Josephy BR, Wells CK (1986) Scientific and clinical problems in indexes of functional disability. Ann Int Med 105: 413–420

Fenton FR, Tessier L, Struening EL, Smith FA, Benoit C (1982) Home and hospital psychiatric treatment. Croom Helm, London

Gurland B, Kuriansky J, Sharpe L, Simon R, Stiller P, Birkett P (1977) The comprehensive assessment and referral evaluation (CARE). Rationale, development and reliability. Int J Aging Hum Dev 8: 9–42

Gurland BG, Croff DS (1982) Epidemiology of psychopathology in old age; some implications for clinical services. Psychiatr Clin North Am 5: 11–26

Gurland B, Copeland J, Kuriansky J, Kelleher M, Sharpe L, Dean LL (1983) The mind and mood of aging: Mental health problems of the community elderly in New York and London. The Haworth Press, New York

Gurland B, Golden RR, Teresi JA, Chalapp J (1984) The SHORT-CARE; an efficient instrument for the assessment of depression, dementia and disability. J Gerontol 39: 166–169

Guy W (1976) ECDEU Assessment Manual for Psychopharmacology. U.S. Department of HEW, Rockville, Maryland

Jacobs JW, Michael RB, Delgado A, Strain JJ (1977) Screening for organic mental syndromes in the medically ill. Ann Int Med 86: 40–46

Kane RA, Kane RL (1985) Assessing the elderly. Lexington Books, Toronto

Katz S, Ford AB, Moskowitz KW, Jackson BA, Haffee NW (1963) The Index of ADL: A standardized measure of biological and psychosocial function. JAMA 185: 94
Kolb B, Whishaw IQ (1985) Fundamentals of human neuropsychology. Freeman, San Francisco
Lezak MD (1983) Neuropsychological assessment. Oxford University Press, New York
Linn BS, Linn MW, Gurel L (1968) Cumulative illness rating scale. J Am Geriatr Soc 16: 622–626
Linn MW, Sculthorpe WB, Evje M, Slater PH, Goodman SP (1969) A social dysfunction rating scale. J Psychiatr Res 6: 299–306
Mahoney FI, Barthel DW (1965) Functional evaluation: The Barthel Index. Maryland State Med J 14: 61–65
OARS Methodology: Multidimensional Functional Assessment (1978) Duke University, Durham, North Carolina
Nunnally J (1978) Psychometric theory, 2nd edn. McGraw-Hill, New York
Popper K (1976) Unended quest: An intellectual autobiography. Open Court Publ, Lasalle, Illinois
Raskin A, Jarvik LF (1979) Psychiatric symptoms and cognitive loss in the elderly. Wiley, New York
Reisberg B, Ferris SF, Franssen E (1985) An ordinal functional assessment tool for Alzheimer's type dementia. Hosp Commun Psychiatry 36: 593–595
Robins LN, Helzer JE, Croughan J, Ratcliff KS (1981) National Institute of Mental Health Diagnostic Interview Schedule: Its history, characteristics and validity. Arch Gen Pschiatry 38: 381–389
Rosen WG, Mohs RC, Davis KL (1984) A new rating scale for Alzheimer's disease. Am J Psychiatry 141 (11): 1356–1364
Struening EL, Guttentag M (eds) (1975) Handbook of evaluation research. Sage Publ, Beverly Hills
Teresi JA, Golden RR, Gurland BJ (1984) Concurrent and predictive validity of indicator scales developed for the Comprehensive Assessment and Referral Evaluation Interview Schedule. J Gerontol 2: 158–165
World Health Organization (WHO) (1980) International Classification of Impairments. Disabilities and Handicaps. A Manual of classification related to the consequences of disease. WHO, Geneva
Yesavage JA, Brink TL, Terrence LR, Adey M (1983) The Geriatric Depression Rating Scale: Comparison with other self-report and psychiatric rating scales. In: Crook T, Ferris S, Bartus R (eds) Assessment in geriatrics psycho-pharmacology. Mark Powley, New Canaan, Connecticut, pp 153–165

Grundrechte in der Psychiatrie

THOMAS BOCK

In der Psychiatrie wird Macht ausgeübt, werden Grundrechte beschnitten, Freiheiten eingeschränkt. Geschieht das zum Schutz oder zum Schaden des Betroffenen, geschieht das in einem wohlbegründeten Einzelfall oder zwangsläufig aufgrund der Dynamik einer Institution? Psychiatrie will Integration erreichen, Beeinträchtigung ausgleichen, Grundrechte sichern helfen. Sind dabei Idealvorstellungen maßgeblich oder die realen Möglichkeiten, die konkreten ökologischen Bedingungen eines Menschen?

Solche Fragen sind ebenso an die sozialpsychiatrische Tagesklinik wie an die geschlossene Station zu richten. Jan Gross hat nie die gute Absicht allein akzeptiert, immer auch nach dem möglichen Schaden gefragt. Aber er hat auch klares Handeln gefordert, wenn hinter liberaler Haltung Gleichgültigkeit versteckt war. Die Legitimation psychiatrischen Handelns ist ständig zu hinterfragen. Hier soll untersucht werden, ob und wieweit die Orientierung an Grundrechten dabei hilfreich sein kann. Die Entwicklung der Diskussion in der Deutschen Gesellschaft für soziale Psychiatrie, an deren Gründung im Jahre 1971 Jan Gross beteiligt war, ist mein Bezugsrahmen.

Bis zur „Entdeckung" der Grundrechte, d. h. bis zum Versuch, Grundrechte explizit in inhaltliche Konzeptionen einfließen zu lassen, hat die Sozialpsychiatrie einen längeren Weg zurückgelegt, den nachzuzeichnen sich lohnt, weil mögliche Fehler und Lernschritte dabei deutlich werden.

Zu Beginn stand der Anspruch im Vordergrund „elende menschenunwürdige Umstände" (Finzen u. Schädle-Deininger 1979), vor allem in den Anstalten, zu beseitigen. Die Unmöglichkeit, dies zu erreichen, führte zu einem radikalen Infragestellen von Therapie (Pörksen 1981) und in inhaltlichem und zeitlichem Zusammenhang damit zum „Auflösungsbeschluß", zum Aufruf zu einer Demonstration zur Auflösung psychiatrischer Großkrankenhäuser, in dem es u. a. heißt: „Psychiatrische Großkrankenhäuser und Anstalten sind Stätten der Entmündigung und Entrechtung von Mitbürgern unter fragwürdiger Legitimation. Die totale Institution wirkt auf Insassen und Personal behindernd und kränkend ..." (DGSP 1981, S. 6).

Die damals vorherrschenden Vorstellungen, wie eine Alternative auszusehen hat, waren zu einem großen Teil in die Psychiatrie-Enquête (Bundesregierung 1975) eingeflossen. Die Erwartung, daß mit ihr eine große Reform von oben eingeleitet würde, mußte enttäuscht werden. Ihr entsprach eine inhaltliche Naivität, nämlich die (uneingestandene) Vorstellung, mit einer gemeindenahen Organisation der Versorgung ginge auch die Gesundung der Patienten einher, bzw. ihre Reintegration wäre problemlos fachlich durchzusetzen. Entsprechend selektiv war zumindest ein Teil der neu entstehenden Einrichtungen.

Die Beschäftigung mit den Verbrechen der Psychiatrie im Nationalsozialismus war *eine* Quelle des Umdenkens, hier vor allem die Erkenntnis, daß die für die „Euthanasie" Verantwortlichen zugleich auch Strategen aktiver Rehabilitationsmaßnahmen waren (Dörner 1986). Die Situation von chronisch Kranken rückte in Praxis und Wissenschaft mehr in den Vordergrund und wurde für die Konzeptbildung in Psychotherapie und Psychiatrie relevant. Die im folgenden beschriebenen Veränderungen der (Sozial-)Psychiatrie sehe ich eng in diesem Zusammenhang. Sie sind in meinen Augen Voraussetzung für eine stärkere Orientierung an Menschenwürde und Grundrechten.

– Die Polarität biologischer und psychosozialer Faktoren bei der Genese seelischer Krankheiten wurde in ihrer historischen Bedingheit bewußt und gleichzeitig relativiert. Die Totalität, mit der biologische Faktoren vertreten oder bestritten wurden, hatte etwas mit der deutschen Geschichte zu tun, in der mit dieser Frage Todesurteile verbunden waren. Die Konstruktivität, also Bedingtheit biologischer Faktoren, ihre enge Wechselwirkung mit individuellen ökologischen Bedingungen wurde durch den Schweizer Ciompi (1986) in die bundesdeutsche Diskussion eingebracht. Sein Verständnis des Vulnerabilitätskonzepts, auf dessen Hintergrund Psychosen entwickelt und durch ausgleichende Hilfe auch wieder bewältigt werden können, nimmt dem Krankheitsbegriff etwas von seiner ausgrenzenden Funktion.
– Deutlich wurde, daß die Neigung therapeutischer Schulen, Ziele von außen vorzugeben, vielen psychisch Kranken nicht gerecht wird. Psychotherapie aber ist auch für Langzeitpatienten sinnvoll, wenn sie viel stärker als bisher als „heuristischer Prozeß" begriffen wird (Grawe 1988).
– Die Organisation der Sozialpsychiatrie als Behandlungskette ist unzureichend und unangemessen. Einander ablösende Institutionen mit einer ständig wechselnden kontinuierlich abnehmenden Betreuung, die dann (zwangsläufig) in gemeindenahe Selbständigkeit zu entlassen sucht, geraten leicht zur Drehtür-Psychiatrie. Angemessener ist eine persönliche, möglichst kontinuierliche Begleitung, die in Art und Intensität selbstverständlich variiert, um den verschiedenen Lebensphasen, ihren Übergängen und Krisen gerecht zu werden. Notwendig ist also eine Konzeption von Hilfe, die möglichst viele Lebensbereiche selbstbestimmt sein läßt. So geht das Angebot des „betreuten Wohnens" vom Status des Mieters statt des pflegesatzabhängigen Wohnheimbewohners aus. Und die Betreuung am Arbeitsplatz (nach dem Schwerbehindertengesetz) oder die Arbeit in einer Selbsthilfefirma beinhaltet, anders als in den Werkstätten für Behinderte, einen regelrechten Tarifvertrag.

Neben der Beschäftigung mit der NS-Geschichte trug auch die veränderte politische Situation zum Umdenken bei: Angesichts des Anfang der 80er Jahre besonders krassen Sozialabbaus mußten (zum Glück) die Vorstellungen vom allgemein geplanten weiteren Ausbau der Psychiatrie zurückgeschraubt werden, bedurfte die Idee der Entinstitutionalisierung aber gleichzeitig einer politischen Absicherung, um nicht Verelendung zu propagieren. Erst in der politischen Defensive wurde die konzeptionelle Bedeutung der Grundrechte bewußt. Erst angesichts knapperer Haushalte wurde nicht mehr nur der Ausbau psychiatrischer Institutionen gefordert, sondern z.B. auch die *materielle Grundsicherung* der Betroffenen zum Thema gemacht, zuletzt besonders deutlich auf der DGSP-Jahrestagung in Aurich unter dem Titel „Ausgrenzung verhindern, Leben sichern" (DGSP 1987). Dabei lohnt es, sich auch unter psychotherapeutischen Gesichtspunkten einmal klarzumachen, welche Konsequenzen eine familienunabhängige materielle Sicherung der eigenen Existenz etwa für junge Psychosekranke haben könnte. Scheitern sie nicht angesichts zunächst einmal unerfüllbarer Leistungsanforderungen gerade an der widersprüchlichen Aufforderung, selbständig werden zu sollen, dies aber schon aufgrund der materiellen Abhängigkeit nicht zu können? Eine solche Grundsicherung, die es unter verschiedenen Vorzeichen in der Schweiz und in der DDR gibt und die dort auch eine Voraussetzung für größere Unabhängigkeit von psychiatrischen Institutionen ist, muß in der Bundesrepublik politisch erst erreicht werden. Die Aufhebung der Subsidiarität, der Nachrangigkeit der Sozialhilfe wäre ein erster Schritt.

Die weiteren Grundrechte, die im folgenden auf ihre Bedeutung für die Psychiatrie geprüft werden, existieren und haben Gültigkeit. Die Frage ist, ob und wie sie anwendbar und Richtschnur des Handelns werden können.

– Höchstes Rechtsgut ist das *Recht auf Leben*. „Oberstes Gebot ist auch in der Psychiatrie die Erhaltung des Lebens. Auch kleinste Abweichungen von diesem Grundsatz zerstören die moralischen Wertvorstellungen unserer Gesellschaft, untergraben das Vertrauen in die Psychiatrie und bereiten den Weg zur generellen Mißachtung des Lebens" (Späte u. Thom 1984, S. 385). Danach ist es unzulässig, die Intensität der Zuwendung bei chronisch Kranken zu reduzieren, wie das z. B. mit der Aussonderung von Langzeitpatienten der Landeskrankenhäuser Baden-Württembergs in Pflegeabteilungen systematisch und auf Veranlassung der Landesregierung geschieht. Dem mit großem Aufwand betriebenen Bemühen der „Deutschen Gesellschaft für humanes Sterben", aktive Sterbehilfe (wieder) zuzulassen und damit auch das Beleben einer Euthanasie-Ideologie billigend in Kauf zu nehmen, ist auf diesem Hintergrund eine eindeutige Absage zu erteilen (DGSP 1988a).

– Das *Recht auf körperliche Unversehrtheit* wird in der Psychiatrie mehrfach verletzt. Das überalterte Versorgungssystem der Großanstalten ist verantwortlich zu machen für den Hospitalismus, der nur zu häufig zu einem die primäre Symptomatik überlagernden Zustand psychischer Defizienz führt. Um zu verhindern, daß psychisch Kranke in überregionale Einrichtungen abgeschoben werden, ist ihnen ein Heimatrecht einzuräumen. Auch das Aufenthaltsbestimmungsrecht eines Vormundes/Betreuers darf keine Verbannung rechtfertigen.
Verletzt wird das Recht auf körperliche Unversehrtheit durch alle Behandlungsmethoden, deren Schaden größer ist als ihr Nutzen, d. h. bei dem derzeitigen Stand der Wissenschaft durch die unbedachte Langzeitgabe von Neuroleptika in hoher Dosierung sowie durch die diversen Schocktherapien.

– Eine *Zwangseinweisung* ist nach den PsychKGs der Länder nur gerechtfertigt bei aktueller und anders nicht abwendbarer existentieller Gefährdung des Patienten oder anderer Personen (Crefeld u. Schulte 1987). Allein aufgrund einer Behandlungsindikation i. S. von: „Dem muß doch mal endlich geholfen werden" – „Die kann uns doch nicht so auf der Nase herumtanzen", darf niemand zwangseingewiesen werden. Auch die Drohung mit einer Zwangseinweisung, ohne daß die Voraussetzungen dafür vorliegen, ist erschreckend weit verbreitet, aber unzulässig. Das gleiche gilt für eine Behandlung ohne Einwilligung, wenn keine lebensbedrohliche

Situation vorliegt. Gegen die sanfte Gewalt der Spritze mag es kaum noch Gegenwillen und Gegenwehr geben. Doch bleibt es eine Verletzung von Persönlichkeitsrechten, wenn für eine Behandlung die notwendige Einwilligung nicht eingeholt wird, und wenn nicht vorher umfassend über Nebenwirkungen und Spätfolgen informiert worden ist – sei es aus Überlastung aufgrund von Personalmangel oder aus Bequemlichkeit. Anders formuliert: Das *Grundrecht auf freie Entfaltung der Persönlichkeit* muß auch gelten, wenn die Richtung der Entfaltung dem Behandler nicht paßt.

– Das bisher noch gültige Vormundschaftsrecht besorgt für Langzeitpatienten das, was viele Behandler – in guter Absicht – für Akutpatienten gerne mit den PsychKGs geregelt hätten: Die Absicherung der Fremdbestimmung in der Behandlung. Durch die Neufassung eines *„Gesetzes zur Betreuung Volljähriger"*, das jetzt im Entwurf vorliegt (Bundesminister der Justiz 1987), wird dies jedoch erschwert, so daß sich die Rechtsstellung der Betroffenen verbessert. Das anstelle der Vormundschaft eingeführte Rechtsinstitut der Betreuung ist flexibel und streng nach dem Erforderlichkeitsgrundsatz zu handhaben. Eingriffe in die Aufenthaltsbestimmung oder die Geschäftsfähigkeit sind nicht automatisch eingeschlossen, sondern bedürfen einer eigenen richtlichen Entscheidung, müssen also wie im PsychKG aktuell begründet sein. Auch die Entscheidung über eine Untersuchung oder Heilbehandlung ist nicht ohne weiteres vom Betreuer zu fällen. Der ohne richterliche Entscheidung unzulässigen Unterbringung sind „unterbringungsähnliche Maßnahmen ausdrücklich gleichgestellt". Diese liegen vor, „wenn der Betreute durch mechanische Vorrichtungen, Medikamente oder auf andere Weise ununterbrochen oder regelmäßig am Verlassen seines Aufenthaltsortes gehindert werden soll" (ebenda § 1906, Abs. 4).
An dem Gesetzentwurf sind einige wesentliche Details kritikwürdig, so z. B. die einschränkende Voraussetzung einer nicht näher bestimmten „Einwilligungsfähigkeit". Die Zulassung einer Sterilisation ohne Einwilligung stößt auf zahlreiche Proteste, die unter Berufung auf das Recht auf körperliche Unversehrtheit ein klares Verbot fordern (Wunder 1988). Vor allem aber kann zum Problem werden, daß die in der Psychiatrie handelnden Personen das Umdenken nicht nachvollziehen, und dann unter verändertem Etikett bei gesenkter Hemmschwelle letztlich mehr Menschen unter Vormundschaft/Betreuung gestellt werden als vorher.

– Die *Unverletzlichkeit der Wohnung* wird – auch unabhängig von Zwangsmaßnahmen – verletzt „durch den Mangel an abgrenzbaren individuellen Wohnungen und die Überwachungs- und Kontrollrechte des Personals in Anstalten und Heimen" (Crefeld 1986). Spätestens seit den positiven Erfahrungen mit der Betreuung auch Schwer- und chronisch psychisch Kranker in abgegrenzten eigenen Wohnungen ist das Argument, daß dies fachlich nicht zu verantworten sei, unhaltbar geworden. Das Fehlen privater Räume, überhaupt eines privaten Aufbewahrungsbereichs in vielen Anstalten verletzt darüber hinaus auch das *Brief- und Postgeheimnis*.

– Das *Grundrecht des Artikels 6 GG – Ehe und Familie* – wird „tangiert, wenn der Kontakt des Betreuten zu seiner Familie einschränkenden Regelungen der Besuchsmöglichkeit ausgesetzt wird" (ebenda). Relevant wird dies vor allem, wenn Einschränkungen in diesem Bereich aufgrund fragwürdiger wissenschaftlicher Konzepte wie etwa dem der schizophrenogenen Mutter vorgenommen werden.

Viele psychiatrische Einrichtungen sind quantitativ und qualitativ so unterbesetzt, daß die *Einhaltung rechtlich gebotener Normen zum Zusammenbruch führen würde* (Bundesdirektorenkonferenz 1987). Als Beispiel werden von der Bundesdirektorenkonferenz die oft vernachlässigte Aufklärungspflicht, Fixierungen ohne Sitzwachen, Hochdosierungen zur Ruhigstellung u. a. genannt.

Auch im ambulanten Bereich fehlen die Voraussetzungen für eine angemessene Behandlung, z. B. ausgerichtet an den in den PsychKGs formulierten Ansprüchen auf präventive und nachgehende Hilfen. Diese sind jedoch leider individuell nicht einklagbar. Weder gibt es Hilfen zu sog. ungünstigen Zeiten noch eine an die Krankenhausbehandlung anschließende ambulante Pflege, wie sie für somatisch Kranke selbstverständlich ist. Bei einer Umfrage des ZDF (1987) unter etwa 100 Chefärzten kam zum Ausdruck, daß mindestens ein Drittel der Langzeitpatienten außerhalb der Mauern wohnen könnte, wären die ambulanten Dienste besser ausgestattet. *Ihr Recht auf freie Entfaltung setzt den Ausgleich von Beeinträchtigung voraus.* Ihr (eigenständiges) Leben scheint dem Sozialstaat weniger wert.

Rechte wie die hier (sicher nicht vollzählig) aufgeführten, soweit sie sich auf Persönlichkeitsschutz und auf Versorgungsansprüche beziehen, sind schwer einklagbar. Das ist ein Versäumnis nicht nur der Psychiatrie, sondern auch der Rechtswissenschaften, die sich mit den Rechten der Bewohner von Institutionen wenig befaßt haben. Die britische Patientenrechtsorganisation MIND hat ein Beispiel gegeben, wie mit Musterprozessen, Öffentlichkeitsarbeit und vor allem mit Informationskampagnen bei den Patienten diese in ihrer Rechtsposition gestärkt werden können. Darüber hinaus hat MIND zu einem Paradigmenwechsel beigetragen, der für die Bundesrepublik noch aussteht: Aus Objekten der Behandlung wurden Konsumenten einer Dienstleistung (DGSP 1988b).

Mag sein, daß die Orientierung an Grundrechten in der weiteren Entwicklung der (Sozial-)Psychiatrie auch nur eine Phase ist. Mit Sicherheit ist die Verrechtlichung nicht die Lösung aller Probleme der Psychiatrie. Eine größere Unabhängigkeit, ein geklärteres Verhältnis der mächtigen Instanzen Psychiatrie und Recht ist aber erstrebenswert.

Grundrechte in der Entwicklung der Psychiatrie verwirklichen zu wollen, bleibt mehr noch als ein juristisches, ein ethisches Problem. In diesem Zusammenhang ist es nicht nur wichtig, im psychisch Kranken einen Menschen zu sehen, der ein Recht auf Achtung und Würde und einen besonderen Bedarf an Schutz für seine Identität hat (Schädle 1988). Es ist notwendig, psychische Krankheit für etwas dem Menschen Eigenes und Wesentliches zu halten. Psychische Krankheit ist anzuerkennen, nicht zu leugnen oder wegzudefinieren, nicht auszumerzen, nicht einmal zu bekämpfen. Das Bemühen muß in erster Linie darum gehen, zu begleiten und zu verstehen, anders sind weder Symptome zu heilen, noch bleibende Beeinträchtigungen auszugleichen. Psychische Krankheit ist anzuerkennen als Ausdruck menschlicher Möglichkeit und Vielfalt.

Literatur

Bundesdirektorenkonferenz (1987) Beschluß vom 8.5.1987 anläßlich des Spiegel-Artikels vom 20.4.1987: G. Hole, als Arzt muß ich das Maul aufmachen

Bundesminister der Justiz (1987) Gesetz über die Betreuung Volljähriger, Diskussions-Teilentwurf, Bundesanzeiger

Bundesregierung (1975) Psychiatrie-Enquête, Bundestagsdrucksache Nr. 7/4200

Crefeld W (1986) Über das Verhältnis von Juristen und Psychiatern in Recht und Psychiatrie. Werkstattschriften zur Sozialpsychiatrie, Bd 35. Psychiatrie-Verlag, Bonn

Crefeld W, Schulte B (1987) (Hrsg) Das Recht der Hilfen und Zwangsmaßnahmen für psychisch Kranke. Psychiatrie-Verlag, Bonn

Ciompi L (1986) Affektlogik. Klett, Stuttgart

DGSP (1981) Die Auflösung der psychiatrischen Großkrankenhäuser: Dokumentation zur Sternfahrt nach Bonn am 19.10.1980, Sozialpsychiatrische Informationen (Sonderheft). Psychiatrie-Verlag, Rehburg-Loccum

DGSP (1987) Jahrestagung in Aurich „Ausgrenzung verhindern, Leben sichern". Rundbrief der DGSP 4/1987

DGSP (1988a) Strafanzeige gegen die DGHS. Hintergrundinformationen erhältlich bei der DGSP-Geschäftsstelle (Stuppstraße 14, 5000 Köln 30)

DGSP (1988b) Arbeitstagung im Gustav-Stresemann-Institut gemeinsam mit dem Komitee für Grundrechte und Demokratie zum Thema „Menschenrechte und Menschenrechtsverletzungen in der Psychiatrie". Informationen über die Tagung, insbesondere über MIND erhältlich bei der DGSP-Geschäftsstelle (Adresse s. oben), Veröffentlichung in Vorbereitung

Dörner K (1986) Klassische Texte – neu gelesen. Carl Schneider: Genialer Therapeut, moderner ökologischer Systemtheoretiker und Euthanasie-Mörder (zu Carl Schneider 1939, Behandlung und Verhütung der Geisteskrankheiten) Psychiat Prax 13: 112–114

Finzen A, Schädle-Deininger H (1979) Unter elenden menschenunwürdigen Umständen. Werkstattschriften zur Sozialpsychiatrie, Bd 25. Psychiatrie-Verlag, Rehburg-Loccum

Grawe K (1988) Der Weg entsteht beim Gehen – Ein heuristisches Verständnis von Psychotherapie. Verhaltensther Psychosoz Prax Jg. 20 Heft 1: 39–49

Pörksen N (1981) Therapie-Hilfe, Ersatz, Macht. Sozialpsychiatrische Informationen (Sonderheft). Psychiatrie-Verlag, Rehburg-Loccum

Schädle J (1988) Ethische Voraussetzungen der Gemeindepsychiatrie. Sozialpsychiat Inform 18 Jg. Heft 2 10ff.

Späte H, Thom A (1984) Ethische Prinzipien und moralische Normen des psychiatrischen Handelns in der sozialistischen Gesellschaft. Psychiatrie, Neurologie und Medizinische Psychologie. Hirzel-Verlag, Leipzig, S 385ff.

Wunder M (1988) Kein neues Sterilisationsgesetz. Demokratisches Gesundheitswesen, Heft 7–8, Pahl Rugenstein-Verlag, Köln, S 32–33

ZDF (1987) Umfrage bei etwa 100 psychiatrischen Chefärzten zur Vorbereitung der Sendung „Skandal ohne Ende" vom 7.1.1988

„*Sexuelle Gesundheit*" als Säkularmoral[1]

GUNTER SCHMIDT

Definitionen von „sexueller Gesundheit" haben eine lange Geschichte. Ein Blick in die jüngste Vergangenheit, die letzten 150 Jahre, lehrt, daß dies die Geschichte einer profanisierten Sexualmoral ist, die Geschichte einer medizinisierten Normierung der Sexualität. Solche Definitionen verheißen Gutes = Gesundheit für regelrechtes Sexualverhalten, Böses = Krankheit für abweichendes – genauer: für in einer bestimmten historischen Situation als abweichend geltendes – Sexualverhalten. Solche Definitionen bestimmen als gesund gesellschaftlich erwünschtes, als krank gesellschaftlich unerwünschtes Sexualverhalten, sie überführen gesellschaftlich begründete Normen, Verbote und Gebote in den medizinischen Jargon. Ich will dies an drei Beispielen aus der Geschichte der Sexualwissenschaft deutlich machen, an drei Versuchen also, sexuelle Gesundheit dingfest zu machen: der sexualhygienischen Abstinenzbewegung in der zweiten Hälfte des 19. Jahrhunderts; der Sexualreformbewegung zwischen den beiden Weltkriegen; und der Diskussion in der Weltgesundheitsorganisation (WHO) während der letzten Jahre.

Die überwiegende Mehrheit der „viktorianischen" Ärzte, die sich überhaupt zu sexuellen Themen äußerten, waren Anhänger der *sexualhygienischen Abstinenzbewegung*. Einer ihrer wissenschaftlich anerkanntesten und zugleich relativ liberalen Vertreter war der englische Arzt William Acton (1813–1875)[2], an dessen Werk ich diese Position pars pro toto erläutern will. Nach ihm ist sexuelle Aktivität für Menschen aller Altersstufen gefährlich, die Ursache zahlreicher Erkrankungen, von Impotenz über körperliche Verkümmerung bis hin zum Wahnsinn. Gesund ist es, die sexuellen Funktionen vor der Ehe gar nicht, in der Ehe überaus mäßig zu gebrauchen. Gesunden Kindern kommt „niemals ein sexueller Gedanke oder ein sexuelles Gefühl in den Sinn", für Jugendliche sind alle Formen der „Befriedigung verderblich", besonders vernichtend aber ist die Masturbation. Der häufige eheliche Geschlechtsverkehr, und das ist schon der einmal wöchentliche, „ist schlichter Ruin". Bis in den Schlaf hinein soll die Gesundheitskontrolle gehen, denn um der Gesundheit willen soll man die Kraft aufbringen, seine Träume „vollkommen rein zu halten". Das gilt

---

[1] Nach einem Vortrag "Sexual health within a societal context" auf der Tagung "Working Group on Concepts of Sexual Health", WHO, Regional Office for Europe, 5–7 May 1987, in Kopenhagen

[2] W. Acton: The function and disorders of the reproductive organs, in childhood, youth, adult age and advanced life. London 1857; vgl. auch S. Marcus: Umkehrung der Moral. Sexualität und Pornographie im viktorianischen England. Frankfurt a. M. 1979

für Männer wie für Frauen, nur Frauen sind für Acton in der Regel nicht gefährdet, denn „die Mehrzahl der Frauen wird (zu ihrem Glück) von sexuellen Gefühlen nicht sonderlich geplagt"[3], ausgenommen vulgäre Frauen.

Krankmachend ist Nachgiebigkeit gegenüber der Begierde, weil jede sexuelle Betätigung dem Körper Lebenskraft entzieht, ihn schwächt und auszehrt, physisch wie geistig. Die zeitgenössischen Mediziner übersetzen die Sexualrestriktionen der „Viktorianer" in eine Gesundheitsmetapher. Sie betreiben, wie John Money sagt, die „Medizinisierung der Keuschheit" und behandeln „das sexuelle Verlangen wie ein Frankenstein-Monster, als eine Quelle von Krankheit, Entsetzen und Verhängnis im Leben junger Menschen."[4] Nur nebenbei möchte ich bemerken, daß zwei der einflußreichsten US-amerikanischen Vertreter der Abstinenzbewegung, Sylvester Graham (1794–1851) und John Harvey Kellogg (1852–1943) auch vehemente Befürworter gesundheitsbewußter Eßgewohnheiten – noch heute werden „Cracker", Brot und Frühstücksflocken nach ihnen benannt – und körperlicher Fitneßübungen waren.[5] Richtiges Essen, richtige Bewegung, richtige Sexualität waren ihr Gesundheitsprogramm. Das ist modern – wie bei der Erörterung der WHO-Position noch zu zeigen sein wird –, wenn auch das, was heute als „richtige" Sexualität gilt, anders definiert wird. „Diät und Bewegung, die früher wegen ihres Wertes zur *Dämpfung* der Sexualität angepriesen wurden, werden heute empfohlen, um sexuelle Aktivität und Lust zu *fördern*".[6] Beide, Graham und Kellogg, waren übrigens sehr viel unnachsichtiger als Acton. Während Acton durch die unabwendbaren Gefahren der Sexualität bedrückt und besorgt ist, führen seine amerikanischen Kollegen einen regelrechten Kreuzzug gegen die Sexualität. Kellogg empfiehlt z. B. alle sadistischen Instrumente des Antimasturbationskampfes, einschließlich der Beschneidung ohne Narkose bei hartnäckigen Masturbanden, denn der „Schmerz, der die Operation begleitet, hat einen heilenden Effekt auf die Seele".[7] Und dies alles geschah im Namen der Gesundheit.

Es dauerte nur etwa 60 Jahre und ein einschneidender Paradigmenwechsel hatte sich vollzogen. Nun, in den 20er Jahren dieses Jahrhunderts, formulierten die Ärzte der bürgerlichen *Sexualreformbewegung* ein Gesundheitskonzept, das das „viktorianische" weitgehend auf den Kopf stellte. Enthaltsamkeit gilt nun als schädlich – zumindest für Eheleute –, sexuelle Betätigung und Befriedigung werden zur Gesundheits*vorsorge* von Mann *und* Frau. Der Einfachheit halber beschreibe ich diese Position wieder pars pro toto, und zwar an dem einflußreichen holländischen Arzt und Aufklärer Theodor H. van de Velde (1873–1937).[8] Dabei interessieren hier nicht die Verdienste des Aufklärers, sondern das Gesundheitskonzept des Arztes van de Velde.

Es geht van de Velde nicht um die regelmäßige sexuelle Betätigung, um den sexuellen "outlet", es geht ihm um die hohe Qualität des gemeinsamen „Produktes"

---

[3] Alle Zitate nach S. Marcus, a.a.O., S. 31, 36, 41, 43, 48
[4] J. Money. The destroying angel. Buffalo 1985, S. 53, 61 (Übers. d. Aut.)
[5] Vgl. J. Money, a.a.O.
[6] J. Money, a.a.O. S. 15 (Übers. d. Aut.)
[7] Zit. n. J. Money, a.a.O., S. 99 (Übers. d. Aut.)
[8] Vgl. v.a. T.H. van de Velde. Die vollkommene Ehe. Eine Studie über ihre Physiologie und Technik. Rüschlikon 1926, und ders.: Die Erotik in der Ehe. Ihre ausschlaggebende Bedeutung. Stuttgart und Luzern 1928

Sexualität, des gemeinsamen „Produktes" des Paares. Er propagiert die Erotisierung der Ehe zur Bekämpfung der Ehenot – Scheidung, Disharmonie – und als Garant für ihre Stabilität und Dauer. Unermüdlich erteilt er Ratschläge für die mühselige Ausbildung und Aufrechterhaltung ehelicher Leidenschaft. Die Ärzte haben nun die Aufgabe, dazu beizutragen, daß sich die „geschlechtliche Betätigung der Eheleute voll entfalten kann", nicht nur zum gesundheitlichen Nutzen der Familie, „sondern ebenfalls zum Nutzen der menschlichen Gesellschaft, die an der richtigen erotischen Spannung das Interesse einer optimalen Leistungsfähigkeit ihrer Mitglieder hat."[9] Sexualhygienisch indiziert ist die „ideale *Ver*gattung", wie van de Velde den Geschlechtsverkehr nennt, weil das Wort „*Be*gattung" ihm die Gemeinsamkeit im sexuellen Akt nicht hinreichend betont. Der Verlauf der „idealen Vergattung" wird ärztlich festgelegt, sie umfaßt die Phasen Vorspiel, Liebesspiel, Geschlechtsverkehr, gemeinsamer Orgasmus, Nachspiel. Es gibt für alle Phasen optimale Techniken und Fertigkeiten, die man erlernen kann – und soll. Die Sexualität wird zum kontrollierten, disziplinierten, perfekt getimten "cowork" der Partner, befreit von jeder Unberechenbarkeit. Die medizinischen Vorschriften reichen bis ins Detail und sind bemessen nach Sekunden: „Bei einem normalen, gesunden Koitus soll der beiderseitige Orgasmus unbedingt annähernd gleichzeitig auftreten, d. h. normalerweise fängt die Ejakulation beim Mann an, und die Lustlösung setzt beim Weibe sofort darauf ein – genauer gesagt ... in weniger als einer Sekunde."[10]

Van de Velde steht für einen dramatisch zu nennenden Wandel: Vom „viktorianischen" Horror vor der Sexualität zum Traum von sexueller Vollkommenheit. Allerdings hat van de Velde die Eierschalen der „viktorianischen" Sexualmedizin nicht ganz abgestreift. Er warnt vor sexueller Übertreibung, die die intellektuelle Fähigkeit, vor allem des Mannes, beeinträchtige und zu Übersättigung und Lustlosigkeit führe, die der Gesundheit abträglich seien. Oder: Auch wenn van de Velde die sexuelle Erfüllung für Mann *und* Frau als gleichermaßen wichtig ansieht – und auch hier einen einschneidenden Wandel markiert, nämlich im Hinblick auf die Vorstellungen von weiblicher Sexualität –, so soll der Mann doch Erwecker und Führer weiblicher Sexualität sein. Er soll ihre Sexualität kontrollieren, ohne (wie noch sein „viktorianischer" Großvater) auf ihre Leidenschaft zu verzichten. Der Mann soll die Frau vor allem nicht durch eine zu große Frequenz des Geschlechtsverkehrs verwöhnen, da sie dadurch unersättlich werden und seine Potenz und Gesundheit überfordern könne.[11]

Das medizinisierte Sexual*verbot* Actons und seiner Zeitgenossen weicht einem medizinisierten Sexual*gebot*, das bestimmt, daß Sexualität in allen Abschnitten der Ehe regelmäßig und sogar leidenschaftlich zu erfolgen hat und wie sie zu erfolgen hat. Diese „richtige" Sexualität ist Voraussetzung für die Gesundheit des Mannes, der Frau, des Paares, ja für die Gesundheit der Gesellschaft. Deutlich wird daran, daß auch liberale Positionen über das Vehikel des Gesundheitsargumentes verabsolutiert werden und zu scheinbar medizinisch begründeten Normierungen des Sexuellen führen. So unterschiedlich – ja, in Teilen gegensätzlich – die Aussagen Actons und

---

[9] T. H. van de Velde, 1928, a. a. O., S. 76
[10] T. H. van de Velde, 1926, a. a. O., S. 160
[11] T. H. van de Velde, 1926, a. a. O., S. 229

van de Veldes, der Abstinenzbewegung und der Reformbewegung auch sind, so tun sie doch das gleiche: Sie benutzen Gesundheitsvorstellungen zur Begründung sexueller Normen, mit der Autorität der Ärzte und der Medizin.

Wenigstens anmerken möchte ich an dieser Stelle, daß durch den Nationalsozialismus in Deutschland die mit der bürgerlichen Sexualreformbewegung eingeleitete Entwicklung zwar unterbrochen, aber keineswegs vollständig zurückgedreht wurde. I. H. Schultz, der Begründer des autogenen Trainings, schrieb das wohl am weitesten verbreitete offiziöse Aufklärungsbuch für Ehepaare im „Dritten Reich". In diesem Buch – eine Publikation des linientreuen „Deutschen Instituts für psychologische Forschung und Psychotherapie" in Berlin – wird zwar nicht mehr so offen über sexuelle Praktiken geredet, wie van de Velde das tat, und die Sexualität wird hier ganz vorrangig bevölkerungspolitischen Zielen unterstellt („Ziel und Sinn des menschlichen Liebeslebens ist die Erreichung der kinderreichen Einzelehe" – dieses Motto wird gebetsmühlenartig wiederholt); aber die „Lebendigkeit des Liebeslebens in der Ehe" gilt ausdrücklich als erwünscht – und der Volksgesundheit als dienlich.[12]

Sollen heute sexuelle Normen als Gesundheitskonzept mit der Autorität der Weltgesundheitsorganisation definiert werden? Seit Mitte der 70er Jahre laufen in der WHO (im für die entwickelte Welt zuständigen Regionalbüro Europa) in ebenso ruhiger wie bemerkenswerter Weise Diskussionen über ein Konzept von „sexueller Gesundheit".[13] Die erste Definition „sexueller Gesundheit" in der WHO stammt aus dem Jahre 1975: „Sexuelle Gesundheit ist die Integration körperlicher, emotionaler, intellektueller und sozialer Aspekte des sexuellen Daseins in einer Art und Weise, die bereichernd und förderlich für Persönlichkeit, Kommunikation und Liebe ist."[14] Demnach ist „richtige" Sexualität, die dann „gesund" genannt wird 1) sozial integriert – somatisch bis intellektuell – und 2) konstruktiv, d. h. in den Dienst höherer Ziele gestellt – Persönlichkeitsentwicklung, Kommunikation und Liebe. Das mögen wünschenswerte Ziele sein, aber was haben sie mit Gesundheit zu tun? Langfeldt u. Porter übernehmen 1986 in einem Bericht über eine WHO-Tagung weitgehend diesen frühen Ansatz, betonen nun aber neben den integrativen und konstruktiven Aspekten „gesunder" Sexualität stärker die Bedeutung von Genuß und Vergnügen. Sie verwenden häufig Formulierungen wie: "Joy in sexual expression", „sexual enjoyment", „ability to experience joyful, life-giving, loving sexuality", „joyful, health-giving, life enhancing sexuality".[15] Im Anschluß an D. R. Mace u. a. ist eine gesunde Sexualität für sie gekennzeichnet durch Freiheit von Angst, Scham, Schuld, Hemmung, Destruktion, d. h. frei von Konflikten. Sexuelle Gesundheit ist „die Fähigkeit, sexuelles Verhalten zu genießen *und* zu kontrollieren"[16] kurz, *kontrollierter Genuß*.

---

[12] I. H. Schultz: Geschlecht, Liebe, Ehe. Die Grundtatsachen des Liebes- und Geschlechtslebens in ihrer Bedeutung für Einzel- und Volksdasein. München 1943, S. 146

[13] WHO Technical Report Series, No 572, 1975; WHO Regionalbüro Europa (Hg.). Einzelziele für „Gesundheit 2000". Kopenhagen 1985; WHO Regional Office for Europe (ed.). Sexuality and family planning program. Copenhagen 1986; T. Langfeldt and M. Porter. Sexuality and family planning. Report of a consultation and research findings. Copenhagen (WHO) 1986

[14] WHO, 1975, a. a. O. (Übers. d. Aut.)

[15] T. Langfeldt, M. Porter, a. a. O., S. 7, 9, 44, 45

[16] T. Langfeldt, M. Porter, a. a. O., S. 5 (Übers. d. Aut.)

Dieses Konzept geht zweifellos weit hinaus über traditonelles medizinisches Denken, wie wir es aus Lehrbüchern und Praxen kennen. Hier, bei der WHO, ist die Sexualität losgelöst von Institutionen: Ob ehelich oder nichtehelich, homosexuell oder heterosexuell ist unerheblich, es kommt allein auf die positiven Begleiterscheinungen (körperlich, seelisch, sozial) der Sexualität an – und dies, wo doch *überkommene* Moralvorstellungen in der Ärzteschaft noch besonders fest verankert sind (und in der *AIDS*-Debatte wieder unverhohlen und drohend angemeldet werden, so daß der „Osservatore Romano" mit Genugtuung feststellen kann. „Wieder einmal sind sich Ethik und Medizin einig".[17]) Weiter: zweitens wird Sexualität in Zusammenhang gebracht mit Persönlichkeit und Kommunikation – wo doch *funktionalistische* und *mechanistische* Konzepte der Sexualität in der Medizin immer noch eine starke Bastion haben (gegenwärtig erkennbar z.B. an der Verbreitung eingreifender diagnostischer und somatisch-therapeutischer Maßnahmen bei der Impotenz, wo es allein darum geht, ein nicht funktionierendes Organ zu reparieren, bar jeden Verständnisses psychodynamischer oder partnerdynamischer Zusammenhänge: Penisprothesen, Gefäßoperationen, von den Patienten selbst applizierte Injektionen von Opiatderivaten in die Schwellkörper usw.[18]) Und doch wird auch an der WHO-Position deutlich, so vorwärtsweisend sie auch sein mag: Was die Medizin für sozial erwünscht erkennt, gerät ihr flugs zum Kriterium von Gesundheit, d.h. auch die WHO präsentiert, wie Acton und van de Velde, eine als Hygiene verkleidete medizinisierte Norm. Denn „kontrollierter Genuß" heißt doch auch: Freude statt Lust, Vergnügen statt Leidenschaft, Kontrolle statt Grenzüberschreitung, sozial integriert statt tabubrechend. Diese Definition verleugnet, verharmlost und beschränkt die Erlebnismöglichkeit, die Kraft und die Gefahr des Sexuellen. Es ist ein sozialstaatlich legitimiertes Sexualverhalten, das dort angesteuert wird. Ausgelöscht oder als krank erkannt wird eine Sexualität, die unvernünftig, triebhaft, spontan, leidenschaftlich ist, die Gesundheit und Angepaßtheit erschüttert; die nicht so weit domestiziert ist und sich auch nicht so weit domestizieren läßt, daß sie sich in sozialhygienischen Schranken hält, die anarchisch, unsauber, destruktiv, selbstdestruktiv und gesellschaftsschädlich sein kann.

Soziologisch gesprochen handelt es sich bei diesem Konzept um die Ideologie von Sexualität, die für die hochindustriellen Gesellschaften kennzeichnend ist (so wie der „viktorianische" Gesundheitsbegriff die gesellschaftliche Sexualkonzeption der frühindustriellen Gesellschaft auf den Punkt brachte)[19]: die sozial-integrative, dem Individuum Zufriedenheit, Lebendigkeit und Selbstwert gebende, alle Konflikte und Beunruhigungen leugnende, von allen Ecken und Kanten gesäuberte, die zivilisierte, pazifierte, harmlose, freudenspendende und kontaktstiftende, die unbedrohliche Sexualität. Und zweifellos, „kontrollierter Genuß" ist das verborgene, konspirative Konzept der gegenwärtigen "main-stream"-Sexualforschung, von der Sexualtherapie bis zur Soziologie der Sexualität, von der Psychoendokrinologie bis zur Psychoanalyse.

---

[17] Zit. n. Frankfurter Rundschau vom 11.3.1988
[18] Vgl. E. Schorsch: Die Medizinalisierung der Sexualität. Über Entwicklungen in der Sexualmedizin. Z Sexualforsch 1, 95–112 (1988)
[19] Vgl. G. Schmidt. Das große Der Die Das. Über das Sexuelle. Überarbeitete und erweiterte Neuausgabe. Reinbek 1988, insb. Kap. 4 und 5

In den Schriften der WHO ist sexuelle Gesundheit nicht nur ein *Ziel*, sondern zugleich auch ein *Mittel* der Gesundheitspolitik. Ein befriedigendes Sexualleben, so heißt es in den „Einzelzielen für ‚Gesundheit 2000' ", trage dazu bei, „ein individuelles Gefühl des Wohlbefindens zu erzeugen und einen Abwehrmechanismus gegen Krankheit zu bilden"[20]. P. O. Peterson (WHO) fordert, „der Sexualität und dem sexuellen Wohlbefinden muß Aufmerksamkeit gezollt werden", denn sie haben „eine bedeutsame Auswirkung auf die Gesundheit"[21]; dies gelte für alle Menschen, ob alt oder jung, verheiratet oder ledig, fit oder gehandicapt. Die industrielle Gesellschaft hat offenbar eine neue Verwertung der Sexualität entdeckt: ihre Verwertung für die Gesundheit, ihre Nutzung als streßbewältigender und streßvermindernder Faktor in einer streßvollen Zeit (im Sinne von Einzelziel 16 „Positives Gesundheitsverhalten" der „Gesundheit 2000").

Zur Förderung gesundheitsdienlichen Verhaltens propagiert die WHO gesunde „Lebensstile"[22], und analog dazu soll die Definition „sexuelle Gesundheit" ausdrücklich der „Förderung sexuell gesunder Lebensstile"[23] dienen. Entsprechende Empfehlungen werden vorbereitet. Für 1989 sind beispielsweise „Richtlinien für die Entwicklung gesunder sexueller Beziehungen von jungen Leuten" angekündigt.[24] Offenbar sollen den schon lange vorgeschlagenen Lebensmaximen, geregelt zu essen, kontrolliert zu trinken, nicht zu rauchen, Fitneßübungen zu machen, sich angemessen zu erholen, Streß bedächtig zu bewältigen usw. nun konkrete Vorschläge für das Sexualleben folgen. Die Reglementierung von Eß-, Trink-, Rauch-, Sport- und Freizeitgewohnheiten ist allerdings etwas anderes als Eingriffe in das Liebes- und Sexualleben der Menschen, also in ihren intimsten Bereich, auch wenn diese Eingriffe noch so positiv gemeint sind. Auch die Menschen der "Brave New World" sind sexuell „gesund", "enjoyed" und zufrieden. Vielleicht aber wird am Konzept „sexuelle Gesundheit" die *prinzipielle* Schwierigkeit des positiv formulierten Gesundheitsbegriffes der WHO nur besonders drastisch deutlich. Ist das Menschenideal hinter den Einzelzielen 13–17 der „Gesundheit 2000" zur „gesundheitsfördernden Lebensweise" nicht sehr begrenzt und medizinisiert? So vernünftig diese Vorstellungen sind, vor meinen Augen entsteht das Bild des disziplinierten Hypochonders, des gesundheitskundigen Selbst- und Fremdbeobachters, der sich und seine Umwelt eindimensional daraufhin überprüft, wie gesund er ist oder das, was er tut; ein Hygieneautist, der an nichts anderes denkt als an seine Gesundheit und der vor lauter Denken daran aufgibt zu leben. Der sich gesundheitsschädlich Verhaltende (oder der sich den Gesundheitsvorschriften nicht Unterwerfende) wird in einem solchen Umfeld zum Prototyp des Asozialen, er verkörpert eine neue Form – die einzige Form? – der Sittenlosigkeit. Der französische Medizinsoziologe Jacques Attali hat die Gefahren eines positiv normierenden Gesundheitswesens so beschrieben: „Man definiert das Vorbild eines Lebens, das nachzuahmen oder zu kopieren ist (und) ein jeder über-

---

[20] WHO, 1985, a. a. O., S. 83
[21] Vgl. T. Langfeldt, M. Porter, a. a. O., S. 2 (Übers. d. Aut.)
[22] WHO, 1985, a. a. O.
[23] WHO, 1986, a. a. O., S. 5 (Übers. d. Aut.)
[24] WHO, 1986, a. a. O., S. 4 (Übers. d. Aut.)

wacht seine Anpassung selbst und denunziert selbst seine Abweichung ... Es entsteht das Bewußtsein eines neuen Übels: Abweichung vom Vorbild des Lebens. "[25]

„Sexuelle Gesundheit (*nicht* Sexualität!, d. Aut.) ist ein fundamentales Menschenrecht", heißt es in einer Broschüre der WHO.[26] Erst einmal definiert, wird „sexuelle Gesundheit" aber eher zu einer Menschenpflicht. Ein Menschenrecht kann allenfalls das Recht auf sexuelle Selbstbestimmung sein, und dieses Recht darf auch nicht durch Gesundheitskonzepte oder -vorschriften eingeschränkt werden. Es umfaßt das Recht auf Homosexualität und Heterosexualität, auf angepaßte und „bizarre" Sexualität, auf „kontrollierten Genuß" und Ausschweifung, auf lebenslange Monogamie und Ungebundenheit, auf Perversion und genitalen Primat, auch auf Abstinenz und „ungesunde" Sexualität, ja sogar auf „gesunde" Sexualität, wie sie von der WHO bisher verstanden wurde – und dieses Recht verlangt uneingeschränkten Respekt vor der Biographie und den Wertvorstellungen des Individuums, vor seiner Einzigartigkeit.

Nachsatz

Auf der letzten Arbeitstagung des Regionalbüro Europa der WHO über „Konzepte sexueller Gesundheit"[27] wurde auf eine Definition „sexuelle Gesundheit" verzichtet. Im Resümee der Tagungsergebnisse heißt es unter anderem: „Die Konferenz erkennt und betont die Einzigartigkeit und Vielfalt menschlicher Sexualerfahrungen und die Tatsache, daß es unterschiedliche Wege gibt, sexuelle Zufriedenheit ("wellbeing") zu erlangen. Hervorgehoben wird das Recht und das Bedürfnis der Menschen, frei zu sein von sexueller Unterdrückung und sexueller Ausbeutung durch andere." Um den „vielfältigen Bedürfnissen" gerecht zu werden, sind Maßnahmen auf unterschiedlichen Ebenen angezeigt: *Präventive* (z. B. Sexualerziehung, Ausbildung von Professionellen im sexualwissenschaftlichen Bereich) und *therapeutische* (Beratungs- und Behandlungsmöglichkeiten für Männer, Frauen und Paare mit sexuellen Störungen; für Opfer sexuellen Mißbrauchs; für Sexualstraftäter), sowie Maßnahmen auf der *politischen* Ebene, u. a. „die Schaffung der Voraussetzungen für ein zufriedenstellendes Leben, einschließlich des Sexuallebens, z. B. durch adäquates Wohnen und Arbeiten" und „die Aufhebung restriktiver Gesetze oder die Verabschiedung neuer Gesetze ..., die gleiche Rechte herstellen, unabhängig von Geschlecht und sexueller Orientierung. "

---

[25] J. Attali: Die kannibalische Ordnung. Von der Magie zur Computermedizin. Frankfurt a. M., New York 1981, S. 226

[26] T. Langfeldt, M. Porter, a. a. O., S. 2 (Übers. d. Aut.)

[27] WHO, Regional Office for Europe (ed.). Concepts of sexual health. Report on a working group. Copenhagen 1987; die folgenden Zitate auf S. 19f. (Übers. d. Aut.)

Kapitel IV:

Strukturen der Begegnung in der Psychiatrie

Tag für Tag –
Tageskliniken als Teil der psychosozialen Versorgung

Ursula Plog

Kürzlich saß ich mit dem ärztlichen Kollegen auf der Treppe vor einer Wohnung, in der ein Patient lebt, der gerade mein Büro verwüstet und schriftlich Nachricht hinterlassen hatte, daß als nächstes mein Auto und dann ich dran wären. Wir sprachen alle paar Minuten durch die mit einer Vorhängekette verriegelte Tür einige Worte mit dem Patienten. Der Patient wollte nur mich in die Wohnung lassen, davor fürchtete ich mich. Wir wollten, daß er mit uns beiden spricht. Nach einer Stunde meinte der Arzt, daß jetzt wohl die Zwangseinweisung fällig sei. Als ich ihm widersprach, erzählte ich ihm, daß ich einmal, als ein Patient mich mit dem Messer bedroht hatte, ängstlich bei Jan Gross anrief, um zu fragen, ob dieser Patient jetzt einzuweisen sei, ich wollte nichts falsch machen. Jan Gross erwiderte damals: „Das müssen Sie ganz alleine entscheiden. Sie kennen die Konsequenzen für den Patienten genau. Also müssen Sie abwägen, was Sie wollen und was für den Patienten am besten ist."

Über die Arbeit in Tageskliniken ist viel gesagt worden. Dennoch, auch aus der Wahrnehmung, in dem Begründen des Handelns auf große Unterschiede zu stoßen, möchte ich versuchen, meine Arbeit zu begründen. Vor 20 Jahren begann meine Auseinandersetzung mit dem Thema Tagesklinik. Für mich war es immer auch die Auseinandersetzung mit der Psychiatrie. Damals war die neu entstehende Tagesklinik der Psychiatrischen und Nervenklinik des Universitätskrankenhauses Hamburg-Eppendorf ein Modell. Wir wollten den Nachweis erbringen, daß chronisch psychisch Kranke, die schon lange im Landeskrankenhaus gelebt hatten, mit dem Mittel der Tagesklinik rehabilitierbar seien. Der Nachweis wurde – nicht nur von uns – erbracht. Das Modell wurde verallgemeinert. Für seine Erprobung in einem Universitätskrankenhaus bestand kein Anlaß mehr. In dieser ersten Zeit haben wir uns mit allen therapeutischen Versatzstücken auseinandergesetzt, und wir haben die zugrundeliegenden Themen diskutiert: Gruppe – Individuum, Soziales – Privates, Körper – Seele – Gesellschaft, soziale Ungerechtigkeit – sozialer Ausgleich – Politik, Arbeit – Freizeit – Beschäftigung, krank – gesund, Begegnung: gestört – Normalisierung – Anpassung, Therapie als Sonderfall der Begegnung, Chancen des Informellen, Zufälligen, Erfordernis von Plänen und Strukturen usw.

Als wir den Eindruck hatten, wir seien unserer Sache sicher, probierten wir das Mittel Tagesklinik als Möglichkeit zur Krisenintervention aus. Dem Chronischen setzten wir das Akute entgegen. Als auch dieser Versuch durchgeführt war, faßten wir unsere Erfahrungen in einem Buch zusammen, das über die Tagesklinik hinaus auf die ganze Psychiatrie wies – und weist. Die nächsten Phasen der Entwicklung der Tagesklinik in Hamburg habe ich nicht erlebt. Mir war das Instrument vertraut.

Seit einem Jahr arbeite ich wieder in der Tagesklinik. Sie liegt im Bezirk Reinickendorf im Norden Berlins und ist für die dortige Bevölkerung vorgesehen. Von den meist 20 anwesenden Patienten leben im Schnitt 18 tatsächlich in diesem Bezirk. Die Tagesklinik gehört zur Karl-Bonhoeffer-Nervenklinik, einem ehemaligen großen Landeskrankenhaus, und dort, nach Differenzierung und Bettenreduzierung, zu der allgemeinpsychiatrischen Abteilung, die für Reinickendorf zuständig ist. Die Tagesklinik wurde am 3. Juli 1987 eröffnet. Zu ihr gehört eine Ambulanz im gleichen Haus. Die Beziehung könnte auch umgekehrt formuliert werden. Es sind die gleichen Menschen, die in Tagesklinik und Ambulanz arbeiten. Der nichtärztliche Anteil der ambulanten Arbeit wird von den Kassen pauschal bezahlt. Das macht viel aus.

Inzwischen gibt es in der Bundesrepublik eine erhebliche Anzahl von Tageskliniken. Es gibt einen von der Bundesrepublik herausgegebenen Leitfaden für Tageskliniken, und es gibt Bücher, Tagungsberichte und wissenschaftliche Untersuchungen über Tageskliniken. Tageskliniken unterscheiden sich sehr, dieses Mittel ist sehr variationsreich. Leider gibt es bisher kaum vergleichende Untersuchungen. Obwohl es längst noch nicht genug Tageskliniken gibt – der prozentuale Anteil der in ihnen versorgten Patienten liegt noch weit hinter den wiederholt ermittelten Zahlen, wieviel der an einem Stichtag in einer Klinik sich aufhaltenden Menschen in Tageskliniken behandelt werden könnten –, gibt es zunehmend weniger Veröffentlichungen über Tageskliniken. Sie sind zum Regelfall geworden, ein Teil der psychosozialen Versorgung. Möglicherweise liegt in eben dieser Bescheidung, Teil der psychosozialen Versorgung zu sein, auch in dieser Zuordnung begründet, warum das in Tageskliniken gesammelte Wissen nicht kritisch an die anderen Institutionen weitergegeben wird, aus denen sie Patienten übernehmen. Es ist nicht ganz einfach, den Wert der Tageskliniken zu beschreiben, nachdem sich durchgehend auch in den Anstalten der therapeutische Alltag an die erweiterten neuen therapeutischen Möglichkeiten angepaßt hat. Die meisten psychiatrischen Krankenhäuser leisten viel mehr als zu verwahren – und so liefert der Alltag in der Anstalt allein keine Begründung für Tageskliniken mehr. Es soll jedoch daran erinnert werden, daß zu den Begründungen für Tageskliniken gehört, daß zwischen dem Zustand der Instituion, die das Gesundwerden fördern will, und den Bedürfnissen der Betroffenen – objektiven und subjektiven – ein konstruktiver Zusammenhang herzustellen ist. Von daher ermöglicht sich das Erfassen der Arbeit und der Tagesklinik und die Kritik.

Das Wort psychosozial ist erst in den letzten zwei Jahrzehnten in Blüte gekommen. Es zwingt seinen Benutzer, etwas zusammenzudenken, das so glatt nicht zusammengehört. Der Gebrauch des Wortes psychosozial kann darüber hinwegtäuschen, daß die Seele, die Innenwelt, die Psyche eines Menschen und das Soziale, die Gesellschaft, die Sozietät, konflikthaft zueinanderstehen, nicht von vornherein identisch sind. Die Integration des Psychischen und des Sozialen ist eine lebenslange Aufgabe und bedarf immer der Entwicklungsanregungen. Die Herstellung eines Ausgleiches, die Entwicklung des Psychischen und die Aneignung des Sozialen, ist Produkt. DiesenAusgleich zu finden, ist nicht nur für den psychisch Kranken schwer, vielmehr ist er Aufgabe eines jeden Lebens. Das Wort psychoszozial weist zudem lediglich auf zwei Aspekte des zu erstrebenden Ausgleichs. Es enthält keine Hinweise auf den Körper und den Ort. An den Widersprüchen zwischen biopsychischer Ausstattung, der Reifung und der Entwicklung in der Auseinandersetzung mit der sozialen Umwelt und den Orten leiden, kranken alle Menschen. In der psychischen Krankheit drücken sich Möglichkeiten des (jeweiligen) Scheiterns aus, mit diesen Widersprüchen auf eine sozial akzeptierte Weise zurechtzukommen. Oft wird die Aufgabe der Tagesklinik als eine Überbrückung zwischen Psychiatrischer Klinik und gesundem Leben in der Gesellschaft gesehen. Tageskliniken gehören zur Versorgungskette, heißt es dann. Noch nicht lange können Patienten direkt in Tageskliniken aufgenommen werden, brauchen nicht mehr den Weg über die stationäre Aufnahme zu gehen. Dennoch bleibt das Verständnis häufig das von Überbrückung zwischen den Institutionen. So sind auch Programme zu verstehen, die lebenspraktische Übungen und Kompetenztraining zum Mittel der Behandlung machen.

Die Arbeit der Tageskliniken ermöglicht die Vorteile der Station, z. B. Intensität, Kontinuität und Regelmäßigkeit, und hält die Nachteile, wie u. a. die Aufgabe von Selbständigkeit, Eigenverantwortung und sozialen Kontakten in Grenzen. Die Arbeit in der Tagesklinik steht im Spannungsfeld der Gesetze der Klinik, mit ihrem bewahrenden, schützenden, Hospitalisierung begünstigenden Charakter und den Bedingungen des Alltags mit seinen Anforderungen, Belastungen, auch Entlastungen, die zu Auseinandersetzungen Anlaß geben. Es gilt, aus diesem Spannungsfeld etwas Eigenständiges zu entwickeln. Oft wird schon die organisatorische Struktur der Tagesklinik als das Eigenständige gesehen. Jedoch legt die Arbeit in der Tagesklinik auch eine spezielle Haltung nahe. Diese Haltung, die sie bedingenden Einstellungen, haben hinweisenden Charakter. Tagesklinik ist eine Reaktion auf ein Verständnis von psychischer Krankheit als sozialer Erscheinung: Die lebenspraktische Gegenwärtigkeit der seelischen Störung ist nicht nur ein Produkt aus der körperlich-seelischen Biographie eines Menschen, sondern er unterhält diesen Leidensprozeß dadurch selbst, daß er die erforderlichen Bedingungen dafür herstellt. Der Patient, der in die Tagesklinik kommt, ist nicht krank, wenn er die Tagesklinik betritt, und nicht gesund, wenn er sie verläßt, sondern er ist gesund und krank. Es kommt für die Mitarbeiter darauf an, die darin enthaltene Vielfalt von Seins-Möglichkeiten zu ahnen und den Patienten darin zu unterstützen, seine Seins-Möglichkeiten zu finden. Krankheit und Gesundheit schließen sich nicht aus, sind nichts Statisches. Wenn die Tagesklinik eine Synthese von nährend-stützender Geborgenheit und sozialer Nähe darstellt, bietet sie die Voraussetzung für die stete Exploration des Patienten in seiner bio-psychisch-sozialen Geschichtlichkeit und Gegenwärtigkeit.

Die Absicht der Tagesklinik ist die selbständige Lebensführung. So haben die einzelnen therapeutischen Versatzstücke exemplarischen Wert für das Explorieren, d. h. Kennen- und Verstehenlernen von Gefühlen, Wünschen, Kompetenzen, von Normen, Grenzen (inneren und äußeren), Erwartungen, Regeln, Lösungsmöglichkeiten, von Welt.

Aus dem vorher Gesagten leitet sich jedoch ab, daß die Psychiatrie den so Scheiternden je einen Raum zu bieten hat, dessen Hauptaufgabe die Überbrückung zwischen der Innenwelt des Patienten und seiner alltäglichen Wirklichkeit ist. Während im stationären Bereich vielleicht dem Schutz des Psychischen, des Biologischen auch, die Hauptaufgabe zukommt, Ort und Soziales des Patienten für den Moment weniger wichtig sind, ist die Chance der Tagesklinik, daß sie ein Ort ist, in dem die kranke, oft von innerem Zerfall bedrohte, psychotische Seele des Menschen und die Gesellschaft aufeinandertreffen können und müssen, so daß die Widersprüche und das bisherige Scheitern deutlich werden und verstanden werden können.

Dazu gehört auch das Kennenlernen und Verstehen der sozialen Orte und damit des Ökosystems. Der Prozeß des Verstehens der Geschichtlichkeit und Gegenwärtigkeit entsteht nicht durch aktive Fürsorge, Be-Handeln und Be-Deuten durch die Therapeuten, sondern er entsteht im gemeinsamen Handeln von Therapeuten und Patienten.

Die Gefahren sind klar: entweder zu bloßen Vertretern der Realität zu werden, an welche die Patienten auf jeden Fall anzupassen sind, und jedes Scheitern als Problem des Patienten zu betrachten, oder sich so mit dem bisherigen Scheitern der Patienten zu identifizieren, daß sie auf jeden Fall vor der äußeren, dann als böse erlebten Realität zu schützen wären. Das heißt, daß die Chance des Ortes nur dann genutzt werden kann, wenn beide Realitäten des Patienten, die soziale und die psychische, in ihr wahrgenommen werden können und auf dem Hintergrund der vorgegebenen Struktur gestaltet, umgestaltet, ausprobiert, erfahren, versucht und neugestaltet werden können, bis der Patient ohne diese Hilfe weiterleben kann.

Der ständige Wechsel zwischen drinnen und draußen schützt sowohl uns als die Patienten. Normen, Konventionen, Gesetze, soziale Wirklichkeiten, die in sich ja widersprüchlich sind, betrachten wir als jeweilige Versuche einer Gesellschaft, sich zu ordnen, Zusammenleben zu ordnen. Wenn psychisch Kranke in der Auseinandersetzung mit ihren Lebensaufgaben nicht zurechtkommen, heißt das für die psychiatrisch Tätigen oft auch, daß sie dem Kranken helfen müssen – und damit auch sich selbst –, das gegebene Soziale zu hinterfragen und eventuell neu zu begründen. Psychiatrie hat in den Alltag genauso hineinzureichen wie Alltag in die Psychiatrie.

Neben dem Erwerb von lebenspraktischen Fertigkeiten steht dabei insbesondere die Bewußtwerdung und Integration wichtiger Teilbereiche menschlichen Fühlens und Begehrens im Vordergrund. Das reicht von der Zubereitung des Essens, über das Aufräumen und die persönliche Körperpflege bis hin zur Planung von menschlicher Bezogenheit in Beschäftigungs- und Arbeitstherapie. Vertieft und reflektiert wird das in der Tagesklinik sich entfaltende Leben sowohl in Gruppen- als auch in Einzelgesprächen zwischen Therapeuten und Patienten sowie in Teamsitzungen der Mitarbeiter.

Arbeit ist ein gutes Mittel, die Teilnahme an der gesellschaftlichen Realität kennenzulernen und die damit verbundene Realitätskontrolle sowie die Umweltbeziehungen (wieder) zu erwerben. Deswegen haben wir bei der Planung unserer Struktur und dem Tagesablauf der Arbeit große Bedeutung beigemessen. Die Arbeit in unserer Tagesklinik ist eine gemeinsame, die von Therapeuten und Patienten getragen wird. Die Planung gemeinschaftlicher Aktivitäten und das Erleben von menschlicher Bezogenheit in den Arbeitsgruppen gelingt am besten dort, wo die Aufgaben echte sind. Deswegen gibt es in dieser Tagesklinik keine Arbeitstherapie, sondern Arbeit, die allerdings von den Therapeuten so zu gestalten ist, daß nicht nur die Regeln der Arbeit deutlich werden, sondern den Patienten eben die Auseinandersetzung mit Material und Aufgabe und Mitarbeitern möglich ist. In dieser Tagesklinik sorgt eine Gruppe für die Mahlzeiten und kocht das Mittagessen. Eine zweite Gruppe bestellt den Garten, eine dritte Gruppe macht Textilarbeit, ausschließlich Produkte, die für den Verkauf in Basaren gefertigt werden. Ganz entscheidendes Beziehungsmerkmal ist, daß die Therapeuten mit den Patienten arbeiten, nicht für sie. Wir halten uns an den für therapeutische Einrichtungen gültigen Satz "to do with" anstatt "to do to", der eine grundsätzliche therapeutische Variable in sozialpsychiatrischen Institutionen ist. (In der Sprache der Karl-Bonhoeffer-Nervenklinik heißt es oft, daß „ganz nah am Patienten gearbeitet" wird.)

Die Patienten entscheiden im Aufnahmegespräch, in welche Arbeitsgruppe sie gehen wollen. Ähnlich wie Projektstudiengänge oder andere Projekte im pädagogischen Bereich eine bedeutende Rolle spielen, haben wir uns die Idee des Projektes jetzt auch für die Arbeitstherapie zunutze gemacht. Es gilt, ein Gewächshaus zu renovieren, damit wir es erhalten können. Der Tagesraum ist voll mit Wandzeitungen, auf denen die in Vollversammlungen gemeinsam erarbeiteten Ziele, auch Lernziele, die Arbeitsschritte, sowohl die materiellen, die organisatorischen wie die sozialen und individuellen, stehen. Wir haben uns für die Durchführung dieses Projektes viel Zeit genommen, um täglich und wöchentlich zu reflektieren. Die drei „Grund"-Arbeitsgruppen bestehen weiter, je nach Aufgabe und Wetterlage, persönlicher Befindlichkeit und Lust wird das Projekt fortgeführt. Nicht ganz einfach ist es, die Gruppen je als Teil des Ganzen erscheinen zu lassen und – wo möglich – aufeinander zu beziehen. Das geht jetzt, wo aus dem Garten Salat in die Küche gelangt, und alle den Salat essen, leichter. Anfangs z.B. haben wir den Versuch gemacht, mit Hilfe einer Psychologie-Praktikantin, die von Gruppe zu Gruppe gehen sollte, Essenswünsche, Eßgewohnheiten, Lieblingsessen, Träume vom Essen usw. zu explorieren. Das hat ein Bewußtsein von dem hergestellt, welche Dimensionen menschlichen Seins mit dem Essen zusammenhängen. So entwirft die Küchengruppe zwar Speisepläne, ist aber flexibel genug, ganz viel Pudding zu kochen, wenn es gewünscht wird, auf Wünsche nach Lieblingsessen einzugehen, sich zu freuen, wenn sie hört: „Dies schmeckt wie zu Hause." Damit ist exemplarisch angedeutet, daß die Achtung vor der Arbeit des anderen, aber auch die Sinnhaftigkeit der Tätigkeiten vielfältig aufzugreifen sind. „Response Flexibility" nennt Mosher eine wichtige Variable der Therapie bei der Beziehungsaufnahme. Weiterhin nennt er "concrete problem focus" und damit verbunden die Möglichkeit der Erfahung von Erfolg. Da die Selbständigkeit der Menschen ein Behandlungsziel ist, kommt es immer wieder darauf an, Möglichkeiten der Wahl, Optionen, zu schaffen, Wege auszuprobieren, die Tücke des Materials und die Schwierigkeiten, auch erforderlichen Tätigkeiten des Umgangs zu spüren.

Vollversammlungen mit ihren Möglichkeiten der Institutionsgestaltung und Mitbestimmung eignen sich gut zum Kennenlernen dessen, was, wie und warum geht. Wir haben zwei Vollversammlungen, eine am Anfang, eine am Ende der Woche. Lähmend werden die Sitzungen dann, wenn die Therapeuten kein echtes Interesse an diesem Mittel haben. Gerade aber weil es in Großgruppen viel schwerer ist, Identität zu wahren, sich in Ungewißheit darüber zu befinden, was der andere jetzt wohl denken mag, viel weniger eingebettet zu sein in die Kenntnis der Reaktionen anderer, wie es in Kleingruppen gegeben ist, ist diese Erfahrung unerläßlich. Insofern stellt die Vollversammlung auch jedes Teammitglied noch einmal anders vor das Risiko, sich zu zeigen und in das Geschehen einzugreifen. In der Vollversammlung wird der Versuch gemacht, die einzelnen Teile, die therapeutischen Versatzstücke, die Erfahrungen der einzelnen Menschen und der Gruppen aufzuheben und in größere Zusammenhänge zu stellen.

Eine Lanze möchte ich in diesem Zusammenhang noch für das Gespräch brechen. Das Gespräch geht natürlich nicht ohne die Erfahrung, aber wir wollen uns nicht davon abbringen lassen, daß die Benutzung von Sprache zwingend zu allen therapeutischen Prozessen hinzugehört. Das Gespräch ist seinem Wesen nach möglich und in Gang gesetzt, weil die Existenz primär stumm ist und sich zur Entfaltung, zur Vergewisserung, zur Befreiung, jeweils der Sprache bedient. Das Gespräch ist seinem Wesen nach eine unabgeschlossene und stets neu zu eröffnende Existenzvermittlung. Es dient, wie gesagt, der Vergewisserung unserer selbst, der Entfaltung unserer Person und der Bereicherung durch die Teilnahme an der Existenz anderer. Insofern wird viel gesprochen in der Tagesklinik, in allen Gruppen, in der gesprächspsychotherapeutischen Gruppe systematisch über Befindlichkeiten und Bedeutungen. Wir haben festgestellt, wie wenig viele Patienten über sich aussagen können, erzählend, nicht einmal reflektierend. Das ist abhängig von Schulbildung und Sozialstatus, oft aber auch zusätzlich verstärkt durch die Sprachlosigkeit bisheriger Behandlung. Wir führen Gruppengespräche und Einzelgespräche durch. Letztere aber nicht in dem Sinn systematisch, daß jeder Patient auch einzel-"therapeutisch" betreut wird. Systematische Therapien finden in unserem Rahmen nur in der Ambulanz statt.

Die Beziehung zwischen dem tagesklinischen Lebensraum und dem privaten sozialen Lebensraum der Patienten wird einerseits durch die Ambulanz gewährleistet, zum anderen haben Angehörigengruppen hier eine grenzüberschreitende Funktion. Die wöchentlich durchgeführten Exkursionen geben direkt die Möglichkeit, „draußen" gesammelte Erfahrungen „drinnen" auszuwerten.

Desweiteren bemühen wir uns um das, was Vernetzung genannt wird. Uns ist aufgefallen, daß die Vernetzung in die Gemeinde beinahe leichter gelingt als die Vernetzung mit der stationären Abteilung, zu der wir gehören. Das gilt für die Patienten und für die Therapeuten. Für die einen mag es an den Erfahrungen liegen, für die anderen an der gänzlich anderen Arbeitsweise, deren Vermittlung in ein seit vielen Jahren differenziertes Großkrankenhaus für dessen Mitarbeiter eine große Herausforderung darstellt. Was tun wir? Zunächst die Ebene der Therapeuten: Wir nehmen nicht nur an der psychosozialen Arbeitsgemeinschaft und ihren Untergruppen teil, sondern wir bemühen uns auch um direkte Kontakte mit einzelnen Institutionen, oft in Form von Fallbesprechungen und Helferkonferenzen. Der Sozialpsychiatrische Dienst und die Tagesklinik/Ambulanz treffen sich zu Arbeitsbesprechungen im Abstand von etwa 3 Monaten. In vielen einzelnen Fällen arbeiten wir sehr gut zusammen: bei der Arbeitssuche, bei der Wohnungssuche, bei der Integration von Patienten in therapeutische Verfahren. In den Gesprächen gelingt es sehr gut, darüber zu sprechen, wo die Arbeit des einen endet und die des anderen anfängt. Es gelingt gut, nicht mehr darüber zu streiten, wer ist wann „mein" Patient und „dein" Patient, sondern gemeinsame Aufgaben zu sehen. Gerade der Patient, den ich eingangs erwähnt habe, ist ein gutes Beispiel. Wir haben nach dem Sitzen auf der Treppe dem Sozialpsychiatrischen Dienst die Beziehungsstörung zwischen uns und dem Patienten mitgeteilt und um Vermittlung gebeten. Arzt und Sozialarbeiterin des Dienstes haben die Vermittlung übernommen und die jeweiligen Aufgaben für den Patienten noch einmal deutlich gemacht.

Eine andere Ebene der Vernetzung ist gekennzeichnet durch das Beispiel der gemeinsamen Fußballgruppe von Patienten und Mitarbeitern der Kontakt- und Beratungsstelle und der Tagesklinik. Außerdem durch das Beispiel der Fotogruppe, die im Programm der Volkshochschule organisiert ist, in den Räumen der Tagesklinik und mit Teilnahme von Patienten durchgeführt wird. Ähnlich ist es mit den Selbsthilfegruppen des Kreuzbundes, die regelmäßig unsere Räume benutzen.

Die andere Ebene ist die der Patienten. Regelmäßig werden bei den Exkursionen die anderen Institutionen, die für die Patienten hilfreich sein können, besucht. Veranstaltungen in der Klinik sind ebenso ein Ziel wie Ämter, Clubs und Beratungsstellen. Die Interessengruppen wie die Bibelgesprächsgruppe, die Kosmetik- und Pflegegruppe, die Hammer- und Nagelgruppe und die Bruchstückgruppe sind offen für Tagesklinikpatienten und andere, besonders für Patienten aus der Ambulanz.

Momentan entwickelt sich eine Besuchskette von Patienten unterschiedlicher Berliner Tageskliniken. Ähnlich wie die Professionellen Arbeitsbesuche machen, wollen die Patienten sich besuchen. Die Kultivierung der Gastfreundschaft liegt uns am Herzen. Manchmal ist die Grenze zwischen „Gast" und „Schnorrer" nicht ganz einfach zu ziehen. Jedoch wissen wir, daß die Möglichkeit zurückzukommen für die Entwicklung des Selbsthilfepotentials sehr förderlich ist.

Die Aufgaben des Teams

In der täglichen Routine eines an den Aspekten menschlichen Begehrens orientierten strukturierten Stundenplans brauchen die in der Tagesklinik tätigen Therapeuten eine Haltung, die durch die Aspekte des Anschauens, Verstehens und Einfühlens des Lebensrahmens der Patienten geprägt ist. Diese notwendigerweise auch selbstreflexive Haltung der Therapeuten schafft die gemeinsame Grundlage und bedingt die prinzipielle Gleichberechtigung untereinander. Es ist dies ein Bereich funktioneller Ungeschiedenheit, der sowohl die persönliche Einzigartigkeit eines jeden einzelnen Teammitgliedes entfalten hilft, als auch das Team zu einem konstanten „Gesamtobjekt" zusammenhält. Darüber hinaus ergeben sich funktionale Unterschiede, die in den verschiedenen beruflichen Vorausbildungen der einzelnen Teammitglieder sowie in der unterschiedlichen hierarchischen Stellung des einzelnen bedingt sind. In einem verstehenden Milieu kann Autorität nur durch die Entfaltung beider obenerwähnten Funktionen entstehen.

Die beschriebenen Aufgaben und ihre Erfüllung verlangen von allen Teammitgliedern ein Zusammendenken der unterschiedlich wahrgenommenen Züge eines Menschen. Dieses Zusammendenken setzt eine große Bereitschaft voraus, sich persönlich zu äußern, Unsicherheit, Nichtwissen und Nichtverstehen auszuhalten und sich gemeinsam auf die Suche zu begeben. Das bedeutet eine gemeinsame Verpflichtung auf die Arbeit und die Struktur – das bedeutet auch die Übung, Abweichungen, Umwege, Fehler, Erschöpfungen, Bedürfnisse zu akzeptieren und zu einem Teil des gemeinsamen Lernens zu machen.

Wenn es den Therapeuten nicht gelingt, diese Gemeinsamkeit immer wieder herzustellen, nicht mehr gemeinsam die Arbeit und die Aufgaben, die Schwierigkeiten mit Erscheinungsweisen einzelner Patienten zu besprechen, handelt es sich nicht mehr um ein fachlich vertretbares Behandlungssystem. Ohne das Zusammendenken kann die Arbeit nicht gelingen.

Wie machen wir das?

Wir treffen uns täglich morgens eine Viertelstunde vor dem gemeinsamen Gespräch mit den Patienten, um uns einzustimmen, um voneinander Kenntnis zu nehmen, um auch den Tag ins Visier zu nehmen. Einmal in der Woche treffen wir uns in der Arbeitszeit zur Arbeitsplatz-Selbsthilfegruppe. Die Anwendung dieser von Möller eingeführten Methode hilft uns, uns in unseren helfenden, auch schadenden Anteilen kennenzulernen, uns als Instrument sowohl in der funktionalen Ungeschiedenheit als in den Funktionen zu bestimmen, anhand von Fallbesprechungen die unterschiedlichen und differentiell wirksamen Bedeutungen der Teile unseres Tuns zu verstehen und notwendigerweise zu korrigieren.

Hierzu gehört auch die Wahrnehmung sich wandelnder Aufgaben, z. B. der Behandlung jüngerer Ersterkrankter. Darüber bestand kein Bewußtsein. Als wir diese Aufgabe wahrnahmen, haben wir anhand der vorliegenden Literatur überlegt, ob und wie wir dieser Patientengruppe helfen können. Dieses Gespräch hat gleichzeitig erbracht, daß das nur geht, wenn wir diesen Menschen gegenüber Mut zu größtmöglicher Authentizität haben bzw. hat uns die Begegnung mit ihnen authentischer im Umgang miteinander und im Umgang mit den Patienten gemacht.

Während die Arbeitsplatz-Selbsthilfegruppe exklusiv ist, nur für die bezahlten Teammitglieder, treffen sich alle, die mit den Patienten arbeiten, also auch Praktikanten und Hospitanten, einmal wöchentlich, um ihre gesammelten Eindrücke über die Patienten zusammenzutragen und verstehend zu ordnen. Oft werden wir gefragt, ob dies denn reiche, ob man nicht mehr über den einzelnen Patienten reden müsse. Mal abgesehen davon, daß über den Patienten zu reden auch heißen kann, mit ihm zu reden zu vermeiden, und abgesehen davon, daß wir informell zur Ertragung der eigenen Unsicherheit und des eigenen Unwissens viel theoretisieren, Wissen und Hypothesen äußern, in den extra organisierten Sprechstunden Indikationen überlegen, die dann wieder in den gemeinsamen Austausch fließen, tendieren wir dazu, uns auf ein anderes Wissen zu beziehen. Zu den unspezifischen therapie-übergreifenden Beziehungsprinzipien gehört es, nicht nur für einen selbst, sondern auch für den Patienten, plausible, für den Patienten überprüfbare und nachvollziehbare Erklärungen, problemzentrierte, zu finden. Das entbindet die einzelnen Fachleute nicht der Bereitstellung ihres Wissens.

Der Chefarzt der Abteilung kommt regelmäßig in die Vollversammlung zum Wochenende. Er hat die Möglichkeit, mit jedem über alles zu sprechen. Das Mittel der Visite als Mittel der Kontrolle haben wir für unsere Arbeitsorganisation abgeschafft.

Kürzlich habe ich einen Vortrag von Mosher gehört, der zusammen mit Burti in einem amerikanisch-italienischen Vergleich acht Gesichtspunkte destilliert hat, die sich auf die Werte und Einstellungen im psychiatrischen Handeln beziehen. Es sind Einstellungen und Werte, mit denen der einzelne Helfer, aber auch Helfergruppen, immer wieder in Konflikt geraten. Seit des Disputes um die „Neue Einfachheit" ist z. B. in der DGSP an vielen Stellen die Diskussion um Werte und Haltungen in ihrem notwendig komplexen Zusammenhang mit Wissen und Können in den Schatten getreten. Dennoch haben wir im Alltag wieder und wieder mit Konflikten in eben diesem Bereich zu tun. Die Kultur der Abwertung und Entmachtung des Patienten, der Selbstaufwertung und Bemächtigung der Helfer, hat in der Psychiatrie eine gefestigte Tradition. Es ist für Mitarbeiter, die aus eben dieser Tradition kommen, nicht immer leicht, sich gegen sie zu verbünden. Das gilt sowohl für den Umgang mit Patienten als auch für den Umgang mit Kollegen. Andererseits machen wir die Erfahrung, wie erleichternd es für Patienten ist, einen Ort in der Psychiatrie zu finden, an dem sie sich geachtet, wertgeschätzt, gerecht behandelt fühlen. Einen Ort zu finden auch, an dem sie zeigen können, wie abhängig von achtender, schätzender, bergender Betreuung sie vor allem auch in den schwächsten Momenten sind, in Momenten der Zwangsunterbringung, der Fixierung. Wir machen die Erfahrung, wie die Arbeitszeit der Mitarbeiter, die ja Lebenszeit ist, aus der Haltung der Verantwortung, der Achtung und Wertschätzung heraus eine gute Zeit wird.

Das geht nicht ohne Konflikte, nicht ohne Beleidigung, nicht ohne Klatsch und Tratsch, aber das Instrument „Tagesklinik", das Instrument „Team", sind auf die Mühegabe des einzelnen, sich hinsichtlich der Haltungen und Werte immer wieder neu einzulassen, angewiesen. Die Werte, die Mosher und Burti aufzählen, sind: keinen Schaden zuzufügen; anderen nichts anzutun, was man sich selbst nicht auch angetan wissen wollte; Würde und Respekt; der Nutzer weiß am besten; Möglichkeiten der Wahl; Ärger, Abhängigkeit, Sexualität, Potential gehören zu allen Menschen (are okay); Bedürfnisse sollten befriedigt werden; für Mitarbeiter und Patienten gelten dieselben Regeln. Die Aufzählung schon zeigt, wieviel Mühe aufzubringen ist, um sich und das Team hinsichtlich dieser Einstellungen immer wieder zu prüfen, Konflikte so zu lösen, daß sie nicht zur Macht des einen über den anderen führen, nicht zum Zerfall und nicht zur Starre. Der Erhalt dieser Einstellungen verlangt ebenso Kontrolle wie die Fortführung des Wissenserwerbs. Dazu dienen nicht nur Arbeitsplatz-Selbsthilfegruppen, regelmäßige Besuche des Patientenfürsprechers in den Vollversammlungen, das unmittelbare Gespräch mit den Patienten und ihren Angehörigen, sondern auch die Teilnahme an vielfältigen Fortbildungsveranstaltungen.

Schlußbemerkung

Vieles von dem, was ich jetzt beschrieben habe, ist für manche vielleicht inzwischen belanglos geworden. In der Umgebung jedoch, in der wir unsere Arbeit organisieren, verlangt unsere Art des Arbeitens immer wieder Begründung. In dem Versuch, uns nicht abspalten zu lassen als das Besondere, eben die Tagesklinik, sondern auch das Exemplarische, das Hinweisende zur Geltung zu bringen, ist es unerläßlich zu widersprechen, wenn es heißt: Die Tagesklinik ist ein Teil der psychosozialen Versorgung. Gleichzeitig ist es schön, daß dieser sehr widersprüchliche Satz in den letzten Jahren Selbstverständlichkeit geworden ist.

Meine korrektive Erfahrung der Langzeitpatienten

Klaus Dörner

Korrektive Erfahrung – das ist das Zauberwort, das ich lebenslang mit meinem Lehrer Jan Gross verbinde, eine Einstellung, die ich von ihm gelernt habe. Er hat den Begriff oft mündlich und schriftlich benutzt und beschrieben. Was er genau meint, weiß ich immer noch nicht. Vielleicht ist das auch nicht notwendig. Es kommt wahrscheinlich mehr darauf an, wie man sich einen solchen Begriff aneignet, für die eigene Person passend macht. Ich jedenfalls denke bei „korrektiver Erfahrung" immer daran, *wie* Jan Gross etwas gesagt oder getan hat. Mit Hilfe des anschaulichen Denkens hat korrektive Erfahrung für mich in Situationen Platz, die unsicher, unklar, fremdartig, vielleicht auch bedrohlich und gefährlich sind, also Situationen, in denen man überhaupt nicht weiß, was man sagen oder tun soll. Mein anderer Lehrer, Hans Bürger-Prinz, hat in solchen Situationen meist irgendein randständiges Phänomen der Situation zum Zentrum des Gesprächs gemacht, also sich mit einem ihm unbekannten Patienten etwa über seine Heimat, seinen Beruf, seine Kleidung unterhalten. Jan Gross hat mich bei ähnlichen Gelegenheiten anders fasziniert. In meiner Wahrnehmung hat er irgend etwas gesagt, wie man etwa eine Sonde in den Weltraum schießt, mitunter aber auch gerade etwas, womit er den anderen provozierte oder besser noch, womit er sich selbst angreifbar machte oder gar ins Unrecht setzte. Er machte also eine Vorgabe, die es dem anderen verhältnismäßig leicht machte, seinerseits in das Gespräch einzusteigen.

Entscheidend für mich war aber dabei, wie er etwas sagte oder tat: das war so unnachahmlich gesagt oder getan, daß eine dabei etwa verbalisierte Verletzung gar keine Verletzung war, weil deutlich wurde, daß die Rede oder die Handlung eigentlich nur zum Öffnen eines Feldes gedacht war, dabei signalisierend, daß alle Inhalte auch wieder zurückgenommen, eben korrigiert werden könnten. Korrektive Erfahrung heißt also für mich, daß in einer unklaren Situation ein unbekanntes Feld durch eine aktive Vorgabe so befahren oder er-fahren wird, daß man sich an der Art des Fahrzeugs oder am Inhalt der Erfahrung dadurch negativ oder positiv orientieren kann, daß völlige Bereitwilligkeit signalisiert wird, sich zu korrigieren, den jeweiligen Inhalt fallenzulassen, auszutauschen oder durch einen anderen zu ersetzen. Das ist nur scheinbar völlige Beliebigkeit, in Wirklichkeit Respekt vor völliger Fremdheit.

Auf diese Weise ist es nahezu garantiert, daß durch meine Vorgabe, meinen ersten Schritt eine Erfahrung entsteht, die nie nur meine eigene, einseitige Erfahrung ist, sondern von vornherein eine gemeinsame Erfahrung herstellt. Und in dem Maße, wie das gelingt, wird diese erste Äußerung als gemeinsame Erfahrung auch das ganze folgende Gespräch oder die ganze folgende Handlung zu etwas Gemeinsamem machen. Die Situation hat jetzt alle Chancen, durch wechselseitigen Austausch, durch wechselseitige Selbstkorrektur zu einer Begegnung zu werden. Die Absicht ist, einen Stil zu prägen, mit dem ich signalisiere: „Entgegen deiner Erwartung will ich nicht dich korrigieren, sondern ich will mich korrigieren und dadurch es dir leichter machen, auch deinen eigenen Beitrag korrekturfähig zu halten. Die wechselseitige Bereitschaft zur Selbstkorrektur, wobei ich mal als vertrauensbildende Maßnahme damit anfange, soll unseren Austausch möglichst offen und fruchtbar machen." Ich bin neugierig, ob Jan Gross sich in dieser meiner Darstellung wiederfindet.

Als ich 1979 für mich beschloß, wahrlich nicht leichten Herzens, die Eppendorfer Psychiatrie, in der ich es gut hatte, zu verlassen, bestand mein Hauptmotiv darin, einen Ort zu finden, wo viele Langzeitpatienten waren. Die wollte ich kennenlernen, wollte wissen, ob auch hier korrektive Erfahrung möglich sei. Ich landete schließlich auf etwas leidvollen Umwegen in Gütersloh. Im hiesigen Landeskrankenhaus gab es mehr als 300 Langzeitpatienten. Damit nicht nur ich, sondern das Landeskrankenhaus selbst die eigenen Langzeitpatienten kennenlernen konnte, bedurfte es zunächst der korrektiven Aktion, dem Krankenhaus ein Selbstverbot aufzuerlegen, Langzeitpatienten weiterhin in Heime zu verlegen. Nur dadurch, weil jetzt aufeinander angewiesen, wurde der Wille zum Kennenlernen möglich. Wie aber sollte das Kennenlernen nun stattfinden? Auf einer Langzeitstation mit 35 Patienten stieg ich selbst als Stationsarzt ein. Ich war glücklich, daß ich wenigstens eine Patientin fand, die von sich sagte, sie wolle entlassen werden. Ich krempelte die Ärmel hoch und machte mich daran, diese Frau zu entlassen. Dies mißlang gründlich. Denn obwohl wir verbal dasselbe wollten, rührte sich nichts. Wir kämpften miteinander, quälten uns redlich ab, ohne weiterzukommen.

Schließlich meinte die Frau eines Tages, daß sie deswegen nicht in ihre Heimatgemeinde entlassen werden könne, weil sie dort dasselbe Sozialamt aufsuchen müsse, das sie vor 18 Jahren in der Schande ihrer Verwahrlosung kennengelernt hatte, als sie zu uns zwangseingewiesen wurde. Wenn sie 700,— DM hätte, würde sie in eine fremde Stadt gehen, das dortige fremde Sozialamt aufsuchen und sich dann eine Wohnung nehmen. In meiner Verzweiflung gab ich ihr die 700,— DM. Statt daß sie ihre Absicht verwirklichte, kaufte sie sich alle möglichen Sachen zum Anziehen, auch viel überflüssiges Zeug, wie ich meinte, schließlich einen röhrenden Hirschkopf. Als sie den größeren Teil des Geldes verausgabt hatte, meinte sie zu mir, daß wir jetzt zu ihrem Sozialamt gehen könnten; denn jetzt habe sie das Gefühl der Freiheit durch den Besitz eigenen Geldes gekostet, nun mache ihr die Schande nichts mehr aus. So geschah es, und nach kurzer Zeit war sie in der Lage, ihre eigene Wohnung zu bewohnen, zu bewirtschaften und zu genießen. Sie war ein glücklicher Mensch.

Eigentlich erst in Gesprächen in ihrer eigenen Wohnung konnte sie mich über meinen Fehler aufklären. Ich hatte die nichtkorrektive Erfahrung gewählt, die „action directe", den Frontalangriff nach dem inhumanen Motte „ich entlasse dich". Das mußte in die Hose gehen. Sie wies mich in meine Schranken, indem sie mir bedeutete, daß ich selber in der gemeinsamen Erfahrung vorkommen müsse, daß ich selbst mich zu korrigieren habe, daß ich selbst mich zu ändern habe, mich und meine Institution, bevor ich auf sie und andere Langzeitpatienten zugehen dürfe. Denn wenn eine Patientin und ein Arzt gemeinsam in einer auf Verwahrung eingestellten Institution leben, dann sind die 1000 unsichtbaren, auf Verwahrung gerichteten Fäden stärker als die Willensbekundung einer Patientin und eines Arztes. Daran lernte ich mühsam die Notwendigkeit der korrektiven Erfahrung gerade auch Langzeitpatienten gegenüber. Ich und wir lernten, daß wir zunächst einmal das Landeskrankenhaus und uns selbst zu behandeln, zu korrigieren hatten. Wir hatten die verwahrende Atmosphäre des Krankenhauses umzugestalten und zwar nicht etwa ins Gegenteil, sondern in eine Atmosphäre, die es den Langzeitpatienten glaubwürdig machte, daß sie wählen könnten, wählen zwischen dem Verbleiben im Landeskrankenhaus und der Entlassung in eine eigene Wohnung; denn nur in der druckfreien Wahl war für sie die erforderliche persönliche Freiheit wieder erfahrbar.

Durch diese Selbstkorrektur kamen wir von den direkten zu den indirekten Aktionen. Wir statteten das Krankenhaus, sein Programm und uns selbst mit zahlreichen Symbolen der Wahlfreiheit aus, von der Kultivierung von Tagesausflügen und Urlaubsmaßnahmen bis zu einer Lebensschule, die im Volkshochschulstil diverse Kurse anbot. Wir machten uns daran, jede einzelne Krankengeschichte der Langzeitpatienten in Lebensgeschichten umzuschreiben, nannten dies Rehistorisierung, um damit Perspektiven offen zu machen. Wir beschäftigten uns längere Zeit mit erst wieder auszugrabenden, teils durch den Suchdienst des Deutschen Roten Kreuzes zu findenden Angehörigen als mit den Patienten selbst, sprachen mit den Angehörigen über ihre Verbitterung und über ihre Schuldgefühle, stellten so für jeden einzelnen Langzeitpatienten ein wenn auch noch so bescheidenes Netz von Angehörigenkontakten her, damit er allmählich wieder das Gefühl kennenlernte, eine Person zu sein. Wir arbeiteten wesentlich mehr an uns selbst als an den Langzeitpatienten. Besonders schwer war unsere Selbstkorrektur, die Vormünder und Pfleger nicht als hinderlich zu verachten, sondern sie zu verstehen und zu gewinnen. Noch schmerzlicher war die Selbstkorrektur, uns mit der NS-Vergangenheit des Landeskrankenhauses, unserer eigenen Familie und unserer beruflichen Vorgänger auseinanderzusetzen – nur scheinbar ein Umweg, in Wirklichkeit unumgänglich, um die 1000 unsichtbaren Anstaltsfäden und die mit ihnen einhergehenden Ängste, das aus vielen Erfahrungen gespeiste Mißtrauen, die dutzendfach betrogenen und enttäuschten Hoffnungen der Langzeitpatienten verstehen zu können. So lernten wir allmählich nachzuvollziehen, was es bedeutet, lebenslang mit einer psychischen Beeinträchtigung leben zu müssen, lernten den Verzicht auf therapeutische Veränderungswünsche, weil diese sowohl gegenüber chronischen Patienten als auch gegenüber „chronischem Personal" lächerlich und inhuman sind. Wir erklärten das schönste Haus des Krankenhauses zum Feierabendhaus für solche Langzeitpatienten, die im Krankenhaus bleiben wollten oder die zumindest die Wahlalternative sinnlich erfahren wollten. Nur weil sie allmählich spürten, daß wir es mit unserer Selbstkorrektur ernst meinten, konnten sie auch allmählich sich selbst wieder ernstnehmen und dann – scheinbar wie von selbst – den Schritt nach draußen wagen. Wir waren langsam glaubwürdig geworden.

Aber noch weitere Erfordernisse der korrektiven Erfahrung standen uns bevor. Anfangs waren wir der festen Meinung, daß Wohngemeinschaften für die Langzeitpatienten das Beste seien. So hatten wir es gehört oder schlossen von uns auf andere. Zum Glück waren wir korrektiv und offen genug, uns von den Langzeitpatienten signalisieren zu lassen, daß sie nun seit 20–30 Jahren die Schnauze von Gemeinschaft voll hätten, außerdem in einem Alter seien, wo auch andere Menschen lieber zu zweit oder allein leben. Wir ließen uns korrigieren und stellten zu unserer Verblüffung fest, daß die Einzel- und Paarwohnungen in der Tat meist stabiler waren als die wenigen Wohngemeinschaften, die wir organisiert hatten. Damit hatten wir auch unser psychiatrisches Menschenbild zu korrigieren: Es zeigte sich, daß die Langzeitpatienten dieselben Bedürfnisse hatten, wie alle anderen altersgleichen Menschen. Wir lernten mühselig, daß die meisten Langzeitpatienten auch kein wesentliches Training oder eine Vorbereitung brauchten. Vielmehr fielen wir von einer Verwunderung in die andere, daß die meisten von einem Tag zum anderen eine gefundene Wohnung auch bewohnen konnten, als ob sie ihr ganzes Leben nichts anderes getan hätten. Wieder war eine korrektive Erfahrung fällig: Wir merkten, daß der häufig genannte Hospitalismus zumeist nur eine Schutzbehauptung war: eine Schutzbehauptung einmal der Langzeitpatienten selbst, um sich gegen zu große, aktivierende Ansprüche zu schützen, eine Schutzbehauptung aber auch der psychiatrisch Tätigen, um sich mit den Langzeitpatienten gar nicht erst beschäftigen zu müssen. Zudem hatte die Wiederherstellung der Lebensgeschichte uns auch schon gelehrt, daß im langfristigen biographischen Rückblick praktisch jede Psychose sich als ein sinnvoller Schutzmechanismus gegenüber einer ausweglosen oder überfordernden Situation darstellte, was in der Querschnittswahrnehmung etwa einer Akutstation nicht so leicht zu erkennen ist. Wir konnten an keiner Psychose mehr etwas Sinnloses entdecken. Das ließ uns ebenfalls umlernen, nach Möglichkeit neue Mitarbeiter im Krankenhaus nicht wie bisher im Akutbereich, sondern im Langzeitbereich anfangen und lernen zu lassen, weil man leichter vom Längsschnitt auf den Querschnitt schließen kann als umgekehrt und weil man nach eigener Erfahrung im Langzeitbereich auch den Sinn akuter Psychosen besser begreifen kann. Wir lernten, daß man bei der Weiterentwicklung eines Krankenhauses nicht beim Akutbereich, sondern beim Langzeitbereich anfangen muß; denn macht man es umgekehrt, dringt man zum Langzeitbereich, zu den Unheilbaren, zu denen, bei denen es sich gar nicht mehr lohnt, gar nicht mehr durch.

Schließlich wartete noch eine kränkende korrektive Erfahrung auf uns: Mit der Entlassung der Langzeitpatienten hatten wir natürlich die Vorstellung ihrer Integration in die Gemeinde verbunden, sozusagen ihre restlose Integration, ihr Verschwinden im Durchschnittsverhalten der Gemeindebevölkerung. Auch hier waren wir glücklicherweise inzwischen so sensibel, daß wir die anders lautenden Signale der Langzeitpatienten, wenn auch ungern, aufnahmen. Sie lauteten etwa: „Es ist ja ganz schön, endlich wieder eine eigene Wohnung zu haben, aber es ist auch anstrengend, den vielen normalen Menschen in der Hausgemeinschaft, der Nachbarschaft, auf der Straße und beim Kaufmann gegenüber sich normal zu verhalten. Von Zeit zu Zeit und einmal am Tag möchten wir auch wieder unter Unseresgleichen sein, wo man nicht krampfhaft die Maske der Normalität aufrechterhalten muß, sondern sich ohne Worte versteht, sich gehenlassen, sich entspannen kann." Außerdem sagten uns zumindest die jüngeren und mittelalten Langzeitpatienten, daß sie mit der Wohnungsbewirtschaftung und der Treppenhausreinigung und den Behördengängen nicht ausgelastet seien, sondern eine eigene Arbeit benötigten. So mußten wir lernen, daß für die Ex-Patienten 20 Jahre Landeskrankenhaus genauso prägend waren, wie etwa für mich meine Arztrolle, weshalb auch ich zwischendurch ganz gern mal wieder nur unter Ärzten sein möchte. Und wir mußten zur Kenntnis nehmen, daß zu unserer Verwunderung die ach so hospitalisierten Langzeitpatienten auch genau dasselbe Arbeitsbedürfnis hatten wie die übrige altersgleiche Bevölkerung.

Deshalb ergab sich für uns das Erfordernis, daß wir nicht nur das Krankenhaus zu behandeln und zu ändern hatten und damit uns selbst, sondern auch die Gemeinde in all ihren Gremien und in all ihren Öffentlichkeitsmedien. Denn diese hatte es nun zu lernen, daß eine neue, weitere Subkultur zu ihr gehörte, die sich weder völlig integrieren konnte noch wollte, sondern die als eine weitere Besonderheit der städtischen Öffentlichkeit akzeptiert und respektiert werden wollte. So merkten wir, daß wir viel Zeit für Öffentlichkeitsarbeit benötigten, um z. B. der Stadt Gütersloh dies Stück ihrer Rekultivierung, wie wir es nannten, schmackhaft zu machen. Und wir hatten eine Reihe von Zonen zu schaffen, von ökologischen Nischen, in denen die Ex-Patienten einfach sein oder sich treffen oder arbeiten konnten. So entstand die Dalke-GmbH mit numehr 23 Vollzeitarbeitsplätzen, wo die Leute sich ihr Einkommen vollständig erwirtschaften können, sie zum ersten Mal unabhängig von Sozialhilfe werden. Und so entstanden die beiden Zuverdienstfirmen, Industriecafé und Tagwerk, wo man sich je nach Lust und Laune an einer Tasse Kaffee festhalten kann und wo man aber auch stundenweise arbeiten oder auch regelmäßig arbeiten kann, um sich zur Sozialhilfe oder zur Rente etwas zuzuverdienen, bis man vielleicht sogar den Mut findet, auf Vollzeitarbeit zu gehen.

Inzwischen leben von den ursprünglich 300 Langzeitpatienten 200 in eigenen Wohnungen, etwa 150 um Gütersloh herum. Heute können wir sagen, daß nichts von alldem entstanden wäre, hätten wir nicht immer wieder neu zur korrektiven Erfahrung gefunden, und wir sind uns sicher, daß dies ein unendlicher Prozeß ist und daß wir auch in der nächsten Zeit immer wieder neue korrektive Erfahrungen machen müssen.

Der Psychiater als Helfer bei Problemen in Schule, Ausbildung, Beruf und im Ruhestand

Johann M. Burchard

Der in der Überschrift genannte Aufgabenbereich wird in Lehr- und Handbüchern oder Einzelarbeiten in psychiatrischen Zeitschriften selten berücksichtigt. Im Vordergrund des Interesses stehen meist nosologische Fragen und die Aufgabe des Psychiaters als Therapeut der Persönlichkeit und der Familie. Demgegenüber kennen wir aber viele Patienten, bei denen die Hauptquelle von Angst und Beunruhigung nicht die Familie ist, sondern Schule, Ausbildung, Beruf oder das Problem des Hinüberwachsens in den Ruhestand. Oft besteht zusätzlich eine Spannung im Verhältnis zur Familie, die aber von der Nichtbewältigung der Arbeitsbereiche abhängt und mit deren Bewältigung auch wieder abgebaut werden kann.

Seit langem ist bekannt, daß die Suizidrate bei Arbeitslosigkeit höher als bei Vergleichsgruppen ist (Mayer-Groß et al. 1960). Frankl beschrieb eine Arbeitslosigkeitsneurose, ebenso Valejo. Das spöttisch klingende aber ernst gemeinte „Peter-Prinzip" von Peter u. Hull (1970) beschreibt die Betriebspsychologie, aber auch die Psychopathologie der beruflichen Leistungsüberforderung und stellt die etwas absurde Behauptung auf, jeder werde so oft befördert, bis er inkompetent sei und dann versagen müsse. Glücklicherweise scheint dies nicht überall und immer der Fall zu sein.

Bei näherer Betrachtung der ärztlichen Tätigkeit zeigt sich, daß ein wesentlicher Teil dieser Arbeit den Berufs- und Tätigkeitsfeldern der Patienten gewidmet ist, gleich, ob es sich um Schüler, Lehrlinge oder Studenten, Arbeitnehmer, Hausfrauen, Arbeitgeber oder um Menschen vor, während oder nach der Berentung handelt.

Der Grund ist in der Tatsache zu suchen, daß Leistungsangst und -versagen ein wesentliches Teilsymptom so gut wie jeder psychopathologischen Symptomatik ist. Die Manifestation von Angstsyndromen in Verbindung mit Erregung führt auf den Ebenen des Konflikts, der Neurose, der Persönlichkeitsstörung, der Depression, der Manie, der schizophrenen Psychosen und der organischen Syndrome zu einer mehr oder weniger umfangreichen Teilsymptomatik auf dem Gebiet der Arbeitsleistung und damit vor allem der kognitiven Kontrolle und der Kreativität. Hinzu kommt die Einordnung in eine Gruppe, die oft nicht mehr bewältigt wird. Schule, Ausbildungsstätte, Arbeitsplatz werden zu einem Feld der Angstmanifestation und von Anpassungsproblemen. Sowohl kleine wie größere Mitarbeiterzahlen sind furchteinflößend, wenn der Patient sich nicht im Vollbesitz seiner Kräfte weiß. Das ganze Gebiet ist so umfangreich, daß Peters (1977) in diesem Zusammenhang von einer Arbeitspsychiatrie spricht.

Die Wiederherstellung der Persönlichkeit des Patienten durch die Behandlung schließt die Wiederherstellung seiner Arbeitsfähigkeit ein. Dies geschieht schon während der Behandlung und sollte nicht erst auf eine spätere Rehabilitation verschoben werden. Nur bei chronischen Krankheitsbildern, wie bei frühmanifestierter schizophrener Erkrankung, muß längere Zeit auf rehabilitative Maßnahmen wie Arbeitstherapien oder Probearbeit verwandt werden.

Die Psychiater und ihre Helfer, Psychologen, Pflegepersonal, Sozialarbeiter, sind gezwungen und kommen durch ihre Tätigkeit in die Lage, sich in eine größere Zahl von Berufsfeldern und -bildern einzuarbeiten, um ihre Patienten auch hier richtig beraten zu können. Die Kenntnis wird erworben durch eine Befragung des Patienten, aber auch seiner Angehörigen und wird ergänzt durch Gespräche mit Arbeitskollegen, soweit der Patient zustimmt, und seinen Vorgesetzten. Oft werden auch Personalabteilungen in den Kontakt einbezogen.

Wir erleben heute mehr und mehr Verständnis bei anderen Mitgliedern der Arbeitswelt unserer Patienten und eine Bereitschaft, diese wieder aufzunehmen. Es kann aber nicht geleugnet werden, daß in anderen Fällen beim Patienten große Angst besteht, daß seine psychiatrische Erkrankung am Arbeitsplatz bekannt wird und daß sein weiterer Aufstieg durch eine psychiatrische Behandlung verhindert wird. In solchen Fällen können in unserem Krankenhaus die Patienten einen „VIP-Vermerk" beantragen, der jegliche Auskunft seitens des Krankenhauses blockiert.

Zur Erhebung der Vorgeschichte und zur Erkundung der Krankheitsstruktur gehört u. E. heute eine genaue Exploration der Arbeitsplatzverhältnisse, gleich, ob es sich um Schule, Ausbildung, Beruf, Haushalt oder die Ruhestandsproblematik handelt. Hier muß ebenso interessiert und ernstnehmend vorgegangen werden wie bei der Exploration der Familienverhältnisse. Im Resultat kann die Arbeitsplatzproblematik strukturell ähnlich sein wie die Familiendynamik, beides kann aber auch vollkommen voneinander abweichen, so daß am Ende gut familiär integrierte Personen beruflich sehr unglücklich sind. Gerade diesen Patienten ist dieser Beitrag gewidmet.

Nachfolgend behandele ich die in der Überschrift genannten vier Arbeitsfelder systematisch. Hierbei wird berücksichtigt, daß Krankheit und Arbeit ebenso verzahnt sind wie Krankheit und Realität überhaupt, d. h. daß wir oft primäre von sekundären Merkmalen und Veränderungen nicht klar unterscheiden können. Die Beurteilung wird noch dadurch erschwert, daß es sich bei den Arbeitskonflikten oft gleichzeitig um Reifungskrisen handelt. Die Auswirkungen einer belasteten Individualentwicklung, gleich ob man sie als Neurose oder Persönlichkeitsstörung auffassen will, koinzidieren also oft schmerzhaft, aber auch klärend mit Tätigkeitsproblemen. Dies geschieht speziell an biographischen Schwerpunkten, die durch Entwicklungsschritte bedingt sind.

Schule

Schulversagen in Grundschulklassen ist so gut wie immer auf strukturelle Familienprobleme zurückzuführen und wird von Kinder- und Jugendpsychiatern oft so gedeutet, daß das betroffene Kind der einzige erkennbare Symptomträger ist. In nicht wenigen solcher Fälle genügt auch eine Behandlung des Kindes selbst, ohne eine umfangreichere Familientherapie durchzuführen, soweit diese nur einbezogen wird und die Behandlung hilfreich unterstützt. Schon im Grundschulalter treten personale Probleme auf. So beginnt das Stottern oft mit der Einschulung, es treten wieder Einnässen und andere kleinkindhafte Verhaltensweisen auf. Schließlich kann es zum Leistungsversagen in der Schule kommen. Das Kind hat Angst vor Lehrern und dem Schulmilieu überhaupt, fühlt sich zu keiner geordneten Leistung mehr in der Lage, ist erregt, schläft schlecht, ißt wenig, bringt die ganze Familie in Aufregung. Zu diesem Zeitpunkt ist eine exakte Diagnose der Familiendynamik kaum mehr möglich, weil alle Familienmitglieder sich aufgeregt verhalten, vielleicht mit Ausnahme der Geschwister, die sich nicht so tangiert fühlen. Eine Behandlung des gestörten Kindes in Gegenwart der Eltern ist in solchen Fällen sinnvoll. Man kann zusätzlich Promethazin in kleinen Dosen zur Nacht verordnen und die Leistungserwartungen der Eltern durch ein Gespräch mildern. Primäre Ursache ist oft eine ängstlich-aufgeregte Reaktion der Eltern auf kindliche Fehlleistungen, die schon vor der Einschulung bestand und nun ihre ersten Früchte trägt. Die Heilung ist gelungen, wenn das Kind wieder schläft, gut ißt, durchschnittliche Schulleistungen erbringt und die elterliche Alarmierung in Vertrauen zurückverwandelt wurde. Die Behandlung kann nach wenigen Wochen beendet werden.

Ein weiterer Reifungsschritt ist der Übergang auf Realschule oder häufiger Gymnasium. Hierbei ist die Elternproblematik in bezug auf die Leistungserwartung die gleiche, die Ängstlichkeit des Kindes vor der Schule schlechthin, Lehrern, Mitschülern und Leistung ebenfalls, ähnlich wie im Vorschulalter. In einem von uns später behandelten Fall trat vollständiges Leistungsversagen im Gymnasium ein, und der Junge wurde von seinen Adoptiveltern in ein Heim für geistig Behinderte verbracht, obgleich er die Grundschule glatt absolviert hatte. Wahrscheinlich lag eine frühmanifestierte Schizophrenia simplex vor, die den Leistungssturz bedingte, ein psychogenes Leistungsversagen durch den überfordernden Reifungsschritt ist aber nicht auszuschließen. Der Patient kam erst 25jährig zur Behandlung.

Die nächste Reifungsstufe, die zu Leistungsversagen führen kann, ist die Pubertät. Hier beginnen gleichzeitig die ersten Drogen- und Alkoholprobleme, wir sehen die ersten ambulanten oder klinischen Behandlungen wegen Verstimmungszustand oder Psychose. Der Schulbesuch muß bis zum vollständigen Abklingen des Psychosyndroms ausgesetzt werden, Klassenwiederholungen sind zu empfehlen.

Weniger der Realschulabschluß als das Abitur führen häufig zur Intervention eines Psychiaters. Das endgültige Verlassen der Schule bedeutet einen großen Schritt aus der Kindheit heraus, das Abitur als Reiferitus ruft größere Angst hervor als die oft gefürchteten Klassenarbeiten oder die Versetzung am Ende des Schuljahres. Kindersuizide sprechen für die Ernsthaftigkeit dieser Bedrohungserlebnisse.

Nach meinem Eindruck ist weniger die Pubertät als die Adoleszenz eine hohe Schwelle, die überklettert werden muß, wenn sie nicht einfach überschritten werden kann. Im Adoleszentenalter, das vom 17. bis etwa 23. Lebensjahr reicht, manifestieren sich schon zahlreiche depressive, manisch-depressive und psychotische Erkrankungen, die auf diesen Lebensabschnitt begrenzt bleiben, aber auch der Anfang einer langen Behandlungsbedürftigkeit werden können. Besonders häufig haben wir folgende Konstellation gesehen: Das Abitur wird noch glatt und mit guten Noten geschafft, kurze Zeit später tritt der Krankheitszustand ein, weil anscheinend der Schritt in den nächsten Lebensabschnitt der bis dahin größte im Leben der jungen Menschen ist.

Ausbildung

Die erste Arbeitsstelle als Lehrling in Betrieb oder Firma, als Student an der Universität bedeutet den Eintritt in eine Welt außerhalb des Elternhauses, während der Schulbesuch noch unter elterlichem Schutz und auch modernerweise unter elterlicher Konsultation durch die Schule abläuft. Besonders der Student wird zum ersten Mal im Leben mit einer Großzahl ihm völlig unbekannter Personen konfrontiert. Die Lehrpläne sind unklar, die Professoren sind schwerer deutbar als die Lehrer, die Universität als Tätigkeitsort fremd. Gleichzeitig wird erstmals eine Erwachsenenrolle erwartet und gefürchtet, der Student ist nicht mehr Kind im Hause der Eltern.

Die nächste Entwicklungshürde wird durch Zwischen- oder Abschlußprüfungen in Lehre oder Studium aufgebaut. Wiederum kommt es zu vielen Erstmanifestationen von psychischen Krankheitsbildern: von reaktiv-neurotischen Zuständen, Suizidversuchen, Abusus über Depressionen bis zu Psychosen. Auch die evtl. nachfolgende Promotion oder Meisterprüfung bringt noch einige Erstmanifestationen.

In der gesamten Ausbildungspsychiatrie muß wieder vorgegangen werden wie bei den Krankheiten zur Schulzeit: Neben der intensiven Behandlung werden die Erkrankten von ihrem Ausbildungsgang zunächst gelöst. Mit dem Lehrmeister muß dies verabredet werden, auf der Universität genügen in der Regel Atteste, um für ein oder zwei Semester eine Suspendierung zu erreichen. Bei Anhalten des Leistungsdrucks gelingt eine Heilung kaum, weil die Angst vor dem Versäumnis sich zur Angst vor dem Versagen hinzugesellt.

Unsere Behandlung richtet sich auf völlige Befreiung von allen Verpflichtungen, bis die Personalität des erkrankten Lehrlings oder Studenten vollständig wiederhergestellt ist. Dann kann die Ausbildung unter verbesserten Konditionen als zuvor fortgesetzt werden. Die psychiatrische Behandlung ist bis in die gelingende Fortsetzung der Ausbildung hinein weiterzuführen. Auch später kann der Kontakt zur Psychiatrie jederzeit wieder hergestellt werden.

Schon hier ist eine genaue Kenntnis der Ausbildungsstätte erforderlich, um die richtigen therapeutischen Ratschläge erteilen zu können.

Eine spezielle Gruppe unter Diplomandinnen und Doktorandinnen sind junge Frauen, die schon in eheähnlicher Beziehung leben und zwischen Kinderwunsch und Doktortitel hin und her gerissen werden. Hier können klassische Ambivalenzkonflikte mit entgegengesetzten Strebungen vorliegen, die dementsprechend pawlowianisch zu interpretieren sind und gelöst werden können. Umgekehrt ist die Partnerlosigkeit und Vereinsamung bereits im Ausbildungsalter nicht selten Gegenstand der ärztlichen Behandlung. Auch hier gilt, daß man nicht auf zwei Hochzeiten tanzen kann. Besser kann es sein, erst die Ausbildung abzuschließen und dann den bisher unentdeckten Partner zu suchen, natürlich kann auch das Gegenteil richtig sein. Dabei muß vom Therapeuten die Stützung durch platonische Freundschaften stärker herausgearbeitet werden. Aber auch zu solchen sind die oft unter Liebesmangel seit früher Kindheit leidenden Patienten nicht in der Lage, so daß schon in diesem Alter umfangreiche biographische Analysen, analytische Aufarbeitungen mit klassischer Selbsterkenntnis der Betroffenen erforderlich werden. Gleichzeitig werden psychiatrische Behandlungen, nicht selten schon mit Hilfe von Pharmaka, notwendig.

Selbst schizophrene Patienten können mit einer geeigneten Behandlung ein Studium abschließen. Wir verfügen über positive Erfahrungen auf den verschiedensten

Gebieten der Universitäten und Fachhochschulen. Das Gespräch mit den Eltern gehört bei Ausbildungsproblemen in Verbindung mit psychischer Störung noch zur Behandlung, das Einverständnis muß natürlich vom Erkrankten gegeben werden.

Beruf

Unter Beruf verstehen wir jede Tätigkeit eines Erwachsenen, die über unmittelbare Bedürfnisdeckung hinausgeht, also auch Hausfrauen, Teilzeitbeschäftigte, selbst die Mitarbeit von Partnern und Ehegatten im Haushalt kann zum Gegenstand der Behandlung werden. Die Probleme unserer Patienten auf diesem Gebiet sind vielfältig:

Prinzipiell müssen primäre Probleme von sekundären unterschieden werden. Primäre nennen wir solche, bei denen die Arbeitsplatzbeschreibung für unseren Patienten schlechthin unmöglich und unerfüllbar ist, die Leistunganforderung zu hoch, wo also Ausbeutung und Überforderung trotz moderner arbeitsrechtlicher Vorschriften noch versucht werden. Dazu gehören auch Vorgesetzte und Kollegen, die in krankhafter Weise den Patienten bedrängen. Alkoholismus, unbehandelte Verstimmungszustände, abnorme Persönlichkeitsentwicklungen sind auch auf seiten von Kollegen und Vorgesetzten möglich.

Von besonderer Bedeutung ist hier die Arbeitszeit. In bestimmten Betrieben wird auch heute noch unter Zahlung von Überstunden eine enorm hohe tägliche Arbeitszeit verlangt. Wir kennen 2 Patienten, die über Jahrzehnte 16 Stunden pro Tag arbeiten mußten und dadurch ihre Lebensarbeitszeit schon vor Vollendung des 50. Lebensjahres erfüllt hatten. In beiden Fällen, bei einer Frau und bei einem Mann, traten schwere Krankheitsbilder am Ende des fünften Lebensjahrzehnts auf. Bei der Frau waren es nacheinander Gastritis und Duodenalulzera, sodann ein schwerer Suizidversuch, anschließend eine lang hingezogene Depression, die bei uns behandelt wurde. Bei dem ebensolang arbeitenden und früh erkrankten Mann traten nacheinander eine Pankreatitis mit konsekutivem Diabetes mellitus nach Alkoholabusus bei 16-Stunden-Tag über 22 Jahre auf, anschließend ein Herzinfarkt und zuletzt eine Depression mit Suizidversuch, in welchem Stadium wir den Patienten behandelten. In beiden Fällen waren vorzeitige Berentungen erforderlich, um wenigstens das Leben zu retten. Beide Patienten waren kaum von der Rückkehr an den unmenschlichen Arbeitsplatz abzuhalten, dieses gelang uns aber schließlich. In der Firma der Frau sollen in der Vorstandsetage ständig Suizide und tödliche Herzinfarkte vorgekommen sein.

Hier von Arbeitssucht zu sprechen, wäre blasphemisch. Vielmehr handelt es sich in solchen Fällen um eine Anforderung von Arbeitskraft, der die Betroffenen durch ihre Erziehung zur Pflicht und durch Ehrgeiz kein Nein entgegensetzen können.

Ein weiteres Problemgebiet ist der ungewollte oder ungeliebte Beruf, welcher über Jahrzehnte hinweg Quelle psychischer Störungen und schließlich einer Erkrankung sein kann. Oft ist es zum Zeitpunkt des Theapiebeginns zu spät, den Beruf noch zu wechseln, und eine frühzeitige Berentung kommt in Frage. Eine Versetzung innerhalb der Institution kann in manchen Fällen noch Linderung bringen.

Bei den eher sekundären Berufsproblemen wird im Verlauf von Jahren und Jahrzehnten die Lage am Arbeitsplatz für den späteren Patienten immer unerträglicher,

Anspannung, übermäßige eigene Leistungserwartungen, die oft unerfüllbar sind, aber auch zunehmendes Leistungsversagen bei nur durchschnittlicher eigener und institutioneller Leistungserwartung gehören zum Krankheitsbild und machen nicht selten dessen Hauptinhalt aus. Die von Peter u. Hull (1970) empfohlene Zurückstufung vom Abteilungsleiter zum Sachbearbeiter oder ähnlich kommt dann zu spät, wenn die Erkrankung ausgebrochen ist. In Amerika soll es aber viele freiwillige Zurückstufungen geben, wenn die Betroffenen eine Überforderungssymptomatik zu spüren beginnen. Dieses wäre auch bei uns einführbar, wenn es wertfrei gesehen werden könnte.

Die Behandlung dieser Arbeitsplatzprobleme im Rahmen von Erkrankungen, gleich ob diese primär oder sekundär sind, muß ähnlich wie bei den vorangegangenen Schul- und Ausbildungsbelastungen gehandhabt werden. Im Erkrankungsstadium, während der Dekompensation muß die Arbeitsbelastung durch Krankschreibung auf längere Zeit vollständig vom Betroffenen genommen werden. In vielen Fällen ist eine Kontaktaufnahme mit der Arbeitgeberseite bzw. der Personalabteilung unerläßlich und sollte zu einer vertrauensvollen Zusammenarbeit gestaltet werden. Wir erleben dann vielfach, daß die beschäftigenden Institutionen nicht an Kündigung denken, sondern verständnisvoll reagieren. Unkündbare Mitarbeiter werden vor unangenehmen Versetzungen nach ihrer Rückkehr bewahrt. Die Krankschreibung kann heute bekanntlich bis zu 18 Monaten fortgesetzt werden, in den meisten Fällen wird aber eine Remission und Wiedererlangung der Arbeitskraft schon weit unter dieser Zeitgrenze erreicht.

Die Art des Berufsfeldes, der einzelnen Mitarbeiter und Vorgesetzten, der Arbeitsabläufe und der hier entstandenen Probleme, die Stellung des Patienten im komplexen beruflichen Geschehen müssen vom Therapeuten möglichst genau in Erfahrung gebracht werden und durch Gespräche mit allen erreichbaren Personen, die Einblick haben, abgesichert werden. Bei längerer Krankschreibung ist eine enge Zusammenarbeit mit der Familie oder Partnern unerläßlich, wenn nicht gleichzeitig Familien- oder Partnerprobleme in der Behandlung bearbeitet werden müssen.

Der Arbeitsaufwand des Psychiaters und seiner Helfer ist bei solchen Problemen oft sehr groß. Nicht nur die Einarbeitung in die berufliche Sphäre, auch die Kontaktnahme und der Aufbau einer Vertrauensbasis zwischen Patient und Therapeut können sehr schwierig sein, weil dieser erst zu dem Glauben geführt werden muß, daß die Psychiater wirklich wissen, worum es bei ihm am Arbeitsplatz geht. Hierzu ist eben erhebliche Sachkunde erforderlich, aber ebensosehr ein einfühlendes Verstehen in die Person des Kranken. Die Gewichtung in mehr personale oder mehr betriebliche Probleme ist das Schwierigste, was auf diesem ganzen Gebiet zu leisten ist. Beides schließt sich gegenseitig nicht aus, hier liegt auch die schon oben erwähnte Verzahnung vor.

Manche Berufsprobleme werden erst durch eine Beförderung ausgelöst, so daß hier wieder ein Reifungsproblem zur Behandlung ansteht. Der Zurückstufung ist eine Hilfe zur Eingliederung in die neue Position durch die Behandlung vorzuziehen, während die Zurückstufung die Depressivität und die Minderwertigkeitsgefühle – jedenfalls bei uns in der Bundesrepublik – noch bestärken würde. Die meisten Menschen sehen doch ihre Arbeit nicht als Job an, sondern als Beruf. Wer einen Beruf hat, fühlt sich auch als kreativer Mensch. Gerade die Erhaltung und Wiedererlangung der schöpferischen Kräfte bestimmen das berufliche Schicksal.

Ruhestandsversetzung

Die Vorbereitungen auf den Ruhestand sollten sowohl beim Arbeitnehmer als auch beim Arbeitgeber oder Selbständigen schon spätestens im Alter von 50 Jahren beginnen. Man sollte sich dann auf das dritte Drittel seines Lebens vorbereiten.

Im ersten Drittel des Lebens finden wir Kindheit, Ausbildung, Lösung vom Elternhaus und Familiengründung. Im zweiten Drittel herrscht wachsende Arbeitslast, die Bewältigung vielfältiger familiärer Probleme und der Kampf um das Reifwerden, also um die weitere Lösung von der Kindheit vor. Scheidungen, Berufswechsel, Arbeitslosigkeit drohen. Im dritten Drittel sieht unser soziales System eine Befreiung von der Berufsarbeit bei Weiterzahlung von Bezügen vor und ist dann ideal zu nennen, wenn die Menschen mit Ende 50, Anfang bis Mitte von 60 Jahren die Lösung aus der beruflichen Welt und das Hinüberwechseln in das noch unbekannte letzte Drittel bewältigen.

Uns interessieren hier diejenigen, die schon im zweiten Drittel mit Schwierigkeiten oder sogar psychischen Störungen zu kämpfen hatten. Ihnen ist oft der dringend notwendige Ruhestand eine weitere Belastung, weil durch ihn weitere Angst ausgelöst wird. Die Frühberentung ist hier nicht eine Erleichterung, sondern eine weitere Last. Dies gilt nicht nur für diejenigen, die ihre Lebensarbeitszeit im vorgesehenen tariflichen Rahmen geleistet haben, sondern auch für solche, die übermäßig gearbeitet haben und die Lebensarbeitszeit bereits erfüllt haben, bevor sie ins 6. Lebensjahrzehnt gehen. Die einen sind von ihrer Tätigkeit noch unbefriedigt, die anderen können sich von ihrer Arbeit nicht lösen und imponieren als Arbeitssüchtige.

Der gleiche Personenkreis potentieller oder tatsächlich psychiatrisch behandelter Menschen entwickelt außerhalb des Berufes in Ferien und Privatleben, innerhalb der Familie keine Entfaltungsmöglichkeiten, pflegt keine Hobbies oder hat sie wegen der Belastungen verkümmern und eingehen lassen. Bei diesen Behandlungsbedürftigen muß der Therapeut nicht nur die Berufssphäre kennen, sondern auch die tatsächlichen oder möglichen neben- und nachberuflichen Aktivitäten, wie Sport, Reisen, Hobbytätigkeiten, Sozialbeziehungen für Rentner – dies alles unter Berücksichtigung eines meist reduzierten Einkommens. Entscheidend ist hier die Wiederherstellung der Persönlichkeit, die Überwindung der beruflichen Traumatisierung, das Beilegen der Erkrankung, die Fortsetzung der Behandlung auch nach der Berentung. Ebenso wichtig sind die familiären Aspekte, vor allem das Verständnis für die Kinder.

Das vorzeitige Ausscheiden aus der Berufswelt wird oft als Zurücksetzung und Unrecht empfunden, ob es sich nun um eine eigene, aufgegebene Firma oder um eine echte Zwangspensionierung handelt, sogar dann, wenn es eine vom Patienten mitgetragene Frührente ist. Zusätzliche Belastungen sind danach die ständige Anwesenheit im Haushalt, welche vorher von den Partnern und Eheleuten gar nicht geübt wurde. Therapeutisch werden nun eine Mitarbeit im Haushalt, andererseits eine außerhäusige Aktivität angestrebt, um mit dem Gefühl der Nutzlosigkeit nach dem Berufsende fertigzuwerden. Vielen Männern ist jegliche Hausarbeit unvertraut, gleichzeitig wollen die Frauen sich nichts abnehmen lassen – ein weiteres Feld der Therapie.

Die Abschwächung sexueller Kontakte in diesem Alter kann erleichternd, aber auch erschwerend sein, je nachdem, ob die Partner hier gleichsinnig oder unterschiedlich eingestellt sind. Die Liebesfähigkeit wird von eintretender Impotenz nicht betroffen, auch dies kann therapeutisch bearbeitet werden.

Viele regulär mit der Altersgrenze aus dem Beruf Ausscheidende empfinden dies als Unrecht, weil sie sich auf der Höhe ihrer Leistungsfähigkeit und Erfahrenheit fühlen. Dadurch wird jeder altersmäßig festgelegte Endpunkt, der schon jahrelang seine Schatten vorauswerfen kann – derzeit sind dies 65 Jahre –, zum Zwangspensionierungstermin für alle. Die meisten allerdings nutzen dieses schon vorher bekannte Datum, um ihr drittes Drittel vorzuorganisieren und Lebens- und Tätigkeitsmöglichkeiten rechtzeitig aufzubauen. Jedoch sind gerade die psychiatrisch vorbelasteten hierzu nicht in der Lage und müssen beizeiten, wenn möglich, zu solchen Vorsorgetätigkeiten angeregt werden.

Dennoch ist die gutgläubig hingenommene Altersgrenze für manche bis dahin Gesunde wie ein zwangsweise verordneter Identitätsverlust und führt zu Ersterkrankungen. Analysen der Lebensläufe ergeben dann meist eine übermäßige Abhängigkeit von der Berufstätigkeit, einer Verkümmerung personaler, privater, familiärer Möglichkeiten, gleichzeitig aber auch eine Überforderung durch harte berufliche Bedingungen, die von vielen eben alle Kräfte abfordern und daneben keinen Raum lassen. A. Jores nannte die Reaktionen auf diesem Gebiet „Pensionierungsbankrott" (s. auch Bergold 1979).

In der Therapie bewährt sich bei angstauslösender und selbstgewollter vorzeitiger Inanspruchnahme der vorgezogenen Altersgrenze ein Hinausschieben um ein halbes bis ein Jahr, um eine Umstellung auf das Leben im dritten Drittel zu ermöglichen. Aus diesen Gründen würden wir politisch für eine flexible Altersgrenze plädieren. Diese muß nur so gehandhabt werden, daß sie nicht wiederum als moralischer Zwang empfunden wird, die unterste Grenze für sich in Anspruch zu nehmen, um danach seinen Identitätsverlust zu erleben.

Zur Identitätsbewahrung empfiehlt sich die Aufrechterhaltung des Kontaktes zu Jugendfreunden und Altersgenossen, ebenso wie zu Kindern, Verwandten, ebenfalls ausscheidenden Berufskollegen. Oft haben sich alte Jugendfreunde erst in diesem Alter wieder was zu sagen, nachdem die berufliche Mühsal ein Ende hat.

Heimlicher Alkoholabusus spielt auch in diesem Alter noch eine Rolle und ist geeignet, alle Entfaltungsmöglichkeiten im dritten Lebensdrittel zu blockieren. Auch hier gilt es dann, dem Patienten zu vermitteln, daß die Alternative zum Trinken nicht nur die Abstinenz, sondern eine gute therapeutische, gegebenenfalls ärztliche Behandlung ist, ebenso wie dies die Alternative zur Suizidalität ist. – Der moderne Mensch geht nicht Trinken oder überlegt sich seinen Suizid, sondern sucht Hilfe bei Ärzten und Psychologen.

Literatur

Bergold J (1979) Lerntheoretische Grundlagen für Theorie und Praxis der Psychiatrie. In: Kisker KP et al. (Hrsg) Psychiatrie der Gegenwart, Bd I/1, 2. Aufl. Springer, Berlin Heidelberg New York
Burchard JM (1980, 1987) Lehrbuch der systematischen Psychopathologie, Bd I, II, III. Schattauer, Stuttgart
Burchard JM (Hrsg) (1988) Therapiefähigkeit durch psychopharmakologische Behandlung. Münchener Wiss. Publikationen, München
Mayer-Gross W, Slater E, Roth M (1960) Clinical psychiatry. Cassell, London
Peter JL, Hull R (1970) Das Peter-Prinzip. Rowohlt, Reinbek
Peters UH (1977) Wörterbuch der Psychiatrie und medizinischen Psychologie, 2. Aufl. Urban & Schwarzenberg, München

Beziehungsgestaltung in der Psychotherapie[1]

KLAUS GRAWE

Die Bedeutung einer guten Therapiebeziehung für das Therapieergebnis

Der Therapiebeziehung wird von fast allen therapeutischen Orientierungen eine wichtige Rolle im psychotherapeutischen Veränderungsprozeß zuerkannt. Die Feststellung, daß eine gute Therapiebeziehung wichtig für ein gutes Therapieergebnis ist, gehört wohl zu den wenigen Auffassungen, in denen die Meinungen psychotherapeutischer Praktiker und der Ergebnisstand der Psychotherapieforschung übereinstimmen. Tatsächlich handelt es sich bei dem Einfluß der Therapiebeziehung auf das Therapieergebnis wohl um das am besten gesicherte Ergebnis der Psychotherapieforschung überhaupt. Von den über 1100 bisher festgestellten bedeutsamen Zusammenhängen zwischen bestimmten Merkmalen des therapeutischen Geschehens und dem Therapieerfolg, über die Orlinsky u. Howard (1986) zusammenfassend berichten, bezieht sich ein erheblicher Teil auf verschiedene Güteaspekte der Therapiebeziehung. Dies hat die genannten Autoren dazu geführt, daß sie in ihrem "Generic Model of Psychotherapy", in dem sie die gefundenen empirischen Zusammenhänge zusammenfassend interpretieren, dem "Therapeutic Bond" eine zentrale funktionale Stellung einräumen (Abb. 1).

Eine gute Therapiebeziehung hat danach zum einen unmittelbare positive Auswirkungen auf den Patienten. Er fühlt sich dadurch in seinem Selbstwert gestärkt und setzt sich mit erhöhtem Zutrauen mit seiner Lebenssituation auseinander. Neben diesem direkten positiven Einfluß auf die Befindlichkeit des Patienten wirkt sich die Therapiebeziehung aber vor allem positiv dadurch aus, daß sie die Aufnahmebereitschaft des Patienten für die therapeutischen Interventionen erhöht, daß sie den Patienten offener für die Einflüsse und Anregungen von seiten des Therapeuten macht. Der Patient macht motivierter bei diesen Interventionen mit und setzt den gemeinsamen Veränderungsbemühungen weniger Widerstand entgegen.

Angesichts dieser zentralen funktionalen Bedeutung einer guten Therapiebeziehung für den Prozeß und das Ergebnis der Therapie sollte man eigentlich annehmen, daß alle therapeutischen Orientierungen Konzepte dazu entwickelt haben, wie eine solche Beziehung genauer aussieht, wie sie hergestellt werden kann und in welcher Beziehung sie zu den sonstigen Tätigkeiten des Therapeuten steht. Überraschender-

[1] Die in diesem Artikel berichteten Ergebnisse wurden gewonnen mit Unterstützung des Schweizerischen Nationalfonds für Wissenschaft und Forschung, Projekt-Nr. 1.036-.79 und 1.700-.83

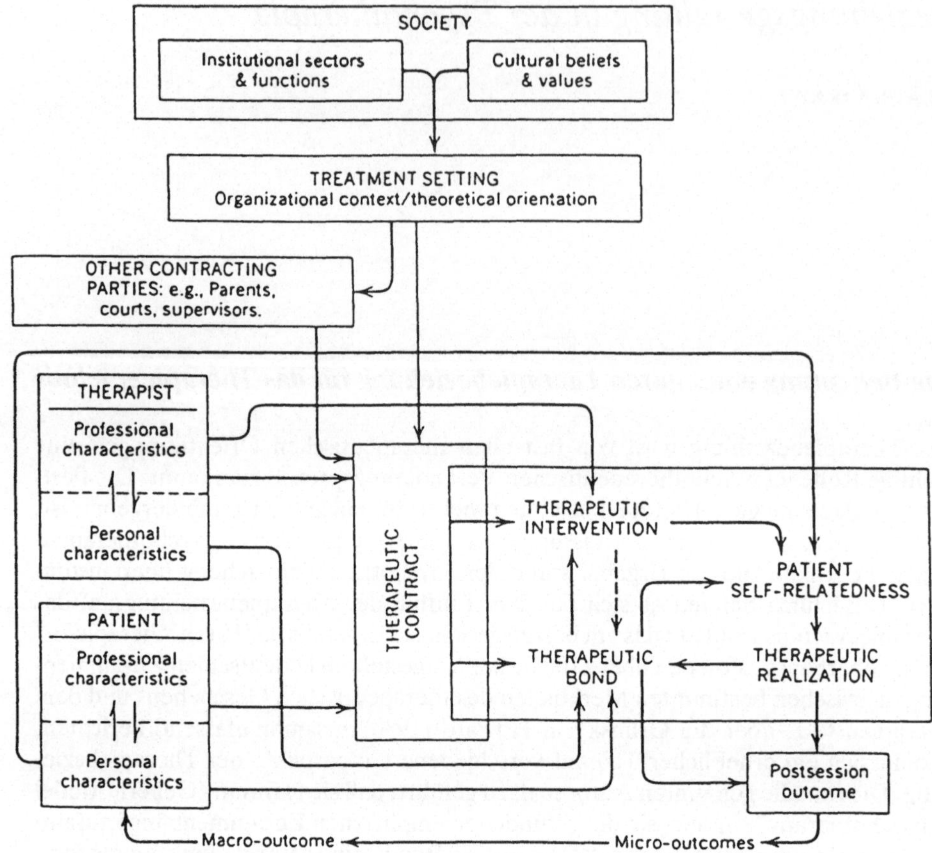

Abb. 1. Das Generic Model of Psychotherapy von Orlinsky u. Howard (1986)

weise ist dies ganz und gar nicht der Fall. Im "Handbook of Interpersonal Psychotherapy" von Anchin u. Kiesler (1982), das als Ganzes und in allen Einzelbeiträgen den Beziehungsaspekt in der Psychotherapie in den Mittelpunkt stellt, wird hierüber fast nichts ausgesagt. Die Therapiebeziehung wird darin, in der Regel ausgehend von Sullivan, als zentrales *Mittel* der Veränderung des Beziehungsverhaltens behandelt, nicht aber als *Voraussetzung* solcher Veränderungen. Die psychoanalytischen Konzepte von Übertragung und Gegenübertragung werden zum einen diagnostisch genutzt, um das interaktionelle Therapiegeschehen zu verstehen, und zum anderen therapeutisch, um das Beziehungsverhalten des Patienten zu verändern. Stellvertretend für viele andere mögliche Beispiele aus der Psychotherapieliteratur soll hier das „interpersonelle Manifest" Kieslers (1982a, S. 19) als Beleg zitiert werden, das sozusagen das Glaubensbekenntnis der interpersonellen Therapieansätze wiedergibt:

"Summary: The Interpersonal Manifesto, Part II

1. Problems in living are defined as disordered transactions, resulting originally and cumulatively from a person's neither attending to nor correcting the self-defeating aspects of his communication to others. The disturbed person consistently communicates, largely by nonverbal messages, a rigid

and extreme self-presentation, and simultaneously pulls for a rigid and constricted response from others. He imposes a rigid program on his transactions which he is either unwilling or unable to change despite the varying interpersonal stances that others offer. The culprit in disordered transactions is duplicitous communication which results from selective inattention, whereby the person ignores those aspects of his own and others' messages that are inconsistent with his self-definition and self-presentation. Individual differences in disordered communication reflect the range of styles on the Interpersonal Circle around the axes of control, affiliation, and inclusion.

2. Despite its unique characteristics, the client-therapist interaction has major similarities to other human transactions. The client communicates to the therapist, sends the same rigid and extreme evoking messages, in the same duplicitous way that he communicates with important others in his life. As a result, the therapist experiences "live" in the sessions the client's distinctive interpersonal problems.

3. The central assessment task of the interpersonal therapist is to attend to and identify the client's evoking style as it unfolds over the therapy session. Central to this assessment are the therapist's own emotional and other engagements experienced with the client.

4. The therapist's priority interventions are first to stop responding in kind, in a complementary fashion, to the client's duplicitous communications. The therapist breaks the vicious transactional cycle by not continuing to be hooked or trapped by the clients engagements or pulls. Second, the therapist metacommunicates with the client about the client's evoking style and its self-defeating consequences both with the therapist and with others outside therapy. The goal of interpersonal therapy is for the client and therapist to discover more adaptive options, to replace constricted and extreme transactions with more flexible and congruent communications adaptive to the changing realities of specific encounters.

5. Statements offered to clarify the client's disordered transactions are more or less useful hypotheses or guesses at best. To attain more adjustive living, the client needs more consensually validated hypotheses about relating to others. Validation of these hypotheses comes from changes in the client's pattern of communication with both the therapist and others. Certainty for the therapist is approximated only with internal responses as he or she experiences them. Most of the therapist's interventions are based on tentative formulations, and this hypothetical quality, if communicated clearly to the client, facilitates participatory exploration with the client to the validity of any given statement.

6. General propositions of interpersonal assessment and therapy need to be translated as they apply to distinct groups of clients or to distinct problems in living. Interpersonal peripheral statements define the specific content of general propositions as they apply to concrete groups of homogeneous clients. Validation of interpersonal psychotherapy ultimately results only from these concrete clinical and research applications."

Dem Beziehungsaspekt in der Psychotherapie wird hier eine ganz überragende Bedeutung eingeräumt, aber die Therapiebeziehung als *Grundlage* eines fruchtbaren therapeutischen Veränderungsprozesses wird überhaupt nicht thematisiert. Daß eine fruchtbare Psychotherapie nur auf der Grundlage einer guten Therapiebeziehung stattfinden kann, wird offenbar als selbstverständlich angenommen, so selbstverständlich, daß kein weiterer Gedanke daran verschwendet wird. Wenn überhaupt einmal darauf eingegangen wird, wie eine gute Therapiebeziehung hergestellt werden kann, dann beschränkt sich dies auf Tips, wie man etwa das Vertrauen des Patienten gewinnen könne [z. B. unter dem Stichwort "hooking" bei Cashdan (1982) oder etwas elaborierter unter dem Stichwort "joining" in der Familientherapie]. Diese technischen Hinweise sind weit entfernt davon, ein klares Konzept darzustellen, wodurch denn eine gute Therapiebeziehung wohl gekennzeichnet ist und was ein Therapeut seinerseits gezielt dazu beitragen kann. Man gewinnt den Eindruck, daß die meisten Psychotherapeuten der Meinung sind, eine gute Therapiebeziehung stelle sich bei ihrer Art des Zugangs zu ihren Patienten ohnehin ein. Wenn sie sich nicht einstellt, so wird dies als interaktionelle Schwierigkeit des Patienten verstanden, die diagnostische Hinweise liefert und deren Veränderung selbst einen wesentlichen Teil der therapeutischen Ziele darstellt. Daß das Herstellen einer guten Therapiebeziehung eine ausdrückliche Aufgabe für den Therapeuten sein könnte, die besser oder schlechter gelöst werden kann, wird in der Therapieliteratur allgemein viel zu wenig thematisiert.

Eine rühmliche Ausnahmestellung nimmt hier der klientenzentrierte Ansatz von Carl Rogers ein. In diesem Ansatz liegt der Schwerpunkt der ganzen therapeutischen Konzeption auf dem Beziehungsangebot des Therapeuten. Was unter einer qualitativ guten Beziehung zu verstehen ist, wird, was die Seite des Therapeuten angeht, in diesem Ansatz durch die sog. Kernvariablen „Empathie", „unbedingte Wertschätzung" und „Echtheit" definiert. Die Therapeuten werden ausdrücklich darin trainiert, ein möglichst förderliches Therapeutenverhalten im Sinne der drei genannten Variablen zu verwirklichen, um zu einer möglichst guten Therapiebeziehung zu gelangen, die gleichzeitig als Grundlage und als Mittel des Veränderungsprozesses betrachtet wird. Von allen Schulen der Psychotherapie ist dies die einzige, die der Gestaltung einer guten Therapiebeziehung diejenige Beachtung schenkt, die ihr aufgrund ihrer nachgewiesenen Bedeutung für das Therapieergebnis zukommt. Dies anzuerkennen hindert aber nicht, die Frage zu stellen, ob dies auch der beste, geschweige denn der einzige Weg sei, auf dem ein Psychotherapeut zu einer möglichst guten Therapiebeziehung beitragen kann. Zweifel daran scheinen angebracht. Stellen wir uns einen Menschen vor, der sich außerordentlich hilfebedürftig und angewiesen auf Unterstützung fühlt, der starke Wünsche nach Anleitung und aktiver Führung in die Therapie mitbringt. Dieser wird bei einem Rogers-Therapeuten zwar sicherlich „unbedingte Wertschätzung" erfahren, und der Therapeut wird auch auf seine Wünsche, sich abhängig zu machen und anleiten zu lassen, empathisch eingehen. Indem der Therapeut durch sein nichtdirektives Vorgehen den Patienten aber immer wieder auf sich selbst zurückverweist, wird er dessen Wünsche nach Anleitung und Führung gerade nicht gerecht. Unser Beispielklient wird sich in einem zu diesem Moment bei ihm zentralen Bedürfnis trotz aller sonst erfahrenen Wertschätzung gerade nicht ernst- und angenommen fühlen. DerTherapeut verweigert aus ideologischen Gründen, die Beziehungsposition einzunehmen, die zu diesem Zeitpunkt bei diesem Patienten der einzige Einstieg in eine gute, d. h. seinen zentralen Bedürfnissen gerechtwerdende Beziehung wäre. In dieser Hinsicht ist die sog. klientenzentrierte Gesprächspsychotherapie eben nicht klientenzentriert, sondern an einer bestimmten Beziehungsideologie orientiert, die eine gute Beziehung unabhängig davon definieren will, was ein Mensch in die Therapie an Voraussetzungen mitbringt. Es gibt aus der therapeutischen Praxis und auch aus der Therapieforschung (Grawe 1976; Plog 1976; Grawe 1987c) durchaus Belege dafür, daß gerade von Patienten mit starken Abhängigkeitswünschen die nichtdirektive Form der Beziehungsgestaltung durch einen Gesprächspsychotherapeuten als enorm frustrierend erlebt wird mit sehr negativen Auswirkungen auf die Qualität der Therapiebeziehung und das Therapieergebnis.

Wirklich klientenzentriert wäre eine Beziehungsgestaltung, die sich an dem ausrichtet, was ein Patient an Beziehungsmöglichkeiten und -wünschen in die Therapie mitbringt. Da dies naturgemäß sehr unterschiedlich sein wird, hätte auch eine auf den Patienten bezogene Beziehungsgestaltung für jeden Patienten unterschiedlich, nämlich auf seine besonderen Beziehungsvoraussetzungen zugeschnitten, auszusehen. Die Beziehungsgestaltung durch den Therapeuten müßte also flexibler erfolgen als es beim festgelegten Vorgehen der Gesprächspsychotherapie in der Regel der Fall ist. Im nächsten Abschnitt soll ein Konzept für eine solche flexible, auf die individuellen Voraussetzungen des einzelnen Patienten zugeschnittene Beziehungsgestaltung vorgestellt werden.

Ein theoretisches Konzept zur Gestaltung einer guten Therapiebeziehung

Die nachfolgenden Überlegungen zur Gestaltung der Therapiebeziehung leiten sich aus einer theoretischen Auffassung vom psychischen Funktionieren des Menschen ab, die hier nicht ausführlich dargestellt werden kann. Den Kern dieser Auffassung bildet das Konstrukt des Schemas (Grawe 1987a). Schemata regulieren die psychischen Aktivitäten des Individuums. Die regulierende Aktivität von Schemata ist darauf ausgerichtet, Wahrnehmungen im Sinne bestimmter Ziele herzustellen. Diese Ziele sind die lebensgeschichtlich erworbenen Mittel des Individuums, seine Grundbedürfnisse in einer bestimmten Lebensumgebung zu realisieren. Die Schemata selbst sind hierarchisch organisiert und stehen in einer Mittel-Zweck-Beziehung zueinander. Höhere Regulationsebenen geben die Sollwerte für die niedrigeren vor, und letztere dienen als Mittel zur Erreichung der übergeordneten Ziele. Die unmittelbar handlungssteuernden Komponenten dieser Schemata werden im folgenden als Pläne bezeichnet. Pläne dienen dazu, durch auf die Umgebung einflußnehmendes Verhalten Wahrnehmungen im Sinne der übergeordneten Schemata herzustellen. Interaktionelle Pläne dienen dazu, in zwischenmenschlichen Beziehungen solche Wahrnehmungen zu ermöglichen, die mit den eigenen Beziehungszielen übereinstimmen. Ein besonders wirksames Mittel, das Verhalten von Interaktionspartnern so zu lenken, daß es Wahrnehmungen im Sinne der eigenen Beziehungsziele ermöglicht, ist das nonverbale Verhalten. Aus diesem Verhalten kann daher unter Zugrundelegung der Hypothese, daß es sich um ein Mittel zur Herstellung eines bestimmten Zieles handelt, am ehesten auf die Beziehungsziele eines Individuums geschlossen werden. In diesem Aspekt deckt sich diese Konzeption weitgehend mit einer Sichtweise dyadischer Interaktionen, wie sie von Leary (1957) Beier (1966), Argyle (1972), Scheflen (1976) u. a. vertreten wird. Sie alle betrachten dyadische Interaktionen unter der Annahme, daß jeder der beiden Interaktionspartner versucht, mit seinem Interaktionsverhalten den anderen so zu lenken und einzuschränken, daß dessen Verhalten ihm eine Verwirklichung der eigenen interaktionellen Ziele ermöglicht. Bei Beier (1966), Kiesler (1982a, b) oder Smith-Benjamin (1982) führt dies zu der therapeutischen Schlußfolgerung, daß der Therapeut sich gerade nicht komplementär verhalten dürfe, um den Patienten nicht in seinen problematischen Interaktionsmustern gefangenzuhalten. Hier wird, wie oben ausgeführt, die Therapiebeziehung ganz unter dem Gesichtspunkt des *Veränderungsaspektes* gesehen. Als komplementäres Verhalten wird hier solches Verhalten verstanden, welches der Patient in der Regel mit seinem Interaktionsverhalten bei anderen hervorruft. Unter dem Veränderungsaspekt wird daher komplementäres Verhalten des Therapeuten in diesem Sinne als ausgesprochen negativ bewertet.

Wenn im Rahmen der hier vertretenen therapeutischen Konzeption von Komplementarität gesprochen wird, dann bezieht sich diese zwar auch auf die Therapiebeziehung, jedoch nicht als Mittel von Veränderungen, sondern als tragende

Grundlage des therapeutischen Veränderungsprozesses. Es wird postuliert, daß eine Therapiebeziehung dann zu einer optimalen Grundlage für einen fruchtbaren Veränderungsprozeß wird, wenn sich der Therapeut möglichst komplementär, d. h. erfüllend, bestätigend zu den wichtigsten *erschlossenen positiven Zielen* des Patienten verhält, nicht zu seinem realen Verhalten. Dieses Postulat geht aus dem in unserer theoretischen Konzeption implizierten Menschenbild hervor. Es sieht den Menschen grundsätzlich als jemanden an, der mit seinem Verhalten permanent bemüht ist, sich im Sinne seiner positiven Ziele selbst zu verwirklichen. Mag das im Zuge dieses Bemühens tatsächlich resultierende Verhalten auch noch so mißglückt, gestört, problematisch wirken, letztlich stehen dahinter Ziele, die für das Individuum selbst einen hohen Wert haben, aus denen es Selbstachtung und Selbstwertgefühl (Frey u. Benning 1983) bezieht.

Psychotherapiepatienten haben nun in der Regel zu dem Zeitpunkt, an dem sie eine Therapie aufnehmen, ein eher geringes Selbstwertgefühl. Sie fühlen sich von ihrer sozialen Umgebung also wenig im Sinne ihrer positiven Selbst-Ziele bestätigt. Auch die Psychotherapiesituation als solche ist nicht gerade selbstwerterhöhend. Die Rolle des Patienten verlangt, daß er sich von seinen eher problematischen Seiten zeigt. Hieraus kann er wenig Selbstwerterhöhendes beziehen. Rogers Forderung an einen Therapeuten, er müsse sich dem Patienten gegenüber betont so verhalten, daß der sich von ihm wertgeschätzt fühle, leuchtet daher unmittelbar ein. Ein Mensch wird sich jedoch dann am meisten wertgeschätzt fühlen, wenn er in dem wertgeschätzt wird, was ihm selbst am meisten bedeutet. Dies sind per definitionem seine eigenen höchsten positiven Ziele. Am meisten wird sich daher der Patient wertgeschätzt fühlen, wenn er sich vom Therapeuten in diesen Zielen erkannt und bestätigt fühlt. Dies können sowohl positive Ziele sein, die letztlich auch sein Problemverhalten mitbestimmen, als auch solche Ziele, die mit seiner Problematik gar nichts zu tun haben. Es dürfte nach dem zuvor Gesagten klar sein, daß hiermit überwiegend nicht die vom Patienten offen ausgelebten oder geäußerten Ziele gemeint sind, denn sein Verhalten – und dazu gehören auch seine Äußerungen über seine Ziele – wird zu einem erheblichen Teil durch Faktoren mitbestimmt, die einer offenen Selbstwerterhöhung entgegenwirken. Der Therapeut wird daher die für das Selbstwertgefühl des Patienten wichtigsten Ziele überwiegend aus dessen Verhalten und seinen sprachlichen Äußerungen *erschließen* müssen. Dies ist von Anfang an eines der wichtigsten Ziele gewesen, die wir mit der Methode der Plananalyse (Grawe u. Dziewas 1977; Grawe 1980; Caspar u. Grawe 1982; Caspar 1984; Caspar, im Druck) verfolgt haben. Vor allem eine genaue Analyse des weniger bewußt kontrollierten nonverbalen Beziehungs- und Ausdrucksverhaltens bietet einen recht direkten Weg zu solchen nicht offen äußerbaren und oft auch dem Patienten selbst nicht klar bewußten Zielen.

Nach unserem Konzept kann ein Therapeut nun zu einer guten Therapiebeziehung vor allem dadurch beitragen, daß er sich *komplementär zu diesen Zielen* zum Patienten in Beziehung setzt, indem er ihm aktiv möglichst oft Wahrnehmungen im Sinne dieser Ziele ermöglicht. Der Patient wird sich dadurch in seinem Selbstwert sehr von ihm bestätigt fühlen und entsprechend weniger in Frage gestellt durch Wahrnehmungen, die nicht in seine Schemata passen. Er wird also weniger defensiv gegen die vom Therapeut gezielt angebrachten Interventionen sein, die sein Beziehungsverhalten dann schließlich verändern sollen. Indem der Therapeut sich aktiv zu den positiven Zielen des Patienten komplementär verhält, schafft er damit neben der in sich wertvollen Erhöhung des Selbstwertgefühls mit ihren positiven Folgen auch einen fruchtbaren Boden, eine hohe Aufnahmebereitschaft für veränderungsinduzierende Interventionen.

Empirische Validierung des Konzeptes der komplementären Beziehungsgestaltung

Prüfung unserer Annahmen im Rahmen einer experimentellen Therapievergleichsstudie

Es stellt sich nun die Frage, ob das auf den Ergebnissen einer Plananalyse aufbauende komplementäre Ausrichten des Beziehungsverhaltens des Therapeuten auf die wichtigsten positiven Selbst-Ziele des Patienten tatsächlich zu einer besonders guten Therapiebeziehung führt, wie es im vorangegangenen Abschnitt postuliert wurde. Diese Annahme kann durch Daten überprüft werden, die wir im Rahmen einer experimentellen Therapievergleichsstudie erhoben haben. Die Anlage dieser Untersuchung sah folgendermaßen aus: In einer Versuchsbedingung wurden 16 Patienten mit gemischter neurotischer Problematik mit einer normalen „Breitspektrum-Verhaltenstherapie" behandelt. Die Behandlung erfolgte durch relativ erfahrene praktizierende Verhaltenstherapeuten, die die Ausbildung des entsprechenden Therapieverbandes durchlaufen hatten. In dieser Therapiebedingung wurden keine weiteren, über das innerhalb der Verhaltenstherapie übliche Maß hinausgehenden Maßnahmen zur Gestaltung einer guten Therapiebeziehung getroffen. In einer zweiten Versuchsbedingung wurden ebenfalls 16 Patienten (die Versuchsbedingungen waren in jeder Hisicht vergleichbar, außer dem therapeutischen Vorgehen; die Zuweisung der Patienten zu den Versuchsbedingungen erfolgte nach Zufall) von verhaltenstherapeutisch orientierten Therapeuten behandelt. Diese Therapeuten waren jedoch zusätzlich in die Methode der Plananalyse eingeführt worden und sollten sich in ihren Therapien darum bemühen, sich möglichst komplementär zu den wichtigsten positiven Zielen des Patienten in Beziehung zu setzen. Diese zweite Versuchsbedingung, im folgenden „interaktionelle Verhaltenstherapie" genannt, unterschied sich also von der Breitspektrum-Verhaltenstherapie nicht so sehr in den zur Anwendung gelangenden therapeutischen Interventionen, sondern vor allem in dem systematischen Versuch zur Herstellung einer möglichst guten, auf die individuellen Besonderheiten des Patienten zugeschnittenen Therapiebeziehung. Als dritte Versuchsbedingung wurde diejenige Therapieform in den Vergleich einbezogen, die sich bisher am ausdrücklichsten um eine möglichst gute Therapiebeziehung bemüht, nämlich die klientenzentrierte Gesprächspsychotherapie. In dieser dritten Bedingung wurden 15 Patienten von praktizierenden Gesprächspsychotherapeuten behandelt, die ebenfalls die Ausbildung des entsprechenden Fachverbandes durchlaufen hatten. In dieser Versuchsbedingung konnte wegen der ausdrücklich darauf ausgerichteten Ausbildung der Therapeuten damit gerechnet werden, daß im Durchschnitt gute Therapiebeziehungen entstehen würden. Die Bemühungen der Therapeuten um eine solche Beziehung waren hier jedoch weniger auf die ganz individuellen Besonderheiten des Patienten abgestimmt, sondern erfolgten im Sinne einer möglichst guten Verwirklichung der sog. Rogersschen Kernvariablen. Diese

Vergleichsbedingung diente zu dem Zweck, prüfen zu können, ob eine *individuell auf den einzelnen Patienten zugeschnittene* Beziehungsgestaltung noch darüber hinaus einen bedeutsamen Beitrag zur Herstellung einer guten Therapiebeziehung leisten kann. Die Therapien dauerten in allen drei Bedingungen im Durchschnitt zwischen 30 und 40 Therapiesitzungen. Das genaue Vorgehen der Untersuchung, einschließlich der erhobenen Messungen, ist bei Grawe et al. (1988, 1987b) ausführlich dargestellt. Im folgenden werden nur diejenigen Ergebnisse dieser Untersuchung aufgeführt, die von unmittelbarer Bedeutung für unsere Fragestellung sind.

Die Anlage unserer Untersuchung geht, was die Güte der Therapiebeziehung anbetrifft, mit eindeutigen Ergebniserwartungen einher. Die beste Therapiebeziehung wird für die Versuchsbedingung interaktionelle Verhaltenstherapie erwartet, die zweitbeste für die klientenzentrierte Gesprächspsychotherapie und die drittbeste für die Breitspektrum-Verhaltenstherapie.

Ergebnisse

Als erstes stellt sich die Frage, ob sich die Therapeuten der drei Versuchsbedingungen in ihren Bemühungen um die Herstellung einer möglichst guten Therapiebeziehung tatsächlich bedeutsam voneinander unterscheiden. Nur unter dieser Voraussetzung kann mit bedeutsamen Unterschieden in der Güte der Therapiebeziehungen zwischen den drei Bedingungen gerechnet werden. Zur Prüfung dessen, ob die Therapeuten der drei experimentellen Bedingungen sich tatsächlich im Sinne der Definition der Versuchsbedingungen unterschiedlich verhalten haben, wurden für jede Therapie acht 12-min-Ausschnitte aus zwei Therapiesitzungen im Blindverfahren von unabhängigen Ratern im Hinblick auf das Beziehungsverhalten der Therapeuten eingeschätzt. Die Beurteilung erfolgte auf 4stufigen Ratingskalen mit den Abstufungen „stimmt gar nicht" – „stimmt ein bißchen" – „stimmt ziemlich" – „stimmt ganz genau". Eingeschätzt wurden folgende Items:
1. „Der Therapeut versucht, dem Patienten zu ermöglichen, daß er sich in seinem positiven Selbst aufgewertet fühlen kann."
2. „Der Therapeut versucht, dem Patienten zu ermöglichen, daß er sich in der Beziehung zum Therapeuten wohlfühlt."
3. „Der Therapeut versucht, dem Patienten zu ermöglichen, daß er Vertrauen zum Therapeuten haben kann."
4. „Der Therapeut nimmt vom Patienten ausgehende Gelegenheiten wahr, eine vertrauensvolle interaktionelle Beziehung zu fördern."

Diese Items sind Teil eines umfassenderen Meßinstrumentes, der sog. „Heuristik-Rating-Skalen", die an anderer Stelle ausführlich beschrieben sind (Ambühl u. Grawe 1988). Die Einschätzungen der vier Beziehungsitems korrelieren hoch miteinander, so daß sie in einer Faktorenanalyse gemeinsam auf einem „Beziehungsfaktor" luden (s. Ambühl u. Grawe 1988). Die Einschätzungen der 12-min-Ausschnitte durch die Rater in diesen Items waren von befriedigender Zuverlässigkeit (genauere Ergebnisse s. Ambühl u. Grawe 1988). Für die Auswertungen wurden die Einschätzungen in den vier Items zu einem Gesamtwert zusammengefaßt. Dieser Wert gibt an, wie sehr sich der Therapeut nach Einschätzung der Rater darum bemüht

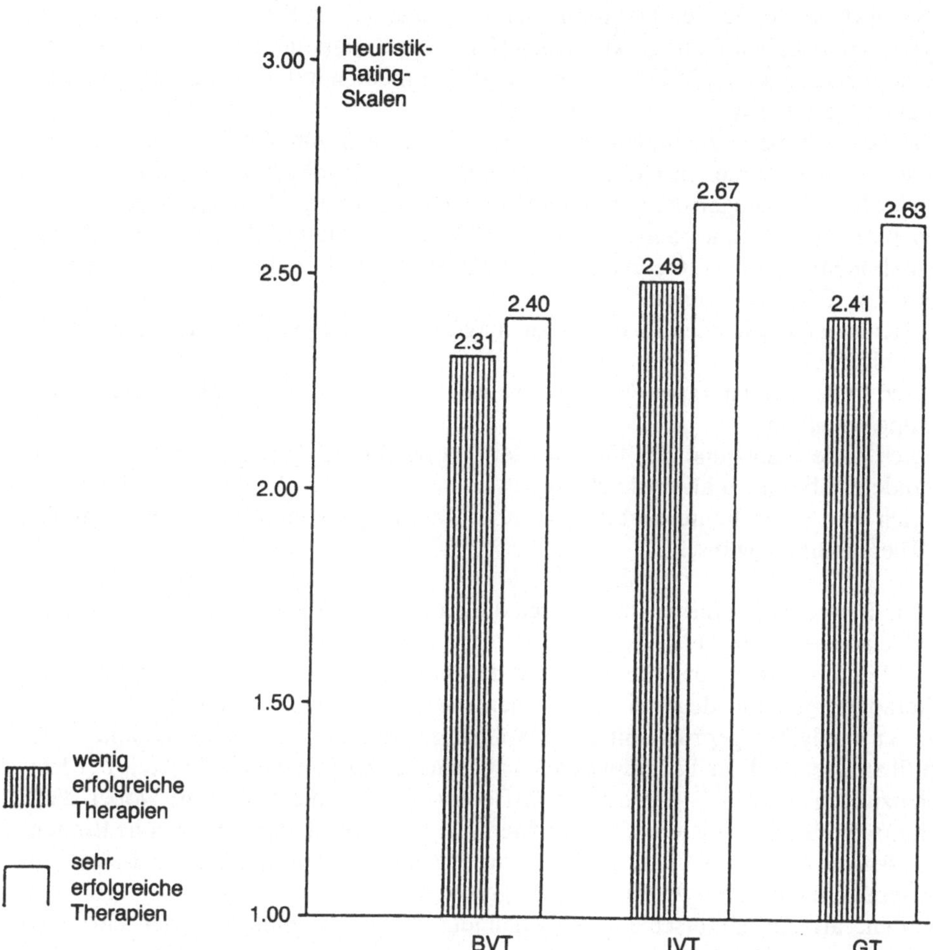

Abb. 2. Unterschiede zwischen den drei Therapiebedingungen in der Verwirklichung der Heuristik der Beziehungsgestaltung. Die Unterschiede zwischen den Bedingungen sind mit p = 0,04 signifikant. Auf die Unterschiede zwischen erfolgreichen und weniger erfolgreichen Therapien wird hier nicht weiter eingegangen (*BVT* Breitspektrum-Verhaltenstherapie, *IVT* interaktionelle Verhaltenstherapie, *GT* Gesprächspsychotherapie)

hat, aktiv zu einer guten Therapiebeziehung beizutragen. Abbildung 2 zeigt, daß sich die Therapeuten der drei Therapiebedingungen in dieser Hinsicht tatsächlich bedeutsam voneinander unterscheiden.

Am ausgeprägtesten ist das Bemühen um eine aktive Beziehungsgestaltung bei den interaktionellen Verhaltenstherapeuten, dicht gefolgt von den Gesprächspsychotherapeuten, während ein deutlicher Abstand zu den „normalen" Verhaltenstherapeuten besteht. Die Therapeuten der drei Therapiebedingungen haben sich also tatsächlich im Sinne der Definiton der experimentellen Bedingungen verhalten. Insbesondere haben die interaktionellen Verhaltenstherapeuten deutlich mehr als die nicht plananalytisch geschulten Verhaltenstherapeuten für die Herstellung einer möglichst guten Therapiebeziehung getan.

Schlägt sich dieses Bemühen nun auch im Sinne einer von den Patienten selbst als besser wahrgenommenen Therapiebeziehung nieder? Zur Prüfung dieser Frage können die Einschätzungen der Patienten in einem Stundenbogen herangezogen werden, den jeder Patient unmittelbar nach jeder Therapiesitzung ausfüllte. Dieser Bogen enthält mehrere Items, die verschiedene Aspekte der Güte der Therapiebeziehung betreffen. Die Items lauten:

- „Heute habe ich mich in der Beziehung zum Therapeuten/zu der Therapeutin wohlgefühlt."
- „Ich finde, der Therapeut/die Therapeutin müßte meinen Gefühlen mehr Beachtung schenken."
- „Ich habe manchmal das Gefühl, der Therapeut/die Therapeutin denkt etwas anderes über mich als er/sie mir sagt."
- „Ich hätte mir heute mehr Hilfe und Ratschläge vom Therapeuten/von der Therapeutin gewünscht."

Die Einschätzung dieser Items durch die Patienten erfolgte auf bipolaren Ratingskalen von -3 über 0 bis $+3$.

Abbildung 3 zeigt, daß die Patienten der interaktionellen Verhaltenstherapie die Therapiebeziehung deutlich am besten beurteilen. Der Unterschied verfehlt (varianzanalytisch geprüft) mit einer Wahrscheinlichkeit von $p = 0{,}07$ gerade die Signifikanzgrenze. Dies ist hauptsächlich auf eine große Unterschiedlichkeit der Einschätzungen innerhalb der einzelnen Bedingungen zurückzuführen, wobei diese Unterschiede hoch mit dem späteren Therapieerfolg korrelieren. Diese hohe Binnengruppenvariation führt naturgemäß dazu, daß mittlere Unterschiede zwischen den Gruppen im absoluten Ausmaß enorm groß sein müssen, um relativ noch größer zu werden, als die Unterschiede zwischen den Patienten innerhalb der einzelnen Behandlungsbedingungen.

Die in Abb. 3 enthaltenen Werte beziehen sich auf die Einschätzung derselben Therapiesitzungen, die von unabhängigen Beurteilern hinsichtlich des aktiven Bemühens der Therapeuten um eine gute Beziehungsgestaltung eingeschätzt worden waren (s. oben). Sie sind also auf zwei Sitzungen aus jeder Therapie begrenzt. Eine noch breitere Grundlage zu prüfen, ob Unterschiede in der von den Patienten wahrgenommenen Qualität der Therapiebeziehung zwischen den drei Versuchsbedingungen bestehen, bietet der Vergleich der mittleren Einschätzungen in jeder Therapiebedingung über den *Verlauf* der Therapie hinweg. Die Abb. 4a–d geben die mittleren Einschätzungen der Patienten der drei Versuchsbedingungen über die ersten 21 Therapiesitzungen wieder. Die Unterschiede zwischen den drei Gruppen sind im absoluten Ausmaß zwar nicht sehr groß, aber in sämtlichen Items zeigt sich konsistent eine besonders gute Einschätzung der Therapiebeziehung durch die Patienten der interaktionellen Verhaltenstherapie. Da die Versuchsbedingungen sich außer im Vorgehen der Therapeuten sonst nicht unterschieden, können diese Unterschiede in der Wahrnehmung der Therapeuten durch die Patienten nur auf das unterschiedliche Verhalten der Therapeuten zurückgeführt werden. Das Bemühen

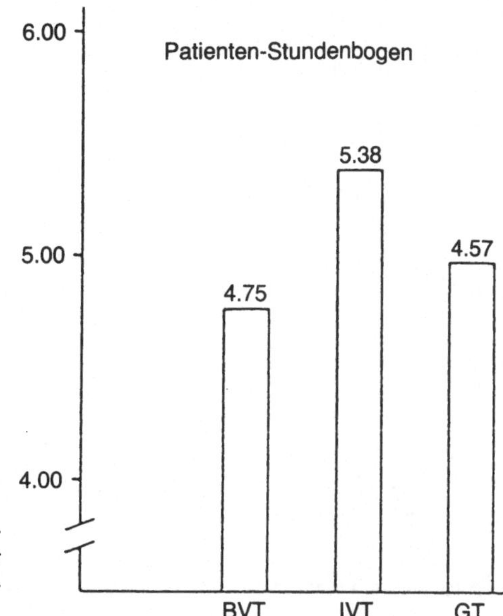

Abb. 3. Unterschiede in den drei Therapiebedingungen bezüglich der Einschätzung der therapeutischen Beziehung im Patienten-Stundenbogen (p = 0,07)

der interaktionellen Verhaltenstherapeuten um eine gute Therapiebeziehung ist also offensichtlich von Erfolg gekrönt gewesen.

Die Unterschiede zwischen den Behandlungsbedingungen werden noch deutlicher, wenn man innerhalb der Behandlungsbedingungen zwischen den Hälften der erfolgreicheren und der weniger erfolgreichen Patienten unterscheidet. Es zeigt sich dann, daß die später erfolgreichen Patienten in der interaktionellen Therapie während der ganzen Therapiedauer die Beziehung zu ihrem Therapeuten am weitaus besten einschätzen, deutlich besser als die erfolgreichen Patienten der beiden anderen Bedingungen. In der interaktionellen Verhaltenstherapie hängt das Therapieergebnis auch besonders ausgeprägt mit der Qualität der Therapiebeziehung zusammen.

Insgesamt sind die gefundenen Ergebnisse ein Beleg dafür, daß ein gezieltes Bemühen des Therapeuten um eine möglichst gute Therapiebeziehung, angeleitet durch ein darauf zugeschnittenes theoretisches Konzept und eine entsprechende Methode, tatsächlich zu einer besseren Therapiebeziehung führen kann, als sie ohne solche ausdrücklichen Maßnahmen entsteht.

Diskussion

Bei der erwiesenen großen Bedeutung einer guten Therapiebeziehung für das Ergebnis von Psychotherapien erscheint es folgerichtig, von therapeutischen Konzeptionen zu erwarten, daß sie ausdrückliche Überlegungen und Methoden dazu enthalten, was ein Therapeut zur Entwicklung einer möglichst guten Therapiebeziehung beitragen kann. Vermehrte theoretische und praktische Bemühungen in diese Richtung wären wohlinvestiert. Die hier berichteten Ergebnisse zeigen, daß es möglich ist, auch auf andere Weise zu einer qualitativ guten Therapiebeziehung zu kommen als auf dem

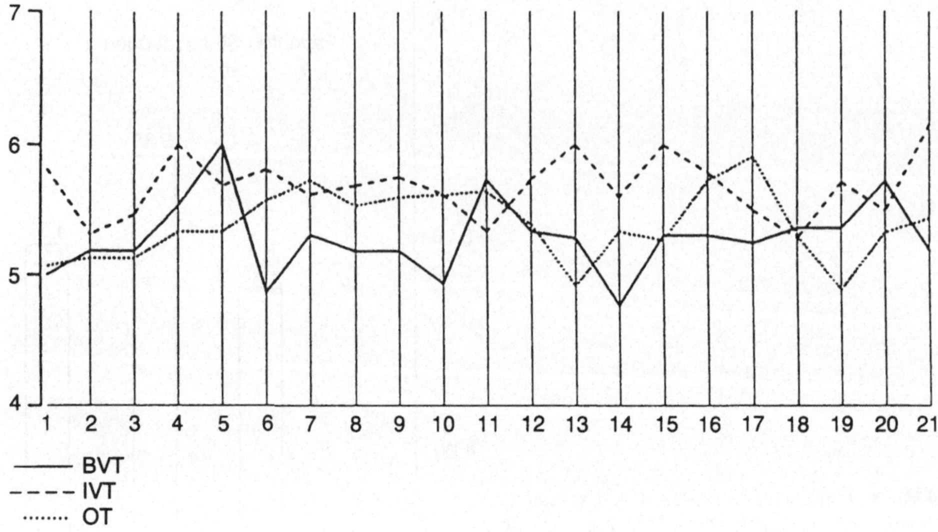

„Heute habe ich mich in der Beziehung zum Therapeuten/zu der Therapeutin wohlgefühlt"

Abb. 4a

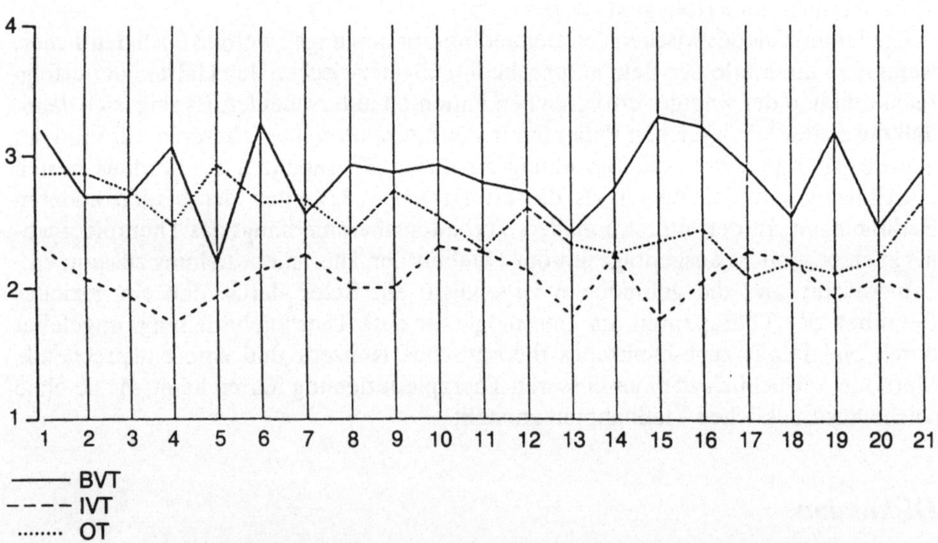

„Ich finde, der Therapeut/die Therapeutin müßte meinen Gefühlen mehr Beachtung schenken"

Abb. 4b

Abb. 4a–d. Einschätzungen der ersten 21 Therapiesitzungen durch die Patienten der 3 Therapiebedingungen in 4 Beziehungsitems des Patienten-Stundenbogens. Die Kurven geben die Mittelwerte für die 3 Behandlungsbedingungen wieder (*BVT* Breitspektrum-Verhaltenstherapie, *IVT* interaktionelle Verhaltenstherapie, *GT* Gesprächspsychotherapie)

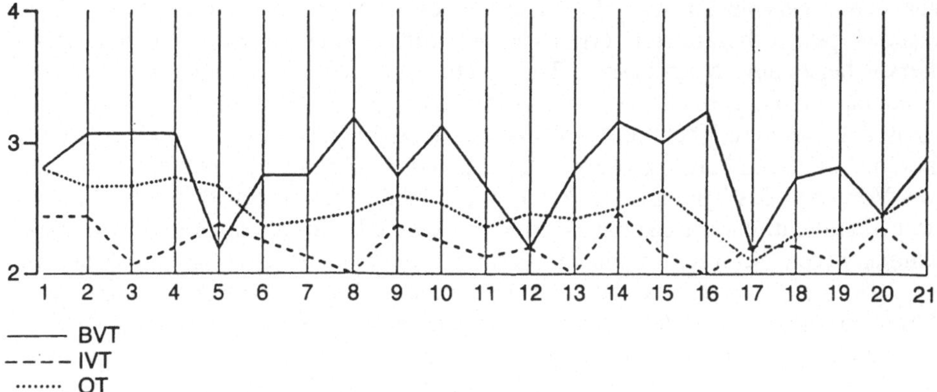

„Ich habe manchmal das Gefühl, der Therapeut/die Therapeutin denkt etwas anderes über mich als er/sie mir sagt"

Abb. 4c

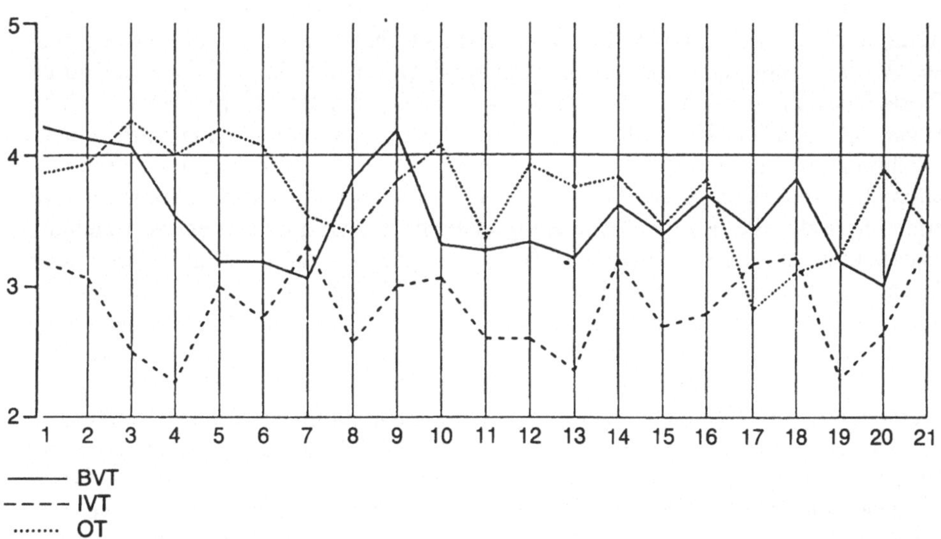

„Ich hätte mit heute mehr Hilfe und Ratschläge vom Therapeuten/von der Therapeutin gewünscht"

Abb. 4d

Weg, den Rogers hierfür empfiehlt, ja, daß es bessere Möglichkeiten hierfür gibt. Die Gesprächspsychotherapeuten erreichen bei ihren Patienten zwar oft eine gute Therapiebeziehung. Noch bessere Therapiebeziehungen wurden aber von Verhaltenstherapeuten hergestellt, wenn sie systematisch mit der Methode der Plananalyse arbeiteten, die dem Therapeuten Hinweise darauf liefert, wie er zu einer guten Therapiebeziehung beitragen kann. Die Ergebnisse zeigen auf, daß ein nichtdirektives Vorgehen des Therapeuten keineswegs einen notwendigen Bestandteil eines guten therapeutischen Beziehungsverhaltens darstellt. In der angeführten Untersuchung waren die interaktionellen Verhaltenstherapeuten hochsignifikant direktiver als die Gesprächstherapeuten (Schwander 1985). Trotzdem wurde die Therapiebeziehung von den Patienten als ganz besonders gut empfunden. Nicht-Direktivität ist also kein Wert in sich. Ob ein Therapeut sich eher nichtdirektiv oder direktiver verhalten sollte, hängt nach unserem theoretischen Konzept von den Beziehungszielen und -möglichkeiten des Patienten ab. Einmal wird das eine, bei einem anderen Patienten das andere zu einer besseren Therapiebeziehung führen. Wirklich „klientbezogen" ist das Beziehungsverhalten des Therapeuten dann, wenn er es von den Beziehungsmöglichkeiten und -zielen des Patienten abhängig macht, statt sich unabhängig von dessen individuellen Voraussetzungen auf jeden Fall nichtdirektiv zu verhalten, weil dies seiner Ideologie entspricht.

Es wäre jedoch verfehlt, die berichteten Ergebnisse in den Kontext des Schulenstreites zwischen verschiedenen therapeutischen Orientierungen zu stellen. Es ist ja nicht etwa so, daß Verhaltenstherapeuten bessere Therapiebeziehungen herstellten als Gesprächspsychotherapeuten. Ohne eine ausdrücklich darauf zugeschnittene Methode und entsprechende Maßnahmen ist dies keineswegs der Fall. Die „normalen" Verhaltenstherapeuten tun deutlich weniger für die Herstellung einer guten Therapiebeziehung als möglich wäre. Die gefundenen Ergebnisse sprechen in meinen Augen dafür, daß der Herstellung einer guten Therapiebeziehung grundsätzlich mehr Beachtung geschenkt werden müßte, als dies zur Zeit bei den meisten therapeutischen Orientierungen geschieht. Eine ausdrückliche Schulung von Therapeuten mit einer Methode, die auf die Herstellung einer möglichst guten Therapiebeziehung ausgerichtet ist, kann – wie hier gezeigt wurde – wesentlich zu einer guten Therapiebeziehung beitragen. Die Methode der Plananalyse und das Konzept des komplementären Therapieverhaltens sind, wie unsere Ergebnisse zeigen, geeignete Mittel für diesen Zweck. Sie sind grundsätzlich nicht an eine bestimmte therapeutische Orientierung gebunden, sondern könnten theoretisch von Therapeuten aller Orientierungen für diesen Zweck genutzt werden. Daß dies tatsächlich geschieht, ist angesichts der gegenwärtig noch bestehenden Verhältnisse im Psychotherapiebereich allerdings eher unwahrscheinlich. Dafür erscheinen die Grenzen zwischen verschiedenen therapeutischen Schulen zur Zeit noch zu undurchdringlich. Angesichts der großen Bedeutung einer guten Therapiebeziehung für das Therapieergebnis ist das Fehlen ausgearbeiteter Konzepte, Methoden und Anleitungen dazu, was ein Therapeut zur Entwicklung einer guten Therapiebeziehung aktiv beitragen kann, allerdings als ein rational nicht begründbarer Mißstand zu betrachten. Unsere Ergebnisse zeigen, daß es durch eine gezielte Schulung von Therapeuten durchaus möglich ist, sie zu befähigen, bessere Therapiebeziehungen herzustellen. Diese Möglichkeiten werden von vielen therapeutischen Orientierungen bisher vor allem deshalb nicht ausreichend genutzt, weil die Therapiebeziehung zu sehr unter dem Gesichtspunkt des Veränderungs*mittels* betrachtet wird. Die empirisch viel besser gesicherte Funktion der Therapiebeziehung als tragender *Grundlage* der Veränderung hat in den meisten therapeutischen Konzepten dagegen bisher kaum einen angemessenen Ausdruck gefunden. Es ist an der Zeit, daß die Herstellung einer guten Therapiebeziehung von allen Psychotherapeuten als eine ausdrückliche Aufgabenstellung angesehen wird, zu deren Erfüllung es nicht ausreicht, sich als eine von Natur aus wohltuende Person zu fühlen.

Literatur

Ambühl HR, Grawe K (1988) Psychotherapeutisches Handeln als Verwirklichung therapeutischer Heuristiken: Ein Prozeßvergleich dreier Therapieformen aus einer neuen Perspektive. Zeitschrift für Psychotherapie, Psychosomatik und medizinische Psychologie (im Druck)

Anchin JC, Kiesler DJ (1982) Handbook of interpersonal psychotherapy. Pergamon Press, New York

Argyle M (1972) Soziale Interaktion. Kiepenhauer & Witsch, Köln

Beier EC (1966) The silent language of psychotherapy: Social reinforcement of unconscious processes. Aldine, Chicago

Cashdan S (1982) Interactional psychotherapy: Using the relationship. In: Anchin JC, Kiesler DJ (eds) Handbook of interpersonal psychotherapy. Pergamon Press, New York

Caspar F, Grawe K (1982) Vertikale Verhaltensanalyse: Analyse des Interaktionsverhaltens als Grundlage der Problemanalyse und Therapieplanung. Forschungsbericht des Psychologischen Institutes der Universität Bern 1982

Caspar FM (1984) Analyse interaktioneller Pläne. Unveröffentlichte Dissertation, Psychologisches Institut der Universität Bern

Caspar FM (im Druck) Plananalyse. Huber, Bern

Frey D, Benning E (1983) Das Selbstwertgefühl. In: Mandl H, Huber GL (1983) Emotion und Kognition. Urban & Schwarzenberg, München, S 148–181

Grawe K (1976) Differentielle Psychotherapie, Bd I. Huber, Bern

Grawe K, Dziewas H (1978) Interaktionelle Verhaltenstherapie. Vortrag auf dem Jahreskongreß der DGVT 1977 in Berlin. In: Sonderheft I der Mitteilungen der DGVT, 1978, S 27–49

Grawe K (1980) Die diagnostisch-therapeutische Funktion der Gruppeninteraktion in verhaltenstherapeutischen Gruppen. In: Grawe K (Hrsg) Verhaltenstherapie in Gruppen. Urban & Schwarzenberg, München

Grawe K (1987a) Schematheorie und heuristische Psychotherapie. Forschungsbericht aus dem Psychologischen Institut der Universität Bern, 1–1987

Grawe K (1987b) Differential correlations between assessments in the therapist and client questionnaires and therapeutic outcome. Manuskript eines Vortrages, gehalten anläßlich der Annual Conference of the Society for Psychotherapy Research, Ulm 1987

Grawe K (1987c) Die Effekte der Psychotherapie. In: Amelang M (Hrsg) Bericht über den 34. Kongreß der Deutschen Gesellschaft für Psychologie in Heidelberg 1986, Bd 2. Hogrefe, Göttingen

Grawe K, Caspar FM, Ambühl HR (1988) Der Mythos von der gleichen Wirkung verschiedener Therapieformen. Ein experimenteller Vergleich zwischen interaktioneller Verhaltenstherapie, Breitspektrum-Verhaltenstherapie und Gesprächspsychotherapie. (Manuskript zur Veröffentlichung eingereicht)

Kiesler DJ (1982a) Interpersonal theory for personality and psychotherapy. In: Anchin JC, Kiesler DJ (eds) Handbook of interpersonal psychotherapy. Pergamon Press, New York

Kiesler DJ (1982b) Confronting the client-therapist relationship in psychotherapy. In: Anchin JC, Kiesler DJ (eds) Handbook of interpersonal psychotherapy. Pergamon Press, New York

Leary T (1957) Interpersonal diagnosis of personality. Ronald, New York

Orlinsky DE, Howard KI (1986) The relation of process to outcome in psychotherapy. In: Garfield SB, Bergin AE (eds) Handbook of psychotherapy and behavior change, 3rd edn. Wiley, New York

Plog U (1976) Differentielle Psychotherapie, Bd II. Huber, Bern

Schwander U (1985) Interaktionsmuster im psychotherapeutischen Prozeß: Eine vergleichende Studie zwischen Gesprächspsychotherapie und zwei verhaltenstherapeutischen Verfahren. Unveröffentlichte Lizentiatsarbeit, Psychologisches Institut der Universität Bern 1985
Scheflen AE (1976) Körpersprache und soziale Ordnung: Kommunikation als Verhaltenskontrolle. Klett, Stuttgart
Smith-Benjamin L (1982) Use of structural analysis of social behavior (SASB) to guide interventions in psychotherapy. In: Anchin JC, Kiesler DJ (eds) Handbook of interpersonal psychotherapy. Pergamon Press, New York

Stationäre Psychotherapie

Jochen Eckert und Eva-Maria Biermann-Ratjen

Noch vor gut 10 Jahren wurde unter Psychotherapeuten und Psychiatern die Frage diskutiert, ob stationäre Psychotherapie überhaupt sinnvoll sei (z. B. Häfner 1975; Strotzka 1975).

Diese Frage scheint heute überholt zu sein; jedenfalls entsteht dieser Eindruck, wenn man die Vermehrung der stationären Behandlungsplätze betrachtet: Hatten wir in Deutschland nach dem 2. Weltkrieg nur eine Einrichtung für stationäre Psychotherapie, die Klinik für psychogene Störungen in Berlin (gegr. 1948), so stehen dem heute etwa 4000–4500 Behandlungsplätze für stationäre Psychotherapie gegenüber (Janssen 1987, S. 13).

Diese Entwicklung ist von vielen Faktoren begünstigt und gefördert worden, z. B. wirtschaftlichen und gesundheitspolitischen (vgl. Schepank 1988), die nichts damit zu tun haben, daß etwa nachgewiesen worden wäre, daß stationäre Psychotherapie für viele Patienten ein notwendiges und hinreichendes Behandlungsangebot ist. Dieser Nachweis steht noch immer aus, und er wird wohl auch nie erbracht werden, weil die Frage, die er beantworten soll, u. E. falsch gestellt ist. Darauf werden wir später zurückkommen.

In der wissenschaftlichen Diskussion sind heute an die Stelle der Frage nach dem Sinn bzw. Unsinn von stationärer Psychotherapie Überlegungen über geeignete Behandlungskonzepte für stationäre Psychotherapie getreten (z. B. Yalom 1983; Janssen 1987; Schepank u. Tress 1988). In der Diskussion sind vor allem zwei Behandlungsmodelle: das sog. bipolare Modell, charakterisiert durch eine Unterscheidung von Therapieraum und Realitätsraum (z. B. Enke 1968; Hau 1973; Beese 1977; Heigl u. Nerenz 1975; Heigl-Evers et al. 1976) und das integrierte Modell (z. B. Pohlen 1973; Janssen 1987). Darüber hinaus gibt es noch eine Reihe von anderen Formen und Konzeptionen, nach denen stationäre Psychotherapie praktiziert wird, z. B. stationär-ambulante Settings (z. B. Rüger 1981).

Daß wir zu diesen Überlegungen etwas beitragen können, verdanken wir Jan Gross. Er hat es uns ermöglicht, mit stationärer Psychotherapie Erfahrungen zu sammeln und Forschungen in diesem Bereich anzustellen. Darüber wollen wir im folgenden berichten. Wenn wir dabei Ausführungen zur stationären Psychotherapie machen, die nicht allein das Resultat langjähriger klinischer Erfahrung sind, sondern auf Ergebnissen empirischer Forschungsarbeiten beruhen, sind wir in der außerordentlich glücklichen Lage, das in einer Form tun zu können, die frei ist von Zahlen, statistischen Methoden, Tabellen usw. Diese andere Arbeit haben wir bereits an anderer Stelle geleistet (vor allem: Eckert u. Biermann-Ratjen 1985).

Bevor wir unsere Ergebnisse und Überlegungen zur stationären Psychotherapie in Form von 9 Thesen vorstellen, soll kurz die Entstehung und Entwicklung der Psychotherapiestation beschrieben werden, die unser konkretes Arbeits- und Forschungsfeld darstellte.

Ende 1970 wurde eine offene allgemein-psychiatrische 23-Betten-Station der Psychiatrischen und Nervenklinik der Universität Hamburg in eine Psychotherapiestation umgewandelt. Der neu amtierende Ordinarius für Psychiatrie und Ärztliche Direktor der Klinik, Prof. Dr. med. Jan Gross, förderte das Vorhaben, das vor allem von den Psychologen der Klinik betrieben wurde, und er übernahm auch die oberärztlichen Aufgaben für diese Station.

Die Psychologen begründeten ihr Interesse an der Einrichtung einer Psychotherapiestation sowohl mit ihrem Interesse an Psychotherapieforschung, vor allem an vergleichender Psychotherapieforschung, als auch mit einer sinnvollen Konzentration ihrer psychotherapeutischen Arbeit in der Klinik. Die Idee der Psychologen, vergleichende Therapieforschung zum Forschungsgegenstand zu machen, spiegelt nicht nur den damaligen Trend in der Psychotherapieforschung, sondern resultierte auch aus dem Umstand, daß sie selbst in unterschiedlichen therapeutischen Methoden ausgebildet und beheimatet waren: Psychoanalyse, Gesprächspsychotherapie und Verhaltenstherapie. Auf diesem Hintergrund wurde eine Station konzipiert, auf der diese drei Therapiemethoden gleichzeitig und gleichberechtigt nebeneinander vertreten sein sollten.

Dieses Grundkonzept (s. auch Gross et al. 1975) hatte 10 Jahre Bestand, auch wenn es vielen Veränderungen und Entwicklungen unterworfen war. Die wichtigsten Veränderungen bestanden in der Aufgabe der Einzel- zugunsten von Gruppenbehandlungen und in Konsequenzen aus der (manchmal schmerzlichen) Erkenntnis, welch enormen Einfluß der Faktor „Station" auf die individuellen Therapieverläufe hat. Einrichtungen wie die wöchentliche Vollversammlung aller Patienten und Mitarbeiter und die täglichen Teambesprechungen waren Ausdruck des Versuchs, den Wirkfaktor „Station" therapeutisch günstig zu gestalten, d. h. so etwas wie eine therapeutische Gemeinschaft zu schaffen bzw. zu ermöglichen. Davon, daß das nicht immer gelungen ist und es noch viele andere Diskrepanzen zwischen (therapeutischem) Anspruch und Realität wahrzunehmen, zu verkraften und – bezogen auf den Anspruch – zu korrigieren galt, soll hier nicht weiter die Rede sein. Vielmehr möchten wir uns hier – aus gegebenem Anlaß – auf die Beschreibung der Rolle und Funktion eines Oberarztes bei der Gestaltung einer Psychotherapiestation beschränken.

Unser Oberarzt nahm nicht an den Teamsitzungen teil, d. h. er verzichtete auf die Funktion eines Supervisors und beschränkte sich auf die Übernahme der ärztlichen Verantwortung.

Er sah jeden Patienten einzeln, und zwar – abgesehen von Krisenfällen – zweimal: einmal unmittelbar nach der stationären Aufnahme und dann wieder kurz vor der Entlassung, d. h. er verzichtete darauf, die Indikationsentscheidung mitzubestimmen und respektierte damit die Bedeutung der Beziehung zwischen Therapeut und Patient für die Indikation.

Er sprach mit jedem Patienten sehr ausführlich, wobei er es der Entscheidung des Therapeuten überließ, ob dieser an dem Gespräch teilnahm oder nicht, und er explorierte Sachverhalte, z. B. den Umgang des Patienten mit Suchtmitteln oder dessen finanzielle Situation, die von Psychotherapeuten zu gern ausgeblendet werden, wenn sie sich auf das Übertragungsgeschehen und die innerpsychischen Konflikte des Patienten konzentrieren, d. h. er vervollständigte die Wahrnehmung der Realität des Patienten durch den Therapeuten.

Rückblickend und aus dem Abstand heraus meinen wir sagen zu dürfen, daß diese Form oberärztlicher Tätigkeit auf einer Psychotherapiestation nachgerade modellhaft war und ist. Sie ist in erster Linie charakterisiert durch den Verzicht auf Kontrolle und direkte oder indirekte Einflußnahme auf das therapeutische Geschehen. Es drückt sich in ihr ein Menschenbild aus, das eigentlich die Grundlage jeder Form psychotherapeutischen Handelns sein sollte, unabhängig von dem jeweiligen methodischen Überbau: der Respekt vor dem psychischen Werden des Menschen in der Beziehung zu einem anderen.

Nicht verschwiegen werden soll, daß der Mensch Jan Gross auch eine besondere Eigenheit bei seiner oberärztlichen Tätigkeit an den Tag legte. Wenn er einen neu aufgenommenen Patienten exploriert hatte, faßte er häufig sein Urteil über den zu erwartenden Therapieerfolg des Patienten in die knappen Worte: „Schlechte Prognose!" Da er offenbar sicher war und es auch sein konnte, daß der Therapeut seine therapeutische Wachsamkeit verdoppeln würde, verstanden wir diese Einlassung zunehmend als eine paradoxe Intervention. Wir tauften sie (heimlich) die „Schweinchenmethode", denn: zieht man ein Schwein am Schwanz, so läuft es bekanntlich mit großer Sicherheit los.

Thesen zur stationären Psychotherapie

1. Stationäre Psychotherapie ist nur dann sinnvoll, wenn sich alle Mitarbeiter als Mitglieder eines Teams verstehen und wenn sie als weitere Gemeinsamkeit die haben, daß sie „psychotherapeutisch denken"

Es ist empfehlenswert, wenn auch supervisionsbedürftig, daß die Aufnahme eines neuen Mitarbeiters einer psychotherapeutischen Station durch das bestehende therapeutische Team erfolgt.

Das Phänomen, daß die Konflikte und Beziehungsprobleme der Mitarbeiter des therapeutischen Teams ihren unmittelbaren Niederschlag in den Beziehungen der Patienten untereinander finden bzw. sich in ihnen spiegeln, sollte zum allgemein akzeptierten „therapeutischen Wissen" aller Teammitglieder gehören und ein Handlungsregulativ sein, zumindest im Sinne einer Zentrierung der Aufmerksamkeit auf diesen Zusammenhang.

Wir heben die Patientengruppe als Spiegel der Teamkonflikte so heraus, weil in der Literatur zur stationären Psychotherapie häufiger das Team als Spiegel der Patientenkonflikte betont und betrachtet wird. Diese Betrachtungsweise ist auch richtig und sinnvoll, sie spielt aber in der stationären Teamarbeit, sieht man von fallbezogenen Besprechungen einmal ab, eine deutlich geringere Rolle als z. B. in Balint-Gruppen, deren Mitglieder in aller Regel keine realen Arbeitsbeziehungen zueinander haben. Unsere Auffassung läßt sich vielleicht in dem Bild verdeutlichen, daß Kinder eher die Konflikte ihrer Eltern ausdrücken als umgekehrt.

Der therapeutische Faktor „Station" ist als um so wirkungsvoller einzuschätzen, je klarer und strukturierter die Aufgaben und Rollenverteilungen unter den Mitarbeitern sind und je größer deren Möglichkeiten sind, allen wesentlichen Gefühlen, die bei der Arbeit bzw. in der Zusammenarbeit entstehen, positiven wie negativen, Ausdruck zu geben.

2. Stationäre Psychotherapie ist nur als Gruppenbehandlung sinnvoll

Mit der Einführung der Gruppenbehandlung anstelle der Einzeltherapie 2 Jahre nach der Gründung der Station änderte sich das therapeutische Klima schlagartig: das Agieren der Patienten auf dem Hintergrund von Neid, Eifersucht und Mißtrauen ging in fast dramatischem Umfang zurück. Die Beziehungen der Patienten untereinander wurden in ihrer Vielfalt und Intensität deutlicher und offener. Es gab kaum noch solche heimlichen oder demonstrativen Zweierbeziehungen zwischen den Patienten, die ganz offensichtlich in Reaktion auf die Enttäuschung durch den Therapeuten und die Therapie eingegangen wurden. Dadurch, daß die Schwestern und Pfleger an den Gruppentherapien teilnahmen, intensivierten und veröffentlichten sich auch die Beziehungen zwischen den Patienten und dem Gesamtteam – und wurden therapeutisch bearbeitbar.

Die Gefahren einer stationären Einzelbehandlung hat zuletzt Ermann (1988) sehr plastisch beschrieben. Seine Überlegungen und Erfahrungen führen ihn allerdings nicht zu der Schlußfolgerung, daß im stationären Rahmen Gruppe das Setting der Wahl ist, sondern er weist dem Einzeltherapeuten eine andere Funktion und Aufgabe als in der klassischen ambulanten Einzeltherapie zu: „... das Beobachtungsfeld des Einzeltherapeuten ist das Aktionsfeld des Patienten in der Klinik: die Übertragungsszene, die sich in der Beziehung des Patienten zu Mitpatienten und zu den Mitgliedern des Teams manifestiert" (S. 57). Wir sind zu der Auffassung gekommen, daß der geeignete Ort zur Beobachtung und Bearbeitung dieser Szene die Gruppe ist.

Die Gruppe als Setting bei stationärer Behandlung ermöglicht auch eine institutionelle Ausdehnung des psychotherapeutischen Zuganges zu Patienten, z.B. auf psychiatrischen Akutstationen (Yalom 1983).

3. Unsere Erfahrungen sprechen dafür, daß das „integrierte Modell" das „ideale" Behandlungskonzept für stationäre Psychotherapie ist

Das heißt jedoch nicht, daß sich eine Behandlungseinrichtung auf eine psychotherapeutische Schule festzulegen hat. Wir haben unsere Erfahrungen auf einer Station gesammelt, auf der drei psychotherapeutische Schulrichtungen nebeneinander vertreten waren. Wenn wir uns für ein „integriertes Modell" aussprechen, wenden wir uns vor allem gegen Konzeptionen, die ärztliche und psychotherapeutische „Anwendungen" ohne sichtbaren Bezug zueinander „additiv applizieren". Das Analogon für die zu vermeidende Konstruktion wäre eine Familie, in der die Mutter (Schwester/Pfleger) für die Erziehung (Disziplinierung), der Vater (Psychotherapeut) für das Leistungsverhalten (Genesung) und der Hauslehrer (Kunsttherapeut) für die Förderung erwünschter Fertigkeiten zuständig wären, ohne daß es zwischen den Beteiligten zu einer Kommunikation untereinander und über das Objekt ihrer Bemühungen, das Kind, kommt, und in der vor allem vorgeschrieben wäre, mit welchen Bedürfnissen (Übertragungen) sich das Kind an wen in welcher Form wenden kann und soll.

4. Es gibt eine spezifische Indikation für stationäre Psychotherapie

Die Indikationsfrage ist „falsch" gestellt, wenn Überlegungen darüber angestellt werden, ob stationäre Psychotherapie wirksamer ist als eine ambulante Behandlung. Erfahrung und Forschung lehren vielmehr, daß es sinnvoller ist, die Indikationsfrage wie folgt zu formulieren: Ist der Patient mit seiner Lebensgeschichte und in seiner konkreten Lebenssituation durch das „therapeutische Beziehungsangebot" stationäre Psychotherapie (in einer Gruppe) eher zu erreichen als durch eine ambulante Behandlung?

Das Beziehungsangebot „stationäre Psychotherapie" unterscheidet sich von einem ambulanten Setting vor allem in folgenden Punkten:

- Der Pat. begibt sich in eine (neue, andere) „Familie", in der er auch eine Zeitlang lebt.
- Der Pat. muß sich nicht selbständig aus einer für ihn möglicherweise pathogenen Umwelt/Familie lösen bzw. von ihr trennen; diese Entscheidung wird von einem anderen (Indikationssteller) getroffen.
- Der Schutzraum Klinik kann die Angst vor Dekompensation mildern und zugleich die Abwehr gegen vor allem depressives und psychotisches Erleben in wünschenswerter Weise herabsetzen.
- Das therapeutische Milieu, vor allem die Zwangsläufigkeit und Dichte der Kontakte der Patienten untereinander und mit den Mitgliedern des therapeutischen Teams, wirkt dem Vermeidungsverhalten bei der Auseinandersetzung mit der eigenen Person und mit anderen (Rückzug, Flucht in die Arbeit oder „Hobbies") entgegen.

In einer stationären Psychotherapie liegt vor allem für suizidale Patienten, Patienten mit einer Neigung zur psychotischen Dekompensation auf Grund einer spezifischen Ich-Schwäche (z. B. Borderline-Störungen), Patienten mit Separations-/Individuationskonflikten und mit ausgeprägtem Vermeidungsverhalten in der Auseinandersetzung mit der eigenen Person oft die einzige Chance, in einen psychotherapeutischen Prozeß einzutreten. Unter ambulanten Bedingungen finden diese Patienten meistens entweder gar keinen Therapeuten, der die genannten Dekompensations- und Suizidrisiken zu tragen bereit wäre, oder sie brechen die Behandlung selbst ab.

5. Die sog. Drop-out-Rate ist bei stationärer Behandlung geringer als bei ambulanter

Sie lag auf unserer Psychoptherapiestation bei knapp 6% (Kriterium: Abbruch innerhalb der ersten 4 Wochen bei einer Gesamttherapiezeit von 12 Wochen). Aus ambulanten Gruppenbehandlungen scheiden durchschnittlich ca. 35% der Patienten aus (Yalom 1974). Dieses Ergebnis unterstreicht den starken kohäsiven Effekt eines stationären Settings.

6. Die Aufenthaltsdauer, d. h. die stationäre Psychotherapiezeit, sollte von vornherein für jeden Patienten begrenzt und eine Wiederaufnahme ausgeschlossen sein

Als wir 2 Jahre nach der Gründung der Station die Therapiezeitbegrenzung als Regel einführten, erlebten das Patienten und Therapeuten nicht nur als eine deutliche

Erleichterung, sondern auch als die Einführung einer neuen Qualität in die therapeutische Arbeit: Der Faktor Zeit, die Endlichkeit der therapeutischen Beziehung und das unumgängliche Thema Trennung rückten zwangsläufig stärker ins Bewußtsein und wurden häufiger Thema der Therapie (vgl. dazu Mann 1978, S. 17ff.).

Die Erleichterung für die Therapeuten durch die Einführung der Therapiezeitbegrenzung lag vor allem in der Erlösung von der Auseinandersetzung mit der Frage, ob die erreichten Veränderungen den eigenen (idealen) Therapiezielvorstellungen genügen oder nicht, oder, bei weniger günstigen Verläufen, ob und wann es erlaubt ist, die eigenen therapeutischen „Waffen" zu strecken und die Behandlung erfolglos zu beenden.

Patienten stellen sich erwiesenermaßen von vornherein die Dauer einer psychotherapeutischen Behandlung kürzer vor als Therapeuten. Die Begrenzung der Therapiezeit auf 3 Monate baute nicht nur (berechtigte) Ängste vor Hospitalisierung oder Verlust des Arbeitsplatzes ab, sondern schuf für manche Patienten, z. B. Frauen mit Kindern, erst die Voraussetzung, sich überhaupt auf dieses therapeutische Angebot einzulassen.

Die Regel, eine Wiederaufnahme von Patienten auszuschließen, d. h. die Trennung von der Station wie einen endgültigen Auszug aus dem Elternhaus zu gestalten, hat sich ebenfalls bewährt. Nur ein Viertel der Patienten machte von dem zeitlich begrenzten (einmal wöchentlich für ein Jahr) Angebot einer ambulanten Nachbehandlung in einer Gruppe Gebrauch. Die meisten Patienten beließen es nach der Entlassung bei sporadischen oder gar nur einem Kontakt(en) zu ihrem Therapeuten.

Unserer Regel widersprechende Konzepte, wie das einer Intervalltherapie (Heigl-Evers u. Heigl 1988, S. 42ff.), bei der eine Wiederaufnahme des Patienten geplant wird, entspringen eindeutig weniger therapeutischen Überlegungen als der Not einer regionalen Unterversorgung mit ambulanten Therapieplätzen.

7. Im stationären Rahmen scheint die Behandlung der Patienten in sog. geschlossenen Gruppen mehr Vorteile zu haben als die Behandlung in offenen Gruppen

In geschlossenen Gruppen durchlaufen die Patienten die einzelnen Behandlungsphasen, einschließlich der Trennung vom Therapeuten und von der Station, gemeinsam. In offenen Gruppen ist bei einem Therapiezeitraum von nur 12 Wochen eigentlich ständig Abschieds- bzw. Aufnahmearbeit zu leisten. Für andere Themen bleibt dann oft wenig Raum. Geschlossene Gruppenarbeit ist risikoreicher, wenn die Zusammenstellung der Gruppe vor Behandlungsbeginn Menschen zusammenführt, die als Gruppe keine Kohäsion entwickeln bzw. Gruppen bilden, in denen die Kohäsion ständig gefährdet ist.

8. Stationäre Gruppenpsychotherapie ist eine effektive Behandlung, und sie bleibt über das Behandlungsende hinaus dynamisch wirksam

Die nachfolgenden Aussagen beruhen auf den Ergebnissen empirischer Untersuchungen der Therapieverläufe und -effekte von 208 stationär in Gruppen psychotherapeutisch (psychoanalytisch und gesprächspsychotherapeutisch) behandelter Patienten (Eckert u. Biermann-Ratjen 1985).

a) Stationäre Psychotherapie führt zu wünschenswerten Veränderungen der Selbstwahrnehmung der Patienten in verschiedenen Persönlichkeitsbereichen. Diese Veränderungen, z. B. Zunahme an „sozialer Potenz" und „sozialer Resonanz" oder erhöhte „Extraversion", treten nicht ein, wenn die Patienten nicht oder nur im Rahmen einer psychiatrischen Standardversorgung behandelt werden.

b) Die von den Patienten wahrgenommenen Veränderungen des eigenen Erlebens und Verhaltens scheinen gruppentherapiespezifisch zu sein. Sie betreffen vor allem die Wahrnehmung der Beziehungsfähigkeit, die Möglichkeiten einer befriedigenden Beziehungsgestaltung und die Fähigkeit, sich aktiv und erfolgreich mit der Umwelt auseinanderzusetzen.

c) Die Effekte der stationären psychotherapeutischen Behandlung bleiben über den Zeitpunkt der Entlassung hinaus dynamisch wirksam. Eine Nachuntersuchung 2 Jahre nach Beendigung der stationären Behandlung läßt folgende Aussagen zu:
 – Alle im Therapiezeitraum erreichten positiven Veränderungen bleiben im Mittel erhalten.
 – In einigen Persönlichkeitsbereichen kommt es zu weiteren positiven Veränderungen (z. B. Verringerung der „Depressivität").
 – In einigen Persönlichkeitsbereichen (z. B. „emotionale Labilität") kommt es erst nach der Entlassung zu deutlichen Veränderungen, was wir darauf zurückführen, daß die im therapeutischen Schonraum Klinik erfahrenen Veränderungen sich erst im „Alltag" der Patienten bewähren mußten, um als psychische Stabilisierung erfahren werden zu können.

d) Stationäre Psychotherapie bewirkt nicht nur Veränderungen im Erleben und Verhalten der Patienten, sondern sie verändert auch die Beurteilung der gesamten Lebenssituation. Zwei Jahre nach der Entlassung aus der stationären Behandlung beurteilen Patienten ihre Situation in wichtigen Lebensbereichen (Wohnen, Beziehungen, Beruf bzw. Ausbildung, Partnerschaften, Sexualität und Freizeiterleben) im Mittel deutlich positiver als zu Behandlungsbeginn. Diese Veränderungen stehen in Zusammenhang mit den unmittelbar im Therapiezeitraum wahrgenommenen Veränderungen der Persönlichkeit.
Bei der Beurteilung dieser Veränderungen ist hervorzuheben, daß sich offenbar häufig nicht die konkreten Lebensbedingungen der Patienten ändern, sondern deren Wahrnehmung und Beurteilung durch den Patienten: Psychotherapie bewirkt in erster Linie Veränderungen des Selbstkonzeptes.

9. Die Prognose für den Therapieerfolg eines Patienten ist auch bei stationärer Psychotherapie von seiner „Ansprechbarkeit für das therapeutische Beziehungsangebot" abhängig

Entscheidend für einen günstigen Therapieverlauf – und damit auch für einen günstigen Therapieerfolg – scheint zu sein, daß der Patient die therapeutische Beziehung, die sein Therapeut ihm anbietet bzw. anstrebt, und den Rahmen, in dem er es tut, z. B. Einzel- oder Gruppenbehandlung, in einer Weise wahr- und annehmen kann, daß er sich davon emotional angesprochen fühlt und in der Reaktion darauf eine emotionale und/oder kognitive Veränderung bei sich registriert. Wir haben dieses Prozeßmerkmal die „Ansprechbarkeit des Patienten für das therapeutische Beziehungsangebot" genannt (Eckert et al. 1977; Eckert et al. 1979 a, b).

Die Art des therapeutischen Beziehungsangebotes wird nicht nur durch die Person des Therapeuten definiert, sondern auch durch das therapeutische Setting, das er wählt, und durch seine schulenspezifische Therapietheorie.

Eine stationäre Behandlung macht ein qualitativ und quantitativ anderes Beziehungsangebot an den Patienten als eine ambulante Behandlung. Diese Tatsache haben wir ja bereits als Leitlinie für Überlegungen zur Indikation für eine stationäre Behandlung (s. These 4) benutzt.

Ebenso bedeutet eine Gruppenbehandlung im Vergleich zu einer Einzeltherapie ein qualitativ und quantitativ anderes Beziehungsangebot. Bei der Erwägung der Frage, ob und wieweit ein bestimmter Patient von einer Gruppenbehandlung profitieren wird, genügt es in der Tat nicht, wie Gross (1980) warnend hervorhebt, es bei einer Einschätzung seiner „Gruppenfähigkeit" zu belassen. Die Ansprechbarkeit eines Patienten für eine Gruppenbehandlung, d. h. auch die Prognose des Behandlungserfolges, ist offensichtlich auch davon abhängig, ob das, an dem er leidet, und die Art, wie er damit umgeht, in einer Gruppe für ihn wahrnehmbar, erlebbar und auch bearbeitbar wird.

Die Bedeutung der „Theorie" des Therapeuten für die Gestaltung des therapeutischen Beziehungsangebotes und damit für den Therapieerfolg ist in unseren eigenen Untersuchungen (Eckert u. Biermann-Ratjen 1985) in einer auch für uns überraschenden Deutlichkeit zutage getreten. Es scheint von entscheidender Bedeutung für den Patienten und seinen Therapieerfolg zu sein, ob und wieweit er sich durch die von seinem Therapeuten transportierte „Theorie", d. h. dessen Annahmen über die Gesetzmäßigkeiten psychischer Entwicklung, Entstehung psychischer Störungen und Art des therapeutischen Umgangs mit psychischen Störungen, verstanden fühlt: Erfolgreich behandelte Patienten teilen bzw. übernehmen die „Theorie" ihres Therapeuten!

Wir sehen in diesem Ergebnis im übrigen auch einen weiteren der sich häufenden empirischen Beweise für die Wirksamkeit des Faktors „Einsicht" in der Psychotherapie, der durch solche Befunde eine operationale Definition besonderer Art erfährt.

Ob und wieweit sich ein Patient durch ein gegebenes therapeutisches Beziehungsangebot angesprochen, d. h. verstanden fühlt, läßt sich in erster Linie an seinen Reaktionen beobachten, z. T. aber auch objektiv erfassen, z. B. durch seine Einschätzungen des konkreten therapeutischen Geschehens in einem Gruppenstundenbogen (s. Eckert u. Biermann-Ratjen 1985, S. 117 ff.).

Die Frage, was die Ursachen für die Unterschiede zwischen Patienten bezüglich ihrer Ansprechbarkeit für ein bestimmtes therapeutisches Beziehungsangebot sind, können wir nicht mit empirischen Untersuchungen beantworten. Unsere ersten theoretischen Überlegungen dazu gehen in die Richtung, daß sie in den unterschiedlichen „Erfahrungsbereitschaften" bzw. „Schemata" von Menschen zu suchen sind (Biermann-Ratjen u. Eckert 1982). Wir können das hier nicht vertiefen, sondern möchten mit der erfreulichen Feststellung schließen, daß uns das Konzept der „Schemata" wieder in die, zumindest theoretische, Nähe eines ehemaligen langjährigen Mitarbeiters unserer Psychotherapiestation bringt. Auch Klaus Grawe befaßt sich intensiv mit der Bedeutung der „Schemata" für den psychotherapeutischen Prozeß (Grawe 1988).

Nachtrag

Wir haben Anlaß zu der Vermutung, daß wesentliche Überlegungen zur Schematheorie auf Ernst August Dölle zurückgehen und in der Schweiz verlorengegangen sind. Dölle weilte 1969 in Bern, um am dortigen Psychologischen Institut über „Neue Experimente zur binauralen Rivalität mit besonderer Berücksichtigung der Berner Tradition" zu sprechen. Er hat diesen Vortrag wegen „Maldisponiertheit" nie gehalten, auch das Manuskript gilt als verschollen (Weder 1974). Anläßlich einer Schweizreise, bei der wir, wie damals Dölle, im „Schweizerhof" übernachteten, berichtete uns ein alter Bediensteter des Hotels, daß er sich an den Fund eines roten (!) Schnellhefters erinnerte. Dieser sei mit der Überschrift „Über die schematischen Schablonen" oder so ähnlich versehen gewesen. Leider mußten wir schnell wieder abreisen und uns weitere Nachforschungen über den Verbleib versagen.

Literatur

Beese F (1977) Klinische Psychotherapie – Indikationen zur stationären Behandlung in psychotherapeutischen und psychosomatischen Kliniken und Abteilungen. In: Eicke D (Hrsg) Freud und die Folgen, Bd 2. Kindler, Zürich (Die Psychologie des 20. Jahrhunderts, Bd III)

Biermann-Ratjen EM. Eckert J (1982) Differentielle Indikation für Psychotherapie in der Praxis. In: Howe J (Hrsg) Therapieformen im Dialog. Anwendung und Integration von Gesprächspsychotherapie, Psychoanalyse und Verhaltenstherapie. Kösel, München

Eckert J, Schwartz HJ, Tausch R (1977) Klientenerfahrungen im Zusammenhang mit psychischen Änderungen in personenzentrierter Gesprächspsychotherapie. Z Klin Psychol 6: 177–184

Eckert J, Bolz W, Pfuhlmann K (1979 a) Überprüfung der Vorhersagbarkeit von psychotherapeutischen Effekten aufgrund der „Ansprechbarkeit" des Klienten bei Gesprächspsychotherapie und psychodynamischer Kurztherapie. Z Klin Psychol 8: 169–180

Eckert J, Biermann-Ratjen EM, Blonski D, Peters W (1979 b) Zur Prädiktion der Effekte einer Gesprächspsychotherapie anhand eines Indikationsinterviews. Z Klin Psychol Psychother 27: 22–29

Eckert J, Biermann-Ratjen EM (1985) Stationäre Gruppenpsychotherapie. Prozesse – Effekte – Vergleiche. Springer, Berlin Heidelberg New York Tokyo

Enke H (1968) Analytisch orientierte stationäre Gruppenpsychotherapie und das psychoanalytische Abstinenzprinzip. Gruppenpsychother Gruppendyn 1: 28–40

Ermann M (1988) Die stationäre Langzeitpsychotherapie als psychoanalytischer Prozeß. In: Schepank H, Tress W (Hrsg) Die stationäre Psychotherapie und ihr Rahmen. Springer, Berlin Heidelberg New York Tokyo

Grawe K (1988) Der Weg entsteht beim Gehen. Ein heuristisches Verständnis von Psychotherapie. Verhaltensther Psychosoz Prax 1: 39–49

Gross J, Becker N, Biermann-Ratjen EM, Eckert J, Grawe K, Schöfer G, Wedel S (1975) Stationäre Gruppenpsychotherapie auf einer Therapiestation mit gleichzeitig arbeitenden analytischen, klientenzentrierten und verhaltenstherapeutischen Gruppen. In: Uchtenhagen A, Battegay R, Friedemann A (Hrsg) Gruppentherapie und soziale Umwelt. Huber, Bern

Gross J (1980) Der Mensch in der Psychiatrie. In: Gross J, Dörner K, Plog U (Hrsg) Erfahrungen vom Menschen in der Psychiatrie. 13. Hamburger psychiatrisch-medizinische Gespräche im Gedenken an Hans Bürger-Prinz. Urban & Schwarzenberg, München

Häfner H (1975) Sondervotum. In: Bericht zur Lage der Psychiatrie in der Bundesrepublik Deutschland. Deutscher Bundestag, 7. Wahlperiode, Drucksache 7/4200/4201

Hau TF (1973) Prinzipien stationärer Psychotherapie. In: Hau TF (Hrsg) Psychosomatische Medizin in ihren Grundzügen. Hippokrates, Stuttgart

Heigl F, Nerenz K (1975) Gruppenpsychotherapie in der Neuroseklinik. Gruppenpsychother Gruppendyn 9: 96–117

Heigl-Evers A, Heigl F, Münch J (1976) Die therapeutische Kleingruppe in der Institution Klinik. Gruppenpsychother Gruppendyn 10: 50–63
Heigl-Evers A, Heigl F (1988) Eine überregionale Psychotherapieklinik – ihr Rahmen und ihr therapeutisches Konzept. In: Schepank H, Tress W (Hrsg) Die stationäre Psychotherapie und ihr Rahmen. Springer, Berlin Heidelberg New York Tokyo
Janssen PL (1987) Psychoanalytische Therapie in der Klinik. Klett-Cotta, Stuttgart
Mann J (1978) Psychotherapie in 12 Stunden. Zeitbegrenzung als therapeutisches Instrument. Walter, Olten/Freiburg i. Br.
Pohlen M (1973) Das Münchener Kooperationsmodell. Gruppentherapie in einem neuen klinischen Organisationsmodell. Nervenarzt 44: 476–483
Rüger U (1981) Stationär-ambulante Gruppenpsychotherapie. Springer, Berlin Heidelberg New York
Schepank H (1988) Die stationäre Psychotherapie in der Bundesrepublik Deutschland: Soziokulturelle Determinanten, Entwicklungsstufen, Ist-Zustand, internationaler Vergleich, Rahmen. In: Schepank H, Tress W (Hrsg) Die stationäre Psychotherapie und ihr Rahmen. Springer, Berlin Heidelberg New York Tokyo
Schepank H, Tress W (Hrsg) (1988) Die stationäre Psychotherapie und ihr Rahmen. Springer, Berlin Heidelberg New York Tokyo
Strotzka H (1975) Stationäre Psychotherapie. In: Strotzka H (Hrsg) Psychotherapie: Grundlagen, Verfahren, Indikation. Urban & Schwarzenberg, München
Weder H (1974) Dölle in Bern. In: Herrmann TW (Hrsg) Dichotomie und Duplizität. Grundfragen psychologischer Erkenntnis. Ernst August Dölle zum Gedächtnis. Huber, Bern
Yalom ID (1974) Gruppenpsychotherapie. Grundlagen und Methoden. Kindler, München
Yalom ID (1983) Inpatient group psychotherapy. Basic Books, New York

Hat das klassische Krankheitsbild der Angstneurose heute noch Gültigkeit?

Paul Götze

Einleitung

Mit der DSM-III (Diagnostic and Statistical Manual of Mental Disorders) hält seit 1980 eine neue Klassifikation psychiatrischer *Störungen* und damit auch eine neue „Psychiatrie-Sprache" Einzug im deutschsprachigen Raum.

Mit Vehemenz werden seither biologische und psychopharmakologische Studien mit Hilfe dieses diagnostischen und statistischen Instruments produziert.

Die klassischen Krankheitsbilder werden gleichsam neu „vermessen", „gewichtet" und „verteilt". Manche Krankheitsbilder heißen nunmehr anders, sind kaum wiederzuerkennen oder sind schlichtweg verschwunden. Dies ist eine Herausforderung für den Psychiater und für den Psychoanalytiker; sind doch die Neurosen als eigenständige Krankheitsbilder nicht mehr aufgeführt! Der Hinweis, man könne sie doch hier und da im Manual als „neurotische Störungen" finden, ist keine Lösung.

Das Manual berücksichtigt auch keine ätiologischen und psychodynamischen Aspekte, aber gerade hier scheiden sich nicht nur Psychoanalytiker von Psychiatern, sondern auch viele Psychiater voneinander.

Dies scheint Anlaß genug, sich auf die klassischen neurotischen Krankheitsbilder rückzubesinnen, sie zu überprüfen und Stellung zu nehmen.

Ich habe hier als Beispiel die Angstneurose gewählt, da sie m. E. wohl am stärksten im Brennpunkt der Veränderungen steht.

Symptomatik der Angstneurose: Beschreibung, differential-diagnostische Abgrenzung zu den Phobien und neue klassifikatorische Probleme

Beschreibung der Symptomatik

Mit dem Begriff der Angstneurose benannte Freud 1895 in seiner Arbeit „Über die Berechtigung, von der Neurasthenie einen bestimmten Symptomenkomplex als ‚Angstneurose' abzutrennen" erstmals ein Krankheitsbild, welches in der Symptomschilderung auch heute noch unverändert Bestand hat.

Das klinische Bild der Angstneurose umfaßt die folgende Symptomatik:

Als charakteristische Grundsymptomatik liegt beim Angstneurotiker eine ängstliche Erwartung im Sinne einer dauernd vorhandenen Ängstlichkeit vor, die sich immer wieder bis zur frei flottierend erlebten Angst, scheinbar ohne Objektbeziehung, äußern kann. Ständig besteht eine ausgeprägte Neigung zur allgemeinen Reizbarkeit und inneren Spannung im Sinne einer gesteigerten Erregung. Als Leitsymptomatik ist der Angstanfall zu bezeichnen. Selten kommt es zu einem Angstanfall ohne psychophysisch erlebte assoziative Vorstellungen. Meist ist der Angstanfall durch folgende Symptome gekennzeichnet:

Es kommt zum plötzlichen Gefühl der psychophysischen Lebensvernichtung, mit ausgeprägt verändertem, als bedrohlich empfundenen Körperselbsterleben. Führend sind Beklemmungsgefühle mit Herz- und Atemstörungen, die sich in Herzklopfen bis zur Tachykardie und Arrhythmie, in einem Pseudo-Angina-pectoris-Schmerz („Pseudo", weil die auf die Herzfunktion bezogene Angst ganz im Vordergrund des Beschwerdebildes steht, Schmerzen im eigentlichen Sinne aber kaum empfunden werden), in Dyspnoe und asthmaartigen Beschwerden äußern können bis zur Todesangst, mit Vorstellung eines einsetzenden Herzstillstandes (vgl. „sympathikovasaler Anfall").

Es kommt zu Parästhesien, die sich im Bereich des Kopfes sowie der Arme und Beine einstellen können, begleitet von einem zunächst nur perioralen Beben, dann auch von einem Zittern der Gliedmaßen bis hin zu regelrechtem Schütteln. Es kommt zu psychovegetativen Erscheinungen mit Schweißausbrüchen, Diarrhöen und Harndrang.

Der Angstanfall kann jedoch auch durch einen Schwindelanfall eingeleitet werden oder dieser ist selbst als Äquivalent des Angstanfalles aufzufassen. Es handelt sich immer um einen locomotorischen Schwindel mit statischen Mißempfindungen, so als wenn der Boden beben und nachgeben würde; in den Beinen stellt sich ein Gefühl der Schwere und Weichheit ein, ohne daß es aber zum Hinfallen kommt.

Der Angstneurotiker bleibt dann meist stehen, verharrt und sucht eine Möglichkeit sich hinzusetzen oder hinzulegen. Selten kommt es zu einer von ihm gefürchteten Ohnmacht. Bemerkenswert ist, daß der Schwindelanfall auch im Liegen auftreten kann. Der Angstneurotiker empfindet wie im Stehen so auch im Liegen keine Sicherheit, sein Körperselbst ist ihm fremd, sein Antlitz ist ihm im Spiegel nicht mehr vertraut. Es kommt zu Entfremdungserlebnissen mit Derealisations- und Depersonalisationserscheinungen, das Fremdheits- und Bedrohungsgefühl steigert sich, der Angstneurotiker wähnt, daß gleich etwas ganz Schreckliches mit ihm passieren würde, er fürchtet, die Kontrolle über sich zu verlieren und glaubt sich dem Wahnsinn nahe.

Eine Variante des Angstanfalles ist das nächtliche Aufschrecken, der „Pavor nocturnus" des Erwachsenen, mit massiver Angst, intensivsten Beklemmungsgefühlen und Schweißausbrüchen, z.T. mit Herz-Kreislauf- und Atemstörungen verbunden.

Die Symptomatik des Angstanfalles kann in Vielfalt und Intensität ungemein variieren. Jedes einzelne Symptom wird überwertig wahrgenommen, ist immer Ausdruck der Angst und kann für sich im Sinne eines Kristallisationssymptoms wiederum einen Angstanfall auslösen.

Der Angstneurotiker wird vom Angstanfall entweder mit schleichendem Beginn, dann aber panikartig erfaßt oder ganz ohne Vorboten überfallen. Der Anfall dauert

Minuten oder wenige Stunden. Es bleibt anschließend eine nachhaltige Verunsicherung im Zusammenhang mit der basal erlebten allgemeinen Reizbarkeit und ängstlichen Erwartungshaltung, welche sich in der „Angst vor der Angst", der sog. Phobophobie, zuspitzen kann, so daß nicht selten ein Circulus vitiosus in Gang gesetzt wird.

Die deskriptive psychopathologische Symptomatik der Angstneurose wird also im wesentlichen gekennzeichnet durch den basalen Symptomenkomplex mit chronischer Ängstlichkeit und gesteigerter Erregung bis hin zur frei flottierenden Angst sowie von der stark somatisierten Angst, wie sie sich vor allem charakteristisch im angstneurotischen Anfall zeigt.

Die angstneurotische Symptomatik wird gemildert oder klingt ganz ab, wenn der Patient eine ihm vertraute oder Sicherheit gebende Person voll zugewandt bei sich weiß.

Beim Angstneurotiker können wir sehr häufig *charakteristische Begleiterscheinungen* beobachten. So berichtet Hoffmann (1986) von 40% depressiver Verstimmungen. Auch führt das Erleben eines Angstanfalles fast regelhaft zur phobischen Vermeidung der Situation, in der der Angstanfall aufgetreten ist. Nicht selten reichen auch schon Situationsäquivalente oder assoziative Verknüpfungen wie auch Zwangsbefürchtungen zur Entwicklung von phobischen Phänomenen aus. Es können dabei alle Formen der Phobie auftreten; überwiegend handelt es sich jedoch um agora- und klaustrophobische Erscheinungen. Bemerkenswert sind jedoch auch die Höhen- und die selten erwähnten Tiefenphobien, letztere sind wohl auch am ehesten als Variante der Klaustrophobie zu verstehen.

Die Höhenphobie des Angstneurotikers zeichnet sich vor allem durch den Impuls aus, sich wie von einem unbezwingbaren Sog in die Tiefe ziehen, d. h. fallenlassen zu müssen. Dieses scheinbar mehr passive Erleiden der Angst – wie wir es vor allem bei der weitverbreiteten einfachen monosymptomatischen Höhenphobie kennen – hat hier eine stark aktive Handlungskomponente: Der Angstneurotiker fürchtet nicht den psychischen Tod an sich, wie nicht selten sonst im angstneurotischen Anfall, sondern den Verlust der Selbstkontrolle. Er glaubt sich augenblicklich – raptusartig – in die Tiefe stürzen zu müssen, um sich von diesem unerträglichen Gefühl zu befreien.

Differentialdiagnostische Abgrenzung zu den Phobien auf der deskriptiven Symptomebene

Auf der Symptomebene können wir differentialdiagnostisch i. allg. die Angstneurose von den Phobien unterscheiden, doch gibt es im psychopathologischen Querschnittsbild durchaus einmal Probleme, wenn z. B. bei zunehmender Chronifizierung der Angstneurose phobische Vermeidungsstrategien im Vordergrund stehen, die beim Angstneurotiker – weniger beim Phobiker – zu psychosozialen Beeinträchtigungen führen können, wodurch der Leidensdruck erheblich zunimmt.

Der unbehandelte Angstneurotiker bildet also mit der Zeit phobische Phänomene aus, d. h. er konkretisiert und bindet damit in zunehmendem Maße seine frei flottierenden Ängste. Diffuse Angst wird so zur konkreten, wenngleich ganz irrationalen Furcht (Mentzos 1982). So konnte Greenson (1959) zu Beginn der Entwicklung phobischer Krankheitsbilder fast immer angstneurotisch anmutende diffuse Angstzustände nachweisen, die später dann der voll ausgebildeten phobischen Symptomatik wichen und auf der Symptomebene kaum noch die Beziehung zur Angstneurose erkennen ließen. Unter Verlaufsaspekten bleibt also der Angstneurotiker als solcher erkennbar. In diesem Zusammenhang spricht Mentzos davon, daß man die Angstneurose auch als eine unreife Phobie bezeichnen könnte.

Bei den Phobien handelt es sich im Gegensatz zur frei flottierenden Angst des Angstneurotikers um zwar ganz inadäquate, aber immer auf bestimmte räumliche und situative Bedingungen, auf bestimmte Tiere und Objekte sowie auf die Integrität des eigenen Körpers (z. B. Karzinophobie) bezogene Ängste, die wider besseren Wissens den Phobiker überfallen. Am häufigsten sind agora- und klaustrophobische Phänomene, die man heute beide meist unter dem Begriff der Agoraphobie subsumiert, weil sie bei ein- und derselben Person stets gleichzeitig nachweisbar sind.

Die Phobien neigen, wenn sie unbehandelt bleiben, zur Ausweitung i. S. einer polyphoben Symptomatik.

Das Erleben der phobischen Angst unterscheidet sich jedoch vom angstneurotischen Anfall meist durch eine weniger intensiv ausgeprägte psychophysische Beschwerdesymptomatik.

Im Gegensatz zum Angstneurotiker, der sich seiner ständigen ängstlichen Gespanntheit und Erregung bewußt ist und sich aufgrund der mehr frei flottierenden Angst kaum auf mögliche Angstanfälle einstellen kann, also stets in der Angst vor der Angst lebt, lernt der Phobiker jedoch sehr rasch, durch Vermeidung von phobieauslösenden Situationen und Objekten sich Angstfreiheit zu verschaffen. Nur bei sehr ausgeprägten, z. B. agoraphobischen, insbesondere aber bei einer polyphoben Symptomatik, kommt es auch beim Phobiker zu einer permanenten Vermeidungsstrategie mit teilweise erheblicher Lebenseinschränkung und einer klinischen Relevanz durch zunehmenden Leidensdruck, wenngleich die Erkrankungsschwere beim Angstneurotiker deutlich ausgeprägter erscheint als beim Polyphobiker (vgl. Hönmann u. Schepank 1984). Auch bei den körperbezogenen Ängsten wie der Karzinophobie gelingt es dem Phobiker nur schwer, sich zu distanzieren. Hier zeichnen sich im Erleben und Verhalten des Patienten deutliche Übergänge zum hypochondrischen und zwangsneurotischen Symptomenkomplex ab (Hoffmann 1986).

Weiterhin ist charakteristisch, daß die Angstneurotiker und die Phobiker gleichermaßen durch die Anwesenheit einer vertrauten oder vertrauensvollen Person drohende Angstanfälle zu vermeiden suchen. Der Phobiker kann sich jedoch leichter sozial verständlich machen und wirkt auch auf sein Gegenüber nicht bedrohlich. Der Angstneurotiker hingegen überträgt nicht selten seine Ängste und löst damit unerwünschte Gegenübertragungsgefühle aus, die abgewehrt werden müssen; ähnlich wie wir es in der Begegnung mit Schizophrenen und Suizidpatienten in der Behandlung erfahren können (vgl. Mohr und Reimer in ihren Beiträgen in diesem Buch).

Im Zusammenhang mit der Abgrenzung der Angstneurose zu den Phobien auf der deskriptiven Symptomebene möchte ich noch auf einige gebräuchliche Krankheitsbezeichnungen eingehen: gemeint sind die Begriffe Herzangstsyndrom, Herzneurose, Herzphobie, Herztodphobie, Herzhypochondrie, Herztod-Hypochondrie sowie Angsthysterie und Konversionshysterie. Die Begriffe werden mit Ausnahme der beiden letztgenannten in der Literatur meist synonym benutzt, da es sich offensichtlich um identische Krankheitsbilder mit nur geringen Nuancierungen handelt.

Liest man z. B. die Arbeiten von Richter u. Beckmann (1969) über die Herzneurose, von Bräutigam (1956, 1973) über die Herzphobie und Herzhypochondrie, von

Michaelis (1970) über das Herzangstsyndrom sowie auch die Arbeit von Deneke et al. (1984) zur Herztodphobie (die Autoren schlagen als zutreffender die Krankheitsbezeichnung Herztod-Hypochondrie vor), so wird deutlich, daß es sich im wesentlichen bei diesen Krankheitsbildern deskriptiv-psychopathologisch nur um eine Symptom*akzentuierung,* d. h. um eine bestimmte Form der Angstneurose handelt (vgl. auch Haas u. Knebusch 1981; Hoffmann 1986).

Der Symbolcharakter des Herzens spielt hier im Erleben und Verhalten des Menschen eine ganz entscheidende Rolle. Interessant ist in diesem Zusammenhang die Bemerkung von Mentzos (1984), daß man heute immer häufiger Angstneurotiker trifft, die nicht das Herz, sondern das Gehirn, seine Funktion oder die geistige Integrität in den Vordergrund stellen

Diese Bemerkung läßt uns eine Parallele zur Konversionshysterie (Freud 1894) ziehen: Auch die konversionsneurotische Symptomatik hat im Laufe der Zeit erhebliche Nuancierungen, Wandlungen und Verschiebungen erfahren. Sowohl der große hysterische Anfall mit dem „arc de cercle" als auch die klassischen konversionsneurotischen Symptombilder wie die hysterische Blindheit, Taubheit, Stummheit und Amnesie sowie die motorischen und sensiblen Lähmungen sind seltener geworden; statt dessen sehen wir heute subtilere quasi chamäleonartige konversionsneurotische Symptomenkomplexe.

Der Zeitgeist und nicht nur die individuelle Disposition scheint hier über die Symbolisierbarkeit psychophysischer Funktionsstörungen die Herausbildung konversionsneurotischer Symptome mitzuprägen.Die differentialdiagnostische Abgrenzung zur Angstneurose gelingt meist leicht, da – wie schon deutlich wurde – die Angst gebunden und in ein oder mehrere, meist markante Körpersymptome umgesetzt und sozial auffällig in Szene gesetzt wird.

Der Begriff der Angsthysterie wird von den meisten Autoren gleichbedeutend mit dem Begriff der Phobie benutzt. Dies geht auf Freud (1926) zurück, der die Phobie für eine Sonderform der Hysterie hielt.

Neue klassifikatorische Probleme

1980 ist mit dem DSM-III in den USA eine neue Klassifikation psychischer Erkrankungen und damit auch der Angstkrankheiten vorgestellt worden, die auch das europäische psychiatrische Denken in den letzten Jahren erheblich beeinflußt hat. Während die ICD 9 (International Classification of Diseases, 9. Revision 1979) sowie das DSM-II noch das psychoanalytische Neurosenmodell berücksichtigten, hat das DSM-III den Begriff der Neurose ganz fallengelassen. Unter Aufgabe psychogenetischer Modellvorstellungen wird weitestgehend atheoretisch eine neue Klassifikation fast ausschließlich unter deskriptiv psychopathologischen Gesichtspunkten vorgenommen, wobei jeweils die im Vordergrund stehende Leitsymptomatik für die Benennung der Syndrome und Störungen gewählt wurde.

Das DSM-III wurde von psychoanalytischer Seite auch in Deutschland heftig kritisiert, denn – um in einem Freudschen Tonfall zu sprechen – tut doch das DSM-III so, als wenn es die Psychoanalyse und ihre Vertreter nicht gäbe. Es wird zwar – wenn überhaupt – von neurotischer *Störung* gesprochen, gemeint ist der Ausdruck aber nur noch in seiner deskriptiven und nicht mehr in seiner ätiologischen Bedeutung.

Das DSM-III entspräche eher einem biologischen Kochbuch und diene letztlich nur noch der schnellen Diagnostik und Beseitigung von Symptomen und Syndromen mittels Psychopharmaka. Überhaupt sei es in erster Linie Produkt des Forschungsbedürfnisses biologisch und pharmakologisch orientierter Psychiater (Hoffmann 1985).

In der Tat wiegt der Verzicht auf das psychoanalytisch fundierte psychodynamische Verständnis psychischer Krankheitsbilder schwer. Denn ein – zwar weitgehend wohlbegründetes – diagnostisches und statistisches Manual psychischer Störungen auf der Ebene der deskriptiven Psychopathologie in solcher Ausführlichkeit mit Ausführungen zu „Nebenmerkmalen", „Alter bei Beginn", „Verlauf", „Behinderungen", „Komplikationen", „prädisponierende Faktoren", „Prävalenz", „Geschlechtsverteilung" und „Differentialdiagnose" bekommt – auch wenn es nicht beabsichtigt sein sollte – Lehrbuchcharakter. Dieser Aspekt erscheint mir wichtig und nicht so leicht zu entkräften, z. B. durch eine Bemerkung von Bluestone (1985): „Wir können unseren Studenten immer noch zeigen, daß Symptome eine Bedeutung haben."

Ich möchte hier nicht weiter auf die Diskussion um das DSM-III eingehen – den interessierten Leser weise ich auf die Arbeit von Spitzer u. Degwitz (1986) mit reichhaltiger weiterführender Literatur zu diesem Thema hin sowie auf die Diskussion im „Forum der Psychoanalyse" (Bluestone 1985; Schuster u. Strotzka 1985; Hoffmann 1985) – sondern noch kurz das Schicksal der Angstneurose im DSM-III ansprechen.

Die Angstneurose als Krankheitsbegriff taucht zwar nicht mehr auf, umfaßt aber auf der deskriptiven Ebene das Paniksyndrom, das generalisierte Angstsyndrom und Teile der Agoraphobie. In der Revisionsfassung des DSM-III (1987) bekommt das Paniksyndrom wieder mehr Ähnlichkeit mit der Beschreibung eines (angstneurotischen) Krankheitsbildes dadurch, daß es mit und ohne Agoraphobie aufgeführt wird (im DSM-III stellte die Agoraphobie in der Diagnostik des Paniksyndroms noch ein Ausschlußkriterium dar).

Hypothesen zur Psychogenese und Psychodynamik der Angstneurose

Es ist erstaunlich, daß es in der Literatur nur relativ wenige Arbeiten mit psychogenetischen und psychodynamischen Hypothesenbildungen zur Angstneurose gibt. Noch seltener wird auf therapeutische Implikationen hingewiesen, obwohl die Angstneurose eine der häufigsten neurotischen Erkrankungen ist und im Vergleich zu anderen Neurosen auch relativ häufig stationär behandelt wird.

Während die Freudsche deskriptive Psychopathologie der Angstneurose noch unverändert Gültigkeit besitzt, sind seine ursprünglichen Überlegungen zur Psychogenese und Psychodynamik längst aufgegeben. Freud zählte die Angstneurose zusammen mit der Neurasthenie und Hypochondrie zu den sog. Aktualneurosen, die er von den Übertragungsneurosen, den sog. Psychoneurosen, die auf einen intrapsychischen Konflikt zurückzuführen waren, unterschied.

Freud glaubte zunächst, daß die Angstneurose verursacht würde durch eine „Aufspeicherung der somatischen Sexualerregung" im Zusammenhang mit sexuellen Erlebens- und Verhaltensstörungen sowie verschiedener psychischer „Hilfsursachen" und einer – allerdings nicht unentbehrlichen – hereditären Disposition (Freud 1895a, b).

Dem vereinfachenden Verständnis, die Angstneurose würde allein durch „Erregungsstau" verursacht werden, ähnlich „wie bei der Anhäufung des Reizes zum epileptischen Krampfe", trat Freud in seiner kleinen Schrift „Zur Kritik der Angstneurose" energisch entgegen. Auch heute noch hätte Freud Veranlassung, derartigen Vereinfachungen seiner frühen theoretischen Bemühungen in der Literatur zu begegnen, auch wenn er selbst wesentlich später bei der Angstneurose intrapsychische Konflikte in den Mittelpunkt von Psychogenese und Psychodynamik stellte, ohne jedoch ein geschlossenes theoretisches Konzept vorzulegen. Ein solches liegt auch heute noch nicht vor. Mentzos und Mitarbeiter haben hier jedoch mit ihrem 1984 erschienenen Buch über die Angstneurose eine wertvolle Vorarbeit und Zusammenfassung der derzeit vorliegenden Erkenntnisse geleistet.

In den nachfolgenden Ausführungen werde ich mich außer auf eigene langjährige therapeutische Erfahrungen mit Angstneurotikern im wesentlichen auf die Untersuchungsergebnisse von Mentzos und seinen Mitarbeitern beziehen, die auf 25 längere Behandlungen und 100 Erstinterviews mit Angstneurotikern beruhen. Nach Mentzos müsse man diffuse, körpernah erlebte und grundlos erscheinende Angstzustände beim Erwachsenen als regressive Reaktivierung ontogenetisch früher Angstmodi begreifen: Die spätere, reifere d. h. gerichtete Angstreaktion der sog. Übertragungsneurosen habe jedoch immer einen eindeutigen Signalcharakter und enthalte damit die Aufforderung zur angemessenen Angstkontrolle als Ausdruck stabiler Ich-Struktur und Reife. Die archaische, d. h. diffuse Angst hingegen, die den Angstneurotiker panikartig überschwemme, würde selbst zur Gefahr, weil sie zum Zusammenbruch, zum Verlust des eigenen Selbst führe (vgl. Freud 1926).

In der frühen Kindheit kommt es beim Angstneurotiker bereits zu einem systematischen Vermeiden der Affekte, die in den Beziehungen zu den Primärpersonen auftauchen. Dies steht nach Mentzos im Zusammenhang mit identifikatorischen Prozessen mit meist überängstlichen, aber affektabwehrenden Müttern, die ihre Kinder i. S. eines Selbstobjektes zur eigenen Stabilisierung benutzen. So kommt es auch zu der allgemein anerkannten Hypothese, daß der Angstneurotiker in seiner frühkindlichen Entwicklung Selbst- und Objektrepräsentanzen nur sehr schwach hat ausbilden können. Mentzos spricht in diesem Zusammenhang von der Verwandtschaft der primären, traumatischen Angst des Angstneurotikers mit der sog. 8-Monatsangst: die 8-Monatsangst ist die Angst, die in der Entwicklung des Kindes zu einem bestimmten Zeitpunkt auftaucht, wo es nach der psychoanalytischen Theorie der psychischen Entwicklung des Menschen um den Beginn der sog. Trennungs- und Individuationsphase geht. Das Kleinkind lernt in dieser Phase, sich getrennt von der Mutter wahrzunehmen und unternimmt auch die ersten Autonomiebestrebungen, die stets mit Angst vor Verlust der zuvor symbiotisch erlebten und schutzgebenden Mutter verbunden sind, vor allem angesichts einer fremden Person bei Abwesenheit der Mutter. Die 8-Monatsangst scheint also gerade zu dem Zeitpunkt aufzutauchen, wo auf der einen Seite die Selbst- und Objektrepräsentanzen sich auseinanderdifferenzieren, andererseits aber die Bildung einer stabilen Objektrepräsentanz noch nicht oder noch nicht richtig begonnen hat. Nur bei Herausbildung einer ausreichend stabilen Objektrepräsentanz kann aber auch die Selbstrepräsentanz reifen. Vieles spricht nun für die Hypothese, daß Traumatisierungen in dieser Entwicklungszeit beim Angstneurotiker zu nur schwach ausgebildeten Selbst- und Objektrepräsentanzen geführt haben (Schoenhals 1984).

Mentzos weist hier darauf hin – und das scheint mir außerordentlich wesentlich –, daß die Entwicklung und Festigung der Objektkonstanz während der Trennungs- und Autonomiephase bis weit ins 3. Lebensjahr reicht, so daß zu *verschiedenen* Zeiten und damit auch Reifungsgraden Traumatisierungen eintreten können. Dies würde seiner Meinung nach eine befriedigende Erklärung für die unterschiedlichen Ausprägungen des angstneurotischen Syndroms sowie der Variationen in bezug auf die Therapierbarkeit abgeben.

Bei den später nun drohenden oder teilweise eintretenden Objektverlusten kommt es im Erleben des Angstneurotikers zu einer existentiellen Bedrohung seines eigenen Selbst, da er sich nicht vom Objekt getrennt glaubt erleben zu können. *Die typische Angst des Angstneurotikers ist also die Angst vor Verlust der Objektrepräsentanz und der damit eng verbundenen Selbstrepräsentanz.* Diese Selbst- und Objektrepräsentanzschwäche entsteht nicht nur durch eine fehlende oder affektvermeidende überängstliche Mutter oder durch Aufspaltung und dadurch Schwächung bei Patienten, die in irgendeiner Form teilweise miteinander rivalisierende „zwei Mütter" hatten; auch das Fehlen des Vaters scheint die Bildung starker und stabiler Repräsentanzen ungünstig zu beeinflussen (Mentzos 1984; Roether 1984).

So ist nicht selten der erste angstneurotische Anfall in einem Erlebniszusammenhang mit der Trennung oder dem Verlust einer realen Bezugsperson verbunden, die sich jedoch auch nur symbolhaft oder assoziativ widerzuspiegeln braucht, um das frühkindliche Trauma bzw. einen entsprechenden Konflikt im Unterbewußtsein emotional reaktivieren zu können.

Nicht selten können in der Entstehungsgeschichte einer angstneurotischen Symptomatik bei entsprechender frühkindlicher Prädisposition auch Zusammenhänge i. S. eines auslösenden Ereignisses mit Erlebnissen in KZ's, bei Entführungen, Vergewaltigungen, Folterungen sowie Unglücksfällen und in Verbindung mit Naturkatastrophen, z.B. Erdbeben, nachgewiesen werden.

Einige Bemerkungen zur Psychotherapie von Angstneurotikern

Die psychotherapeutische Behandlung des Angstneurotikers gestaltet sich schwierig. Der Patient will stets beruhigt und gestützt werden, er klammert, er spricht ständig über seine Ängste. Dies tut er meist gestenreich mit dramatischer körperbezogener Attitüde, stets aber gleichförmig und damit für den Therapeuten quälend monoton; eine Hinterfragung und Deutung der Ängste läßt der Angstneurotiker zunächst nicht zu. Der Therapeut wird wie der Partner, über den die meisten Angstneurotiker verfügen, durch ein symbiotisches und harmonisierendes Verhalten in der Beziehung zur äußeren Stütze funktionalisiert, um angstauslösende Situationen vermeiden oder überwinden zu können. In diesem Sinne wird der Therapeut wie auch der Partner zum Hilfs-Ich und zum magisch-omnipotenten Objekt instrumentalisiert, in Analogie zu einem Übergangsobjekt (Schlierf 1984). Dennoch bleibt der Partner dabei auffallend blaß in der Therapie, offenbar darf er aus einem abwehrenden Sicherheitsbedürfnis heraus vom Therapeuten in der Anfangsphase der Therapie auch nicht in Frage gestellt werden. Gleiches gilt für die meist durch Harmonisierungstendenzen abgewehrten aggressiven Affekte gegen den Partner (und den Therapeuten), die ja bei Erwartung von Trennungen entstehen können (Vogel 1984).

Gelingt es dem Patienten mit Hilfe der Therapie einen Zuwachs an Autonomie und Angstfreiheit zu erreichen, so gerät der Partner oft ins Schwanken, er wird selbst labil, unsicher und ängstlich. Dies wiederholt offenbar die alte Mutter-Kind-Beziehung: Die selbst labile, überängstliche, affektvermeidende Mutter hat das Kind i. S. eines Selbstobjektes zur eigenen Stabilisierung benutzt. Um das eigene Selbst als stabil, stark und angstfrei zu erleben, braucht demnach der Partner des Angstneurotikers selbst einen ängstlichen, schwachen und hilfsbedürftigen Menschen, der sich nicht ändert (Roether 1984).

In der Therapie entstehen auf diesem psychogenetisch-psychodynamischen Hintergrund wichtige Gegenübertragungsgefühle: Der Therapeut fühlt alsbald Ermüdung, aufkommende Wut, Ohnmachts- und Versagensängste, ständig fühlt er sich unter Druck gesetzt. Weiß er nun um den psychogenetisch-psychodynamischen Hintergrund, so kann er gelassener reagieren.

In der psychoanalytisch orientierten Behandlung sollte daher zunächst der Therapeut den Patienten stützend begleiten und die überwiegend äußerlich-konkretistischen Sicherheitsbedürfnisse des Patienten befriedigen und erst später an die Deutung der Übertragung herangehen.

Mit der Zeit wird es dann möglich, daß der Therapeut sich darauf konsequent konzentrieren kann, dem Patienten immer wieder zu schildern und zu benennen, was er in seinem äußerlich-konkretistischen Anklammern eigentlich tut und was er damit auch vermeiden will (Schoenhals 1984). So kann der Patient letztlich sowohl in der Therapie als auch in seinen realen Beziehungen die emotionalen Erfahrungen machen, die einer Nachreifung und Stärkung der Selbst- und Objektrepräsentanzen entsprechen (Mentzos 1984).

Dies alles zeigt bereits, daß im Vergleich zum üblichen psychoanalytischen Vorgehen nicht die Einhaltung einer absoluten Abstinenz im Vordergrund steht, sondern die Benennung dessen, was in der Behandlung geschieht. Dies zeigt auch, daß es offensichtlich günstiger ist, den Angstneurotiker mit 1–2 Sitzungen und nicht mit 3–5 Liegungen pro Woche (vgl. auch Hoffmann 1984; Mentzos 1984) zu behandeln. Wahrscheinlich spielt hier die Vermeidung einer in der Liegungstherapie früh einsetzenden tiefen Regression eine ganz entscheidende Rolle.

Schlußfolgerungen

1. Der Freudsche Terminus „Angstneurose" sollte beibehalten werden, da er seit bald 100 Jahren unverändert gültig auf der Symptomebene eine klinische Krankheitseinheit kennzeichnet, die je nach Symptomausprägung verschiedene Unterformen aufweist und unter psychogenetisch-psychodynamischen Aspekten auch als Krankheitseinheit erklärbar erscheint.
2. Weitere Studien zur Psychogenese, Psychodynamik und analytischen Psychotherapie der Angstneurose sind dringend nötig, denn
3. Angstneurotiker sind entgegen früherer Meinung durchaus psychoanalytisch orientiert psychotherapierbar, d. h. u. a. auch, daß sie übertragungsfähig sind.

Literatur

Bluestone H (1985) DSM-III und die Psychoanalyse. Forum Psychoanal 1: 157–160
Bräutigam W (1956) Analyse der hypochondrischen Selbstbeobachtung. Beitrag zur Psychopathologie und zur Pathogenese mit Beschreibung einer Gruppe von jugendlichen Herzhypochondern. Nervenarzt 27: 409–418
Bräutigam W (1973) Psychosomatische Medizin. Thieme, Stuttgart
Deneke F-W, Stuhr U, Deneke C, Bühring B, Franz A, Balck F (1984) Die diagnostische Beurteilung von Patienten mit einer Herztodphobie: Ein Ansatz, verschiedene psychologische Erklärungskonzepte zu integrieren. Psychother Med Psychol 34: 273–286
Freud S (1894) Die Abwehr-Neuropsychosen. GW I, 2. Aufl. Fischer, Frankfurt/M. 1964
Freud S (1895a) Über die Berechtigung, von der Neurasthenie einen bestimmten Symptomenkomplex als „Angstneurose" abzutrennen. GW I, 2. Aufl. Fischer, Frankfurt/M. 1964
Freud S (1895b) Zur Kritik der „Angstneurose". GW I, 2. Aufl. Fischer, Frankfurt/M. 1964
Freud S (1926) Hemmung, Symptom und Angst. GW XIV, 4. Aufl. Fischer, Frankfurt/M. 1968
Greenson RR (1959) Phobia, anxiety and depression. J Am Psychoanal Ass 87: 663–674
Haas E, Knebusch RE (1981) Das Problem der Angst. Bedeutung, Entwicklung und Klinik in psychoanalytischer Sicht. Nervenarzt 52: 1–11
Hönmann H, Schepank H (1984) Angst und Phobie als Krankheit und Symptom in der Allgemeinbevölkerung. In: Rüger U (Hrsg) Neurotische und reale Angst. Vandenhoeck & Ruprecht, Göttingen, S 111–123
Hoffmann SO (1984) Psychoanalytische Konzeptionen von Angstkrankheiten und abgeleitete therapeutische Überlegungen. In: Götze P (Hrsg) Leitsymptom Angst. Springer, Berlin Heidelberg New York Tokyo
Hoffmann SO (1985) DSM-III und die Psychoanalyse: Diskussionsbeiträge zu Harvey Bluestones Aufsatz. 2. Können wir mit dem DSM-III leben? Forum Psychoanal 1: 320–323
Hoffmann SO, Müller C (1986) Psychoneurosen und Charakterneurosen. In: Kisker KP, Lauter H, Meyer J-E, Strömgren E (Hrsg) Psychiatrie der Gegenwart, Bd 1, 3. Aufl. Springer, Berlin Heidelberg New York Tokyo, S 29–62
Mentzos S (1982) Neurotische Konfliktverarbeitung. Kindler, München
Mentzos S (Hrsg) (1984) Angstneurose. Psychodynamische und psychotherapeutische Aspekte. Fischer, Frankfurt/M.
Michaelis R (1970) Das Herzangstsyndrom. Karger, Basel
Richter HE, Beckmann D (1969) Herzneurose. Thieme, Stuttgart
Roether J (1984) Die aktuellen Beziehungen der Angstneurotiker. Dynamik und Scheitern der Reparationsversuche und klinische Implikationen. In: Mentzos S (Hrsg) Angstneurose. Fischer, Frankfurt/M.
Schlierf C (1984) Vom Übergangsobjekt zur Objektbeziehung. In: Mentzos S (Hrsg) Angstneurose. Fischer, Frankfurt/M.
Schoenhals H (1984) Zur Repräsentanzenwelt des Angstneurotikers. In: Mentzos S (Hrsg) Angstneurose. Fischer, Frankfurt/M.
Schuster P, Strotzka H (1985) DSM-III und die Psychoanalyse: Diskussionsbeiträge zu Harvey Bluestones Aufsatz. 1. Eine Gegenposition. Forum Psychoanal 1: 318–320
Spitzer M, Degwitz R (1986) Zur Diagnose des DSM-III. Nervenarzt 57: 698–704
Vogel D (1984) Die Bedeutung der Aggressivität für das klinische Bild und Psychodynamik der Angstneurose. In: Mentzos S (Hrsg) Angstneurose. Fischer, Frankfurt/M.

Zur Analyse von Affekten
gegenüber Sucht- und Suizidpatienten

CHRISTIAN REIMER

Vorbemerkungen

Das emotionale Klima, in dem Sucht- und Suizidpatienten oft behandelt werden, hat
mich von Beginn meiner klinischen Tätigkeit an beeindruckt. So habe ich immer
wieder Kollegen erlebt, die in heftigste Affekte gerieten, wenn sie z. B. in Kontakt mit
Alkoholikern kamen. Diese Patienten wurden häufig regelrecht beschimpft und
entwertet, und man gab erst Ruhe, wenn sie sich, gedemütigt und kleinlaut geworden,
mit einer möglichst langen Entwöhnungsbehandlung einverstanden erklärten. Der
zunehmende Zwang zur Aufnahme von Alkoholikern auf psychiatrischen Stationen
wurde von vielen Kollegen als eine Art Plage erlebt, der man sich baldmöglichst
entledigen sollte. In ihrer sozialen Akzeptanz rangierten die Süchtigen beim therapeutischen Personal auf dem untersten Rang vor den dann folgenden Neurotikern,
den sog. „Entwicklungen", und einer bestimmten Gruppe von Suizidpatienten, nämlich denen, die es anscheinend mit dem Sterbenwollen nicht besonders ernstgemeint
hatten und darum mehr oder weniger offen verachtet wurden. Als Beispiel hierfür
möchte ich ein Telefonat mit einem Chirurgen anführen. Er sagte zu mir: „Wir haben
hier jemanden für Sie, das ist ein ganz unehrlicher Kandidat." Ich fragte: „Wie bitte?
und er sagte: „Na, ein ganz Unehrlicher, Sie wissen schon!" Ich sagte: „Ich weiß gar
nichts. Meinen sie, daß der Patient einen Suizidversuch gemacht hat?" Antwort: „Ja
genau, der hat sich in die Ellenbeuge geschnitten, aber die Arterie nicht erwischt."
   Ich könnte noch viele ähnliche Beispiele nennen, die starke Affekte gegenüber
Suizidpatienten betreffen. Auch ich hatte als jüngerer Assistenzarzt durchaus Probleme mit Sucht- und Suizidpatienten und fand auch von daher meine Eindrücke aus
Klinik und Konsiliardienst bestätigt, daß diese Patienten allgemein sehr unbebliebt
waren. Ähnlich starke Affekte habe ich gegenüber anderen Patientengruppen im
Psychobereich nicht beobachtet, und dies war ein Anreiz für mich, diesen Affekten
nachzugehen.

Literaturauswahl

In der wissenschaftlichen Literatur ist das affektive Klima zwischen Helfern und
Sucht- bzw. Suizidpatienten nur angedeutet beschrieben worden und da insbesondere
bei Vorliegen der Diagnose Alkoholismus. So bemerkte z. B. Schulte (1967), daß
Süchtiger und Arzt sich gegenseitig aus dem Weg gehen und daß Alkoholiker als die

undankbarsten Patienten überhaupt gelten. Die Behandlung werde vielfach als „fruchtloses Bemühen am untauglichen Objekt" angesehen (S. 533 f.). Aus dem nicht wertfreien und objektiven Umgang mit Alkoholkranken resultiert eine negative Erwartungshaltung: „Der Alkoholiker ist ein Delinquent und verhält sich so" (Feuerlein 1979, S. 131). Als eine Ursache dieser Frustration sah Ladewig (1979) „falsche Erwartungen als Quelle kontinuierlicher Enttäuschungen", solange bei der chronischen Krankheit Alkoholismus Heilung anvisiert würde.

Ein spezielles Problem, das in der Literatur eher vernachlässigt wird, stellt die Alkoholmorbidität unter Ärzten selbst dar. Besonders in der angloamerikanischen Literatur wird immer wieder auf die große Suchtgefährdung unter Ärzten, in erster Linie durch Alkohol, hingewiesen. Diesen Befunden Rechnung tragend glossierte Murray (1977) folgendermaßen: „An old joke defines an alcoholic as someone who drinks more than his doctor." Wir sind hiermit bereits bei der Psychohygiene des Arztes, einem Thema, das ich besonders wichtig finde und auf das ich gleich im Zusammenhang mit Suizidpatienten noch einmal zurückkomme. Überhaupt scheint es so zu sein, daß süchtige Tendenzen bei Patienten von Ärzten leicht abgewehrt werden. In ähnlicher Weise ignorieren Ärzte auch immer wieder die Alkoholabhängigkeit von Kollegen. Auch wenn der alkoholabhängige Arzt schon in Behandlung ist, sträuben sich die behandelnden Kollegen, direkt das Alkoholproblem anzusprechen, oder sehen genau die Sucht nicht als ernstes Problem an.

Das affektive Klima zwischen Helfern und Suizidpatienten ist im deutschsprachigen Raum, bis auf eine kleine Arbeit von Stolze (1975), lange Zeit nicht untersucht worden. Einen indirekten Beitrag zu diesem Thema haben lediglich Ringel (1974) und Wellhöfer (1975, 1976) geleistet, indem sie die Einstellungen gegenüber Suizidpatienten beschrieben haben. Besonders Ringel hat auf die Bedeutung in der Gesellschaft bestehender Einstellungen zum Suizid hingewiesen und gemeint, daß durch falsche, wie z.B. gleichgültige oder auch suizidfördernde Einstellungen die Selbstmordrate steigen kann und daß die Bemühungen der Suizidprophylaxe dadurch torpediert werden. Die Beobachtungen einiger Autoren weisen darauf hin, daß auch bei Ärzten und medizinischem Personal die in der Gesellschaft vorhandenen suizidfördernden Einstellungsstrukturen anzutreffen sind. In der angloamerikanischen Literatur finden sich einige Arbeiten (z.B. Ansel u. McGee 1971; Patel 1975; Goldney u. Bottrill 1980), die sich mit dem Klima und den affektiven Spannungen befassen, die zwischen Helfern und Suizidpatienten bestehen. In diesen Untersuchungen wurden Ärzte verschiedener Fachrichtungen, aber auch Krankenschwestern und Krankenpfleger nach ihren Gefühlen bzw. dem Grad der Sympathie gegenüber Patienten mit verschiedenen internistischen, psychosomatischen und auch psychiatrischen Erkrankungen befragt. Dabei zeigte sich insgesamt gerade gegenüber Suizidpatienten eine deutlich weniger mitfühlend-wohlwollende, vielmehr eine feindlichablehnende Haltung, als gegenüber Patienten mit anderen Erkrankungen, wie z.B. Asthma, Herzinfarkt, Diabetes mellitus. Die Ausprägung dieser ablehnenden Gefühle gegenüber Suizidpatienten war lediglich mit der vergleichbar, die Patienten mit der Diagnose „Alkoholismus" entgegengebracht wurde.

Mit den Fragen nach Gründen und Ursachen für diese ablehnende Haltung haben sich aus psychoanalytischer Sicht speziell Tabachnick (1961), Maltsberger u. Buie (1974) sowie in den letzten Jahren auch ich (Reimer 1981, 1982, 1987) befaßt. Es geht dabei im wesentlichen um die Analyse von Gegenübertragungshaß, der sich als ein

Haupthindernis bei der Behandlung süchtiger und suizidaler Patienten ergeben kann. Ich möchte hier auf diese spezielleren psychoanalytischen Aspekte nicht eingehen, die Nennung ausgewählter Literatur zum Thema beenden und kurz Ergebnisse eigener Untersuchungen vorstellen, die zur Analyse von Affekten gegenüber süchtigen und suizidalen Patienten in den letzten Jahren unternommen worden sind.

Eigene Untersuchungen

Im Rahmen eines größeren Projektes über Gegenübertragungsreaktionen von Helfern gegenüber bestimmten Patientengruppen habe ich Einstellungen und emotionale Reaktionen von Ärzten zu Alkoholikern untersucht (Reimer u. Freisfeld 1984). Zu diesem Zweck wurde ein Fragebogen für Ärzte entwickelt, in dem u. a. gefragt wurde nach Schwierigkeiten in der Behandlung von Alkoholikern, nach der Beurteilung des Leidens und des Charakters von Alkoholikern, nach der Einschätzung des eigenen Verhaltens und emotionalen Reaktionen gegenüber Alkoholikern und nach verschiedenen Behandlungsdaten. Dieser Fragebogen wurde an eine repräsentative Stichprobe von über 200 niedergelassenen Ärzten für Allgemeinmedizin in Schleswig-Holstein verschickt.

Es zeigte sich, daß über die Hälfte der antwortenden Ärzte Alkoholiker weniger gern als andere Patienten behandelten und als Begründung dafür am häufigsten Frustration und Mißerfolge nannten. Das Leiden des Alkoholikers wurde in erster Linie als moralische Schwäche und Charakterstörung beurteilt. Ihr eigenes Verhalten gegenüber Alkoholikern beurteilten die Ärzte als zugewandt, ermutigend und offen, jedoch auch als mißtrauisch. In den Bemerkungen zu jeder dieser Fragen fanden sich allerdings affektiv deutlich geprägte Kommentare, die oftmals das Gegenteil der eigentlichen Antworten beinhalteten und die Resignation und Frustration der Ärzte zeigten.

Die Ergebnisse lassen sich insgesamt dahingehend interpretieren, daß die Arzt-Alkoholiker-Beziehung durch erhebliche Spannungen belastet zu sein scheint. In den Einstellungen und emotionalen Reaktionen der Ärzte zeigten sich Ambivalenzen und Verleugnungstendenzen. Diese Reaktionen sind wohl auch verständlich, denn durch die ständige Konfrontation mit den Mißerfolgen in der Behandlung werden wir ja auch tatsächlich gekränkt. Hier besteht aber die Gefahr, die eigene Kränkung im Sinne von Gegenübertragungsreaktionen zu agieren, indem wir den Alkoholiker nun unsererseits kränken und ihn durch Appelle an Wille und Einsicht, die ihn nicht erreichen, oder gar durch Gewaltandrohung oder brutale Hinweise auf gesundheitliche Konsequenzen moralisch disqualifizieren. Vielleicht könnte gerade die Bewußtmachung der Kränkung unsere Beziehung zum Alkoholiker zumindest teilweise entspannen.

In den letzten 10 Jahren habe ich verschiedene Untersuchungen zu Einstellungen und Affekten gegenüber Suizidpatienten publiziert (s. oben). Auf die Ergebnisse möchte ich hier nicht im einzelnen eingehen. Die von mir untersuchten Stichproben umfassen 252 Angehörige helfender Berufe, die z. T. mit Fragebögen, z. T. auch in persönlichen Interviews nach ihren Einstellungen zum Suizid, nach ihren Erfahrungen mit Suizidpatienten und auch nach eigener Suizidalität befragt wurden. Aus den

Ergebnissen dieser verschiedenen Untersuchungen sowie meinen Erfahrungen in der Supervision von Behandlungen süchtiger und suizidaler Patienten läßt sich ein bestimmtes *affektives Klima* herauskristallisieren, das ich jetzt beschreiben möchte (s. folgende Übersicht). Es geht dabei um zwei Affekte, die dieses emotionale Klima besonders prägen, nämlich um *Angst* und *Wut*.

Das affektive Klima gegenüber Sucht- und Suizidpatienten – Einflußgrößen:

- mangelndes Wissen über Sucht/Suizidalität,
- persönliche Erfahrungen,
- fixierte Einstellungen zu Sucht/Suizid,
- Angst vor Ohnmacht/Hilflosigkeit/Erfolglosigkeit,
- Angst vor Aggression/Destruktion/Regression,
- *Angst vor Abhängigkeit,*
- Wut über Ich-Schwäche und „Haltlosigkeit"
  (besonders gegenüber Süchtigen),
- Wut über Verweigerung der Helfer-Komplementär-Rolle,
- Wut wegen mangelnder Öffnung (Abwehr),
- Wut wegen Appellverhalten und „Demonstrativität"
  (besonders gegenüber Suizidalen),
- eigene Suizidalität und Suchttendenzen.

Mangelndes Wissen über Sucht und Suizidalität ist m. E. ein erhebliches Problem, welches Affekte gegenüber den entsprechenden Patienten fördern kann. Es gibt eine Reihe von Untersuchungen darüber, daß die Einstellungen, z. B. gegenüber Alkoholikern, mit Zuwachs an Wissen über die Hintergründe von Suchtgefährdung signifikant positiver werden. Ebenso ist es für die Helfenden hilfreich, ein solides Wissen über die Hintergründe von Selbstmordgefährdung zu erwerben. Bei diesem Wissen geht es z. B. um die Kenntnis der Risikogruppen, um Kriterien zur Beurteilung der Suizidalität, mögliche psychodynamische Hintergründe und um die Kenntnis des differential-diagnostischen Spektrums, in dem sich suizidales Verhalten abspielen kann.

Auch *persönliche Erfahrungen*, die Helfer bereits mit suizidalen und süchtigen Patienten gemacht haben, können zu einer Emotionalisierung des Klimas gegenüber diesen Patienten führen. Besonders wer Suizidhandlungen eigener Patienten während einer laufenden Therapie oder kurz nach Abschluß einer Therapie erlebt hat, mag dazu neigen, verschiedene Ängste und Schuldgefühle und vor allen Dingen eine Über-Ich-Angst zu entwickeln, die die weitere Therapie suizidaler Patienten behindern kann.

Auf die Problematik bestimmter *Einstellungen zu Sucht- und Suizidpatienten* habe ich schon hingewiesen. Ich möchte hier nur noch kurz eingehen auf *bestimmte Einstellungen* gegenüber Suizidpatienten, die sich häufig in ganz emotionaler Weise im klinischen Alltag beobachten lassen. Mir geht es dabei besonders um das, was ich *internalisierte Klassifikation* von Suizidversuchen genannt habe (Reimer 1985) und was meint, daß viele Kollegen unterscheiden zwischen sog. demonstrativen Suizidversuchen auf der einen und dann den ernstgemeinten Suizidversuchen auf der anderen Seite. Diese Unterteilung, die hartnäckig auch von manchen psychiatrischen

Kollegen vertreten wird (zumindest im täglichen Sprachgebrauch), geht ausschließlich von der objektiven, klinisch faßbaren Schwere eines Selbstmordversuches aus, vernachlässigt aber vollkommen die subjektive Seite des Patienten. Aus dieser Klassifikation heraus kommt es dann sehr leicht zu Abwertungen und Ablehnung von Patienten, denen häufig genug ihre Demonstrativität vorgehalten wird. Solche Klassifikationen sollten gänzlich unterlassen werden, weil sie nicht im Interesse von Patienten sind. Zudem haben katamnestische Untersuchungen an Suizidpatienten gezeigt (z. B. Marten 1981), daß die sog. Ernsthaftigkeit eines Suizidversuchs, gemessen an dem Grad der objektiven Lebensgefährdung im Gefolge der Suizidhandlung, in keiner gesicherten Korrelation zu einem späteren Suizid steht. Mit anderen Worten: auch Patienten, die nur sog. demonstrative Versuche, vielleicht nur mit wenigen Tabletten, unternommen haben, können später erheblich suizidgefährdet sein.

Auch *Ängste vor Ohnmacht/Hilflosigkeit/Erfolglosigkeit* gegenüber Sucht- und Suizidpatienten sind häufig zu beobachten. Solche Ängste und in deren Gefolge auch Wut werden u. a. durch die bekannte mangelhafte Compliance von Sucht- und Suizidpatienten ausgelöst. Dadurch fühlen sich Helfer selbst abgelehnt und reagieren darauf z. T. außerordentlich scharf, indem sie dann die entsprechenden Patienten ihrerseits ablehnen oder ihnen mit Zwangsmaßnahmen drohen oder sich sonstwie gekränkt oder beleidigt zurückziehen.

Den nächsten Punkt habe ich genannt: *Angst vor Aggression/Destruktion/Regression*. Fraglos haben Sucht und Suizid sehr viel mit diesen drei Phänomen zu tun, und ich denke, daß Therapeuten, die selbst Angst vor dem Leben und Erleben von Aggressionen haben und zudem auch ihre eigenen regressiven Bedürfnisse unterdrücken müssen, schon aus diesen Gründen solche Patienten ablehnen können.

Den nächsten Punkt, nämlich die *Angst vor Abhängigkeit*, habe ich hervorgehoben, um ihn als besonders bedeutsam zu klassifizieren. Ich finde es interessant, daß sich das Stichwort Abhängigkeit in keinem mir bekannten Vokabular der Psychotherapie/Psychoanalyse finden läßt. Dies ist um so erstaunlicher, als Probleme der Abhängigkeit ja ein zentrales Phänomen in jeder Psychotherapie sind. Helfer pflegen ja eine ganz bestimmte Art von Abhängigkeit, die dadurch gekennzeichnet ist, daß sie selbst das Gefühl von Unabhängigkeit haben, während ihre Patienten von ihnen abhängig sind.

Bei Suizidpatienten habe ich häufig in Supervisionen von Kollegen eine Art *Angstbindung* zwischen ihnen und diesen Patienten beobachtet, wobei die Angst eindeutig auf seiten des Helfers lag. Dieser befürchtet nämlich, daß der Suizidpatient ihn in der Hand haben könnte, und zwar damit, ob er seinen Suizid verwirklicht oder nicht. Gelegentlich drängt sich mir bei Beobachtung solcher Interaktionen das Bild vom Kaninchen und der Schlange auf: der ängstliche Helfer erwartet, von dem suizidalen Patienten vernichtet zu werden. Daß allein diese Angstbindung zu heftigen emotionalen Reaktionen führen kann, leuchtet unmittelbar ein, denn Helfer werden sich – schon von ihrem Berufsbild her – eher mit Macht- bzw. Allmachtsaspekten als mit Angst identifizieren können. Wenn der suizidale Patient dann noch Hilfe ablehnt und damit die übliche Patientenrolle, nämlich die Helferkomplementärrolle (Schmidbauer 1977), ablehnt, kann es zu einem emotionalen Clinch zwischen beiden kommen, der aus einer Gefühlsmischung von Angst und Wut besteht, zu einer Art Schlagabtausch mit dem unbewußt erwünschten Endziel einer raschen Beendigung der Beziehung.

Gerade bei Süchtigen stößt deren bekannte *Ich-Schwäche* häufig auf Ärger und Unverständnis bei den Behandlern, die dann in ihrer Gegenübertragung das Gefühl bekommen, daß man diese Patienten „ordentlich rannehmen" müsse, um ihrer „Haltlosigkeit" entschieden entgegenzuwirken.

Wut wegen mangelnder Öffnung bzw. Abwehr läßt sich häufig beobachten, nicht nur gegenüber Sucht- und Suizidpatienten. Ich habe oft den Eindruck, daß besonders Berufsanfänger den Wunsch haben, in für sie auch fremde Patienten sehr schnell sehr tief eindringen zu müssen, um möglichst viel zu erfahren und vom Patienten zu bekommen. Das Bedürfnis nach narzißtischer Gratifikation ist bei uns Ärzten wohl besonders groß, denn sonst wäre m. E. kaum erklärbar, warum die Abwehr von Patienten oft als etwas Lästiges, Ärgerliches angesehen wird und es für viele ein Ziel ist, sie möglichst schnell zu brechen. Erstaunlich ist für mich auch, wie schwer es vielen Kollegen fällt, *suizidale Appelle* ernstzunehmen, besonders dann, wenn sie sich mit einer Art Drohung oder scheinbarer Demonstrativität verbinden. Die Szene zwischen Arzt und Patient entkrampft sich häufig, wenn der Arzt auf jegliche Bewertung der vorgebrachten suizidalen Geste verzichten kann und sich nur einfach klarmacht, daß der suizidale Appell, unabhängig davon, wie er gestaltet wird, ein Hilferuf ist und als ein Signal anzunehmen ist, daß der Betreffende mit seinen eigenen Mitteln im Moment nicht weiter weiß.

Der letzte von mir aufgeführte Punkt, nämlich *eigene Suizidalität und Suchttendenzen*, ist mir sehr bedeutsam. Süchtige Tendenzen bei Ärzten sind bekannt und beschrieben und ganz Ähnliches gilt für die Suizidalität.

Wir wissen aus verschiedenen Untersuchungen (z. B. Vaillant et al. 1966, Ross 1973; Bämayr u. Feuerlein 1984; Arnetz et al. 1987), daß die psychiatrische Morbidität bei Ärzten offenbar besonders hoch ist, und das betrifft vor allen Dingen ihre Anfälligkeit für Depressivität, Sucht und Suizidalität. Das Suizidrisiko von Ärzten und Ärztinnen ist 2- bis 4mal höher als in der vergleichbaren Normalbevölkerung. Dieses gilt auch für Suizidgedanken. In einer eigenen Ärztestichprobe haben 50% der befragten Kollegen Suizidgedanken in ihrem bisherigen Leben bejaht (Reimer et al. 1986). Die entsprechenden Ziffern aus der Normalbevölkerung liegen zwischen 10–20%. In der Begegnung mit sucht- und suizidgefährdeten Patienten können entsprechend belastete Kollegen sich natürlich in unangenehmer Weise an ihre eigenen Tendenzen erinnert fühlen, und dies kann eine Quelle von Gegenübertragungsreaktionen sein.

Aus diesem affektiven Klima heraus kommt es natürlich häufig dazu, daß im Umgang mit Sucht- und Suizidpatienten *Fehler* gemacht werden, die gravierende Folgen haben können. Einige solcher Fehler sind in der folgenden Übersicht aufgeführt.

Die *mangelhafte Exploration süchtiger und suizidaler* Tendenzen ist ein erstaunlicher Tatbestand, wenn man sich einmal Krankengeschichten entsprechender Patienten durchsieht. Obwohl bekannt ist, daß süchtige Patienten ein besonders hohes Suizidrisiko haben, fehlt in ihren Krankengeschichten oft die Suizidanamnese, und bei suizidalen Patienten wird entsprechend häufig nur die aktuelle Suizidalität bzw. die jetzige suizidale Krise beschrieben. Dabei ist m. E. eine differenzierte Sucht- und Suizidanamnese eine große Chance für den Behandler selbst, da er sich einen Überblick verschaffen kann über Verknüpfungen zwischen Sucht bzw. Suizid und bestimmten Abschnitten oder Ereignissen der Lebensgeschichte eines Patienten.

Häufige Fehler im Umgang mit Sucht- und Suizidpatienten

- mangelhafte Exploration süchtiger und suizidaler Tendenzen,
- Bagatellisierungstendenzen des Patienten mitmachen (Abwehr),
- Provokation persönlich nehmen (Agieren von Ablehnung),
- Trennungsängste übersehen (bei Suizidalen),
- zu rasche Suche nach positiven Veränderungsmöglichkeiten
  ("gentlemen agreement"),
- moralische Appelle an Wille und Einsicht (besonders bei Süchtigen),
- Strafaktionen.

Ein weiterer Fehler besteht darin, die *Bagatellisierungstendenzen* der Sucht- und vor allem Suizidpatienten *mitzumachen.* So sagen z.B. viele Patienten nach einem Suizidversuch, sie hätten eigentlich gar nicht sterben, sondern nur kurz schlafen wollen, und nun gehe es ihnen schon viel besser usw. Diese Bagatellisierungstendenzen können Ausdruck einer rasch einsetzenden Abwehr gegenüber dem auslösenden Konflikt sein und eine Scheinstabilität suggerieren, verbunden mit der Aufforderung, über Suizidalität möglichst nicht mehr zu sprechen.

Die Bagatellisierungstendenzen von Suchtpatienten sind jedem, der Erfahrungen mit ihnen hat, hinlänglich bekannt.

Einen weiteren Fehler, den ich besonders im Umgang mit Suizidpatienten bemerkt habe, habe ich "Provokation persönlich nehmen" genannt. Dazu ist zu sagen, daß ein narzißtisch labiler Mensch, wie es u.a. eben auch viele Suizidpatienten sind, sein Gegenüber zunächst einmal verständlicherweise auf seine Standfestigkeit prüfen möchte. Als sehr geeigneter Test dazu dient die Provokation. Ein Arzt, der sich entsprechend provozieren läßt, zeigt seine eigene narzißtische Empfindlichkeit und scheidet damit als stabiles Übertragungsobjekt aus. Dieser Testcharakter provokanten Verhaltens wird häufig von Kollegen nicht gesehen.

Als weiterer Fehler habe ich aufgeführt: *Trennungsängste übersehen.* Der Zusammenhang zwischen Trennungserlebnissen und anschließender Suizidalität ist bekannt. Trotzdem beobachte ich häufig in der Supervision, daß Trennungsängste von Patienten, und zwar nicht nur die aktuellen, sondern auch Ängste aus der Anamnese, übersehen oder nicht deutlich genug exploriert werden. Natürlich können auch Helfer eine Trennungsempfindlichkeit aus entsprechenden eigenen Erlebnissen haben und sich dann aus der gemeinsamen Verletzbarkeit heraus mit Patienten sehr schnell auf das begeben, was ich zu *rasche Suche nach positiven Veränderungsmöglichkeiten* genannt habe. Dieses kann sich äußern in einer beliebten Form von Intervention, die nach dem gesunden Menschenverstandsmotto „Kopf hoch, das Leben geht weiter" dem Patienten suggerieren will, daß doch alles gar nicht so schlimm sei, eine neue Partnerschaft sei doch sicher schon bald in Sicht usw. Das ist natürlich eine ungeschminkte Aufforderung zur Verdrängung. Häufig habe ich gerade zwischen Ärzten und ihren männlichen Patienten eine Art "gentlemen agreement" beobachtet, bei dem der Suizidversuch von beiden als möglichst einmalige Entgleisung auf der gefestigten Männerrolle verstanden und insofern als „Ausrutscher" abgetan wird.

Der Ärger über die Ich-Schwäche und die Bagatellisierungs- bzw. Verleugnungstendenzen vieler Süchtiger führt dann häufig zu moralischen *Appellen an Wille und*

Einsicht, die diese Patienten natürlich gar nicht erreichen. Und schließlich läßt sich beiden Patientengruppen gegenüber auch beobachten, daß es zu diversen *Strafaktionen* kommt, zu denen sich Helfer gelegentlich aufgerufen fühlen. Ich meine z.B. neben dem, was ich eingangs schon aus meinen eigenen klinischen Erfahrungen berichtet habe, daß man suizidalen Patienten häufig mit einer Art Sadismus begegnet, der sich z.B. darin ausdrücken kann, daß dem Patienten ohne eine medizinische Notwendigkeit der dickste Magenschlauch reingeschoben wird, den man gerade da hat, oder daß das Erbrechen von Patienten nach Salzwassertrunk mit einer deutlichen Genugtuung seitens des Personals quittiert wird. Diese Patienten werden dann wie Kinder behandelt, denen man ihre Unarten nach Struwwelpeter-Manier austreiben möchte.

Konsequenzen für die Helfenden

Zu all diesen Fehlern ließe sich natürlich noch sehr viel sagen, ich möchte aber abschließend wieder mehr auf Aspekte der Psychohygiene der Helfenden selbst zurückkommen und habe in der folgenden Übersicht einige Hilfsmöglichkeiten aufgeführt.

Hilfsmöglichkeiten für die Helfenden:

- Erwerb von mehr Wissen,
- Selbstexploration,
- andere Formen der Selbsterfahrung,
- Supervision,
- Erwerb genereller Akzeptanz als Haltung.

Auf die positiven Veränderungen, die *mehr Wissen* bewirken kann, habe ich schon hingewiesen. Ich denke, daß es Aufgabe von Psychiatern und Psychotherapeuten ist, entsprechende Aufklärungsarbeit zu leisten. Mit *Selbstexploration* meine ich, daß jeder Helfer versuchen sollte, sich über mögliche eigene süchtige und suizidale Tendenzen bzw. Krisen in seinem Leben klarzuwerden. Eine solche Selbstexploration betrifft vor allem auch die eigenen Einstellungen zu Sucht und Suizid, wobei man z.B. prüfen muß, inwieweit man ein ähnliches Tabu verinnerlicht hat, wie es bezüglich Sucht und Suizid in der Gesellschaft herrscht, oder aber ob man bestimmte Einstellungen von sich kennt, die z.B. den Suizid fördern und als den Ausdruck persönlichster Freiheit des Menschen ansehen, in die man sich mit therapeutischen Bemühungen grundsätzlich nicht einzumischen habe.

Selbsterfahrung ist generell für Helfer ein notwendiger Bestandteil ihrer Aus- bzw. Weiterbildung. Gerade für den Kontakt mit suizidalen Patienten ist es notwendig, eine Supervision zu suchen, die sich z.B. in Balint-Gruppen bzw. Supervisionsgruppen, die nach Art einer Balint-Gruppe arbeiten, anbietet. Die genannten Hilfsmöglichkeiten können dazu führen, daß es zu einer Entkrampfung im Verhältnis gegenüber Sucht- und Suizidpatienten kommt. Dazu gehört auch der letzte in obiger Übersicht aufgeführte Punkt, nämlich der *Erwerb genereller Akzeptanz als Haltung.*

Damit meine ich, daß es für die Helfenden, aber auch für den Supervisor, von Bedeutung ist, süchtiges und suizidales Verhalten zunächst einmal als solches *wertfrei* anzunehmen, ohne es sogleich bekämpfen zu müssen. Der Helfer sollte also eine persönliche Haltung entwickeln, die Sucht und Suizidalität des anderen als *eine* Möglichkeit der Konfliktlösung akzeptiert, ohne in Resignation zu verfallen, sondern als Ausgangspunkt dafür, konstruktivere Lösungsmöglichkeiten mit dem Patienten zu suchen. Eine solche innere Akzeptanz gewährt auch ein gutes Stück Freiheit, weil sich der Helfer nicht sofort aufgerufen fühlen muß, mit größter Anstrengung den Patienten von seiner Sucht oder Suizidalität abbringen zu wollen.

Ich habe deutlich zu machen versucht, daß Sucht- und Suizidpatienten besonders leicht Affekte unterschiedlichster Art bei ihren Betreuern auslösen. Dadurch ist nicht nur die psychotherapeutische Behandlung dieser Patienten belastet, sondern auch die Person des Betreuers, der emotional labilisiert wird und sich belästigt oder bedroht fühlen muß. Diese natürlich auch von den Patienten gespürten Affekte führen häufig dazu, daß Patienten durch entsprechend schlechte Erfahrungen mit ihren Betreuern *demotiviert* werden, sich in Krisen wieder an sie zu wenden. Die Konsequenzen für die Psychohygiene liegen auf der Hand. Das Wissen um diese Probleme und die Reflektion über unsere Eigenanteile daran können dazu führen, daß die Arzt-Patienten-Beziehung weniger störanfällig und die Compliance der Patienten dadurch besser ist – aus meiner Sicht ein psychohygienischer Gewinn für beide Seiten.

Literatur

Ansel E, McGee R (1971) Attitudes towards suicide attempters. Bull Suicidol 8: 22–28

Arnetz BB, Hörte LG, Hedberg A, Theorell T, Allander E, Malker H(1987) Suicide patterns among physicians related to other academics as well as to the general population. Acta Psychiat Scand 75: 139–143

Bämayr A, Feuerlein W (1984) Über den Selbstmord von 119 Ärzten, Ärztinnen, Zahnärzten und Zahnärztinnen in Oberbayern von 1963 bis 1978. Crisis 5/2: 91–107

Feuerlein W (1979) Alkoholismus – Mißbrauch und Abhängigkeit, 2. Aufl. Thieme, Stuttgart

Goldney RD, Bottrill A (1980) Attitudes to patients who attempt suicide. Med J Aust 67: 717–720

Ladewig D (1979) Die Therapie des Alkoholkranken aus der Sicht des Arztes und Psychotherapeuten. Bull Schweiz Akad Med Wiss 35: 227–235

Maltsberger JT, Buie DH (1974) Countertransference hate in the treatment of suicidal patients. Arch Gen Psychiatry 30: 625–633

Marten RF (1981) Probleme und Ergebnisse von Verlaufsuntersuchungen an Suizidanten. In: Henseler H, Reimer C (Hrsg) Selbstmordgefährdung – Zur Psychodynamik und Psychotherapie. Frommann-Holzboog, Stuttgart-Bad Cannstatt, S 65–81

Murray RM(1977) The alcoholic doctor. Br J Hosp Med 18: 144–149

Patel AR (1975) Attitudes towards self-poisoning. Br Med J II: 426–430

Reimer C (1981) Zur Problematik der Helfer-Suizidant-Beziehung: Empirische Befunde und ihre Deutung unter Übertragungs- und Gegenübertragungsaspekten. In: Henseler H, Reimer C (Hrsg) Selbstmordgefährdung – Zur Psychodynamik und Psychotherapie. Frommann-Holzboog, Stuttgart-Bad Cannstatt, S 1–27

Reimer C (1982) Einstellungen von Ärzten zum Suizid. In Helmchen H, Linden M, Rüger U (Hrsg) Psychotherapie in der Psychiatrie. Springer, Berlin Heidelberg New York, S 188–194

Reimer C, Freisfeld A (1984) Einstellungen und emotionale Reaktionen von Ärzten gegenüber Alkoholikern. Therapiewoche 34: 3514–3520

Reimer C (1985) Psychotherapie der Suizidalität. In: Pöldinger W, Reimer C (Hrsg) Psychiatrische Aspekte suizidalen Verhaltens. pmi, Frankfurt/M., S 84–92

Reimer C, Zimmermann R, Balck F (1986) Suizidalität im Urteil von klinisch tätigen Ärzten. Nervenarzt 57: 100–107

Reimer C (1987) Der psychotherapeutische Umgang mit suizidalen Patienten. In: Wolfersdorf M, Vogel R (Hrsg) Suizidalität bei stationären psychiatrischen Patienten. Weissenhof, Weinsberg, S 15–48

Ringel E (1974) Selbstmord – Appell an die Anderen. Kaiser, München

Ross M (1973) Suicide among physicians. Dis Nerv Syst 34: 145–150

Schmidbauer W (1977) Die hilflosen Helfer. Rowohlt, Reinbek

Schulte W (1967) Über den Zugang zum Süchtigen. Schweiz Med Wochenschr 97: 533–537

Stolze H (1975) Sicherheit und Angst des Arztes in der Begegnung mit dem suizidalen Patienten. MMW 117: 183–188

Tabachnick N (1961) Countertransference crisis in suicidal attempts. Arch Gen Psychiatry 4: 572–578

Vaillant GE, Sobowale NC, McArthur C (1966) Some psychological vulnerabilities of physicians. N Engl J Med 287: 745–748

Wellhöfer PR (1975) Einstellungen zum Selbstmord. Eine Sozialpsychologische Leitstudie. Öff Gesundheitswes 37: 379–391

Wellhöfer PR (1976) Das suizidale Klima. Eine Untersuchung der Einstellung zum Selbstmord. Öff Gesundheitswes 38: 473–483

Die Motivation zur Alkoholismustherapie

Dirk R. Schwoon

Im Kontext der Suchtkrankenbehandlung wird der Begriff der Motivation gern und umfassend gebraucht, um Ungeklärtes und Unerklärliches überschaubar zu machen. Im Behandlungsalltag tauchen schließlich immer wieder Fragen der Art auf, warum ein Patient gerade jetzt und gerade diese Behandlung beginnt, während ein anderer mit vergleichbarer Krankheitsvorgeschichte und in vergleichbarer Lebenssituation einen großen Bogen um alle Behandlungsangebote macht; oder warum von zwei Patienten derjenige mit den landläufig als prognostisch ungünstig geltenden Merkmalen nach einer stationären Gruppentherapie länger abstinent leben kann als der, dessen Mitpatienten und Therapeuten angenommen hatten, er werde es wohl diesmal wirklich schaffen. In solchen Fällen läßt sich das Nachdenken abkürzen durch die rasche Antwort, sie hätten sich eben im Grad der Motivation unterschieden. Viel direkter sprechen Patienten in diesem Zusammenhang davon, daß der oder die Betreffende eben einfach noch nicht aufhören wollte mit dem Trinken, Fixen usw., und sind damit genauso der Mühe enthoben, sich mit dem Menschen und seiner besonderen Problemsituation zu befassen.

Einem detaillierten Literaturüberblick von Brenk-Schulte (1987) läßt sich entnehmen, daß immerhin auseinandergehalten werden sollte, wodurch jemand motiviert sei – „Leidensdruck", „Unzufriedenheit" und ähnliche Konzepte werden zur Illustration herangezogen – und wozu jemand motiviert sei – z. B. nur zur augenblicklichen Entlastung oder zur Therapieteilnahme, oder auch zu Verhaltens- oder Persönlichkeitsänderungen und zur langfristigen Abstinenz. Diese Parameter würden zusätzlich modifiziert durch Erfolgserwartungen im Sinne des Vertrauens in die Wirksamkeit der vorgeschlagenen Maßnahmen und durch die antizipierten Kosten im Sinne von Unbequemlichkeiten, Ängsten vor der Konfrontation mit der eigenen Krankheitsvorgeschichte usw. Auch setze sich die Auffassung durch, daß es sich um dynamische, prozeßhafte Vorgänge handele, wobei z. B. für den Therapiebeginn ganz andere motivationale Bedingungen als entscheidend angesehen werden müßten als für die Fähigkeit, die Therapie auch bis zum Ende durchzustehen.

Die Autorin faßt zusammen, daß „trotz einer ganzen Anzahl von Untersuchungen das Konstrukt „Therapiemotivation" in seiner ganzen Komplexität empirisch wie theoretisch noch zu einem großen Teil im Dunkeln liegt und nur hier und da einzelne Aspekte beleuchtet worden sind" (S. 45). Motivation gehört damit zu solchen zentralen Begriffen der Psychologie wie z. B. Intelligenz oder Persönlichkeit, die a priori klar und selbstverständlich erscheinen, die bei zunehmender wissenschaftlicher

Beschäftigung aber immer diffuser werden und schließlich fast als unbrauchbar gelten, und die sich dennoch als äußerst zählebig erweisen.

Im Suchtbereich erfüllt denn der Motivationsbegriff auch eine wesentliche Funktion, indem Patienten, die eine Behandlung ablehnen, sie abbrechen oder die in anderer Form nicht von den angebotenen Hilfen profitieren, als die „Unmotivierten" apostrophiert werden, so als sei dies ein überdauernder Charakterzug eines Patienten, dem damit die alleinige Veranwortung für das Scheitern angelastet wird. Als wohlfeile Scheinerklärung zur Rationalisierung und Exkulpation für Unzulänglichkeiten und Versagensgefühle von Therapeuten auf dem Hintergrund eines unzureichenden wissenschaftlichen Erkenntnisstandes zum Problem der Abhängigkeitserkrankungen wirkt diese Attributierung viel zu entlastend, als daß sie aufgegeben werden könnte.

Für diese Funktion ist aber auch Verständnis angebracht, denn es sind erst ziemlich genau 20 Jahre vergangen, seit durch höchstrichterliche Entscheidungen Alkoholismus als Krankheit im sozialversicherungsrechtlichen Sinne anerkannt wurde. Wenn sie auch noch lange nicht anderen Krankheitsformen gleichgestellt ist – man betrachte nur, wie sehr Kostenträger- und Verwaltungsgesichtspunkte die Behandlungsmöglichkeiten bestimmen –, so ist die Situation heute doch wesentlich günstiger, als 1975 in der Psychiatrie-Enquête festgestellt wurde. Damals hieß es: „Der großen, offensichtlich zunehmenden Zahl von Suchtkranken stehen im ganzen keine adäquaten Möglichkeiten der Prävention, Behandlung und Rehabilitation gegenüber. Viele Alkoholkranke bleiben mehr oder weniger ihrem Schicksal überlassen." Zwischenzeitlich konnten Behandlungsangebote entwickelt werden, die zu eindeutigen Verbesserungen in der Versorgung alkoholkranker Menschen führten. Durch mehr und entscheidend verbesserte Forschungsansätze konnten Kenntnisse über Krankheitsursachen, -verläufe und Beeinflussungsmöglichkeiten vervielfacht und therapeutische Methoden weiterentwickelt werden. Auch wuchs das Wissen in der Bevölkerung über Abhängigkeitserkrankungen durch eine zunehmend gut informierte, sachliche und von echtem Interesse getragene Berichterstattung in den Medien. Damit nahm auch die Bereitschaft zu, alkoholkranke Menschen zu akzeptieren.

Dennoch gilt die Behandlung von Alkoholismus weiterhin als „schwierig", „unerfreulich", „belastend", „anstrengend". Jeder in diesem Bereich Tätige kennt Fragen von Laien und von Kollegen der Art, wie lange man das denn noch aushalten könne oder ob man sich nicht in eine schrecklich einseitige Spezialisierung hineinbegeben habe, und vertraut ist auch als eigene Reaktion darauf ein verlegenes oder verschrecktes Verstummen oder ein rascher Ansatz zur Rechtfertigung etwa von der Qualität, mit der Edwards (1986, S. 296) sein im übrigen hervorragendes Buch „Arbeit mit Alkoholkranken" schließt, daß man „zwar immer wieder erlebt, daß etwas schiefgeht, aber auch erfährt, daß sich mit Geduld, Flexibilität und vereinter Anstrengung schöne Erfolge erzielen lassen."

Bei den folgenden Ausführungen soll die Seite der Behandelnden in den Mittelpunkt der Betrachtungen gestellt werden, da davon auszugehen ist, daß ihre Motivation zur Therapie ebenfalls von entscheidendem Einfluß auf das Therapieergebnis sein dürfte (Orford u. Edwards 1977). Hier stellt sich die Literaturlage noch dürftiger dar als bezüglich der Patienten, so daß im wesentlichen persönliche Beobachtungen und Erfahrungen für die Darstellung herangezogen werden. Eigenen Systematisierungsbedürfnissen entsprechend wurden diese Beobachtungen in zwölf Phasen aufgegliedert. Damit wird keinerlei Anspruch auf Vollständigkeit erhoben, und es soll auch keine allgemeine Gesetzmäßigkeit impliziert werden. Für die Behandlerseite muß man schließlich gleichermaßen gelten lassen, was bei der Darstellung abhängigkeitskranker Patienten zu betonen neuerdings zum guten Stil gehört, was aber Bleuler schon 1918 formuliert hat: daß nämlich Alkoholkranke eine inhomogene Gruppe bilden. So mag man sich beim Lesen selbst fragen, welche Phase man bereits kennengelernt hat, wo man sich selbst gerade befindet, ob man nicht zur Zeit gerade parallel mit unterschiedlichen Patienten verschiedene Phasen durchläuft.

Auffallend ist zunächst, daß unter Menschen, die in spezialisierten Bereichen der Alkoholkrankenversorgung arbeiten, selten die Sprache darauf gelenkt wird, warum man sich zu dieser Tätigkeit entschlossen hat. Von geplanten Karrieren ist da so wenig zu hören wie von zielbewußten Entscheidungen, mit Ausnahme vielleicht von denjenigen, die als sog. Betroffene selbst eine Behandlung durchlaufen haben und sich nun aufgerufen fühlen, sich für andere Kranke einzusetzen. Für sie ist das Helfenwollen nicht so fragwürdig wie für andere Angehörige helfender Berufe, die kaum etwas so sehr zu fürchten scheinen wie den Moment, da sie eines Helfersyndroms überführt werden. Der Weg in die Alkoholismustherapie stellt sich für diese eher als eine Kette von Zufällen dar, in der ausgehend von einem ursprünglichen Interesse an anderen Menschen und dem nicht hinterfragten Wunsch zur Hilfeleistung über konkrete Begegnungen mit Patienten und Therapeuten allmählich das etwas verschwommene Zutrauen entsteht, diese Arbeit ebenfalls leisten zu können, und die Absicht, sich mit ihr vertraut zu machen.

Die emotionale Distanz zu Alkoholkranken, die von der Mehrzahl des therapeutischen Personals mitgebracht wird, unterscheidet sich nicht wesentlich von der in der Bevölkerung. Viele sind letztlich nicht aus freien Stücken in diesen Bereich gekommen. Für die seit Anfang der 70er Jahre rasch ansteigende Zahl der Studienabsolventen von Fächern wie Sozialpädagogik, Psychologie, Soziologie bedeutet der Ausbau der suchttherapeutischen Versorgung eine große Arbeitsbeschaffungsmaßnahme. Viele mußten und müssen sich dieser Aufgabe widmen, weil es keine Alternative für sie gibt. Diese Berufsgruppen prägten die moderne Alkoholismustherapie und die Versorgungsforschung, sie nahmen Einfluß auf die Einrichtung von Behandlungsangeboten und besetzten auch leitende Funktionen, die in der Krankenversorgung sonst Medizinern vorbehalten sind. Erst mit der anlaufenden „Ärzteschwemme" zeichnet sich ab, daß nolens volens auch bei diesen die Bereitschaft zur Alkoholismusbehandlung zunehmen wird.

Oftmals handelt es sich also nicht um eine definitive, positive Entscheidung für diese Arbeit, sondern man greift zu, weil nichts anderes übrigbleibt, oder fügt sich etwa in den Rahmen klinikinterner Rotationspläne. Es muß hier angemerkt werden, daß ein solches Ausmaß an Fremdmotivation bei Patienten, die in eine Therapie kommen wollen, als prognostisch äußerst ungünstig gilt und als Grund für eine Ablehnung der Aufnahme herangezogen werden kann.

Um nahe genug an unserem Thema bleiben zu können, wird nun bei der Erläuterung der hypothetischen Motivationsphasen von einem relativ abstrakten Wesen die Rede sein, das sich mit seinen Erfahrungen im Umgang mit Alkoholkranken auseinandersetzen muß. Die eigentlich notwendige Differenzierung zwischen Neulingen im Berufsleben an sich, in der Psychiatrie und in der Alkoholtherapie im besonderen und zwischen den verschiedenen Berufsgruppen muß vorerst unterschlagen werden.

In der ersten, der *Eingangsphase,* dominiert die Hoffnung. Zuerst müssen zwar Kontakt- und Berührungsängste überwunden werden, wobei das mitgebrachte und überall gern gepflegte Klischee vom unkontrolliert agierenden Alkoholiker prägnant im Vordergrund steht (vgl. Stein 1985). Doch unter dem Eindruck der konkreten Alltagserfahrungen kann es sich nur kurze Zeit halten und weicht der Einschätzung, daß mit hinreichendem Engagement und genügend fachlicher Kompetenz das Ziel, Patienten zu einer abstinenten Lebensführung zu bringen, durchaus und auch häufig zu erreichen sei. Mit einem naiv anmutenden Optimismus wird die Skepsis der schon länger hier Arbeitenden als Ausdruck der Erstarrung in beruflicher Routine gewertet, durch die der Anschluß an neue Therorien und therapeutische Entwicklungen verlorenging, während man sich selbst durch die eigene Ausbildung oder durch Erfahrungen in anderen therapeutischen Bereichen gerade auf dem neuesten Stand fühlt.

Die Bereitschaft, die Entwicklung der Krankheit im individuellen Fall zu verstehen und sich mitleidend in die Problematik einzufühlen, ist erstaunlich groß. Mit Appellen an die Vernunft, Mitteln des Überredens und Überzeugens, zu denen auch das Vertrauen auf die abschreckende Wirkung der Darstellung von somatischen/psychiatrischen Folgeerkrankungen und anderer Konsequenzen neuerlichen Trinkens gehört, versucht man, auf die Patienten einzuwirken. Erfolge werden als Bestätigung eigenen Handelns verbucht, Mißerfolge als Herausforderung zum verstärkten Einsatz derselben Mittel betrachtet.

Die zweite Phase steht unter dem Eindruck der *ersten Tiefschläge.* Angesichts der hochgesteckten Erwartungen an die Patienten und des überhöhten Anspruchs an die eigenen Fähigkeiten wirken die sich wiederholenden Begegnungen mit neuerlich trinkenden oder zum Entzug aufgenommenen Patienten um so deprimierender (Körkel et al. 1988). Die zuvor entdeckten, vielfältigen Potentiale der Kranken, ihr Leben zu gestalten und andere Menschen für sich einnehmen zu können, sind wieder verschüttet, und fast wirkt es im nachherein, als habe man sie überhaupt nur irrtümlich konstatiert. Die Aufmerksamkeit konzentriert sich auf die „Fehlschläge", ihre Namen, Gesichter, Lebensgeschichten werden genau erinnert. Während von denen, die sich positiv entwickeln, nur zufällig etwas zu erfahren ist – es sei denn, zum Behandlungsprogramm gehören auch die aus diesem Grunde dringend zu empfehlenden Katamnesen –, erzwingen rückfällige Patienten ein hohes Maß an Aufmerksamkeit. Ihre Klinikkontakte zeichnen sich oft durch dramatische, unerfreuliche Begleitumstände aus; und in den wiederholten Aufnahmen dokumentiert sich, wie hilflos die Patienten selbst, ihre Familien und die sozialen Agenturen sind.

Statt einer realitätsentsprechenden Einschätzung, daß z.B. gerade in der Psychiatrie Patienten mit langen Abhängigkeitskarrieren, multiplen somatischen Folgeerkrankungen, in prekärer sozialer Lage durch lange Arbeitslosigkeit und isolierte Lebensformen überzufällig häufig anzutreffen sind (Matakas et al. 1984; Schwoon et al. 1988), die zu Veränderungen noch nicht oder nicht mehr in der Lage sind, machen sich Gefühle persönlichen Scheiterns und Enttäuschungen breit, deren Kehrseite Anklagen und Vorwürfe sind. Distanz kann auch geschaffen werden, indem man über die Patienten spottet oder sie der Lächerlichkeit preisgibt und damit vor sich selbst verschleiert, daß einem der Humor längst vergangen ist.

Für die dritte Phase ist am ehesten die Überschrift *Kontrolle* angemessen. Nachdem sich so offenkundig herausgestellt hat, daß Verständnis, Nachsicht, Güte nichts gefruchtet haben, und daß auf Einsicht und Vorsätze kein Verlaß ist – wer mag nur auf den Gedanken gekommen sein, daß dies eine Besonderheit von Alkoholkranken sei –, soll auf andere Maßnahmen zurückgegriffen werden. Es sei denn, man wollte in Kauf nehmen, daß jemand sich selbst zugrunde richtet, womit bei der für alle Altersstufen ermittelten dreifachen Übersterblichkeit immer zu rechnen ist (Vaillant 1983), oder daß auf Kosten der Allgemeinheit, der Steuerzahler und der Versichertengemeinschaft wieder und wieder behandelt werden muß, ohne eine grundsätzliche Änderung herbeiführen zu wollen.

Hier wird anschaulich greifbar, daß die therapeutische Interaktion als Teil des Gesundheitswesens auch eine Veranstaltung im Rahmen gesellschaftlicher Zielsetzungen ist. Wenn jemand aufgrund seiner Erkrankung nicht mehr verantwortlich handeln kann, so mag es eben auch unter humanitären Gesichtspunkten notwendig erscheinen, über ihn zu verfügen und mit wohlgemeintem Zwang auf den rechten Weg zurückzubringen. Derartige Überlegungen werden weit im Vorfeld der rechtlichen Zwangsmittel nach dem BGB oder den Psychiatriegesetzen angestellt.

So werden dann motivationsprüfende Eingangsschwellen für Therapien definiert, die sich als recht flexibel erweisen, solange ein Patient vermittelt, sich helfen lassen zu wollen, und als recht rigide in den Fällen, in denen es schon die eine oder andere negative Vorerfahrung gegeben hat. Beliebt sind Verschiebeaktionen zwischen Kliniken oder interne Verlegungen, die durchaus als Bestrafungen mittels Verweigerung verstanden werden können. Ganz ähnlich steht es mit dem Entzug von Zuwendung und Fürsoge, mit Konfrontationen, die den sog. konstruktiven Leidensdruck erhöhen sollen, oder auch mit den Diskussionen, ob prädelirante Symptome eher mit einer Kombination von Haldol und Valium oder eher mit Distraneurin behandelt werden sollten. Dabei läßt sich oft trefflich über den therapeutischen Sinn und über die konstruktive Zielsetzung debattieren, so daß voll guten Glaubens gehandelt wird, die eigene Aggressivität aber nicht zur Kenntnis genommen werden muß.

Der bisher geschilderte Wechsel zwischen fördernden, schützenden, begleitenden Maßnahmen und solchen der Kontrolle, Machtausübung und Zwang ist nicht nur auf der individuellen Ebene anzutreffen. Er zieht sich durch die Geschichte der Suchtkrankenbehandlung einzelner Länder und hat etwas vom Wandel von Moden in Abhängigkeit von gesellschaftlichen Veränderungen an sich. Manchmal stehen sich Vertreter der „harten" und der „weichen Linie" auch sehr abrupt gegenüber, wie bei der gegenwärtigen Diskussion um Ersatzdrogen/Methadon-Programme (Quensel 1987).

In der vierten, der Phase des *Eskapismus,* muß der zweite Tiefschlag verarbeitet werden, daß nun auch mit Kontrolle dem Problem rückfällig trinkender Menschen nicht beizukommen ist. Ein Weg besteht darin, den sich entwickelnden Abwanderungsgedanken nachzugeben, sich außerhalb des Suchtbereichs um eine neue Stelle zu bewerben und den bedrohlichen Gefühlen von Resignation und Ausgebranntsein zu entgehen. Ein anderer Weg führt in die innere Emigration, mit Dienst nach Vorschrift oder der Flucht in Verwaltungs- und Gremienarbeit oder in vermehrte Nacht- oder Wochenenddienste. Beim akademischen Personal gehören oft Kongreßreisen, Erarbeitung wissenschaftlicher Literatur oder Planung von Forschungsarbeiten dazu, die nie realisiert werden. Die schmerzlichste Entwicklung führt zu vermehrten Krankheitszeiten und auch in die Sucht hinein. Bei helfenden Berufen und besonders im Bereich der Medizin/Psychiatrie ist mit einiger Wahrscheinlichkeit dafür ein erhöhtes Risiko gegeben, wobei die Erkrankung oft noch später offenkundig wird als andernorts (Fleischmann 1987).

Die fünfte Phase, mit *Beharrlichkeit* annähernd treffend beschrieben, wird durch den persönlichen Entschluß zum Bleiben eröffnet, durch den die bisherigen Anstrengungen und Investitionen nachträglich gerechtfertigt werden. Eigene Bedürfnisse, mehr zu verstehen und selbst Zuwendung zu erhalten, werden in dem Ruf nach Supervision artikuliert, und es ist selbstverständlich, wenn auch nicht überall so akzeptiert, daß dieses während der Dienstzeit geschieht und vom Arbeitgeber finanziert wird. Ähnliche Ansätze zu Eigentherapie finden sich auch bei denjenigen, die eine Zusatzausbildung beginnen – sicherlich vergesellschaftet mit diversen anderen Motiven (Helas u. Reim 1986). Es geht also jetzt weniger darum, die Patienten zu verändern, sondern eigene Einstellungen und Verhaltensweisen zu überprüfen und sich durch wachsende fachliche Kompetenz den Arbeitsanforderungen zu stellen.

Dies leitet über zur sechsten Phase, in der es zur *Solidarisierung* mit den Abhängigkeitskranken in der Ausgrenzung kommt. Selbst in psychiatrischen Kliniken, in denen sie faktisch 25–30% aller Aufnahmen ausmachen (Schmidt 1986), werden sie nicht als „richtige" psychisch Kranke akzeptiert. Das therapeutische Personal, das speziell für sie zuständig ist, fürchtet sich davor und erlebt es auch konkret, mit den Patienten gemeinsam abgelehnt zu werden. Als Reaktion entsteht ein elitäres Bewußtsein aus der Tatsache, mit den als so schwierig geltenden Patienten kompetenter umgehen zu können als zuweisende oder nachbehandelnde Instanzen, deren diagnostische und therapeutische Entscheidungen aufmerksam registriert und spöttisch kommentiert werden. Das Team bekommt als wesentliche Bezugsgruppe von Gleichgesinnten eine zentrale, auch mystifizierte Bedeutung, bietet es doch emotionalen Rückhalt und ein Gerüst von Wertvorstellungen und Handlungsanweisungen. In Kauf genommen wird, daß es Entscheidungsabläufe schwieriger werden läßt und daß es mit Ansprüchen an die interne Beziehungsklärung zusätzliche Belastungen verursacht.

Die Grenze zur siebten Phase ist recht unscharf. Mit einer *Weinerlichkeit,* die ihre paranoiden Züge nicht verleugnen kann, wird die Gesellschaft angeklagt, die ihre Mitglieder derart kaputt macht, daß sie suchtkrank werden, und die sich daran dann auch noch bereichert und ihre öffentlichen Haushalte saniert. Beklagt wird, daß die für die Krankenversorgung nötigen Ressourcen verweigert werden. Forderungen, die weit über das Machbare hinausschießen, werden mit der gleichzeitig vermittelten Gewißheit erhoben, daß diese berechtigten Anliegen doch nicht erfüllt würden.

Eine verwandte Form von Schuldzuweisungen zielt auf die frühe Lebensgeschichte und nimmt die Angehörigen aufs Korn. Familientherapeutische Ansätze, die neue Dimensionen der Behandlung aufgezeigt haben (Steinglass 1979; Kaufman 1984) werden dafür als Material herangezogen und können sich kaum dagegen wehren, immer noch so mißverstanden zu werden. Eltern werden für die Entstehung der Suchtprobleme und Partner – versehen mit dem Etikett Co-Alkoholiker – werden für das Weiterbestehen oder für Rückfälle verantwortlich gemacht. Patienten und Therapeuten erscheinen als bedauernswerte Opfer ungünstiger Konstellationen. Auf diese Art gehen die Maßstäbe für das allgemein und für das individuell Machbare verloren.

Um eine angemessene *Realitätsorientierung* wiederzugewinnen, wird in der achten Phase versucht, den objektiven Gesetzmäßigkeiten von Abhängigkeitskrankheiten auf die Spur zu kommen. Die „natural history", d. h. der Verlauf von Erkrankungen unter den gegebenen Lebensverhältnissen und therapeutischen Möglichkeiten, stellt sich in verschiedenen Ländern als in vielen Aspekten vergleichbar dar (Vaillant 1983; Feuerlein 1987). Daraus ist abzuleiten, daß Alkoholismus im Vergleich zu verbreiteten von Chronifizierung bedrohten somatischen/psychosomatischen/psychiatrischen Krankheiten auch eine nennenswerte Zahl positiver Langzeitentwicklungen aufweist und insofern eine dankbare Aufgabe sein kann (Lesch 1985). Zugleich wird ein unangebrachter Optimismis gedämpft durch die referierten hohen Mortalitätsraten und die unbeeinflußbar erscheinenden chronischen Verläufe. Vor dem Hintergrund einer differenzierenden Betrachtungsweise wird es möglich, neue Maßstäbe zu gewinnen, an denen Patienten und therapeutisches Handeln gemessen werden können.

In der neunten Phase wird die *offene Auseinandersetzung* gesucht. Es wird jetzt nicht mehr wie in vorangehenden Phasen vermieden, über die eigene Arbeit zu sprechen, wenn im privaten Kreis unter Laien die Rede auf Alkoholiker gebracht wird, und es unterbleibt auch der Versuch, durch entsprechende Witze und durch die Weitergabe von Insider-Informationen (vielleicht gar am Stammtisch) Distanz zu demonstrieren, womit noch so nebenbei Vorurteile perpetuiert werden. Im Gegenteil: die Rechte der Patienten werden kämpferisch verfochten, die Gleichstellung mit anderen Krankheiten eingefordert. Die eigenen Arbeitsbedingungen werden klarer definiert, was z.B. Zeitbelastung, Personalausstattung, Räumlichkeiten angeht, ohne daß rechtfertigende Erklärungen abgegeben werden müssen.

In der zehnten Phase ist eine engere *Kontaktaufnahme* zu den Patienten wieder möglich, so daß mit ihnen zusammen gelacht werden kann anstatt über sie. Sie bekommen wieder ein ganz persönliches Gesicht, das zuvor hinter dem Alkoholikerklischee verborgen war. Zwischen den Polen des Heilenwollens und der Resignation spannt sich eine weite Ebene individueller Begegnungen auf. Die Personen können differenziert werden, so daß das Schlagwort, kein Alkoholiker sei wie der andere, seiner Banalität entkleidet und mit Leben erfüllt wird. Der verloren geglaubte Humor (vgl. Phase 2) schimmert wieder durch.

In der elften Phase entwickelt sich *Respekt* vor den Patienten, die oft in einigen wenigen Jahren mehr an Erfahrungen machen konnten als so mancher Behandelnde in seinem ganzen Leben. Wer sich vergegenwärtigt, welche Schwierigkeiten schon vor der Suchtentwicklung bestanden und welche durch die Suchtkarriere angehäuft wurden, der kann ein wenig nachvollziehen, welche Riesenaufgabe in den notwendigen Veränderungen liegt, die bei und nach der Behandlung in Angriff zu nehmen sind. Diese Aufgabe wäre für viele gesunde Menschen viel zu groß, so daß wir uns eigentlich darüber wundern müssen, wenn sich ein langjährig Alkoholkranker nicht in Trinkphasen hineinmanövriert. Die gängigen Prognosekriterien, wie sie z.B. Küfner et al. (1986) aufstellten, erweisen sich als völlig unbrauchbar für den Einzelfall. Zurück bleibt oft ein großes Erstaunen, wenn ein schon abgeschriebener Patient stabil abstinent lebt, wobei als einziges unbefriedigend ist, daß auf die Frage, warum er es schafft, so oft keine gültige Antwort gefunden werden kann.

Die zwölfte und letzte Phase ist die der *Selbstverständlichkeit,* in dem Bereich der Alkoholkrankenversorgung zu arbeiten. Das Bedürfnis, die erlebte Notwendigkeit, sich selbst und anderen plausibel machen zu müssen, gerade in diesem Feld tätig zu sein, oder sogar rechtfertigen zu müssen, daß man an ihr Spaß hat, wird unbedeutend.

Damit sind die mir wichtig erscheinenden Aspekte des Wandels von Einstellungen, Verhaltensweisen, Motiven von Alkoholikertherapeuten im Überblick dargestellt. Es wäre von einigem Reiz gewesen, für jede Phase die jeweils zugehörigen Abhängigkeitsphänomene auf seiten der Kranken zu analysieren. Einige Anhaltspunkte finden sich in den Ausführungen von Heigl-Evers u. Schultze-Dierbach (1981). Augenfällige Parallelen lassen sich auch entdecken zwischen der Entwicklung bei Therapeuten und dem Adaptionsprozeß bei den Angehörigen Alkoholkranker, wie er von Familientherapeuten dargestellt wurde (Kaufman u. Kaufmann 1979).

Daß es gerade zwölf Phasen geworden sind, dürfte für jeden, der mit magischen Zahlen Erfahrungen gemacht hat, ein klarer Hinweis darauf sein, daß die vielschichtigen Phänomene letztlich willkürlich eingeteilt und abgegrenzt wurden. Nicht zu verwechseln ist dieses Phasenmodell mit einem Stufenmodell, in dem immer eine Stufe nach der anderen erklommen wird, bis das Ziel erreicht ist. Es ist als ein Prozeß aus sich überlappenden Kreisbewegungen mit Rückbezügen und Vorwärtssprüngen gemeint, der vereinfachend durch die Größen Identifizierung mit vs. Distanzierung von den Patienten und der Arbeit gesteuert wird. In diesem Prozeß können sich auch Therapeuten mit langjähriger Erfahrung und Hunderten von Patientenbegegnungen unvermittelt in einer Phase mit niedriger Ordnungsziffer wiederfinden. Nach meinem Eindruck wird wohl am häufigsten die Phase 4 angesteuert.

Literatur

Brenk-Schulte E (1987) Therapiemotivation unter besonderer Berücksichtigung der Alkoholismustherapie – Eine Analyse der einschlägigen wissenschaftlichen Literatur. In: Brenk-Schulte E, Pfeiffer W (a. a. O.), S 1–57

Brenk-Schulte E, Pfeiffer W (1987) Therapiemotivation in der Behandlung des Alkoholismus. IFT-Grundlagenforschung, Bd 4. Röttger, München

Edwards G (1986) Arbeit mit Alkoholkranken. Psychologie Verlags-Union, München

Feuerlein W (1987) Langzeitverläufe des Alkoholismus. In: Kleiner D (Hrsg) Langzeitverläufe bei Suchtkranken. Springer, Berlin Heidelberg New York Tokyo

Fleischmann H (1987) Suchterkrankungen bei Medizinalberufen: Arbeitsplatz psychiatrisches Krankenhaus. Suchtgefahren 33: 195–198

Heigl-Evers A, Schultze-Dierbach E (1981) Therapeut – Patient – Beziehung. In: Knischewski E (Hrsg) Alkoholismus-Therapie. Vermittlung von Erfahrungsfeldern im stationären Bereich. Nicol, Kassel

Helas I, Reim T (1986) Biographie und therapeutische Weiterbildung – Eine Perspektive der interpretativen Sozialforschung. Suchtgefahren 32: 293–305

Kaufman E (1984) Substance abuse and family therapy. Grune & Stratton, Orlando

Kaufman E, Kaufmann PN (1979) Family therapy of drug and alcohol abuse. Gardner, New York

Körkel J, Back R, Gehring U (1988) Das Bewältigungsverhalten von Suchttherapeuten nach einem Rückfall „ihres" Klienten. Vortrag auf der 7. wissenschaftlichen Tagung der DG-Sucht. Konstanz 1988

Küfner H, Feuerlein W, Flohrschütz T (1986) Die stationäre Behandlung von Alkoholabhängigen: Merkmale von Patienten und Behandlungseinrichtungen, katamnestische Ergebnisse. Suchtgefahren 32: 1–81

Lesch OM (1985) Chronischer Alkoholismus. Typen und ihr Verlauf. Thieme, Stuttgart

Matakas F, Berger H, Köster H, Legnaro A (1984) Alkoholismus als Karriere. Springer, Berlin Heidelberg New York Tokyo

Orford J, Edwards G (1977) Alcoholism. Oxford University Press, New York

Psychiatrie-Enquête (1975) Bericht über die Lage der Psychiatrie in der Bundesrepublik Deutschland
   – Zur psychiatrischen und psychotherapeutisch/psychosomatischen Versorgung der Bevölkerung.
   Unterrichtung durch die Bundesregierung. Bundestagsdrucksache Nr. 7/4200, 1975
Quensel S (1987) Zur neuen Methadon-Diskussion. Sozialpsychiat Inform 17: 3–8 (Spezialheft mit
   weiteren Beiträgen zur Methadonfrage)
Schmidt L (1986) Alkoholkrankheit und Alkoholmißbrauch. Kohlhammer, Stuttgart
Schwoon DR, Veltrup C, Gehlen A (1988) Ein mehrstufiges Behandlungsangebot für Alkoholkranke
   – Inanspruchnahme und Behandlungsergebnisse. (Im Druck)
Stein O (1985) Trinkgewohnheiten. Enke, Stuttgart
Steinglass P (1979) Family therapy with alcoholics: A review. In: Kaufman E, Kaufmann PN (eds)
   Family therapy of drug and alcohol abuse. Gardner, New York, pp 147–186
Vaillant G (1983) The natural history of alcoholism. Causes, patterns, and paths to recovery. Harvard
   University Press, Cambridge

*Schizophrenie – Wider die Wahngewißheit der Psychiatrie
(Eine 4-Jahres-Katamnese nach ambulanter
Gruppenarbeit mit Angehörigen und Patienten)*

CHARLOTTE KÖTTGEN

Einleitung

Neue Ergebnisse der Schizophrenieforschung verlangen veränderte Handlungskonsequenzen in der klinischen Praxis. Der Streit um die „wirklichen Ursachen" der schizophrenen Erkrankung hat während des letzten Jahrhunderts zwar eine Fülle neuer Theorien zur Ätiologie der Erkrankung hervorgebracht, vergleichsweise aber wenig Praxisanleitung, die die Patienten vor einer Absonderung in weit entlegene Landeskrankenhäuser und vor chronischer Hospitalisierung bewahrt hätten. M. Bleuler beschreibt die Schizophrenie zutreffend als „besondere Entwicklung" und faßt seinen Erkenntnisstand wie folgt zusammen: „Nach unserem heutigen Wissen bedeutet Schizophrenie in den meisten Fällen die besondere Entwicklung, den besonderen Lebensweg eines Menschen unter besonders schwerwiegenden inneren und äußeren disharmonischen Bedingungen ..." (Bleuler 1986, S. 18).

Das Spektrum gegensätzlicher Glaubenssätze und Lehrmeinungen prallt nach wie vor unversöhnlich aufeinander. Ciompi (1980) kommt zu dem Schluß, daß zumindest die chronische Schizophrenie keine Krankheit, sondern ein durch „psychosoziale Folgen verursachter Artefakt" ist. Die über ein Jahrhundert geltende Auffassung über den ungünstigen Verlauf der Schizophrenie ist durch Nachuntersuchungen gründlich widerlegt (Bleuler 1972; Huber et al. 1979; Ciompi u. Müller 1976).

Die Ergebnisse und Schlußfolgerungen aus Verlaufstudien kann man wie folgt zusammenfassen:

– Residuale Endzustände sind unspezifisch, d. h. in keiner Weise für die Schizophrenie typisch. Sie finden sich auch nach schweren Neurosen, Depressionen, körperlichen Krankheiten oder andersartig gravierenden Erlebnissen von langer Dauer. Damit wird eine somatische Genese zweifelhaft.
– Chronische, unspezifische Residualzustände decken sich in hohem Maße mit dem Syndrom des Hospitalismus und kommen bei psychiatrischen Langzeitpatienten aller Diagnosegruppen vor, sie müssen als Folge von sozialer und emotionaler Unterstimulation verstanden werden.
– Der Einfluß von sozialen Faktoren auf den Krankheitsverlauf der Schizophrenie ist beträchtlich, dazu gehören negative Erwartungshaltungen von Familie und Umwelt, Vorurteile sowie die Auswirkungen der diagnostischen Etikettierung.
– Besserung im Befinden langjähriger Anstaltspatienten, die in kleine, geschützte Wohngemeinschaften verlegt wurden, deuten darauf hin, daß solche unspezifischen Residualzustände keineswegs irreversibel sind. Jedenfalls deuten gebesserte

Zustände auf verursachende Bedingungen in der Art der sozialen Umgebung hin.
- *Je kürzer* die Dauer der *Ersthospitalisation,* desto günstiger der Krankheitsverlauf; je länger die Anfangshospitalisation, desto ungünstiger der Verlauf.
- Es gibt für jeden Lebensabschnitt und ungeachtet der Dauer einer schizophrenen Psychose Einflußmöglichkeiten, die mit Geduld und über lange Zeitstrecken im Lebenslauf begleitend eingesetzt werden können und eine wirksame Unterstützung darstellen.
- Grob gerechnet finden sich unter den langzeituntersuchten schizophren erkrankten Patienten bei je rund einem Viertel gute, milde, mittelschwere und schwerste Ausgänge. Das heißt, daß etwa die Hälfte aller Schizophrenien auf lange Sicht günstig verlaufen, entgegen der bisherigen, eher pessimistischen Einstellung von seiten der Kliniker. Jahrzehntelang war die negative Erwartung der Schulmedizin geprägt durch die Erfahrungen mit dauerhospitalisierten, chronischen Langzeitpatienten, deren Symptome überdies vornehmlich Ausdruck einer schweren Unterstimulation waren (Ciompi 1980; Bleuler 1972).

Die Hamburger Camberwell-Family-Interview-Studie – Untersuchungsergebnisse einer Langzeitkatamnese

Britische und amerikanische Untersuchungen (Brown et al. 1972; Vaughn u. Leff 1976; Vaughn et al. 1982) haben den Einfluß, den soziale Faktoren auf den Verlauf, nicht die Ursache, von schizophrenen Erkrankungen haben, hervorgehoben. Der Grad an Expressed-Emotions (EE) eines Angehörigen gegenüber dem Patienten schien der wichtigste Predictor für einen Rückfall im Kurzzeitverlauf (9-Monate- und 2-Jahres-Follow-up). Mit Hilfe des Camberwell-Family-Interviews (CFI) wurde das Ausmaß an ausgedrückten Gefühlen zwischen Angehörigen und Patienten untersucht und bewertet (Expressed-Emotions, EE-Index). Ergebnisse aus den obengenannten Studien zeigten, daß Patienten aus Familien, in denen mindestens eine nahe Bezugsperson in diesem Sinne hoch-EE war, 4mal häufiger rückfällig wurden (9-Monats-Follow-up) als Patienten, bei denen die Bezugsperson niedrig-EE war, d. h. weniger emotional involviert. Rückfall bedeutet hier das Wiederauftreten von Kern- oder psychotischen Symptomen und/oder stationäre Wiederaufnahme. Die Rückfallrate war höher, wenn Patienten aus Hoch-EE-Familien entweder viel Face-to-face-Kontakt zu dem emotional hochinvolvierten Angehörigen hatten (mehr als 35 h in der Woche) und/oder nur unregelmäßig Medikamente erhielten. Diese Ergebnisse wollten wir überprüfen. In Hamburg wurden junge, früherkrankte Patienten sowie ihre direkten Bezugspersonen (Angehörige) auf der Basis dieser Ergebnisse untersucht (Köttgen et al. 1984).

Folgende Hypothesen und Erfahrungen leiteten diesen Forschungsansatz: Junge, von Rückfall bedrohte Patienten, die an schizophrenen Symptomen erkranken, erleiden teilweise das Schicksal einer Chronifizierung, weil eine kontinuierliche Betreuung nach Abklingen der akuten Psychose fehlt (Krausz 1988; Köttgen et al. 1980). Der Kontakt zum klinischen Personal – entstanden in der akuten psychotischen Krise – wird unvermittelt und für den Patienten unverständlich abgebrochen (Entlassung und Verlegung). Manche dieser chronischen Anstaltskarrieren wären vermeidbar:

– wenn ambulante Betreuung und stationäre Krisenbehandlung enger und sinnvoller miteinander gekoppelt wären; wenn kontinuierliche soziotherapeutische Betreuung erfolgen würde;
– wenn ambulante, langfristige Hilfen die Probleme von Angehörigen und die Lebenswelt des Patienten einbeziehen würden (z. B. Clubs, Gruppenangebote für Angehörige und Patienten).

Die derzeitige, überwiegende Versorgungsstruktur läßt dies nicht zu. Die strenge Trennung von klinischer, ambulanter sozialpädagogischer und psychiatrischer Betreuung ist eine der Ursachen. Andere Gründe liegen in der Verlegungspraxis, dem Personalwechsel, einer Funktionsaufteilung, die Patienten in akute und chronische unterteilt. Die Behandlung der Patienten ist zu sehr am reibungslosen Ablauf der Institutionen orientiert.

In der Hamburger Untersuchung wurden drei Hauptaspekte verfolgt:

1. Diagnostischer Aspekt

Wie hoch ist der Prozentsatz von Hoch-EE-Angehörigen in einer Gruppe junger, früherkrankter Patienten mit wenigen vorangegangenen Einweisungen?

2. Prognostischer Aspekt

Wie hoch ist der Anteil an Rückfällen von Patienten aus Hoch- und Niedrig-EE-Familien im 9-Monats-, 2-Jahres- und 4-Jahres-Follow-up nach der Entlassung?

3. Therapeutischer Aspekt

Ist es möglich, den Verlauf einer schizophrenen Psychose zu beeinflussen, indem man Hoch-EE-Familien (d. h. Familien mit mindestens einem Hoch-EE-Angehörigen) und Patienten eine Teilnahme an einer Gruppe anbietet (hier getrennte Gruppen für Patienten und Angehörige)?

Stichprobe und Datenerhebung

Zwischen Januar 1981 und März 1983 wurden 52 akut erkrankte Patienten mit Symptomen aus dem schizophrenen Formenkreis und ihre Familien für das Forschungsprogramm ausgewählt, entsprechend folgender Kriterien: Kernsymptome während der vorangegangenen 4 Wochen vorhanden, nach Maßgabe des Present-State-Examination (PSE); Alter 18–30 Jahre; maximale Dauer der Hospitalisation nicht mehr als ein Jahr; nicht mehr als drei frühere Einweisungen; Bezugsangehörige sind erreichbar und bereit, an der Untersuchung teilzunehmen.

Insgesamt hatten wir 120 Patienten mit dem PSE untersucht. 68 Patienten erfüllten die genannten Projektkriterien nicht (46 hatten keine Kernsymptome im Sinne des PSE; 22 wurden ausgeschlossen, weil Angehörige nicht vorhanden waren oder die Teilnahme an der Untersuchung verweigerten, oder weil eine exogene Psychose nicht ausgeschlossen werden konnte). Das mittlere Alter der Patienten bei der Erstuntersuchung betrug 23 Jahre, zwei Drittel waren männlich, die Hälfte der Patienten war unbeschäftigt vor der letzten Einweisung. Sicherlich wegen der Altersauswahl lebte die Hälfte noch oder wieder mit den Eltern, nur ein Fünftel lebte in einer ständigen Partnerschaft.

79 Angehörige, von denen 67 entweder Vater oder Mutter und 12 Partner oder Geschwister waren, wurden mit dem CFI untersucht. Wir benutzten die von Vaughn u. Leff (1976) gekürzte Fassung des CFI, die von uns übersetzt und für den klinischen Gebrauch überarbeitet wurde. Eine Familie war „hoch-involviert", wenn mindestens *eine* enge Bezugsperson des Patienten als „hoch-EE" eingestuft war. Die CFI-Ratings für hoch-EE basierten auf der Konvention von Vaughn u. Leff, wonach sechs oder mehr kritische Bemerkungen (Feindseligkeit auf der Over-All-Skala) und/oder ein Wert für Emotional-Over-Involvement von vier oder fünf (auf einer Skala 0–5) als Kriterium für hoch-EE galten.

Wir bildeten drei Untersuchungsgruppen:

1. Behandlungsgruppe, hoch-EE:

Patienten mit mindestens einem Hoch-EE-Angehörigen und deren Familien wurden jeweils Angehörigen- und Patientengruppen angeboten (n = 15 Patienten, n = 25 Angehörige).

2. Kontrollgruppe I, hoch-EE:

Patienten mit mindestens einem Hoch-EE-Angehörigen wurden auf konventionelle Weise behandelt (n = 14 Patienten, n = 23 Angehörige).

3. Kontrollgruppe II, niedrig-EE:

Patienten, die keine Hoch-EE-Angehörigen hatten, wurden auf konventionelle Weise von niedergelassenen Nervenärzten u. a. behandelt (n = 22 Patienten, n = 30 Angehörige). 56% (29 von 52) Patienten stammen aus Hoch-EE-Familien.

Therapiesetting

Hoch-EE-Familien kamen nach Zufallsprinzip entweder in die Therapie- oder in die Kontrollgruppe hoch-EE. Patienten und Angehörige wurden im Anschluß an die Diagnostikphase (nach dem PSE- und CFI-Interview) baldmöglichst in eine Therapiegruppe aufgenommen. Der jeweilige Niedrig-EE-Partner/Geschwister aus Hoch-EE-Familien wurde ebenfalls zur Teilnahme an der Angehörigengruppe aufgefordert. Das klinisch ausgerichtete Camberwell-Family-Interview ermöglichte einen intensiven Zugang zu den befragten Angehörigen. Dieser Interviewkontakt erleichterte den Angehörigen den Zugang zur Teilnahme an der Gruppe. Über die Therapie wird später in dieser Arbeit ausführlich berichtet.

Ergebnisse der Rückfallerhebungen

Die Ergebnisse der diagnostisch-prognostischen Studie sind an anderer Stelle beschrieben worden (Köttgen et al. 1984). Die 2-Jahres- und 4-Jahres-Rückfallerhebung wird von Sönnichsen u. Köttgen (1988) publiziert. Hier möchte ich einige Daten kurz zusammenfassen.

9-Monate-Follow-up

Anders als in den Studien von Brown et al. (1972), Vaughn u. Leff (1976), Vaughn et al. (1982) erlitten in der Hamburger Replikationsstudie junge Patienten mit schizophrener Symptomatik im 9-Monats-Follow-up etwa zur Hälfte einen Rückfall, und zwar unabhängig dvon, ob sie aus Hoch- oder Niedrig-EE-Familien stammten. Bei den Hoch-EE-Familien lag die Rückfallquote sogar etwas niedriger und am niedrigsten bei jenen Patienten, die an einer ambulanten Gruppe teilgenommen hatten. (Aus Niedrig-EE-Familien erlitten die meisten, 57%, einen Rückfall; aus Hoch-EE-Familien 41% und nur 33% aus der Behandlungsgruppe).

Im Unterschied zu den erwähnten britisch-amerikanischen Untersuchungen handelte es sich in Hamburg um eine homogenere Gruppe in bezug auf Alter (18–30 Jahre), Krankheitsdauer (1.–3. stationäre Einweisung) und Art der mit dem CFI befragten Angehörigen (meistens Eltern).

Bemerkenswerte Unterschiede in Abhängigkeit vom hoch- und niedrig-EE der Eltern konnten hier vor allem in bezug auf den Status der Patienten beobachtet werden. Es ist denkbar, daß dieses für den weiteren Krankheitsverlauf von Bedeutung ist: Patienten aus Hoch-EE-Familien hatten signifikant seltener vor Ausbruch der Erkrankung eine eigene Arbeit ausgeübt und lebten signifikant seltener vom eigenen Einkommen. Sie lebten häufiger noch bei den Eltern. Diese drei Faktoren deuten auf einen unterschiedlichen Grad an Selbständigkeit in der Lebensführung und gelungener Ablösung vom Elternhaus.

2-Jahres- und 4-Jahres-Rückfallerhebung

38 von 52 Patienten wurden über 4 Jahre nachuntersucht. 2 begingen bereits während des ersten stationären Aufenthaltes einen Suizid, 6 waren unbekannt verzogen; 4 verweigerten eine Nachuntersuchung; 2 Patienten aus der Hoch-EE-Gruppe entsprachen nicht dem Kriterium „Früherkrankung", wir schlossen sie deshalb aus der Langzeituntersuchung aus.

2-Jahres-Katamnese

56% aller Patienten hatten nach 2 Jahren einen Rückfall erlitten (n = 22 von 39) und zwar:
82% (9 von 11) der Patienten der Kontrollgruppe hoch-EE;
43% (6 von 14) der Patienten der Kontrollgruppe niedrig-EE;
50% (7 von 14) der Patienten der Therapiegruppe.

Nach 2 Jahren sind Patienten, die gezielte soziotherapeutische Begleitung erfahren haben, und solche aus Niedrig-EE-Familien seltener rückfällig als Patienten aus Hoch-EE-Kontrollgruppen.

4-Jahres-Katamnese

71% (27 von 38) aller Patienten waren nach 4 Jahren rückfällig geworden und zwar:
91% (10 von 11) der Patienten aus Hoch-EE-Kontrollgruppen;
77% (10 von 13) der Niedrig-EE-Kontrollgruppe;
50% (7 von 14) der Patienten aus der Therapiegruppe.

Patienten aus Hoch- und Niedrig-EE-Kontrollgruppen – ohne ein spezifisches soziotherapeutisches Angebot – werden also zu einem hohen Anteil nach 4 Jahren rückfällig, Patienten aus Niedrig-EE-Familien lediglich etwas später als Patienten aus Hoch-EE-Familien. Patienten, die an der Behandlungsgruppe teilnahmen, wurden signifikant seltener rückfällig als beide Kontrollgruppen.

Allen Patienten stand natürlich immer die obligatorische Routinebehandlung des Versorgungsnetzes zur Verfügung. Auch die Patienten in den Therapiegruppen erhielten ihre Medikamente bei niedergelassenen Nervenärzten. Der Therapieeffekt nach Angehörigen- und Patientengruppenbehandlung wird offenbar erst nach längerer Zeit sichtbar. Auffallend ist, daß zwischen dem 2. und 4. Jahr im Nachuntersuchungszeitraum aus den Therapiegruppen kein zusätzlicher Patient rückfällig wurde. Weitere wichtige Ergebnisse: Deutlich weniger Patienten aus der Behandlungsgruppe wurden rückfällig, diese waren insgesamt kürzer hospitalisiert, sie befanden sich häufiger wegen einer Krisenintervention in stationärer Behandlung. Mehr Patienten aus der Behandlungsgruppe befanden sich auch nach 4 Jahren noch in Ausbildungs- oder Arbeitsverhältnissen. Sie brauchten teilweise gar keine oder weniger psychopharmakologische Behandlung im Vergleich zu den beiden Kontrollgruppen. Diese Ergebnisse deuten darauf hin, je weniger psychosoziale Unterstützung Angehörige und Patienten im Anschluß an erste psychotische Krisen erfahren, desto ungünstiger ist der Krankheitsverlauf, desto höher die Gefahr einer Chronifizierung und anschließenden Hospitalisierung, desto mehr verschlechtert sich der sozioökonomische Status.

Ein erwähnenswerter Unterschied fand sich in der Hospitalisierungsdauer der Patienten in Abhängigkeit davon, ob sie in eine psychiatrische Abteilung oder in ein Landeskrankenhaus aufgenommen wurden. In regionalisiert arbeitenden psychiatrischen Abteilungen wurden nur 9% der Patienten *mehr* als 3 Monate hospitalisiert. Anders im Landeskrankenhaus. Dort blieben 71% der Patienten *mehr* als 3 Monate und davon 40% mehr als 12 Monate in stationärer Behandlung. Dieser eher zufällige Nebenbefund ist beachtenswert, weil – wie eingangs betont – gerade die Dauer der Ersthospitalisierungen erheblichen Einfluß auf den ungünstigen Verlauf psychotischer Erkrankungen haben soll.

Angehörigen- und Patientengruppen

Emotionale Überstimulation soll zu erhöhter Rückfallneigung der schizophren erkrankten Patienten führen, die Gruppenarbeit – getrennt für Angehörige und Patienten – soll zur Entflechtung der emotional involvierten familiären Beziehungen beitragen. Zahlreiche Berichte in der Literatur bestätigen diese Beobachtungen (Anderson et al. 1981; Berkowitz et al. 1984; Hohl 1983; Dörner et al. 1987; Angermeyer u. Finzen 1984; Bertram 1986). Über Erfahrungen mit Angehörigengruppen in Hamburg haben wir[1] früher berichtet (Köttgen 1982; Köttgen et al. 1984a, b).

---

[1] *Wir* bezieht sich auf die Mitarbeiterinnen, insbesondere Dipl.-Psychologin Ines Sönnichsen, die die 4-Jahres-Nachuntersuchung durchgeführt hat.

Zunächst sollen hier Erfahrungen, wie sie für Angehörige- und Patientengruppen gelten, zusammengefaßt werden. Dann werde ich in diesem Bericht ausführlicher über die Arbeit mit Patienten berichten.

Kriterien aus dem CFI spielen für das Verständnis der Konfliktherde in Familien im Gruppenverlauf eine unverzichtbare Rolle. Fast jede Familie konzentriert Konflikte und Auseinandersetzungen auf *ihr* jeweiliges Hauptthema: Geld, Leistung, Ordnung, Glaube, Angst vor Verlassenwerden u. a. Dieses Familienthema kann durch die gefühlsmäßige Reaktion des jeweiligen Angehörigen im Interview herausgefunden werden. Im Gruppenverlauf wird es immer wieder gezielt aufgegriffen und den betreffenden Familienmitgliedern gezeigt. Das CFI hatte demnach zwar keine diagnostisch-prognostische Bedeutung mehr (bezogen auf Rückfallhäufigkeit), es diente aber für diese spezielle Patientengruppe dazu, interaktionelle Probleme einer Familie lokalisieren zu können.

Erfahrungen mit dem Ausbruch der Psychose stürzen Familien insgesamt in eine Krise. Die Behandlung, die durch die Psychiatrie erfolgt, trägt oft zur Verschärfung dieses Konfliktes bei. Angehörige werden bestenfalls als Informanten für die objektive Anamnese herangezogen, andererseits fühlen sie sich als Verursacher der Krankheit angeschuldigt. Erb- und Umwelttheorien sowie psychodynamische, auch familientherapeutische Theorieansätze begünstigen durchaus eine so empfundene Schuldzuordnung. Diese korrespondiert mit der tiefsitzenden Schuldgewißheit der meisten Familien. Deshalb wird das Angebot, sich in Gruppen auszutauschen, positiv, wenn auch ängstlich aufgenommen.

Aufgrund der hohen Rückfallgefährdung *aller* von uns untersuchten Patienten halten wir mittlerweile eine ambulante soziotherapeutische Unterstützung generell für angezeigt, da sich, wie wir zeigen konnten, die Verlaufsbedingungen insgesamt günstiger gestalten. In der Gruppenarbeit kann sich die angespannte Interaktion zwischen Familienmitgliedern und damit die gegenseitige Kontaktfähigkeit verändern. Patienten werden auf einen selbständigen und verantwortlichen Umgang mit Medikamenten vorbereitet (Krisenvorboten wahrnehmen, Hilfen aktiv aufsuchen).

Therapiemethoden und -setting

Jede Gruppe hatte innerhalb dieses Forschungsprojektes zwei Gruppenleiter/Therapeuten. Die Mitarbeiter waren Psychologen, Ärzte, Krankenpfleger und jeweils in einem der gängigen Psychotherapieverfahren vorgebildet. Das ermöglichte die Abbildung der klinischen Realität. Die Gruppensitzungen fanden – nach Zustimmung der Gruppenteilnehmer – hinter einer Einwegscheibe statt. Besonders in den Anfangssitzungen konnten beobachtende Co-Therapeuten in den Nachbesprechungen helfen, „blinde Flecken" aufzudecken. Die bekannten Methodenstreitigkeiten erwiesen sich alsbald als gegenstandslos. Vielmehr konnte gemeinsam eine am Problem orientierte Vorgehensweise entwickelt werden. Jede Gruppe und jede Therapeutenkonstellation ließ allerdings wiederum einen ihr gemäßen, methodischen und persönlichen Stil erkennen. Die Konfliktthemen der Familienmitglieder wurden schwerpunktmäßig aufgegriffen, wo sie auftauchten.

Kurze stichwortartige Darstellung einiger Themen und Inhalte

Emotionale Verflechtungen, Enttäuschungen und Mißverständnisse, festgemacht an Primärbeziehungen in der Familie, übertragen auf andere, neue Kontaktpersonen beherrschen das Gruppengeschehen. Die fortbestehenden Quellen neuer Verletzungen zu identifizieren und zu entwirren ist Aufgabe der Gruppen, unter anfänglicher Hilfestellung durch die Gruppenleiter. Ziel ist es, Sensibilität für wiederkehrende Schwierigkeiten herzustellen und zu einem besseren Selbstschutz zu gelangen. Die Themen lassen sich folgendermaßen zusammenfassen:

- Auch die verrücktesten Verhaltensweisen/Symptome haben für den Betreffenden einen Sinn. Diesen gilt es herauszufinden.
- Situationen, die verletzen, wechselseitige Negativerwartungen, Vorurteile finden ihren Ausdruck in Kritik, Feindseligkeit, Entwertung oder entmündigender Überfürsorglichkeit.
- Soziale, biographische und interaktionelle – allseits überfordernde – Bedingungen halten Angst-, Schuld-, Scham- und Versagensgefühle aufrecht.
- Autonomiewünsche befinden sich in Konflikt mit Abhängigkeitsbedürfnissen, beides erscheint unvereinbar. Dies führt zu Abspaltungs- und Verleugnungsprozessen gegenüber ungewünschten Persönlichkeitsanteilen.
- Die Diskrepanz zwischen dem idealen Selbstbild und der Realität ist unakzeptabel. Überhöhte Leistungsideale, chronische Überforderung, Versagen in der Realität führen zu ständigem inneren und äußeren Streß.

Themen in der Patientengruppe, es geht dem Einzelnen:

- um den Kampf um Selbständigkeit;
- um den Versuch, sich aus selbstgesetzten Loyalitätsbindungen zu befreien;
- um die gleichzeitige Angst vor Trennung, Verlassenwerden, nicht geliebt zu werden;
- um phantasierte Omnipotenz;
- um das Scheitern an geringen Anforderungen in der Realität, Selbstentwertung;
- um die Sehnsucht nach Einssein (Verschmelzung) und den gleichzeitigen Kampf gegen entmündigende Abhängigkeit (Liebe, Haß und Vernichtungsgefühle im gegenseitigen Widerstreit).

Für die Gruppen erfolgt Information über:

- die Krankheit und deren wenig gesicherte Erkenntnisse;
- die Wirkungsweise der Psychopharmaka, die sehr wohl dämpfen, aber nicht heilen;
- die Neben- und Dauerwirkungen von Medikamenten;
- ärztlich-psychologische Grenzen;
- das Versagen allgemeingültiger Rezepte und Lösungsvorschläge;
- Informationsvermittlung auch über die Langwierigkeit mancher Prozesse, bei der Suche nach jeweils individuellen, realistischen Lebens-Überlebensmöglichkeiten.

Gründe für die Trennung von Angehörigen- und Patientengruppen:

- Die Verletzungen vor Ausbruch der Psychose sind extrem tief. Interaktionen werden – selektiv – auf ihre verletzenden Anteile hin gefiltert wahrgenommen. In getrennten Gruppen besteht die Chance, sich unabhängig voneinander freizusprechen.
- Das Verhalten anderer Gruppenmitglieder – Angehöriger oder Patienten – spiegelt die jeweils eigenen Anteile wider. Die Auseinandersetzung mit schwach- und anders-sein kann in der Interaktion mit Gruppenmitgliedern unbelastet erfolgen. Es gelingt, alte/neue Umgangsformen – gefahrloser als in der eigenen Familie – auszuprobieren und sich zu korrigieren.
- Die Gruppe kann allmählich zu einer Peer-group oder einem wichtigen sozialen Bezugsfeld außerhalb der Familie werden.
- In getrennten Gruppen entstehen keine neuen familiären Abhängigkeiten. Wenn eine der beiden Seiten abbricht, bleibt dem anderen Teil doch seine Gruppenzugehörigkeit erhalten.

Zum zeitlichen Aufwand:

Abweichend vom ursprünglichen Konzept wählten wir schließlich einen 14tägigen Rhythmus; die Gruppen dauerten 1 ½–2 h; die Nachbesprechung je nach Bedarf. Diesen Zeitaufwand könnten auch Praktiker erübrigen, wobei der intensivste Zeitaufwand vor allem anfangs erforderlich ist (Nachbesprechung).

Die Gruppe sollte anfangs nicht mehr als 5–6 Patienten und die dazugehörigen Angehörigen (10–12) umfassen. Bei zu großen Gruppen besteht die Gefahr des inneren Rückzugs innerhalb der Gruppe.

Beispiele aus Patientengruppen

In der Psychose scheinen viele Patienten unlösbar gewordene Konflikte einerseits anzudeuten, gleichzeitig den Konflikt zu verlagern. Der Bericht über einen Patienten soll das verdeutlichen:

Der 24 Jahre alte Patient wird psychotisch, als er eine Ehekrise seiner Eltern entdeckt. Er sieht für sich keine Chance, sich Klarheit zu verschaffen, geschweige denn den Konflikt zu lösen. In der ausbrechenden Psychose hält er sich für Jesus, der Frieden stiften muß. Er nimmt das Kreuz auf sich. Seine massiven, auch dramatischen, psychotischen Reaktionen, die mit Suizidversuchen einhergehen, veranlassen die Familie, über ihre Ängste, Sorgen und Konflikte zu sprechen. Dies schafft eine veränderte Atmosphäre, die für alle neu ist. Der stille Patient, der Auseinandersetzungen immer scheute, ist plötzlich durch Schwäche (= Krankheit) vielbeachteter Mittelpunkt der Familie geworden. Seine Stärke infolge Schwäche wird ihm erst in der Gruppe bewußt, ist er doch gewöhnt, sich als Opfer zu erleben. Ein aktiv-konkurrenter Kampf mit den Männern der Familie („mein Vater ist ein Gott") wäre ihm nicht in den Sinn gekommen. Seine Waffe wird die Schwäche und die Sorge, die er bereitet. Mit schweren wiederkehrenden psychotischen Ausbrüchen und Suizidversuchen versetzt er die Familie in lähmende Angst. Sorge, hilflose Wut und uneingestandene Verachtung sind die Reaktionen der Familie. Ist er krank oder faul? Diese Be- und Entwertung weicht allmählich einer gegenseitigen Verständigung. In dem Maße, in dem diese gelingt, werden die dramatischen Zuspitzungen seiner Krisen seltener. Er kämpft lange Zeit mit seinem eigenen „Männlichkeitsideal", in dem weder Schwächen noch Lebendigkeit einen Platz haben.

Die ganze Familie profitiert in diesem langwierigen Prozeß im Sinne einer gegenseitigen Öffnung.

Zunächst einmal trug die Krankheit dazu bei, die Spannung sichtbar zu machen, und dann diese auf einen anderen Ort zu verlagern, d. h. von den Eltern abzulenken. Der Patient, der urplötzlich Jesus mit dem Kreuz ist, ist gleichzeitig Opfer (Gekreuzigter) und omnipotent (Gott). Gerade bei diesem Patienten bestand ein Minderwertigkeitsgefühl gegenüber dem unerreichbar stark erlebten Vater und eine zu enge Anbindung an die Mutter.

Und ein weiteres Beispiel:

Eine Patientin wiederholt über Monate in jeder Stunde provokativ: Weder die Gruppe noch die Therapeuten könnten ihr etwas geben; sie erscheint dennoch regelmäßig in jeder Stunde; sie habe ohnehin keine Gefühle und kein Interesse für uns andere; sie finde es zwar rührend, daß sich alle um sie kümmern, aber es erreiche sie nicht ... Überhaupt ahne niemand, wie schlecht sie sei; sie betrachte alle in der Gruppe Anwesenden als weitaus gesünder als sich selbst ... Am Ende solcher Distanzierungen bricht sie gelegentlich in Tränen aus. Was geschieht: Ihre abgrenzende, andere gleichermaßen idealisierende und entwertende Haltung wird dennoch als ihr Schutzbemühen akzeptiert. Man zeigt Respekt vor ihren selbstbestimmten Grenzen; sie erfährt, daß die befürchtete Zerstörung der Beziehung, die sie ängstlich provoziert, so nicht eintritt. Nun beginnt sie wahrzunehmen, daß sie durchaus nicht nur Opfer ist, sondern auch aktiv andere kränkt (Täteranteil); innerhalb des beschützten Rahmens hat sie die Chance, einen Teil ihrer massiven Aggressionen auszudrücken und selbst besser zu verstehen. Dies hilft ihr, mit ihrer Destruktivität anders umzugehen. Solche Erkenntnisse erfolgen allerdings in mikroskopisch kleinen Schritten und unter ständiger Wiederholung alter Mechanismen. Um Mißverständnissen vorzubeugen: Diese Konflikte können nicht erklären, weshalb dieser Mensch ausgerechnet mit einer Psychose dekompensiert. Es ist aber auch bei Psychosen möglich, Zugang zu gefühlsmäßig zugrunde liegenden Konflikten herzustellen. Symptome verschwinden, sofern Patienten ihre Gefühle erleben und ertragen können. Hinter scheinbar affektarmer äußerer Fassade findet ein existentieller innerer Kampf statt. Die Intensität dieses „Dramas“ können sog. „Gesunde“ womöglich mehr ahnen als unmittelbar nacherleben. Das Spannungsverhältnis angesichts der gegensätzlichen Wünsche erklärt die hochgradige Unentschiedenheit (Ambivalenz genannt), die Ausdruck findet in entweder lähmender Passivität oder blühender psychotischer Symptomatik. Auffällig häufig schildern sich Patienten als besonders brave, angepaßte, schüchterne, ängstliche Kinder. Angehörige bestätigen diesen Eindruck. Erst die Übernahme neuer Aufgaben und Verantwortungsbereiche (Umbruchsituationen, hier oft nach Beendigung der Schule), führen zum Versagen. Die meisten jungen Patienten haben keine Pubertätskrise durchgemacht und sich nicht wirklich mit den Eltern auseinandergesetzt. Es hat also weder eine Ablösung noch eine Selbstfindung stattgefunden. Wenige hatten vorher sexuelle Beziehungen oder Freundschaften.

Deutlich kontrastieren hierzu die Verhaltensweisen in der anlaufenden oder blühenden Psychose: Enthemmung, Alkohol- und Drogenmißbrauch, sexuelle Promiskuität, Abwehr und Trotz gegen die Eltern oder ein altersunangemessenes Nähebedürfnis (immer wieder verlangten Patienten, bei der Mutter im Bett zu schlafen). Demonstrationen von Unabhängigkeit wechseln mit regressiver, kleinkindlicher Anhänglichkeit. Es brechen unterdrückte Triebimpulse hervor und entwickeln eine plötzliche, kraftvolle, oft sehr destruktive Dynamik.

Schlußfolgerungen

1. Der überwiegende Anteil der Patienten, die an schizophrenen Symptomen erkranken, sind langfristig – ohne gezielte Hilfe – rückfallgefährdet. Das betrifft bei dieser Patientengruppe *alle,* unabhängig davon, ob sie aus Hoch- oder Niedrig-EE-Familien kommen. Das vorhandene obligatorische Behandlungsangebot ist unzureichend. Soziale und psychoemotionale Probleme treten gerade nach der Entlassung aus stationärer Behandlung massiert auf.

2. Die derzeitige Versorgungsstruktur begünstigt wiederkehrende Beziehungsab-
brüche zwischen Patienten/Angehörigen einerseits und Betreuern/Ärzten auf der
anderen Seite. Langfristige Beziehungsangebote sind die Ausnahme. Dies verstärkt die ohnehin vorhandenen Kontaktängste vieler dieser Patienten.

3. Die vorrangige, psychopharmakologische Behandlung – wie sie auch durch die
zahlreich vorhandenen Forschungsarbeiten nahegelegt und propagiert wird – verhindert geradezu eine adäquate Bearbeitung bestehender psychoemotionaler
Defizite, wie auch eine aktive Auseinandersetzung mit der Umwelt. Die Angst vor
den eigenen Gefühlen wird aufrechterhalten durch die angst- und gefühlehem-
menden Medikamente. Auch regelmäßige Gaben von Psychopharmaka können
Rückfälle nicht verhindern.

4. Die Tendenz, Patienten durch Dauerhospitalisierung „zu behandeln", ist nach wie
vor vorhanden. Hospitalisierung beeinflußt den Krankheitsverlauf ungünstig.
Dauerhospitalisierungen erfolgen – unseren Ergebnissen zufolge – stärker im
Landeskrankenhaus als in den zwei regionalisiert arbeitenden psychiatrischen
Abteilungen.

5. Dauerhafter, familiärer Streß, ebenso wie lebensgeschichtlich einschneidende
Verlusterlebnisse und Traumata begünstigen bei einigen Menschen Flucht- und
Rückzugstendenzen mit schizophrener Symptombildung. Streßreaktionen anderer Art sind Magengeschwüre, Herzinfarkt, Sucht u. a. Viele dieser Krankheiten
haben einen sehr ungünstigen Verlauf und werden doch anders bewertet. Durch
scheinbar unbedeutende, konkrete Erlebnisse werden beim Patienten alte Vor-
verletzungen aktualisiert. Diese können im Rahmen der Gruppensitzungen kurzfristig angesprochen, manchmal geklärt werden. Dabei ist zu erfahren, daß „Psy-
chiatrie-Fall" zu sein oft langfristiger und nachhaltiger kränkt als die wirklichen
Folgen der Erkrankung (nach dem Motto: „Einmal verrückt, immer verrückt").
Viele Patienten kämpfen sowohl gegen die eigenen psychoemotionalen Schwierigkeiten wie auch gegen die massiven Vorurteile der Umwelt an.

6. Die strikte Trennung von klinischer und ambulanter Versorgung trägt zu eingeengter Sicht der Behandelnden (Ärzte und des Pflegepersonals) bei. Eine langfristige ambulante Begleitung – sowohl der Angehörigen als auch der Patienten –
korrigiert den „Labor"-Blick des klinischen Personals und lenkt ihn in Richtung
jener Anteile des Patienten und seiner Familie, die es außerhalb von Institutionen
zu unterstützen gilt.

7. Die Effekte soziotherapeutischer Hilfen stellen sich vor allen Dingen im Langzeit-
verlauf ein (in dieser Studie im Laufe von und deutlicher *nach* 2 Jahren). Die
obligatorischen Kurzzeitkatamnesen in Forschungsberichten können diesen
Effekt naturgemäß nicht messen. Langzeitstudien sind personalintensiv, verlangen erfahrene Mitarbeiter, sind methodisch in ihrer Problematik komplex. Sie sind
nicht geeignet für schnelle Karrieren. Es fehlt aber dringend an solcher weiterführender, praxisorientierter Verbundforschung mit längeren Nachuntersuchungs-
zeiträumen und nicht nur bezogen auf die psychopharmakologische Behandlung.

Wir können niemanden „störungsfrei machen", wir können nur die Gründe für
jemandes Leiden verstehen lernen, Wegbegleiter sein, bei der Suche nach neuen
Pfaden. Die Psychose ist ein Signal dafür, daß sich jemand im Dschungel seiner
Gefühle zu verirren droht. Eine Voraussetzung für Veränderungen ist die Tragfähig-

keit der Beziehung zwischen Gruppenteilnehmern und Leitern. Gerade dieses wichtige Moment findet in wissenschaftlichen Untersuchungsmethoden so gut wie gar keine Beachtung.

In der Praxis gelingt es (hier mit Hilfe des CFI), die Konfliktthemen einer Familie besser zu lokalisieren und schwerpunktmäßig in den getrenntlaufenden Gruppen wiederkehrende, verletzende Situationen für Angehörige und Patienten transparenter zu machen. Es handelt sich um Interaktionen, die beide Seiten gleichermaßen überfordern und zu gegenseitigen Mißverständnissen führen und Enttäuschungen, Schuldgefühle, Verlassenheitsängste im Gefolge haben. Die Erfahrungen haben uns gelehrt, daß Patienten und Angehörige ihre Wahrnehmung vorrangig auf jeweils verletzende Situationen ausrichten und darüber positive Erlebnisse miteinander ausblenden. Scheinbar unerklärliches Symptomverhalten oder bizarre Reaktionsweisen können dennoch als Schutzbemühung des Patienten und seiner Familie verstanden und bewußter gemacht werden. Dies schafft schon eine Voraussetzung für Veränderungen. Die einzelnen Konflikte und Verletzungen haben für sich genommen nichts Krankheitsspezifisches.

Literatur

Anderson CM, Hogarty G, Reiss DJ (1987) Psychoeducational family treatment of schizophrenia. In: Goldstein MJ (ed) New developments in intervention with families of schizophrenics. Jossey-Bass, San Francisco

Angermeyer M, Finzen A (1984) Die Angehörigengruppe – Familien mit psychisch Kranken auf dem Weg zur Selbsthilfe. Enke, Stuttgart

Berkowitz R, Kuipers L, Eberlein-Fries R, Leff J (1984) Intervention bei Angehörigen von rückfallgefährdeten Schizophrenen. In: Angermeyer M, Finzen A (Hrsg) Die Angehörigengruppe – Familien mit psychisch Kranken auf dem Weg zur Selbsthilfe. Enke, Stuttgart

Bertram W (1986) Angehörigenarbeit. Psychologie Verlags-Union, München

Bleuler M (1972) Die schizophrenen Geistesstörungen im Lichte langjähriger Kranken- und Familiengeschichten. Thieme, Stuttgart

Bleuler M (1987) Schizophrenie als besondere Entwicklung. In: Dörner K (Hrsg) Neue Praxis braucht neue Theorien. Van-Hoddis-Verlag, Gütersloh, S 18

Brown GW, Birley JCT, Wing JK (1972) Influence of family life on the course of schizophrenic disorders. A Replication. Br J Psychiatry 121: 241–258

Ciompi L, Müller C (1976) Lebensweg und Alter der Schizophrenen. Eine katamnestische Langzeitstudie bis ins Senium. Springer, Berlin Heidelberg New York

Ciompi L (1980) Neues zur Schizophrenie im Lichte jüngerer Langzeituntersuchungen. Vortrag am 4. „Weissenauer" Schizophrenie-Symposium, Bonn 1980

Doerner K, Egetmeyer A, Koenning K (1987) Freispruch der Familie, 3. Aufl. Psychiatrie-Verlag, Bonn

Hohl J (1983) Gespräche mit Angehörigen psychiatrischer Patienten. Psychiatrie-Verlag, Rehburg-Loccum

Huber G, Gross G, Schüttler R (1979) Schizophrenie. Eine Verlaufs- und sozialpsychiatrische Langzeitstudie. Springer, Berlin Heidelberg New York

Köttgen C, Mollenhauer K, Sönnichsen I (1976) Das Camberwell-Family-Interview. Überarbeitung für den psychiatrisch-klinischen Gebrauch. Gekürzte Fassung (Vaughn und Leff, 1976); Übersetzung ins Deutsche: Köttgen C, Hand I; unveröffentlicht

Köttgen C, Karrass W, Meyer E (1980) Katamnestische Untersuchungen an jugendpsychiatrischen Patienten. Acta Paedopsychiat 45: 337–344

Köttgen C (1982) Angehörige sprechen sich gegenseitig frei. In: Dörner K et al. (Hrsg) Freispruch der Familie. Psychiatrie-Verlag, Rehburg-Loccum

Köttgen C, Mollenhauer K, Sönnichsen I, Jurth R (1984a) Therapie mit Angehörigen von jungen, rückfallgefährdeten schizophrenen Kranken. In: Angermeyer MC (Hrsg) Angehörigengruppen. Familien mit psychisch Kranken auf dem Wege zur Selbsthilfe. Enke Stuttgart

Köttgen C, Sönnichsen I, Mollenhauer K, Jurth R (1984b) I. The family relations of young schizophrenic patients. II. Families' high expressed emotions and relapses in young schizophrenic patients. III. Group therapy with the families of schizophrenic patients. Results of the Hamburg Camberwell Family Interview Study. Int J Fam Psychiatry 5 (1): 61–94

Krausz M (1988) Schizophrenie bei Jugendlichen, eine Verlaufsuntersuchung (Im Druck)

Sönnichsen I, Köttgen C (1988) Früherkrankt an schizophrener Psychose. 4-Jahres-Katamnese nach ambulanter Gruppenarbeit mit Angehörigen und Patienten. (Unveröffentlicht)

Vaughn C, Leff J (1976) The influence of familiy and social factors on the course of psychiatry illness: A comparison of schizophrenia and depressed neurotic patients. Br J Psychiatry 129: 125–137

Vaughn C, Snyder K, Freeman W, Simon J, Falloon IAR, Liberman RP (1982) Family-factors in schizophrenic relapse: A replication. Schizophr Bull 8 (2): 425–426

Angst und Schizophrenie

Michael Mohr

> "The most important part of a person's life is his affect."
> Elvin Semrad

Die Schizophrenie ist eine Krankheit der ganzen Person. Sie ist Ausdruck des Verlustes der harmonischen Einheit der Person und ihres Bezuges zur Welt. Für die Existenz des Menschen als Person und für seine personale Beziehung zu anderen Menschen sind seine Gefühle von herausragender Bedeutung. So berührt uns z. B. das „organische" Zwangsweinen eines Dementen noch als spezifisch menschlich, obwohl seine kognitiven und mnestischen Fähigkeiten nahezu erloschen sind. Im klinischen und wissenschaftlichen Umgang der Psychiatrie mit schizophrenen Patienten hingegen erfahren deren Gefühle zumeist eine erstaunlich geringe Beachtung. Die Psychiatrie begibt sich so in die Gefahr, gegenüber der im Zentrum ihrer Aufmerksamkeit stehenden Patientengruppe von deren effektivem Erleben, d. h. dem spezifisch menschlichen ihrer Existenz abzusehen. Deshalb können nur diejenigen Krankheitsmodelle als angemessen für den diagnostischen und therapeutischen Umgang mit Schizophrenen gelten, die die Entwicklung der Affekte und deren interpersonalen Ausdruck miteinbeziehen. Entsprechende Forderungen nach einem mehrdimensionalen Krankheitsmodell werden zwar immer wieder, jedoch nur mit begrenztem Erfolg erhoben, z. B. von M. Bleuler (1984), Carpenter (1986) und Scharfetter (1986). Insbesondere Ciompi (1982) hat mit seiner Herausstellung der Bedeutung affektlogischer Bezugssysteme für schizophrene Erkrankungen zu einem besseren Verständnis und einer angemesseneren Behandlung beigetragen.

Mit den folgenden Überlegungen zur Bedeutung der Angst für das Verständnis und die Behandlung schizophrener Psychosen soll gezeigt werden, daß:

1. die Affekte dieser Patienten von einer einseitig psychopathologisch und/oder biologisch ausgerichteten Psychiatrie nur unzureichend wahrgenommen werden können;
2. die Affekte dieser Patienten hingegen in einer um ein Verstehen bemühten therapeutischen Beziehung differenziert wahrnehmbar sind;
3. Art, Intensität und Auswirkung der Affekte auf dem Hintergrund entwicklungspsychologischer Erkenntnisse leichter verstehbar sind;
4. Wahrnehmung und Verstehen der Affekte für eine angemessenere Behandlung schizophrener Patienten von unmittelbarer Wichtigkeit sind.

Das Empfinden von Angst ist ein menschliches Urphänomen. Menschen mit einer seelischen Erkrankung erfahren dies häufig in einer sehr ursprünglichen Form. Die Psychiatrie schenkt der Angst deshalb zwar besondere Beachtung, jedoch nahezu ausschließlich bei psychoreaktiven Störungen. Die Besonderheiten des Angsterlebens psychotischer und insbesondere schizophrener Patienten werden dagegen nur marginal behandelt (s. Götze 1984; Hippius et al. 1988).

Daß dies nicht immer so gewesen ist, zeigt Schmidt-Degenhardt (1986) in seiner Arbeit zur Problemgeschichte der Angst. Dort wird deutlich, daß die vor allem mit den Namen Heinroth (1773–1843) und Ideler (1795–1860) verknüpfte Psychiatrie der Romantik eine erstaunlich genaue und differenzierte Wahrnehmung der Ängste psychotischer Patienten besaß. Noch Wernicke (1900) beschrieb sehr subtil die komplexen Beziehungen zwischen psychotischer Ratlosigkeit, Angstanfällen und Entfremdungserlebnissen. Mit der Entwicklung des modernen Schizophreniekonzepts durch Kraepelin (1893) und E. Bleuler (1911) gerieten jedoch die Ängste der nun schizophren genannten Patienten aus dem Blick. In ihren Monographien und Lehrbüchern findet die Angst Schizophrener kaum Erwähnung. Gleiches gilt z. B. für den berühmten Schizophreniebeitrag von Gruhle (1932) im Bumkeschen Handbuch der Geisteskrankheiten. Kleist (1928) und Leonhardt (1939) beschäftigte das Thema Angst zwar ganz zentral, hinsichtlich schizophrener Patienten jedoch nur als differentialdiagnostisches Problem in dem Sinne, daß ein ängstlicher Affekt eher gegen das Vorliegen einer Schizophrenie spreche. Störring (1934) und Conrad (1958) beschrieben sehr genau die ängstliche Gereiztheit Schizophrener zu Beginn ihrer Psychose, blieben jedoch vor der Abgründigkeit des Angsterlebens im weiteren Verlauf der Erkrankung stehen und machten den Hirnstamm bzw. einen dienzephalogenen Gestaltwandel für das Auftauchen von Angst verantwortlich.

Festzustellen ist also, daß in der traditionell psychopathologisch-biologischen Psychiatrie mit Einführung des klassischen Schizophreniebegriffs die Aufmerksamkeit für die Affektivität und insbesondere die Angst dieser Patienten schwindet, zugunsten einer vorrangingen Beschäftigung mit Störungen der Kognition, des Denkens und des Antriebs. Im Gegensatz zu den bisher genannten Autoren spricht Kronfeld (1930), ein durch seine Vertreibung ins Exil nahezu vergessener psychoanalytisch interessierter Psychiater der phänomenologischen Schule, von der „unnennbaren Angst vor dem Verlust der Selbstheit der Person". Bei ähnlicher theoretischer Ausrichtung geht Binswanger (1932) noch einen Schritt weiter, wenn er die in der Psychose erlebte Daseinsangst als die „Nichtigung des personalen Daseins im nackten Grauen" sieht und die nachträgliche „Verweltlichung" der existentiellen Angst, wie sie im Verfolgungswahn auftrete, für eine tatsächliche Erleichterung für das Dasein hält.

Fragt man nun nach Gemeinsamkeiten der Psychiater der Romantik und denen der phänomenologisch-daseinsanalytischen Schule, so fällt auf, daß beide sich auf eine sonst in der Psychiatrie meist nicht übliche engere Beziehung zu ihren Patienten eingelassen haben; die einen wohl infolge einer für alles Affektive sehr offenen Zeitströmung, die anderen auf der Suche nach einem hermeneutisch-verstehenden Zugang zu ihren Patienten. Demgegenüber steht die psychopathologisch/biologisch ausgerichtete Psychiatrie weitgehend unter dem eine therapeutische Beziehung erschwerenden Jaspersschen Postulat der prinzipiellen Unverständlichkeit der Psychose.

Differenziertere Aussagen über die Angst schizophrener Patienten lassen sich also offenbar nur dann machen, wenn der Untersucher versucht, mit dem Erkrankten in eine Beziehung einzutreten, statt ihn von außen unter Anwendung auch noch so ausgeklügelter psychopathologischer Kriterien zu beobachten. Der Psychiater ist dann jedoch ohne den Schutz durch eine objektivierende Methodik zunächst einmal der ganzen Abgründigkeit und Komplexität der schizophrenen Ängste und den spezifischen Gegebenheiten der Beziehung zu seinem Patienten ausgesetzt. Zur Bewältigung dieser Aufgabe sind ein theoriegeleitetes therapeutisches Konzept, vor allem aber Sympathie und Empathie unabdingbar.

Diese Erkenntnis ist denjenigen Psychiatern vertraut, die sich mit der Psychotherapie schizophrener Patienten beschäftigt haben. Dementsprechend finden sich in den Arbeiten dieser überwiegend psychoanalytisch ausgebildeten Autoren der amerikanischen Psychiatrie der 50er und 60er Jahre zahllose Arbeiten, in denen auch die Angst schizophrener Patienten thematisiert wird. Dies entspricht der zentralen Bedeutung, die die Affekte in der Psychoanalyse haben. Bemerkenswerterweise geht es aber auch in diesen Arbeiten weniger um die Rolle der Angst und mehr um die der Aggression.

Aufgrund der Faszination durch die raschen Erfolge der Pharmakotherapie, der mangelhaften empirischen Belege für die Wirksamkeit von Psychotherapie, der mangelhaften Validität der diagnostischen Zuordnung und der Neigung zu kognitiv-einübenden Verfahren sozialer Anpassung kam es in den USA zu Beginn der 70er Jahre zur Renaissance einer biologisch-behavioristischen Psychiatrie. Eine entsprechende Wende zeigte sich in Europa 10 Jahre später.

Bei näherer Betrachtung dieser Kehrtwendung entsteht der Eindruck, als sei man froh, der Beziehung zum Patienten entkommen zu sein und sich hinter den Schutz einer „objektivierenden" Methodik und/oder biomedizinischer Theorien zurückziehen zu können. Besonders deutlich wird dies in der neokraepelinianischen Wende, wie sie in der Durchsetzung des DSM-III (Diagnostic and Statistical Manual of Mental Disorders) zum Ausdruck kommt. Als akzeptabel gilt seither nur eine Methodik, die sich auf eine leicht definierbare Psychopathologie stützt, so daß nur noch das direkt Beobachtbare erfaßt wird. Die sich häufig nur indirekt äußernden Ängste der Schizophrenen drohen so auch der zeitgenössischen Psychiatrie erneut aus dem Blick zu geraten.

Beispielhaft hierfür ist die empirische Untersuchung über „Angst in schizophrenen Psychosen" von Strian u. Klicpera (1983). Mittels psychometrischer Verfahren zeigten die Autoren, daß die Angst bei schizophrenen Patienten eine deutlich geringere Rolle als bei endogen Depressiven oder gar bei Angstneurotikern spielte. Ihren Befund eines relativ höchsten Angstpegels bei Patienten mit einer paranoiden Akutsymptomatik im Vergleich zu der deutlich geringeren Angst in der Remission und bei chronischen Verlaufsformen werteten sie als Bestätigung ihrer Hypothese, daß die Angst des Schizophrenen durch seine psychotische Symptomatik bedingt sei und als Argument gegen die Annahme, daß die Psychose ein Bewältigungsversuch der Angst sein könnte. Abgesehen von methodischen Schwierigkeiten, wie z. B. dem Problem der psychometrischen Unterscheidbarkeit von Angst und Depression, stellt sich vor allem die Frage, ob die gemessene Angst tatsächlich die spezifische Angst des Schizophrenen ist, oder ob diese nicht in einer Form auftritt, die sich der Erfassung mit üblichen psychometrischen Methoden entzieht. Strian selbst meldete wenig später

(1983) Zweifel an seinen Ergebnissen an, indem er in seiner Monographie über Angst darauf hinwies, daß sich Form, Inhalt und Gestalt der psychotischen Angst der psychometrischen Erfassung entziehen bzw. nur partiell erfaßbar sind. Schmidt-Degenhardt (1986) weist zurecht daraufhin, daß die psychotische Angst, wo sie in das Blickfeld heutiger psychopathologischer Forschung gerät, leicht „dem Methodenreduktionismus einer quantifizierenden Erfassung dokumentationsgerechter Sachverhalte" erliegt.

Für die Angst des Schizophrenen gilt zunächst Gleiches wie für die Angst aller Menschen. Ihre physiologischen Voraussetzungen sind individuell-anlagebedingt gegeben und formen sich zum ursprünglichsten menschlichen Gefühl in der Interaktion mit der Umwelt. Für das bewußte Erleben ist Angst von Beginn an vorhanden. „Die Angstempfindung geht" jedoch „dem Bewußtsein voraus, dessen Bildung in engem Zusammenhang mit der Abwehr früher Angstzustände geschieht" (Nedelmann 1984).

Es besteht heute weitgehende Übereinstimmung darüber, daß Angst als Affekt nicht von Geburt an gegeben ist, sondern in der Entwicklung des Kindes früh erworben wird. Entstehung und Differenzierung des Angstaffekts erfolgen innerhalb einer Matrix höchst komplexer Wechselbeziehungen zwischen neurophysiologischer Ausstattung und Reifung, kognitiver Entwicklung, Bildung der Ich-Instanz mit ihren Funktionen sowie der Entstehung eines erlebbaren Selbst in Abgrenzung von der Welt der Objekte. Dabei stellt die Angst insbesondere für die Entwicklung des Ichs geradezu eine Voraussetzung dar. Zugleich kann Angst als Affekt jedoch erst von einem gewissen Grad der Ich-Organisation an erlebt werden. Dieser dynamische Prozeß soll im folgenden im Rahmen der von Mahler (1968) beschriebenen Phasen frühkindlicher Entwicklung dargestellt werden.

Während der autistischen Phase ist das Erleben des Säuglings weitgehend von physiologischen Vorgängen bestimmt und besteht in einem Wechsel von Zuständen von Spannung und Entspannung. Zugleich sucht der Säugling in diesem Stadium der „adhäsiven Identifikation" (Bick 1968; Meltzer 1974) nach einem Objekt, das seine Aufmerksamkeit zu halten vermag und dadurch auch eine erste Erfahrung des Zusammenhalts der Person ermöglicht (ich höre eine Glocke, sehe ein Licht, also bin ich).

In der autistischen Phase beobachtbare Affekte erscheinen als primitiv und undifferenziert. Novey (1959) postuliert zwei Affekte: Spannung/Unlust und Entspannung/Lust, wobei er ersteren unterteilt in primäre Angst, Wut und „Aphanisis" [einen von E. Jones (1929) geprägten Ausdruck, der das Verschwinden aller sensorischen und motorischen Aktivität bezeichnet].

Spannung droht ständig rasch zur Panik („organismic distress") anzuwachsen. Diese Panik entspricht der von Freud (1926) beschriebenen „automatischen Angst", die er noch als durch das „primäre Trauma" des Geburtserlebnisses mit bedingt ansah. Nach heutiger Auffassung handelt es sich bei dem „primären Trauma" um die Wirkungen von physiologischen Spannungszuständen, für die der Säugling in den ersten 3 Monaten besonders empfindlich ist und die eine „präaffektive Angst" (Ribble 1945) hervorrufen. Jeder Säugling gerät z. B. durch unvermeidbare, glücklicherweise meist nur kurzdauernde Zustände von Hypoglykämie infolge Hungers aufgrund der gestörten Homöostase in alarmierende Schocksituationen. Dieses „primäre Trauma" ist kein einmaliges Ereignis. Durch Wiederholung in kleinerem oder größerem Ausmaß werden diese zunächst rein physischen Zustände mehr und mehr wahrgenommen und so zu einem psychischen Phänomen, das im Erleben zum ursprünglichsten Affekt, zur Angst wird. Physiologisch bedingte präaffektive Angst wird so zur Vorbedingung für das erste Dämmern psychischen Inhalts (Greenacre 1945). Diese Gefährdung der Homöostase hat den Charakter einer tödlichen Bedrohung, da dem Säugling zur vorrangigen Bewältigung geeignete, aufschiebende Mechanismen noch nicht zur Verfügung stehen. Infolge seiner biologisch gegebenen Hilflosigkeit muß man sich den Säugling deshalb als ein Wesen vorstellen, das sich „ständig am Rande undenkbarer Angst" befindet (Winnicott 1962). Er wird in dieser ersten Lebensphase vor einer zu starken Traumatisierung durch übergroße Angst bewahrt durch einen angeborenen primär autonomen Mechanismus des Reizschutzes, der traumatisierende interne und externe Stimuli durch Rückzug oder Habituation zu begrenzen vermag (Wallerstein 1967). Vor allem wird er vor dieser Angst beschützt durch die Anwesenheit der Mutter als des einzigen bedürfnisbefriedigenden Objekts, durch ihre liebevolle Versorgung und durch die „primäre Liebe" i. S. Balints (1937). Dabei hat man sich unter liebevoller mütterlicher Versorgung nicht eine ganz besonders intensiv liebende Mutter vorzustellen, sondern das, was Winnicott (1962) als die "good enough mother" bezeichnet hat, d. h. eine Mutter, die in der Lage ist, die Bedürfnisse ihres Kindes durch mütterliche Empathie wahrzunehmen und es entsprechend zu versorgen.

In dieser ersten Lebensphase wird so eine „primäre Identität" begründet, die sich von der uns geläufigen (sekundären) Identität dadurch unterscheidet, daß einer nicht das ist, was er für sich selbst ist, sondern das, was er für jemand anderen – in der Regel die Mutter – ist. „Das Baby verhält sich zur Mutter wie ein Organ zu einem Organismus" (Lichtenstein 1961). Damit ist zugleich der Eintritt in die Symbiose bezeichnet, in der Mutter und Kind ein autarkes und deshalb als omnipotent empfundenes System innerhalb einer gemeinsamen Grenze bilden. Dieser Zustand kann nicht erinnert werden, da in dieser Zeit noch kein Bewußtsein im psychologischen Sinn besteht. Die Störungen dieses Zustands unterliegen deswegen der „primären Verdrängung".

Für die Entwicklung der „primären Identität" des Kindes spielen die Bedürfnisse der Mutter und, wie Loch (1981) betont, insbesondere ihre unbewußten Bedürfnisse eine entscheidende Rolle. Die Gründung der „primären Identität" durch das mütterliche Objekt garantiert das Wohlbefinden des Kindes (wie übrigens wohl auch das der Mutter) und damit vor allem auch die Abwesenheit übergroßer Angst. Ist dieses mütterliche Objekt für das Kind nicht erreichbar, so droht sich diese „primäre Identität" aufzulösen und führt unter „Drohung steter Zunahme eines physiopsychischen Schockerlebens" zur Freisetzung von „primärer Angst", die sich bis zur „Unerträglichkeit" steigern kann (Stern 1972). Die Unerreichbarkeit des mütterlichen Objekts wird zunächst meist eine physische, später jedoch auch eine psychisch vermittelte sein, z.B. in Gestalt einer depressiv in sich zurückgezogenen Mutter.

Die „automatische" oder „primäre" Angst ist also noch weitgehend physiologisch begründet und resultiert aus einer Bedrohung des Reizschutzes (Spitz 1950). Dieser ist in der autistischen und frühen symbiotischen Phase bei halbwegs ungestörten Verhältnissen auf seiten des Kindes wie der Mutter hinreichend funktionstüchtig. Er bedarf jedoch in der weiteren Entwicklung der zunehmenden Ergänzung durch aktive autoprotektive psychische Mechanismen, um nicht seinerseits zu einem Entwicklungshindernis zu werden. Die Ausbildung derartiger Abwehrmechanismen ist jedoch von der Entwicklung des Ichs und seiner Funktionen, wie z. B Wahrnehmung und Gedächtnis, abhängig. Über die Entstehung des Ichs nehmen Brody u. Axelrod (1974) an, „daß die physiologische Erregung perzeptuelle und motorische Strukturen hervorbringt und daß die Reaktion auf die Wahrnehmung des Spannungszustandes, der so hervorgerufen ist, eben der Affekt ist. Kognition und Affekt zusammen fahren fort, die normale Entwicklung der Ich-Funktionen zu fördern". Und: „Angst ist einer der Hauptaffekte, durch den das Ich ins Leben gerufen wird".

Der Grund hierfür liegt in der Tatsache, daß offenbar ein gewisser Grad von Spannung notwendig ist, um überhaupt Verhalten zu motivieren. Dabei kommt es auf einen optimalen Spannungsgrad an, um optimale Energien für eine lustvolle senso-motorische Exploration zur Verfügung zu haben. Es ergibt sich so eine reziproke Beziehung zwischen kumulativem physiologischen Streß und der Fähigkeit zur Objektperzeption, die zur Objektbesetzung führt.

Es zeigt sich also, daß die Affekte – vor allem auch Angst – wesentlich an der Entwicklung der Objektperzeption beteiligt sind, zugleich aber nur als entwickelte psychische Affekte hervortreten können, wenn eine Objektperzeption zumindest rudimentär möglich ist, da nur so ein Gefühl der Gefahr durch den Verlust des Objekts empfunden werden kann. Während die Perzeption an sich ein biologisch begründetes Verhalten darstellt und bald nach der Geburt, ausgelöst durch adäquate Reize, in Aktion tritt, ist die Kontrolle und Organisation der Perzeption eine Leistung und Funktion des Ichs und damit eine psychisch vermittelte. Durch die sich entwik-kelnden Ich-Fähigkeiten zur Objektwahrnehmung wird zunehmend auch die Wahr-nehmung des Selbst und damit die Selbst/Objektdifferenzierung möglich. Parallel dazu entwickelt sich die Fähigkeit zur Unterscheidung zwischen Innen- und Außen-welt sowie zwischen Phantasie und Realität.

Mit dem Erwerb dieser Fähigkeiten tritt das Kind in die Separationsphase ein und erlebt erneut heftige Ängste angesichts des Verlusts der Selbstverständlichkeit der bergenden Einheit mit dem mütterlichen Objekt. Diese Separationsängste sind die ersten gänzlich psychisch vermittelten Affekte. Sie führen zum Erwerb der Fähigkeit der Antizipation und sind damit Vorläufer der späteren „Signalängste". Es können so allmählich statt Panik oder auch rasender Wut neue Gefühle wie sehnsüchtiges Verlangen, Zorn und ansatzweise auch Traurigkeit entstehen. Indem die Gefühle eine differenziertere Bedeutung erlangen, erfahren sie auch eine Bewertung als gut und böse. Es entstehen damit neue psychische Strukturen in der Weise, daß das mit guten Gefühlen besetzte Objekt mit dem kindlichen Selbst zunächst symbiotisch verschmolzen bleibt und als ideal und omnipotent erlebt wird, während böse Gefühle abgelehnt und auf eine als getrennt erlebte „Nicht-Wir-Welt" projiziert werden. Diese Welt wird dadurch entwertet und als bedrohlich verfolgend erlebt. Sie ist repräsentiert im Bild der sog. bösen Mutter. Die dabei eingesetzten frühen Abwehr-mechanismen sind die der Spaltung und der projektiven Identifizierung. Sie dienen dazu, übergroße Angst abzuwehren, indem negative und positive Affekte getrennt gehalten werden.

Da das Kind sich in dieser Entwicklungsphase vorstellt, daß die Abwesenheit des mütterlichen Objekts auf seine Destruktion durch eigene böse Gefühle wie Neid, Wut und Haß zurückzuführen ist, kommt eine zusätzliche Gefahr ins Spiel. Sie ist das erste Beispiel für eine innerpsychisch entstandene Gefahr, d. h. eine Triebgefahr und zwar eine aggresive. Freud (1915) hat die Tatsache mit dem Diktum belegt: „Der Haß ist – als Relation zum Objekt – älter als die Liebe." Sie muß, da sie für das Kind unbewußt den Rang einer Tatsache hat, abgewehrt werden, da andernfalls erneut heftige Angst wegen des durch eigene Zerstörung verlorenen Objekts entstünde. Wenig später werden auch libidinöse Regungen gegenüber dem mütterlichen Objekt wahrgenommen und als Triebgefahr erlebt. Aggressive wie libidinöse Triebängste nehmen an Intensität noch zu, wenn sie von einer ihrerseits ängstlichen Mutter als bedrohlich empfunden und dem Kind so widergespiegelt werden. Beide Triebregungen können in dieser Entwicklungsphase vor allem deshalb schwere Angst auslösen, weil sie auf ein Selbst-System treffen, das wegen seiner noch mangelhaften Abgegrenztheit von und gleichzeitigen Angewiesenheit auf das mütterliche Objekt noch sehr instabil ist. Die Bedrohung liegt in der Gefahr des „Wiederverschlungenwerdens" durch die gerade erst knapp überwundene symbiotische Einheit und dem damit verbundenen Verlust des Selbstgefühls. Es resultiert die Angst vor Verlust des psychischen Zusammenhalts, vor der Desintegration, vor der psychischen Vernichtung. Das Selbst weicht unter diesem Druck auf frühere Erlebensweisen mit eingeschränkten Ich-Funktionen und veränderten Abwehrmechanismen zurück.

Im weiteren Verlauf der Separation/Individuation kommt es dann zum Auftauchen und zur Stabilisierung von affektiven Stimmungen, die zeitlich ausgedehnter werden und auch über den auslösenden Reiz hinaus andere Erlebnisse einfärben. Das Kleinkind vermag sich nun auch über längere Zeit allmächtig und großartig zu fühlen und dieses Empfinden auf neue realitätsorientierte Aktivitäten zu übertragen, bleibt jedoch auf empathischen Kontakt zur Mutter und ein emotionales „Auftanken" bei ihr angewiesen. Bleibt dieses aus, so entwickeln sich Stimmungen von Ärger, Traurigkeit oder Depression. Erst indem schließlich ein Zustand der Objektkonstanz erreicht ist, gelingt eine dauerhafte Differenzierung von Selbst- und Objekt-Imagines, die sowohl gute als auch böse Anteile enthalten. Diese Objektkonstanz ist Voraussetzung für eine größere Angsttoleranz sowie für Gefühle wie Kummer, Trauer und auch erste Regungen des Gewissens. Es beginnen sich Scham-, Schuldund Strafängste herauszubilden.

Aus den bisherigen Ausführungen wird deutlich, wie eng die Entwicklung des Angstaffekts mit der Ich-Entwicklung (insbesondere der Organisation der Wahrnehmung und Erinnerung), der Entwicklung des Selbstgefühls sowie der Objektbeziehungen verwoben ist und sich wechselseitig voraussetzt. Deshalb ist eine die Kognition und den (Angst-) Affekt trennende Betrachtungsweise gegenüber jedem Menschen unangemessen. Deutlich wird auch, daß diese Entwicklung sich vorrangig innerhalb emotional bedeutsamer interpersonaler Beziehungen ereignet. In dieser grundlegenden Gegebenheit ist die Begründung dafür zu sehen, daß die individuellen Besonderheiten des affektiven Erlebens, ebenso wie der Struktur des Denkens eines Menschen nur innerhalb einer Beziehung zu ihm hinreichend differenziert wahrgenommen werden können.

Die geschilderte Genese und Dynamik der Angst gilt im Prinzip für die Entwicklung jedes Kindes, gleichgültig, ob es später zu einem stabilen, neurotischen oder psychotischen Erwachsenen wird. Die Unterschiede liegen im Ausmaß der Strukturiertheit des Selbst, der Organisation und Stärke des Ich sowie der Angemessenheit und Flexibilität der Abwehr, wie sie im Wechselspiel zwischen konstitutioneller Ausstattung und interpersonaler Erfahrung erreicht werden konnten. Art und Ausmaß der Ängste des Erwachsenen werden weitgehend davon abhängen, ebenso wie sie in der Kindheit maßgeblich die Formung der Persönlichkeit mitbestimmt haben.

Für an einer schizophrenen Psychose Erkrankte gilt nun in besonderem Maße, daß die Wahrnehmung ihrer Ängste durch den Psychiater unzureichend bleibt, wenn dieser vermeidet, eine Beziehung zum Patienten aufzunehmen. Seine Angst wird dann entsprechend den gängigen psychopathologischen Kriterien als ein eher zu vernachlässigendes unspezifisches Symptom betrachtet; das Fehlen einer von außen beobachtbaren Angst wird mit einer allgemeinen Affektverarmung erklärt.

Wenn Psychopathologen sich mit den Ängsten Schizophrener doch einmal näher beschäftigen, so sehen sie die beobachtbaren bzw. erfragbaren Ängste als Folge psychotischer Symptome an. Die manifeste, häufig exzessive Angst zu Beginn einer schizophrenen Psychose wird mit der allgemeinen Verunsicherung der Bezüge zur Außenwelt und der bedrohlichen, als Ich-dyston erlebten Fremdheit in der Beziehung zu anderen erklärt. Conrad (1958) hat diese Angst mit dem Begriff des „Trema" (d. h. die Angst des Schauspielers auf der Bühne vor dem Abgrund des Zuschauerraumes) eigens herausgestellt. Die während floride-psychotischer Zustände von Patienten geäußerte Angst wird auf das Erleben von Fremdheit und Bedrohung durch halluzinatorische und Wahninhalte sowie die mehr oder minder ausgedehnte Störung seiner gewohnten kognitiven Fähigkeiten zurückgeführt.

In beiden Fällen wird der Patient als jemand gesehen, der mit seinen gesunden Ich-Anteilen die einsetzenden oder bereits entfalteten pathologischen Veränderungen wahrnimmt und auf diese Wahrnehmung mit Angst reagiert.

Diese Sichtweise ist sicherlich zutreffend, betrifft jedoch nur die Ängste, die vom Kranken mitgeteilt werden können, weil sie von ihm wahrgenommen und bewußt erlebt werden, wobei die Möglichkeit, diese zu erleben vom Erhalt zumindest rudimentärer Ich-Funktionen abhängig ist, was zumeist auch in der akuten Psychose noch gegeben ist.

Versucht man hingegen unter der Bereitschaft, auch den emotionalen Kontext des vom Patienten Mitgeteilten aufzunehmen, mit unnachgiebiger Geduld eine von Empathie getragene und um Verstehen bemühte Beziehung zum Kranken wenigstens im Ansatz herzustellen, so zeigen sich dessen Ängste in einem anderen Licht. Es wird nun möglich, wahrzunehmen, daß der Patient nicht nur Ängste infolge der psychotischen Symptomatik empfindet, sondern daß diese Symptomatik ihrerseits als Auswirkung seiner Ängste anzusehen ist.

Der später manifest erkrankte Patient hat zumeist schon lange vor Ausbruch der Psychose einen ihn zermürbenden Gegensatz von Hoffnung auf Orientierung in einer emotional bedeutsamen Beziehung und heftiger Angst vor hilfloser Abhängigkeit und Verwirrung in einer solchen Beziehung erlebt. Die Spannung dieses Gegensatzes bleibt häufig infolge der Abwesenheit verläßliche Identität stiftender Personen (Eltern, Geschwister, Lehrer, Freunde) ungemildert bestehen. Das Gefühl der Selbstachtung und der psychosexuellen Identität wird tiefgreifend verunsichert. Die Folge ist oft die Flucht in eine magisch-omnipotente Phantasiewelt, die mit einem autistischen Rückzug aus den realen sozialen Beziehungen verbunden ist (Searles 1965), oder die Pseudoprogression in eine ursprünglich ausgebliebene pubertäre Rebellion, die ebenfalls zu einer sozialen Vereinsammung führt. Diese als seelische und geistige Pein, zunehmende Verletzlichkeit und Angst erlebte Spannung „reaktivieren die frühe innere Erfahrung der Kindheit nicht nur aufgrund ihrer Intensität, sondern auch aufgrund ihrer fundamentalen Ähnlichkeit" (Arieti 1971). Die reaktivierte Erfahrung besteht in dem traumatisierenden Widerstreit zwischen der Angst vor der Auslöschung des eigenen Selbst durch die Verschmelzung mit dem ersehnten guten Objekt und der Angst, zum Zweck der Abgrenzung nur noch aus Wut und Haß zu bestehen und so das gute Objekt durch Zerstörung zu verlieren. Diese unerträgliche Spannung stellt eine schwere Überforderung für den aufgrund der Ich-Schwäche defizienten Reizschutz dar und führt zu einer Überflutung mit heftiger Angst.

Unter diesem massiven Angstdruck kommt es zu einer psychotischen Regression des affektiv/kognitiven Funktionszusammenhangs. Er führt zu einem seinerseits zusätzlich Angst erzeugenden Verlust der Ich-Struktur und der Organisation des Selbstsystems. Diese einschneidende qualitative Veränderung geht damit einher, „daß beide miteinander verwobenen Systeme nicht mehr fähig sind, den Sekundärprozeß als dominanten Funktionstypus aufrecht zu erhalten" (Deneke 1986). Dieser Wechsel ist als Geschehen dramatisch und entspricht dem Bleulerschen „Brechpunkt der Persönlichkeitsentwicklung". Er ist subjektiv entlastend dort, wo z. B. paranoide Wahngewißheit und halluzinierte sensorische Eindeutigkeit auftreten. Zugleich ist der Beziehungs-, Bedeutungs- und Beeinflussungswahn für das Erleben der verbliebenen erwachsenen Ich-Anteile unvorstellbar ängstigend. Die sichere Grenze zwischen Subjekt und Objekt geht verloren, und es schiebt sich, wie Benedetti (1984) sagt, „eine monströse dritte Realität, in der Subjekt und Objekt miteinander verschmolzen sind, dazwischen". Der „Prozeß zunehmender Destabilisierung droht letztlich immer in jenen Grenzzuständen zu enden, die in den archaischen Phantasien als Inferno des psychischen Todes gekennzeichnet werden" (Deneke 1986).

Die psychotische Symptomatik erscheint so betrachtet als eine, sich innerhalb eines Regressionsprozesses ereignende Transformation mit einer sich neu formierenden Abwehr der entstandenen Desintegrationsängste. Sie dient dazu, die Ängste z. B. in der konkretistischen Gestalt eines Wahns, eines Beeinflussungserlebens, einer koenästhetischen Mißempfindung oder einer motorischen Stereotypie zu binden und so der Gefahr psychischer Vernichtung zu entkommen.

Mag die Abwehr dieser Angst durch das Symptom auch zu gelingen scheinen, für den Außenstehenden bleibt schwer ermeßbar, welche affektive Qualität dieser „Erfolg" hat, da die abgewehrte Angst den quasi „physiologischen" Charakter der o. g. „automatischen" bzw. „primären" Angst des Säuglings hat. Sie ist für die Umwelt als Angstaffekt kaum mehr wahrnehmbar und zeigt sich häufig in extremen vegetativen Spannungszuständen.

In diesem Zusammenhang stellt sich außerdem die Frage, inwieweit die Angstabwehr durch das Symptom auch einen quantitativen Aspekt hat. Es läßt sich vermuten, daß die Angstabwehr durch eine paranoid-halluzinatorische Symptomatik effizienter ist als die Abwehr durch eine koenästhetische oder katatone Symptomatik. Für diese Vermutung spricht, daß Patienten mit einem paranoid-halluzinatorischen Syndrom weniger vegetativ gespannt wirken, relativ kontaktfähiger sind und eine bessere Prognose haben.

Wenn es in der akuten Psychose gelingt, eine Beziehung zum Patienten herzustellen, so gelingt es ihm manchmal mühsam und bruchstückhaft seine Desintegrationsängste mitzuteilen. Sie besitzen den unbestimmten Charakter eines Alptraumes, sind sprachlich kaum zu fassen und entsprechen den Ängsten von Kindern in den Situationen der symbiotischen Phase, in denen sich die „primäre Identität" infolge der Abwesenheit des mütterlichen Objekts aufzulösen droht.

Winnicott führt in seiner Arbeit über die Angst vor dem psychischen Zusammenbruch (1974) einige, „primitive Agonien" an (ihre Bezeichnung als Angst erschien ihm zu schwach): 1. Die Rückkehr zu einem unintegrierten Zustand; 2. das Gefühl eines unaufhörlichen Fallens; 3. den Verlust der Beziehung zum eigenen Körper; 4. den Verlust der Orientierung in der Realität und 5. den Verlust der Fähigkeit, sich auf Objekte zu beziehen.

In den Beschreibungen dieser spezifischen Ängste durch Tustin (1972, 1980) und P. Kernberg (1979) wird deutlich, daß die Angst vor dem endlosen Fallen ein angeborener, ursprünglich schützender, durch räumliche Gegebenheiten kognitiv ausgelöster Verhaltensmechanismus ist, der psychisch ausgelöst, Ängste vor Leere, Dunkelheit, Alleinsein und absolutem Schweigen mit sich bringt. Das Gefühl des Abgetrenntseins (vom lebenserhaltenden mütterlichen Objekt) ist ein Bruch im Erleben eines kontinuierlichen Körpergefühls, eines Abgetrenntseins vom Körpererleben oder einer Fragmentation des Körpers oder der Herausbildung einer körperlichen Starre, die als Gundlage aller katatonen Syndrome anzusehen ist. Die Angst vor dem Verlust der Körpergrenzen kommt in derAngst zum Ausdruck, daß das körperliche und das psychische Selbst sich in der Umgebung aufzulösen und zu fragmentieren drohen. Es entstehen Empfindungen, ein Loch im Körper zu haben, aus flüssiger Substanz zu bestehen und durch irgendeine Körperöffnung auslaufen zu können. Ängste angesichts einer bedrohten Selbstkohäsion führen zur Entwicklung einer „zweiten Haut". Sie können in katatonen Symptomen oder auch Stereotypien zum Ausdruck gebracht werden oder auch dadurch, daß die Kleidung zu einem Bestandteil der Außengrenze des Selbst gemacht wird, von der zu trennen sich der Patient dann hartnäckig weigert. Das Unvermögen, ein stabiles Körperschema aufrechtzuerhalten, führt sekundär zu einem Verlust des Gefühls für außen und innen. Das Resultat kann ein stark abgeschwächtes Schmerzempfinden sein, das sowohl durch Selbstverstümmelungen als auch durch sich zwanghaft wiederholende Selbstbeschädigungen überprüft und ausedrückt werden kann.

Versagt die Abwehr der Ängste in Form einer produktiven psychotischen Symptombildung, so kommt es (ohne daß eine scharfe Abgrenzung zu den o. g. Verhaltensweisen möglich wäre), zu einer weiteren Regression auf Verhaltensweisen, wie sie im Falle nicht mehr erträglicher Spannung im Stadium des primären Autismus zu beobachten sind. In dieser frühesten Form der Verzweiflung hat der Patient jede Erwartung von Befriedigung verloren und sucht jede Stimulierung durch Reize zu vermeiden. Die Stimme wird unmoduliert, das soziale Lächeln erlischt, die Welt erscheint entseelt, die Schwelle für sensorische und auch Schmerzreize wird weiter erhöht.

Dieser pathologische Zustand ist „präsymbiotisch", da ein symbiotisches Objekt zur Begrenzung der traumatischen Überstimulation u. a. durch Angst nicht mehr existiert. Er ist nicht mit der von Spitz (1946) beschriebenen „anaklitischen Depression", in der eine entbehrte symbiotische Beziehung erlebt wird, zu verwechseln.

Während diese „Aphanisis" (s. oben) genannte Abwehr frühester Spannungs- und Verzweiflungszustände beim Säugling in der autistischen Phase als entwicklungsspezifischer physiologischer Mechanismus zur Erhöhung der Reizschutzbarriere angesehen werden kann, stellt sie beim erwachsenen autistischen Schizophrenen ein schweres und insbesondere therapeutisch schwer zu beeinflussendes Krankheitssymptom dar, zumal wenn es durch hospitalisationsbedingte Unterstimulierung sekundär verstärkt wird.

McGlashan (1982) sieht in der Regression auf die „Aphanisis" die Ursache für die sog. Negativ-Symptomatik bzw. für den „schizophrenen Defekt" der chronischen Schizophrenie und verlangt eine sorgfältige Abgrenzung von der postremissiven depressiven Verstimmung und der reaktiven Depression angesichts gescheiterter Lebensentwürfe.

Aus der bisherigen Darstellung wird deutlich, daß es sich bei den verschiedenen Ängsten der Schizophrenen um Transformationen einer zentralen Angst auf unterschiedlichen Funktionsebenen des Ichs handelt. Die zentrale Angst des Schizophrenen gilt jeder Form emotional bedeutsamer Beziehungen, die nicht ohne weiteres klar überschaubar und damit eindeutig sind. Bereits der innere Wunsch nach einer derartigen Beziehung erscheint als hoch bedrohlich aufgrund der damit verknüpften Gefahr einer wechselseitigen Verschmelzung von Subjekt und Objekt mit dem daraus resultierenden Verlust der Identität bzw. der Desintegration des Selbst. Gleichzeitig, und dies ist wichtig zu betonen, besteht eine nahezu gleichgroße Angst vor dem Abdriften in eine totale Isolation, die mit dem Verlorensein im eisigen Vakuum des Weltraums verglichen werden kann.

Kann dieser Angstdruck nicht oder nur unzureichend im produktiv-psychotischen Symptom gebunden werden (möglicherweise auch infolge intensiver ausschließlich neuroleptischer Behandlung), so scheint er im weiteren häufig zu verschwinden. Der Kranke erscheint dann affektiv verarmt, dynamisch entleert und aus allen sozialen Kontakten zurückgezogen. Versucht man jedoch behutsam einen von Empathie getragenen Kontakt zu ihm herzustellen, so zeigt sich, daß die ursprüngliche Angst, allerdings nurmehr in indirekter Form, noch vorhanden ist. Sie zeigt sich in Gestalt der Kernstörung des schizophrenen Autismus. In ihm wird die Angst vom Patienten nicht mehr *erlebt,* sondern, wie von Matussek (1959) beschrieben, durch eine Reduktion zwischenmenschlicher Beziehungen auf das Niveau eines mit zunehmender Dauer immer mechanischer ablaufenden Oberflächenkontaktes *gelebt.* Der Autismus erscheint als das Ergebnis einer anhaltenden Angst vor erneut traumatisierender Überstimulierung durch das Eingehen auch nur etwas tiefergehender Beziehungen.

Im Autismus ist der Kranke zwar vor einer erneuten traumatischen Überstimulierung geschützt, aber auch von einem erheblichen Antriebsverlust, einem weiteren fatalen Absinken der Selbstachtung und dem Gefühl totaler Sinnlosigkeit und Isolation bedroht.

Wird das autistische Rückzugsverhalten des Kranken gewaltsam unterlaufen und damit unmöglich gemacht, ohne daß angstfreiere Objektbeziehungen erprobt werden konnten, z. B. durch eine unausweichliche Überstimulierung durch „expressed emotions" innerhalb der eigenen Familie, so resultiert daraus eine deutlich erhöhte, empirisch gesicherte Rückfallgefahr (Vaughn u. Leff 1976). In der akuten Exazerbation der Psychose werden kontaktbedingte Konflikte und resultierende Ängste zwar wieder erlebbar, jedoch nur unter neuerlicher Preisgabe des Realitätsprinzips bzw. eines Zusammenbruchs der Ich-Funktion und der Organisation des Selbst.

Ist der Psychiater bereit, eine emotionale Beziehung zu seinem Patienten einzugehen, und bietet er ihm diese mit der gebotenen Behutsamkeit an, so wird der Patient unweigerlich auch in seinem Arzt ein ersehntes, verführerisches, bedrohlich ängstigendes, zu negierendes oder gehaßtes Objekt sehen. Der Arzt wird zu einem Bestandteil der für den Patienten verwirrenden und ängstigenden Welt der Objekte und zugleich seines Selbsts werden. Er kann dann anhand der eigenen Gegenübertragung „hautnah" die Ängste des Patienten in Gestalt selbst empfundener Ängste vor und um den Patienten erleben und erfährt so, daß dessen Ängste weit über das aus der Distanz beobachtbare Maß hinausgehen.

Aus den vorangegangenen Überlegungen zur Entstehung und Auswirkung der Ängste schizophrener Patienten lassen sich die folgenden Grundsätze für eine angemessene Behandlung ableiten:

1. Schizophrene sind seit Jahrhunderten Opfer von aggressiven, gedankenlosen, „gut gemeinten" oder aus Hilflosigkeit geborenen Behandlungsmethoden gewesen. Sie reichen vom Zentrifugieren und Dauerbaden über das Schocken und Leukotomieren bis zur neuroleptischen Hochdosierung und Verhaltensdressur unserer Tage. Gemeinsam ist den meisten Verfahren, daß sie ohne genauere Kenntnis der Krankheitszusammenhänge blind, aber um so energischer angewendet werden. Die Wahl der Methode richtet sich jeweils nach dem medizinischen, psychologischen oder auch soziologischen „letzten Schrei". Jede Generation von Psychiatern erprobt so mit enthusiastischer Experimentierlust ihr neuestes Therapiekonzept.

   Gesagt werden soll damit folgendes: Der Schizophrene ist bis heute einer tendenziellen „Enthumanisierung" ausgesetzt. Die Gründe dafür sind z. T. in den herrschenden Auffassungen über das emotionale Leben dieser Menschen zu sehen.

   Indem die kognitive Störung einseitig in den Vordergrund gerückt wird und die Affekte als auf eine imaginäre Nullinie eingeebnet angesehen werden, wird dieser Patientengruppe tendenziell das Menschlichste, ihr emotionales Erleben abgesprochen. Erst die Wahrnehmung der emotionalen Welt in der Beziehung zum Patienten führt zum Respekt vor dieser Welt, d. h. vor diesen Menschen, und damit zu therapeutischer Behutsamkeit.

   Die Gründe für das Ausblenden der schizophrenen Affekte kann derjenige in Erfahrung bringen, der sich auf die Wahrnehmung der Übertragungs- und Gegenübertragungsphänomene in der therapeutischen Beziehung einläßt. Er erfährt das erschreckende Ausmaß von Angst, hilfloser Ohnmacht und destruktivem Haß am eigenen Leib und als eigenes Empfinden. Die eigene emotionale Resonanz auf die oft unkenntliche, weil abgewehrte Angst rührt auf außerordentlich unangenehme Weise an die allgegenwärtigen unbewußten Spuren selbsterfahrener früher Desintegrationsängste. Um diese nicht auf medizin-übliche Weise abzuwehren, bedarf es einer Zugangsmöglichkeit zu den jeweils eigenen Erfahrungen intensiver Angst, einer Leitlinie durch eine Theorie der psychischen Entwicklung des Menschen sowie eines ausreichenden Maßes an solidaritätstiftender Empathie.

2. Die Ängste schizophrener Patienten weisen, wie gezeigt wurde, in Form und Dynamik eine ausgeprägte Ähnlichkeit mit den Ängsten von Säuglingen und Kleinkindern auf. Gleiches gilt für die Ich-Funktionen, die Abwehr und die Labilität der Differenzierung von Selbst und Objekt. Diese Ähnlichkeit ist – unabhängig von allen Überlegungen zur Ätiologie – durch den Prozeß der psychotischen Regression bedingt. Aufgrund dieser Ähnlichkeit sollte sich der therapeutische Umgang mit schizophrenen Patienten am Umgang einer „hinreichend guten Mutter" i. S. Winnicotts mit ihrem Kind orientieren. Diese Mutter ist u. a. charakterisiert durch ihre Anwesenheit, durch das Leisten von Pflege, Versorgung und Schutz, durch das richtige „Halten" des Kindes (zur Ermöglichung der Erfahrung

eines inneren Zusammenhalts), durch die Bereitschaft, die emotionalen Regungen des Kindes in sich aufzunehmen und aufzuheben sowie durch die Fähigkeit, zu ertragen, daß ihre Fürsorge nicht bemerkt wird. Becker (1984) charakterisiert die erforderliche Interaktion mit dem Patienten als „Verhältnis von therapeutischen Zieh-Müttern und Zieh-Vätern, die schwierige, zunächst manchmal sehr kleine und allmählich wachsende Kinder großziehen".

In der therapeutischen Umsetzung heißt das: Die Bezugspersonen sollten verläßlich sein, ihre Zahl klein und konstant. Erforderlich sind klare und eindeutige Verhältnisse zwischen ihnen. Das miteinander Tun ist wichtiger als das miteinander Sprechen. Die Erfahrung körperlicher Integrität geht der Erfahrung der psychischen Integrität voran und ist deshalb aktiv durch „leibbezogene Therapieverfahren" (Scharfetter 1986) zu fördern. Die Lebensgeschichte des Patienten und das von ihm mitgeteilte sollten im Gedächtnis des Therapeuten gegenwärtig sein. Die Behandelnden sollten über genügend außerberufliche emotionale Ressourcen verfügen, um frei zu sein vom Wunsch nach Dankbarkeitsbezeugungen des Patienten.

Der Schizophrene in seiner Regression ist jedoch nicht nur ein geängstigtes Kind, sondern zugleich auch ein erwachsener Mensch mit dem Bedürfnis nach altersgemäßer Abgrenzung und Autonomie. Er hat das Recht, in die Verantwortung genommen zu werden. Er will nicht nur verstanden, sondern auch in angemessenem Ausmaß gefordert werden, um sich zu erproben. Es geht für ihn nicht nur um Kontakte, sondern auch um Kontrakte. Er braucht nicht nur eine Mutter, sondern auch einen Vater. Ciompi (1982) fordert gerade für den chronischen Patienten ein väterliches Milieu, das stimuliert, Entwicklungsreize setzt und aus der gefürchteten Symbiose und dem autistischen Rückzug herausführt. Das erheblich reduzierte Selbstwertgefühl des Patienten verlangt nach der Möglichkeit, sich positiv identifizieren zu können. Dafür ist es z. B. notwendig, den „Mut" aufzubringen, nicht voreilig zu verstehen, sondern den Patienten sich verständlich machen zu lassen.

M. Bleuler (1972) hat die o. g. Grundsätze sehr einfach zusammengefaßt: „Was das psychische Wachsen und Reifen des Menschen ganz allgemein begünstigt, das hilft auch den Schizophrenen und umgekehrt."

Literatur

Arieti S (1971) The origins and development of the psychopathology of schizophrenia. In: Bleuler M, Angst J (Hrsg) Die Entstehung der Schizophrenie. Huber, Bern
Balint M (1937) Frühe Entwicklungsstadien des Ich. Primäre Objektliebe. In: Balint M Die Urformen der Liebe und die Technik der Psychoanalyse. Klett, Stuttgart
Becker S (1984) Säuglingspflege und Behandlung psychotischer Patienten – Ähnlichkeit und Differenz. Spezielle Probleme in der Handhabung therapeutischer Regression. In: Lempp R (Hrsg) Psychische Entwicklung und Schizophrenie. Die Schizophrenien als funktionelle Regressionen und Reaktionen. Huber, Bern
Benedetti G (1984) Die Angst des schizophrenen Kranken vor seinem Arzt. In: Rüger U (Hrsg) Neurotische und reale Angst. Vandenhoeck & Ruprecht, Göttingen
Bick E (1968) The experience of the skin in early object-relations. Int J Psychoanal 49: 484–486
Binswanger L (1957) Schizophrenie. Neske, Pfullingen
Bleuler E (1911) Dementia praecox oder Gruppe der Schizophrenien. In: Aschaffenburg G (Hrsg) Handbuch der Psychiatrie. Deuticke, Leipzig

Bleuler M (1972) Die schizophrenen Geistesstörungen im Lichte langjähriger Kranken- und Familiengeschichten. Thieme, Stuttgart

Bleuler M (1984) What is schizophrenia? Schizophr Bull 10 (1): 8–10

Brody S, Axelrad S (1970) Anxiety and ego formation in infancy. Int. Univ. Press, New York (dt. Übersetzung Klett, Stuttgart 1974)

Carpenter WT (1986) Thoughts on the treatment of schizophrenia. Schizophr Bull 12 (4): 527–539

Ciompi L (1982) Affektlogik. Klett-Cotta, Stuttgart

Conrad K (1958) Die beginnende Schizophrenie. Thieme, Stuttgart

Deneke FW (1986) Unveröffentl. Manuskript

Freud S (1915) Triebe und Triebschicksale. Ges. Werke, Bd X. Fischer, Frankfurt/M

Freud S (1926) Hemmung, Symptom und Angst. Ges. Werke, Bd XIV. Fischer, Frankfurt/M.

Götze P (Hrsg) (1984) Leitsymptom Angst. Springer, Berlin Heidelberg New York Tokyo

Greenacre P (1945) The biological economy of birth. In: Greenacre P (1969) Trauma, growth and personality. Int. Univ. Press, New York

Gruhle HW (1932) Psychopathologie. In: Bumke O (Hrsg) Handbuch der Geisteskrankheiten, Bd 9. Springer, Berlin

Hippius H, Ackenheil M, Engel RR (Hrsg) (1988) Angst – Leitsymptom psychiatrischer Erkrankungen. Springer, Berlin Heidelberg New York Tokyo

Jones E (1929) Fear, guilt and hate. Int J Psychoanal 10: 383–397

Kernberg P (1979) Childhood schizophrenia and autism: A selective review. In: Bellak L (ed) Disorders of the schizophrenic syndrome. Basic Books, New York

Kleist K (1928) Über zykloide, paranoide und epileptoide Psychosen und über die Frage der Degenerationspsychosen. Schweiz Arch Neurol Psychiatr 23: 3–37

Kraepelin E (1894, 1903/4, 1913/15) Psychiatrie. 6., 7., 8. Aufl. Barth, Leipzig

Kronfeld A (1930) Perspektiven der Seelenheilkunde. Thieme, Leipzig

Leonhard K (1939) Das ängstlich-ekstatische Syndrom. Allg Z Psychiatr 110: 101–142

Lichtenstein H (1961) Identity and sexuality. A study of their interrelationship in man. J Am Psychoanal Assoc 9: 179–260

Loch W (1981) Triebe und Objekte. Bemerkungen zu den Ursprüngen der emotionalen Objektwelt. Jahrb Psychoanal 12: 54–81

Mahler MS (1968) On human symbiosis and the vicissitudes of individuation, Vol 1: Infantile psychosis. Int. Univ. Press, New York

Meltzer D (1974) Mutism in infantile autism, schizophrenia and manic-depressive states: The correlation of clinical psychopathology and linguistics. Int J Psychoanal 55: 397–404

Matussek P (1959) Die Angst in der schizophrenen Psychose. Z Psychosom Med 6: 10–15

McGlashan TH (1982) Aphanisis: The syndrome of pseudo-depression in chronic schizophrenia. Schizophr Bull 8 (1): 118–134

Nedelmann C (1984) Realgefahr und Triebgefahr. Zur Psychoanalyse der Angst. In: Götze P (Hrsg) Leitsymptom Angst. Springer, Berlin Heidelberg New York Tokyo

Novey S (1959) A clinical view of affect theory in psychoanalysis. Int J Psychoanal 40: 94–104

Ribble M (1945) Anxiety in infants. In: Lewis NDC, Pacella BD (eds) Modern trends in child psychiatry. Int. Univ. Press, New York

Scharfetter C (1986) Schizophrene Menschen, 2. Aufl. Urban & Schwarzenberg, München

Schmidt-Degenhardt M (1986) Angst-problemgeschichtliche und klinische Aspekte. Fortschr Neurol Psychiat 54: 321–331

Searles HP (1965) Phases of patient-therapist interaction in the psychotherapy of chronic schizophrenia. In: Collected papers on schizophrenia and related subjects. Int. Univ. Press, New York, pp 521–559

Spitz RA (1946) Anaclitic depression. Psychoanal Study Child 2: 313–341

Spitz RA (1950) Anxiety in infancy. Int J Psychoanal 31: 138–143

Stern MM (1972) Trauma, Todesangst und Furcht vor dem Tod in psychoanalytischer Theorie und Praxis. Psyche 26: 901–928

Störring GE (1934) Zur Psychopathologie und Klinik der Angstzustände. Karger, Berlin

Strian F (1983) Angst. Grundlagen und Klinik. Springer, Berlin Heidelberg New York Tokyo

Strian F, Klicpera C (1983) Anxiety in schizophrenic psychoses. Arch Psychiatr Nervenkr 233: 347–357

Tustin F (1972) Autism and childhood psychosis. Science House, New York

Tustin F (1980) Autistic objects. Int Rev Psychoanal 7: 27–39
Wallerstein RS (1967) Development and metapsychology of the defensive organization of the ego. J Am Psychoanal Assoc 15: 130–149
Wernicke C (1901) Über Halluzinationen, Ratlosigkeit und Desorientierung in ihren wechselseitigen Beziehungen. Monatsschr Psychiat 9:1–5
Winnicott DW (1962) Ego integration in child development. In:The maturational processes and the facilitating environment. Studies in the theory of emotional development. The international Psychoanalytic Library No 64. Hogarth, London
Winnicott DW (1974) Fear of breakdown. Int Rev Psychoanal 1: 103–107
Vaughn C, Leff JP (1976) The influence of family and social factors on the course of psychiatric illness. Br J Psychiatry 129: 125–137

Überlegungen zum Narzißmus im Alter

Peter Kempe

Einleitung

War die Erforschung der Lebensbedingungen im Alter noch bis vor wenigen Jahrzehnten ein eher vernachlässigter Aspekt in den Humanwissenschaften, geraten diese Fragen nun aus „zwingenden Gründen" zunehmend in das Blickfeld von Wissenschaft und Politik wie auch der Allgemeinheit.

In allen entwickelten Ländern wächst die Altersgruppe der über 65jährigen, der also nicht mehr im Erwerbsleben Stehenden, sowohl absolut wie relativ schneller als die der Jüngeren. Die Mortalität, die bis zum Jahre 1960 deutlich abgesunken war und sich danach auf etwa gleichem Niveau gehalten hatte, begann nach 1970 überraschenderweise erneut abzufallen und warf die vorliegenden Bevölkerungsprognosen über den Haufen.

Was man zunächst überwiegend den Fortschritten der Medizin zugeschrieben hatte, erwies sich als in noch stärkerem Maße abhängig vom allgemeinen Lebensstandard.

Wenn heute ein 65jähriger Mann eine Lebenserwartung von weiteren 15 Jahren hat, und eine gleichaltrige Frau noch mit weiteren 20 Jahren rechnen kann, hat sich der Lebensabschnitt, in dem Menschen nicht mehr produktiv im wirtschaftlichen Sinne leben, ganz wesentlich verlängert.

Dabei ergeben sich positive wie negative Konsequenzen dieser Langlebigkeit – sie bedeutet nicht zugleich auch einen Gewinn an Lebensqualität.

Kamen im Jahre 1984 auf einen Rentner noch sechs Erwerbstätige, besagen Prognosen, daß es im Jahre 2030 nur noch drei Erwerbstätige sein werden, die den Lebensunterhalt eines Rentners bestreiten müssen (Beske 1987)

Die vor allem durch den „Pillenknick" reduzierten Geburtenraten und die erhöhte Langlebigkeit führen zu einer eklatanten Überalterung unserer Bevölkerung und beeinflussen die Rahmenbedingungen, unter denen im Alter gelebt werden kann bzw. werden muß.

Bezüglich der Krankheits- und Soziallasten wird die Situation noch dadurch verschärft, daß ältere Menschen wesentlich häufiger als jüngere erkranken und zudem unter mehreren Krankheiten gleichzeitig leiden (Multimorbidität). Dementsprechend überproportional beanspruchen sie die ambulanten wie stationären Gesundheitsdienste.

Allein der häufig an Abusus grenzende Medikamentenkonsum der alten Menschen ist etwa 3mal so hoch wie in der Gesamtbevölkerung – 15% der Rentner schlucken

z. B. mehr als 10 Medikamente gleichzeitig, und unter ihnen nehmen Tranquilizer und Schlafmittel einen großen Raum ein.

Ohne Frage werden sich aufgrund dieser Faktoren die psychosozialen Lebensbedingungen für alte Menschen in unserer Gesellschaft in den kommenden Jahren bedeutsam verschärfen.

Mit diesen einleitenden Feststellungen, welche die zunehmende Dringlichkeit des Themas beleuchten, sind wir bereits unversehens beim ersten Bereich, den aus der Gesellschaft auf alte Menschen einwirkenden Kränkungen, angelangt.

Gesellschaftliche Faktoren

Einengung älterer Menschen durch die gesellschaftlichen Rahmenbedingungen

Werden alte Menschen schon heute oft als „unnütze Randgruppe" betrachtet und entsprechend behandelt, wird sich der „Ageism" – nach Butler (1969, 1975) die herabsetzende Feindseligkeit Jüngerer gegenüber alten Menschen – im zukünftigen Verteilungskampf um die knapperen Ressourcen sicherlich weiter zuspitzen.

Die Entwertung von Erfahrung und Tradition

Auch die Schnellebigkeit technischer Entwicklungen, die Erfahrungen aus vielen Lebensbereichen innerhalb kurzer Zeit veralten läßt, führt dazu, daß ältere Menschen nicht mehr mithalten können, nicht mehr „gefragt" sind und sich häufig schon vor ihrem Ausscheiden aus dem aktiven Berufsleben entwertet vorkommen.

„Die Gesellschaft wertet die Erfahrung ab und legt den Hauptwert auf körperliche Stärke, Gewandtheit, Anpassungsfähigkeit und die Gabe, mit neuen Ideen Schritt zu halten und definiert damit den Begriff Produktivität in einer Weise, die die älteren Mitbürger automatisch ausschließt. Man hat für die Älteren keine Verwendung, betrachtet sie als unnütz und zwingt sie, sich zurückzuziehen", so charakterisiert der amerikanische Kulturkritiker Lasch (1986) die Stellung der Alten in unserer spätkapitalistischen Gesellschaft.

Suizide, narzißtische Krisen und depressive Reaktionen einerseits und die z. T. krampfhaften Bemühungen andererseits, mit denen sich privilegiertere Mitarbeiter gegen einen aufgezwungenen Ruhestand aufzulehnen pflegen, legen ein beredtes Zeugnis ab vom Ausmaß der narzißtischen Besetzung unserer Arbeit und der selbstwertstabilisierenden Potenz des Gefühls, „noch gebraucht zu werden".

Der zunehmende Narzißmus in unserer Gesellschaft

Lasch identifiziert einen weiteren gesamtgesellschaftlich wirkenden Faktor, der es alten Menschen erschwert, ihre Selbstwertbalance aufrechtzuerhalten: die Forcierung und Begünstigung narzißtischer Persönlichkeitszüge in unserer hochentwickelten Industriegesellschaft:

„Da narzißtische Persönlichkeiten über besonders wenig innere Reserven verfügen, erwarten sie von anderen die Bestätigung ihres Selbstwertgefühls. Sie brauchen Bewunderung für ihre Schönheit, ihre Anziehungskraft, ihre Berühmtheit oder ihre Macht – Attribute, die gewöhnlich im Laufe des Lebens dahinwelken. Sie bewundern und identifizieren sich mit den Siegern – aus Angst, als Verlierer etikettiert zu werden. Sie prüfen sich unablässig, ob es nicht auch bei ihnen schon Anzeichen von Alter und Krankheit, verräterische Symptome von Streß, Makel und Mängeln gibt, die ihre Anziehungskraft mindern könnten."

Statt ihr Leben altersgemäß zu führen, verschreiben sich solche Menschen dem sog. „Jugendkult", kleiden und richten sich nach den Maßstäben und der Mode der 20jährigen und geraten bereits in der Mitte des Lebens, bei den ersten Anzeichen des Alters bzw. einer Stagnation, in eine narzißtische Krise ("Midlife-crisis").

Wer aber eine solch irrationale Angst vor dem Älterwerden hat, bekämpft seine Anzeichen und muß sich abwehrend auch von Menschen, die er als „Alte" identifiziert, besonders vehement und abwertend abgrenzen.

In einer so bestimmten Gesellschaft bleibt nur wenig Raum für Würde und Weisheit sowie die Freuden des Alters. Die narzißtischen Gratifikationen gehen an die Jugend, und via „Identifikation mit dem Angreifer" übernehmen die Alten selbst die Negativbewertungen bzw. die einschränkenden Verhaltensnormen und wenden sie gegen sich selbst – insbesondere aber auch abwehrend gegen ihre Altersgefährten.

Beispielsweise die Einstellung zur Sexualität im Alter ist von solchen negativen, vorurteilsbehafteten Zuweisungen und Selbsteinschränkungen geprägt und überlagert die ungelösten neurotischen Fehleinstellungen des einzelnen zu seiner Sexualität.

Individualspezifische Faktoren

Alternseinflüsse und Verluste, die das Selbst betreffen

Auch die Realitäten des alternden Körpers, seine chronifizierenden Erkrankungen, seine schmerzhaften Funktionseinschränkungen, die Einbußen der Sinnestüchtigkeit, die noch selbst wahrnehmbaren dementiellen Abbauerscheinungen sowie die psychischen Alterationen, stellen gefürchtete „Geißeln" des hohen Alters dar, angesichts derer sich viele alte Menschen den Tod herbeiwünschen – möglichst in der Gestalt, „sanft zu entschlafen".

Solche Kompetenzeinbußen stellen die Balance des Selbstwertkonzeptes so massiv in Frage, weil gerade die eigenen körperlichen und psychischen Funktionen narzißtisch besonders hoch besetzt sind – ihr Verlust wird bestenfalls ebenso betrauert und nach und nach akzeptiert wie die Trennung von einer geliebten Person oder der Verlust von Gliedmaßen durch Amputation.

Solche Handicaps ziehen nicht selten generalisiertere Aktivitäts- und Erlebniseinschränkungen bis hin zum Verlust der unabhängigen Existenz nach sich.

Weitgehend der Abhängigkeit von anderen anheimzufallen ist ein Schicksal, welches das narzißtische Gleichgewicht einer besonders gravierenden Belastung aussetzt (Ingebretsen 1977). Die dabei erlebte Selbstentwertung (Bibring 1953), der Verlust des Einflusses und der Kontrolle über die Lebenssituation (Seligmann 1974), lassen

Gefühle generalisierter Hilfs- und Hoffnungslosigkeit aufkommen, die nur allzu oft in schwere reaktive Depressionen münden.

Nicht von ungefähr ist behindernde Multimorbidität dieser Art der varianzstärkste Bedingungsfaktor (r = 0,40) dieser häufigen, meist als „Altersdepression" klassifizierten und gemeinhin als therapieresistent angesehenen psychopathologischen Dekompensation.

Ihr Umfang und ihre Bedeutung wird ersichtlich, wenn man sich vor Augen hält, daß schwer depressive Alterspatienten z.B. in England 25% der Akutbetten in psychiatrischen Krankenhäusern belegen und fast 40% der Frauen über 75 Jahren unter psychotroper Dauermedikation stehen (Murphy 1986).

In welch erstaunlichem Ausmaß aber andererseits manche Persönlichkeiten selbst extreme, mit erheblichen Schmerzen verbundene körperliche Behinderungen „verkraften" und sich eine ausgeglichene Selbstwertbalance zu bewahren vermögen, wurde mir bei meinen Interviews in Altenheimen deutlich:

Ich traf dort z.B. eine 93jährige Bewohnerin, eine ehemalige Oberschwester, die – durch schwerste Arthrose aller Gliedmaßen vollständig an den Lehnstuhl gefesselt – selbst weder aufstehen noch die Toilette benutzen konnte und unter erheblichen chronischen Schmerzen litt. Mit diesen Beschwerden war sie aus dem Berufsleben ausgeschieden, litt also bereits seit fast 30 Jahren darunter.

Dennoch war diese schwerstbehinderte Frau noch mit 93 Jahren lebendiger Mittelpunkt dieses Heimes, sozusagen die „Friedensrichterin" der Heimbewohner, welche mit ihren großen und kleinen Problemen zu ihr kamen und ihren Rat einholten.

Selbst die Heimleiterin kam allabendlich, um das politische Tagesgeschehen wie auch die Ereignisse aus dem Heim mit dieser geistig lebendigen Frau zu besprechen.

Und auch mir „nötigte" sie sofort Respekt ab, indem sie – bevor sie sich von mir befragen ließ – erst einmal mit Fragen nach aktuellen Ereignissen prüfte, „wes Geistes Kind ich denn sei". Weit davon entfernt, sich als vollständig Abhängige zu fühlen, lobte sie die Pflegequalität und entgegenkommende Freundlichkeit der sie betreuenden Altenpflegerinnen – betrachtete das Geschehen also zugleich aus der Perspektive der „beurteilenden Sachverständigen".

Als ich diese imponierende Greisin nach ihren Träumen fragte, berichtete sie über fast täglich auftretende, beglückende Nacht- und Tagträume, in denen sie meist durch grünende Wälder wandere – ein faszinierendes, kreativ-regressives Phantasieprodukt zur Kompensation ihrer verlorenen Beweglichkeit und der daraus folgenden Erlebniseinschränkung.

Diese Frau hatte die von Erikson (1965) in den 8 Lebensstadien beschriebene letzte existentielle Anpassungsleistung der „Ich-Integrität versus Verzweiflung" auch unter ihren erschwerten Bedingungen geleistet und ihr Leben in seiner einzigartigen, unabänderlichen und unersetzlichen Erscheinungsform so akzeptiert, wie es sich für sie konstelliert hatte.

An diesem Fallbeispiel wird die oft erstaunliche Konstanz eines einmal verfestigten Lebensstiles deutlich, der – über alle Einbrüche und Erschwernisse des Alters hinweg – seine Integrität wahrt; ein Faktum, das unter narzißtischem Aspekt, vor allem von Berezin (1977), beschrieben wurde.

So weitgehende Adaptationsleistungen sind sicherlich eine Seltenheit – sie werden aus der Perspektive der meist um Generationen jüngeren Gerontologen typischerweise mit dem hier eigentlich unpassenden Begriff „erfolgreiches Altern" belegt.

Wesentlich gravierender als die körperlichen und sensorischen Funktionseinbußen sind jedoch die zerebralen Abbauerscheinungen der Demenz, seien sie nun durch Multiinfarkt oder vaskulär verursacht bzw. vom Alzheimer-Typ.

Es ist eine feste Gesetzmäßigkeit, das um so mehr dementielle Verwirrtheit auftritt, je älter Menschen werden – und hier versagen dann nahezu alle Anpassungsmöglichkeiten.

Leiden z. B. in England in der Altersgruppe der 65–70jährigen nur 4% an Demenz, so steigt dieser Anteil bis auf 25% bei den über 85jährigen (Murphy 1986).

Einflüsse aufgrund geschlechtsspezifischer Sozialisation

Betrachtet man – in Anlehnung an Henseler (1980) – die Suizide im Alter als nicht geglückte Adaptationsversuche in narzißtischen Krisen, muß man aufgrund ihres differentiellen Vorkommens folgern, daß es Männern – mit der in ihrer Sozialisation stärker betonten Leistungsmotivation – sehr viel weniger gut gelingt, ihr Anspruchsniveau und unrealistisch überhöhte Selbstbewertungsmaßstäbe den reduzierten Möglichkeiten im Alter anzupassen und echten Verzicht wie weise Selbstbeschränkung zu leisten.

Während die Suizidraten z. B. der amerikanischen Frauen von 3/100 000 Einwohner bei den 20jährigen auf 12/100 000 Ew. bei den 50jährigen steigen und dann wieder auf 4/100 000 Ew. bei den über 85jährigen abfallen, steigen die wesentlich höheren männlichen Suizidraten von 9/100 000 Ew. bei den 20jährigen kontinuierlich bis zu 59/100 000 Ew. bei den über 85jährigen an (Berezin 1972).

Besonderes Charakteristikum der Alterssuizide ist, daß sie fast immer auf „Gelingen" angelegt sind, daß suizidale Appelle kaum eine Rolle spielen und auch die Telefonseelsorge fast nie eingeschaltet wird. Man spricht von „rationalen" bzw. „Bilanzselbstmorden" und verschleiert üblicherweise die Todesursache. Die amtlich feststellbaren Suizidraten alter Menschen stellen daher fast immer massive Unterschätzungen der wirklichen Verhältnisse dar.

Narzißtische Vulnerabilität

Eine Mittlerstellung zwischen den das Selbst betreffenden Einschränkungen und den Verlusten auf der Objektebene nimmt die narzißtische Vulnerabilität ein.

Als ein sich beim Individuum herausbildendes Charakteristikum macht es diese Persönlichkeiten besonders anfällig für herabsetzendes und kränkendes Erleben – gleichgültig ob es nun aus dem gesellschaftlichen Kontext kommt, aus der Erfahrung individueller Handicaps resultiert, oder durch Objektverluste ausgelöst wird.

Lasch (1986) berücksichtigt Erfahrungen von Kernberg (1978), wenn er ausführt: „Diese irrationale Bedrohung durch Alter und Tod ist eng verknüpft mit der Ausprägung der narzißtischen Persönlichkeit. Das Alter bedroht Menschen, die Abhängigkeit scheuen und deren Selbstwertgefühl mit der Bewunderung durch andere steht und fällt, ... mit besonderem Schrecken. Sie sind nicht in der Lage hinzunehmen, daß inzwischen eine jüngere Generation die Befriedigungen genießt, die ihnen früher so viel bedeutet haben.

Das Leben im Alter genießen zu können in einem Prozeß, der eine zunehmende Identifizierung mit dem Glück und den Leistungen anderer mit einschließt, übersteigt tragischerweise das Vermögen der narzißtischen Persönlichkeit.

Sie haben kein Interesse an der Zukunft und tun nichts um sich den traditionellen Tröstungen des Alters zu versichern, deren wichtigste die Überzeugung ist, ihr eigenes Lebenswerk werde von der nächsten Generation fortgesetzt. Der Gedanke, daß wir stellvertretend in unseren Kindern fortleben, versöhnt nicht, wenn sich die Bande zwischen den Generationen derart gelockert haben. Wer sich außerstande sieht, Interesse für das Leben auf Erden nach dem eigenen Tode aufzubringen, kann nur selbst nach ‚ewiger Jugend' trachten."

Beispielsweise in L. Althers "Kinflicks" (1976), erklärt ein junger Mann, warum er keine Kinder haben will:

„Die Welt kommt mir vor wie eine Bühne und jedes Kind, das ich hätte, wäre doch nur ein verdammter junger Schauspieler, der darauf brennt, mich ganz von der Bühne zu drängen, der aufpaßt und darauf wartet, mich zu beerdigen, damit ER im Mittelpunkt des Bühnengeschehens stehen kann."

Objektverluste

Verluste von Partnern und Freunden

Je älter ein Mensch wird, desto wahrscheinlicher werden für ihn unwiederbringliche Verluste von Menschen, die ihm viel bedeuten, die er liebt und an denen er hängt. Diese Verluste sind um so schmerzlicher und entmutigender, je stärker er diese Menschen libidinös besetzt hatte.

Selbst scheinbar oberflächliche, flüchtige Beziehungen wie zur Zeitungsfrau oder dem Briefboten können sich im Nachhinein als sehr viel relevanter erweisen, als man vorher annahm. Gerade sublimierte sexuelle Interessen an anderen Menschen werden, wie Levin (1965) ausführt, in ihrer Bedeutung oft völlig unterschätzt.

Wenn solch ein unwiederbringlicher Verlust eintritt, wird eine Neuverteilung der mit dem verlorenen Objekt verknüpften Libido erforderlich, damit es nicht zu einer zunehmenden Selbstzentrierung und bleibenden Beziehungsverarmung kommt.

Dieser libidinösen Neubesetzung von Objekten stehen beim älteren Menschen Erschwernisse entgegen wie sie bei Jüngeren nicht in diesem Maße gegeben sind.

Wesentlich eingeschränkter ist schon allein die Anzahl passender und erreichbarer Beziehungspartner, zumal sich aufgrund verschärfter persönlicher Ideosynkrasien das Auswahlspektrum meist eingeengt hat.

Aber auch wenn ein passendes Bezugsobjekt verfügbar ist, stellen der beim älteren Menschen stärkere Widerstand gegen libidinöse Neubesetzung, die „Klebrigkeit der Libido" und verzögerte Trauerreaktionen Hindernisse dar, die es ihm erschweren, sein Interesse an der sozialen Außenwelt nach und nach wiederzufinden.

Auch die im Alter häufigere und in manchen Fällen durchaus adaptive Abwehr durch Verleugnung wirkt sich hier verhängnisvoll aus. Wenn sie schließlich zerbricht, stehen solche Menschen ganz abrupt vor ihrem „Nichts" und vermögen den nur graduell möglichen und Zeit beanspruchenden Ausgleich nicht zu leisten.

Ausschlaggebend ist auch, daß alte Menschen oft alleinstehend sind, ihre Verluste allein ertragen müssen und daß der verlorene Partner oft der einzige, hochbesetzte letzte war.

Bei Ehepaaren, die in intensiver Beziehung, zugleich ziemlich abgekapselt leben, folgt nicht selten der Übriggebliebene dem Partner in den Tod.

Und es ist ein epidemiologisch gut gesichertes Faktum, daß die Existenz einer „relevanten Bezugsperson" sozusagen als „Puffer" wirkt gegen Depressivität wie Suizid – ähnlich wie auch die Einbettung in religiöse oder ethnische Kohärenzgruppen sich in diesem Sinne positiv auswirkt.

Schließlich – und das wäre die letzte Situation, in der alte Menschen häufiger Objektverluste hinnehmen müssen als jüngere – findet man sich mit dem herannahenden Tod eines alten Menschen sehr viel schneller ab als mit dem von jüngeren – sei es, daß antizipierende Trauerreaktionen bei den Angehörigen bereits vorweggenommen wurden oder auch aus größerer Distanziertheit. Alte Menschen sterben oft allein, „abgeschoben" und ohne stärkere Anteilnahme beispielsweise von den Ärzten oder dem Pflegepersonal im Krankenhaus.

Verlust des Zuhauses, der vertrauten Umgebung

Wenn alte Menschen aufgrund abnehmender Selbsthilfefähigkeiten ihre eigene Wohnung aufgeben und in ein Heim übersiedeln müssen, reagieren sie nicht selten depressiv und mit vorübergehender Depersonalisation und Verwirrung.

Einerseits müssen durch den abrupten Umgebungswechsel viele vertraute Kontaktmöglichkeiten, aber auch liebgewordene Gewohnheiten, Aktivitäten und Orte aufgegeben werden und erfordern – wie Verluste im personalen Bereich – eine sukzessive libidinöse Wiederbesetzung der neuen sozialen und dinglichen Umgebung.

Andererseits sind aber auch andere, Angst und Entfremdung auslösende Stressoren im Spiel – wie Erfahrungen an hospitalisierten älteren Kataraktpatienten zeigten (Linn et al. 1953; Weisman u. Hackett 1958).

Bei Augenabdeckung kam es bei solchen Patienten zu psychotischen Dekompensationen, die erst dann abklangen, wenn die Patienten wieder in ihr vertrautes Zuhause entlassen wurden.

Levin (1965) führt diese Dekompensationen – aus triebdynamischer Sicht – darauf zurück, daß in der fremden Umgebung bedrohliche Impulse aus dem Unbewußten ausgelöst werden, wie sie auch aus der Therapie phobischer Patienten bekannt sind: Befürchtungen, sexuelle oder aggressive Impulse auszuleben, bzw. entsprechenden Angriffen ausgesetzt zu sein – eine Erklärung, die heute um regressive Prozesse im narzißtischen Subsystem zu ergänzen wäre.

All dies spricht dafür, gravierende Umgebungswechsel bei alten Menschen nicht abrupt, sondern allmählich und mit wiederholten vorausgehenden Besuchen oder gar „Probewohnen" zum Eingewöhnen durchzuführen – Bedingungen, die jedoch aus Effizienz- und Ökonomieerwägungen kaum einem alten Menschen zugute kommen.

Abschließende Überlegungen zur Therapie älterer Menschen

McGee u. Lakin (1977) machen deutlich, daß die an Jüngeren erprobten Therapiekonzepte nicht einfach auf den Altersbereich übertragen werden können und einer kritischen Überprüfung bedürfen:

„Psychotherapie ist überwiegend nicht nur zugeschnitten auf die besser Ausgebildeten mit guter Verbalisierungsfähigkeit, sondern auch für die Probleme der Jüngeren oder der im frühen Erwachsenenalter. Hindernisse auf dem Wege zur Selbstentfaltung in frühen und mittleren Lebensstadien werden akzentuiert, deshalb stehen Schuld, sexuelle Ängste und der Abbau von Hemmungen und Unsicherheiten, die die volle Entfaltung verhindern, im Mittelpunkt. Eine andere Betrachtungsweise wird erforderlich, wenn man – wie es nun bei den meisten gerontologischen Therapeuten der Fall zu sein scheint – die Anpassung ('Coping') des alternden Menschen an den unvermeidlichen Abstieg und das Nachlassen seiner Kompetenzen als grundlegendes Ziel der Therapie betrachtet."

Wertheimer u. Lobrinus (1981) z.B. stellen unter Bezug auf Pfeiffer (1976) folgende Therapieziele in den Vordergrund:
– Linderung der Symptome,
– Anpassung an die erfolgten Veränderungen im Alter,
– Akzeptieren eines gewissen Grades von Abhängigkeit,
– aktives Engagement in einem soweit wie möglich gesteckten Tätigkeitsfeld,
– Anregung zur Wiederbelebung von Kontakten,
– Stärkung von Selbstachtung und Selbstvertrauen
– sowie das Erkennen und die Wiederherstellung des Zusammenhanges mit der vorübergehend erschütterten Lebensgeschichte und Unterstützung bei der Wahrung der Integrität.

Einige dieser bei der Therapie älterer Menschen differenten Vorgehensweisen bzw. Therapieziele, die natürlich in unmittelbarem Bezug zu den eingangs beschriebenen Erschwernissen des Alters stehen, sollen nun noch kurz diskutiert werden:

Wohl die basalste Voraussetzung bei der Therapie alter Menschen ist die, daß der Therapeut die in der Gesellschaft übliche Abwertung und Ausgrenzung der Alten nicht teilt, sich mit ihnen zu identifizieren vermag, sie als ebenbürtige menschliche Wesen respektiert und sich selbst als nahestehendes, tolerantes Real-Objekt anbieten kann.

In einer verständnisvollen Atmosphäre müssen behutsam – ausgerichtet auf die Bedürfnisse des Alterspatienten – seine verbliebenen Möglichkeiten, zugleich aber auch seine Grenzen angesprochen werden.

Für eine Ehrgeizhaltung des Therapeuten ist kein Raum – mit seinem Patienten hat auch er Verzichte zu leisten und Ängste und Ohnmachtsgefühle auszuhalten, zugleich muß er aber Zuversicht in bezug auf die – realistisch begrenzten – Therapieziele verkörpern und damit zur Milderung von überhöhten Ich-Ideal- und Über-Ich-Forderungen anregen.

Was zunächst wie eine Selbstverständlichkeit klingen mag, ist – vor allem für jüngere, weniger erfahrenere Therapeuten – eine schwierige, durch negative Gegenübertragungsgefühle immer wieder gefährdete Aufgabe.

Auch für die Therapeuten selbst sind ja die Behinderungen des Alters wie eine abwertende Ausgliederung erschreckende und angstauslösende Ereignisse.

Die eigene Betroffenheit durch Rücknahme der Identifikation und abwertende Distanzierung abzuwehren, stellt eine nur allzu naheliegende Reaktion auch für Therapeuten dar.

Ebenso können ungelöste Konflikte mit den eigenen Eltern die Beziehung trüben, indem sie entweder unterschwellige Feindseligkeit oder – via Reaktionsbildung – übertriebene Beflissenheit erzeugen (Berezin 1972).

In der Identifikation mit seinen meist wesentlich jüngeren Patienten und der Meisterung ihrer Entwicklungshindernisse kann auch ein alternder Therapeut sich wieder oder weiter „jung" fühlen. Dabei hat er zudem einen Erfahrungsvorsprung gegenüber seinem Patienten – es geht ja meist um Konflikte, die er für sich bereits gelöst hat und die er aus souveräner Distanz betrachten kann.

Beim Alterspatienten aber ist er unmittelbar mit dem konfrontiert, was möglicherweise auch ihm unausweichlich bevorsteht.

Wenn diese sehr viel unmittelbarere Konfrontation mit Alter, Niedergang und Vergänglichkeit auch die Auseinandersetzung mit den eigenen Grenzen und der eigenen Vergänglichkeit sicherlich fördert, stellt sich hier – wie in allen Tätigkeitsfeldern, wo Menschen in engen Kontakt mit chronisch Kranken, Behinderten und Moribunden treten – die Frage nach der Psychohygiene auch der Therapeuten.

Kann denn eigentlich jemand nur Alterspsychotherapie betreiben, oder bedarf er – um das eigene narzißtische Gleichgewicht nicht selbst zu verlieren – einer „belebenden" Vielfalt in seiner Klientel?

Ungewohnt und offenbar auch recht irritierend, können „stürmische Übertragungsangebote" und „handgreifliche Annäherungen" alter Patienten an ihre jungen Therapeuten sein, wenn z. B. eine 73jährige Frau sich dem 29jährigen Therapeuten verführerisch nähert, ihre sexuellen Wünsche offen äußert und ihn in ihre Masturbationsphantasien als Liebhaber einbezieht (Brooks 1967). In umgekehrter Alterskonstellation mag derartiges Übertragungsgeschehen dem Narzißmus eines alternden Therapeuten schmeicheln, ist jedenfalls wesentlich unproblematischer zu handhaben und stellt weniger hohe Anforderungen an sein Taktgefühl.

Auch wenn z. B. eine 70jährige Patientin ihren bis dahin unbewußten Kinderwunsch erstmals in diesem „unmöglichen Alter" entdeckt, wird der Therapeut in seiner Sensibilität und seinem Taktgefühl stärker gefordert als bei jüngeren Patienten.

Sicherlich nicht umsonst hat die zu pessimistische Haltung Freuds (1904) – im Gegensatz zu der von Abraham (1920) wie der wohl eher zu optimistischen von Jung (1979) – so lange zur Rationalisierung des weitverbreiteten therapeutischen Nihilismus gegenüber Alterspatienten (jenseits der 50 Jahre) gedient.

Ein wesentlicher Unterschied bei der Therapie von Alterspatienten betrifft auch den Umgang mit der Abwehr. Mit ihr muß sehr viel behutsamer verfahren werden, denn sie erfüllt häufig eine ganz wesentliche, selbstwertstützende Funktion.

Selbst selektive Gedächtnisverluste und Verwirrtheitszustände können als Abwehr gebraucht werden.

Ebenso wie Verleugnung und illusionäre Phantasmen sollten sie zunächst auf ihre adaptiv-stabilisierende Funktion überprüft werden, ehe man Alterspatienten in prekärer Situation ihre ganze bedrückende Realität zumutet.

Ich möchte diesen Aspekt an einem klinischen Beispiel verdeutlichen:

Eine 87jährige, mittelgradig dement/depressive Alterspatientin, deren Heimeinweisung unabwendbar war, reagierte mit einer eindeutig adaptiven, die Realität aber völlig illusionär verfälschenden Phantasie, die man üblicherweise bei Jüngeren als „unreife narzißtische Regression" qualifizieren würde.

Die früher alleinlebende, berufstätige Akademikerin war nach Verwitwung ihrer Schwester mit dieser zusammengezogen. Letztere war adelig verheiratet gewesen und ließ sie nun an ihrem gesellschaftlichen Leben teilnehmen. Als mit dieser Schwester die einzige noch lebende Verwandte starb, reagierte die Patientin depressiv, verwahrloste und wurde schließlich völlig verwirrt aufgegriffen, als sie sich in der Stadt verlaufen hatte.

Ihre adaptive Phantasie lautete: „Die Heimübersiedlung ist ja nur vorübergehend, da der Großneffe meiner Schwester vorhat, ein Haus zu bauen und dafür von mir einen Finanzierungszuschuß braucht; für mich wird dafür an der großen Villa ein kleineres Haus angebaut."

Zur Bekräftigung dieser Phantasie konnte die Patientin sogar einen Hamburger Geschäftsmann gleichen adligen Namens benennen, der sich allerdings gegen die ihm angesonnene verwandschaftliche Beziehung verwahrte.

In der Phantasie vom Großneffen
- ersteht die adlige familiäre Zugehörigkeit wieder (ein idealisiertes Objekt wird erschaffen),
- die Patientin bzw. ihr Geld „wird noch gebraucht" (ein grandioses Selbst kommt hinzu, und beider wechselseitige, Sicherheit verheißende, Verschränkung wird phantasiert)
- und schließlich verliert die Heimübersiedlung ihren Endgültigkeitscharakter (was einer Verleugnung entspricht).

Wie lange auch immer diese regressive Phantasie für die Patientin tröstlich sein kann, in der schwierigen Zeit der Um- und Eingewöhnung in das Heim wird sie ihr vermutlich Halt bieten. Eine tröstliche und adaptive Funktion kommt auch der Hinwendung alter Menschen auf ihre Vergangenheit zu.

Sie beschäftigen sich dabei mit Phasen ihres Lebens, in denen ihnen sehr viel reichhaltigere Befriedigungsmöglichkeiten zur Verfügung standen und narzißtische Gratifikationen leichter zu erlangen waren als nun im Alter.

Damit greifen sie auf Aspekte ihres Lebens zurück, auf die sie stolz sein können, auf vertraute Beziehungen, die nun zwar nicht mehr bestehen, aber doch auch noch in der Erinnerung tröstlich sind und das Selbstwertgefühl stärken.

Diese Rückbesinnung wäre mit ihrem „damals war ich, was ich heute nicht mehr sein kann", als gesunde Form der Kompensation einer narzißtischen Kränkung, als stabilisierende Belebung eines Ideal-Selbsts aus der Vergangenheit anzusehen, in deren Schutz spontan auch eine Angleichung an die Realität, eine Rücknahme nun überhöhter Ich-Ideal-Forderungen stattfinden kann.

Sich gemeinsam zu erinnern, d. h. diesen nostalgischen Vergangenheitsbezug mit Altersgefährten zu teilen, sich wechselseitig darin zu bestätigen oder die Erlebnisse glorifizierend auszuschmücken – wie z. B. Kriegsveteranen dies zu tun pflegen –, kann für alte Menschen angesichts ihrer prekären Realität besonders tröstlich sein und sie in erstaunlichem Maße „wiederaufleben" lassen, obwohl hier Verleugnung und idealisierende Verklärung bereits deutlich realitätsentstellend sein können.

Wenn die Nachkommen oder andere jüngere Menschen diese „alten, schon so oft gehörten Geschichten" nicht mehr tolerieren bzw. sich lustig darüber machen, ist dies nicht nur kränkend, es nimmt den alten Menschen auch eine vergleichsweise „harmlose" Möglichkeit der Selbstrestituierung.

Auch dem Erinnern schmerzlicher und belastender – letztlich aber durchgestandener – Lebensereignisse kommt in diesem Sinne stabilisierende bzw. entlastende Bedeutung zu, und es dient ihrer Annahme und Integration.

Mit solcher Vergangenheitsbezogenheit trachten alte Menschen mit sich und ihrem Leben „ins Reine" zu kommen; versuchen auf ihre Weise die existentielle Aufgabe der „Ich-Integrität" zu lösen und Kränkungen zu verarbeiten.

Alterstherapeuten fordern deshalb in Beratungen jüngere Familienangehörige zu Verständnis und Toleranz gegenüber solchen vergangenheitsbezogenen, auch perseverierenden Tendenzen auf und geben dem retrospektiven Durcharbeiten breiten Raum im therapeutischen Gespräch.

Dem manipulativen Umgang mit diesem wichtigen Aspekt der Selbstbesinnung und Restituierung, wie ihn Blum u. Tallmer (1977) vertreten und dabei eine illusionäre Verklärung auch der Gegenwart bzw. der therapeutischen Beziehung induzieren, vermag ich nicht zu folgen. Bei ihrem Vorgehen wäre für mich einerseits die Grenze zum seelsorgerischen Gespräch eindeutig überschritten und andererseits würden mich mein Selbstverständnis wie Taktgefühl hindern, in eine so regressiv aufgeblähte „Übertragungsrolle" zu schlüpfen und sie dem Alterspatienten nahezulegen.

"The older patient may view the therapeutic situation as a last opportunity for straitening things out – exorcising sins and setting one's psychological house in order. The scene is then ripe for an exaggerated lionization and assessment of an omnipotent, absolving therapist."

Hart an der Grenze des Vertretbaren sehe ich auch den Ansatz von Goldfarb (1953, 1954) – wobei allerdings abschwächend zu berücksichtigen ist, daß er mit hirnorganisch stark abgebauten Patienten arbeitete.

Auch er nutzte das, was man heute als Regression auf die Stufe idealisierter Objekte und eines grandiosen Selbst bezeichnen würde, manipulativ. In 15-min-Therapien bot er sich als omnipotentes, narzißtisches Objekt an und gab seinen Patienten das illusionäre Triumphgefühl, ihn herumzukriegen, ihn für sich zu gewinnen und über ihn verfügen zu können.

"To achieve this the therapist accepted the role of protective parent thrust upon him and encouraged the development in the patient of an illusion that he had or could call upon the great powers of this strong person.

This 'victory' enhances the patient's ideas of his skill or talents; the patient thus feels convinced of his mastery of the relationship and of his own power, adding these to the powers aquired in the winning of the therapist."

Bei diesen abgebauten Patienten, denen tröstliche Erinnerungen aus der Vergangenheit kaum mehr zur Verfügung stehen, bekommt ein so stärkendes und beruhigendes, wenn auch illusionäres Beziehungsangebot in der Gegenwart natürlich einen anderen Stellenwert; ob man mit solch einem Vorgehen aber in 15-min-Therapien der Würde alter Menschen gerecht werden kann, bleibt für mich fraglich.

Aber immerhin besteht hier eine Parallele zu dem intuitiven Vorgehen von Eltern, die bei ihren Kindern ja auch die Abwehr von Ohnmachtsgefühlen durch Regression auf die Stufe idealisierter Objekte und eines grandiosen Selbsts zulassen und begünstigen. Bekanntlich verhalten sie sich entwicklungsfördernd, wenn sie ihren Kindern begrenzt „Großartigkeit" auch da bestätigen, wo Kompetenz sich erst in bescheidenen Ansätzen zeigt.

Wie an diesen Beispielen ersichtlich, haben sich in der relativ „jungen Alterspsychotherapie" verbindliche Standards erst in sehr viel geringerem Maße herausgebildet als für die Therapie von Jüngeren.

Die Parameter variieren und werden in der Literatur nur selten genauer spezifiziert.

Das sicher diskussionsbedürftige Vorgehen von Goldfarb (1953, 1954) beispielsweise wird in der Literatur meist nur kommentarlos referiert.

Diesbezüglich besteht wohl der derzeit wesentlichste Klärungsbedarf.

Literatur

Abraham K (1920) Zur Prognose psychoanalytischer Behandlungen im vorgeschrittenen Lebensalter. In: Karl Abraham, Psychoanalytische Studien, Bd II. Conditio humana. Fischer, Frankfurt/M. 1971 S 262–266

Alther L (1976) Kinflicks. National American Library New York, pp 424

Berezin M (1972) Psychodynamic considerations of aging and the aged: An overview. Am J Psychiatry 128 (12): 1483–1491

Berezin M (1977) Normal psychology of the aging process, revisited – II: The fate of narcisism in old age: Clinical case reports. Geriatr Psychiatry 10 (1): 9–26

Beske F (1987) Potentielle Auswirkungen der Behandlung Alterskranker mit hirnorganischem Psychosyndrom mit wirksamen Nootropika auf das Gesundheitswesen. In: Cooper H, Heimann H, Kanowski S, Künkel H (Hrsg) Hirnorganische Psychosyndrome im Alter Bd III. Springer, Berlin Heidelberg New York Tokyo

Bibring E (1953) The mechanism of depression. In: Greenacre, P (ed) Affective disorders. International University Press, New York

Blum JE, Tallmer M (1977) The therapist vis-a-vis the older patient. Psychother Theory Res Pract 14 (4): 361–367

Brooks L (1967) A case of eroticised transference in a 73-year-old woman. J Geriat Psychiatry 2: 150–162

Butler RN (1969) Ageism: another form of bigotry. Gerontology 9: 243–246

Butler RN (1975) Psychiatry and the elderly: An overview. Am J Psychiatry 132: 894

Erikson EH (1974) Kindheit und Gesellschaft. Klett, Stuttgart

Freud S (1904) Über Psychotherapie. In: Sigmund Freud, Studienausgabe, Ergänzungsband: „Schriften zur Behandlungstechnik. Conditio humana. Fischer, Frankfurt/M. 1975

Goldfarb AI, Turner H (1953) Psychotherapy of aged persons. II: Utilization and effectiveness of "brief" therapy. Am J Psychiatry 109 (12): 916–921

Goldfarb AI, Shep J (1954) Psychotherapy of the aged. Psychosom Med 16: 209–219

Henseler H (1980) Narzißtische Krisen. Zur Psychodynamik des Selbstmordes. Rowohlt, Reinbek

Ingebretsen R (1977) Psychotherapy with the elderly. Psychother Theory Res Pract 14 (4): 319–332

Jung CG (1979) Der Mensch und seine Symbole. Walther, Freiburg/Br.

Karpf RJ (1977) The psychotherapy of depression. Psychother Theory Res Pract 14 (4): 349–353

Kernberg OF (1981) Objektbeziehungen und Praxis der Psychoanalyse. Klett-Cotta, Stuttgart

Lasch C (1986) Das Zeitalter des Narzißmus. Deutscher Taschenbuchverlag, München

Levin S (1965) Some comments on the distribution of narcissistic and object libido in the aged. Int J Psychoanal 46: 200–208

Linn L, Kahn RL, Coles R, Cohen J, Marshall D, Weinstein EA (1953) Patterns of behavior disturbances following cataract extraction. Am J Psychiatry 110: 281–289

McGee J, Lakin M (1977) Social perspectives on psychotherapy with the aged. Psychother Theory Res Pract 14 (4): 333–342

Murphy E (1986) Affective psychoses in the elderly. Churchill-Livingstone, Edinburgh

Pfeiffer E (1976) Psychotherapie with elderly patients. In: Bellack L, Karasu TB (eds) Geriatric psychiatry. Grune & Stratton, New York, pp 191–206

Seligman S (1974) Submissive death: Giving up on life. Psychol Today (12): 80–85

Weisman AD, Hackett TP (1958) Psychosis after eye surgery. N Engl J Med 258: 1284–1289

Wertheimer J, Lobrinus A (1981) Psychotherapie neurotischer Störungen beim alten Menschen: Eine neue Öffnung ins Leben. Gerontol 14 (1): 22–33

Verhaltenstherapie ohne Phantasie – Zum Gebrauch pornographischer Vorlagen in der Psychophysiologie

HERTHA APPELT und RAINER RICHTER

Nichts, auch nicht die verruchteste Darstellung einer sexuellen Handlung, kann, für sich genommen, pornographisch sein. Als Vorlage mag sie obszön sein, das Scham- und Sittlichkeitsempfinden des Betrachters verletzen; pornographisch, und damit sexuell stimulierend, wird und wirkt diese Vorlage jedoch erst dadurch, daß sie sexuell erregende Phantasien im Betrachter weckt. Nur zu diesem Zweck wurde sie hergestellt, feilgeboten und erworben. Notwendig für die stimulierte Sexualität ist sie nicht, bekanntlich können sexuelle Phantasien auch in Abwesenheit jeglicher Utensilien aktualisiert werden, aber diese Vorlagen sind sehr hilfreich und bahnen den sexuell stimulierenden Phantasien den Weg ins Bewußtsein. Um dieses zu leisten, um m. a. W. ein guter Porno zu sein, müssen sie auf die Phantasien im optimalen Fall individuell zugeschnitten sein, zumindest aber dürfen sie deren Aktualisierung nicht etwa durch Ekel oder Scham behindern. Ein auf zartseidene Spitzendessous gepolter Fetischist wird kaum in der Lage sein, sich seinen erregenden Phantasien dann zu überlassen, wenn er sich widerwillig Ablichtungen von sexuellen Handlungen zwischen Knecht und Hausschwein nebst dem landwirtschaftlichen Hintergrund ausgesetzt sieht. Der allenthalben phantasierte Stallgeruch wirkt auf ihn nicht erregend. Kurzum, die sittenstrenge Forderung nach einem Verbot bestimmter, als pornographisch „erkannter" Darstellungen ist nicht nur pharisäisch, sondern um so verräterischer, je lauter sie erhoben wird. (Zur Begriffsbestimmung von Pornographie s. Lautmann 1987.)

Ebensowenig notwendig wie die Vorlage, aber ebenso hilfreich ist die Situation, das Ambiente, in der sich der Gebrauch von Pornographie vollzieht. Morgens früh, auf dem Weg zur Arbeit, von strömendem Regen durchnäßt, an einer in gleißendes Neonlicht getauchten Busstation in einer Schlange frierender mißmutiger Menschen wartend – ein denkbar ungeeigneter Ort für sexuelle Phantasien und Pornographie. Die Architekten von Sexshops wissen darum, wenn sie pornographisches Material zur Vermeidung verkaufsbehindernder Aktivitäten und Manipulationen seitens der reizhungrigen Klientel in nüchternen, glattwandigen Läden ohne Nischen und Ecken feilbieten, in denen Spiegel und Neonlicht eine gemütlich-schummrige Atmosphäre verhindern.

Pornographische Vorlagen zielen mitunter auf bestimmte perverse Bedürfnisse ab, sexuell erregend wirken hingegen allein die Phantasien zu diesen Vorlagen, deren Aktualisierung wiederum durch günstige situative Bedingungen erleichtert und gefördert wird. Vorlage und situativer Kontext sind Rahmenbedingungen für die erstrebte sexuelle Stimulierung, notwendig sind sie hingegen nicht.

Vergegenwärtigen wir uns außerdem, daß diese bewußten Phantasien weder beliebig noch zufällig sind, sondern daß sie in einem direkten Bezug zur individuellen Lebensgeschichte stehen. „Die tatsächliche sexuelle Lebensgeschichte – die unbewußte Erinnerung an wirklich geschehene Ereignisse – findet sich in den bewußten Phantasien, die in der Pornographie zum Ausdruck kommen" (Stoller 1979, S. 96 f.). Dann sind es gerade diese Phantasien und nicht mehr die Vorlagen, weder deren Geometrie noch Inhalte, die uns ein Verständnis der sexuellen Erregung mittels pornographischer Darstellungen ermöglichen.

In einem umfassenderen Sinn macht sich die Psychoanalyse den lebensgeschichtlichen Bezug dieser bewußten und unbewußten Phantasien zunutze. Aus ihrer genauen Analyse erarbeiten sich Psychoanalytiker und Analysand Hinweise für die infantile Fixierung auf vorläufige Sexualziele, auf die im späteren Leben immer dann zurückgegriffen werden kann und wird, wenn andere, dem Lebensalter adäquate Bahnen der Sexualität verlegt sind. So die psychoanalytische Interpretation der Perversion der Pornographie: Sei der erwachsene Mensch an einer ihm adäquaten, reifen, genitalen Sexualität, die sich in einer heterosexuellen Zweierbeziehung realisiert, die kommunikativ und interaktiv ist, aus welchem Grund auch immer, generell oder nur situativ, gehindert oder beeinträchtigt, so orientiert sich seine Sexualität zurück auf vertraute Sexualziele, die in der frühen Kindheit Befriedigung oder Sättigung ermöglichten. Die Analyse der sexuellen Phantasien, auch derjenigen, die durch pornographische Vorlagen geweckt werden, gibt also Aufschluß über die Triebstruktur und die Psychodynamik eines Menschen; Aufschlüsse und Erkenntnisse, die zur Diagnose und Psychotherapie neurotischer Störungen unerläßlich sind. Um etwas über die Sexualität eines Menschen zu erfahren, so die Konklusion, hat es wenig Sinn, das pornographische Material zu untersuchen, das er benutzt. Vielmehr sind die sexuellen Phantasien zu analysieren, die diese Vorlage bei ihm erwecken, denn, so Lautmann (1987, S. 108) „der pornographische Mechanismus beruht auf einer Kombination von (durch das obszöne Objekt gestützter) Phantasie *und* Erinnerung an Erlebtes".

In einem gewissen Widerspruch zu diesem individualistischen Ansatz steht nun aber immer noch das Faktum, daß es ganze Klassen von pornographischen Darstellungen gibt, die auf bestimmte Menschen sexuell stimulierend wirken, auf andere hingegen nicht. So werden etwa Darstellungen, in denen Männer von Frauen zum Tragen weiblicher Kleidung genötigt werden, kaum die sexuellen Phantasien vom Gros sexuell aktiver Männer stimulieren, wohl hingegen diejenigen von Transvestiten. Oder auch, wie Stoller feststellt: „Männer bewerten Frauenpornographie ebenso falsch wie die Pornographie von Menschen mit anderer Dynamik" (1979, S. 123).

Wenn es also bestimmte Arten pornographischer Darstellungen gibt, die Menschen mit umschriebenen sexuellen Fehlhaltungen zur Aktualisierung spezifischer sexueller Phantasien bevorzugen, so müßte – und hier beginnt der Trugschluß der Behavioristen – eine derartige pornographische Vorlage auch umgekehrt geeignet sein, diese spezifischen sexuellen Fehlhaltungen zu diagnostizieren. Mit anderen Worten, wenn homosexuelle Männer zu ihrer sexuellen Stimulierung solche Vorlagen vorziehen, auf denen etwa sexuelle Aktivitäten von zwei attraktiven Jünglingen gezeigt werden, dann seien, so der Umkehrschluß, alle diejenigen Männer homosexuell, die auf die Konfrontation mit diesen Vorlagen mit sexueller Erregung reagierten. Denken wir jetzt noch an die Bedeutung der sexuellen Phantasien und deren

Rückbezug zur psychosexuellen Entwicklung, so hätte dieser Test mit einem eleganten Streich auch noch bewiesen, daß sich die Persönlichkeitsstruktur von Homosexuellen grundsätzlich von derjenigen Heterosexueller unterscheidet.

Am Verhalten fixierte Sexualforscher haben diesen Trugschluß nun getreulich nachvollzogen und auf dessen tönernen Füßen eine große Anzahl von Experimenten zur Diagnose und Therapie von sexuellem Fehlverhalten unternommen. Zum Beleg sollen im folgenden einige Beispiele, mit Absicht nach dem Grad der Originalität und Absurdität ausgewählt, vorgestellt werden. Dem an einer weniger polemisch geführten Diskussion interessierten Leser sei die Literaturübersicht und gutachterliche Stellungnahme von Schorsch u. Pfäfflin (1985) empfohlen.

Das Schema, nach dem derartige Untersuchungen durchgeführt werden, ist im Prinzip immer dasselbe: die in der Regel weißbemäntelten Experimentatoren verlassen sich zur wissenschaftlich unangreifbaren Beurteilung des Erregungsgrades lieber auf die greifbaren Veränderungen, die zum Zwecke einer letzten Sicherheit noch mittels elektronischer Geräte gemessen werden, als auf die ach so subjektiven Gefühle und Phantasien der mittels pornographischer Vorlagen gereizten „Versuchsperson".

Henson et al. (1978) wollten die sexuelle Erregung bei Frauen messen. Frauen, die sich freiwillig auf ein Zeitungsinserat meldeten, wurden über das Ziel der Untersuchung aufgeklärt: es solle der Zusammenhang zwischen subjektiv empfundener sexueller Erregung und objektiven, d.h. physiologischen Maßen überprüft werden. Hierzu dient ein Apparat, der die Temperatur an den inneren Schamlippen der freiwilligen Frau mißt, während sie sich erotische Filme anschaut. Von der Experimentatorin wurde ein pornographischer Film in der Hoffnung ausgewählt, daß durch ihn möglichst viele Frauen sexuell erregt würden. Der Versuchsperson werden Instruktionen über das Anlegen der Temperaturklammer an die innere Schamlippe gegeben und sie wird aufgefordert, diese allein im Untersuchungszimmer zu befestigen. Durch einen einseitig durchsichtigen Spiegel wird sie jedoch von der Versuchsleiterin beobachtet. Nachdem es sich die Versuchsperson im Entspannungsstuhl mit der Klammer zwischen den Beinen bequem gemacht hat, beginnt die Filmvorführung. Hinter der Scheibe kann die Versuchsleiterin diesen Film ebenfalls betrachten. Das Ergebnis der Untersuchung: die Temperatur steigt bei sexuellen Szenen an, die Probandin fühlt sich erregt, über die Reaktion der Versuchsleiterin in diesem peepshow-ähnlichen Arrangement erfährt der wissenschaftliche Leser hingegen nichts.

Um einem sexistischen Angriff von vornherein entgegenzutreten – auch bei Männern wurden entsprechende Untersuchungen gemacht. Als objektive Meßmethode wird hier allerdings in der Regel der sog. Penisplethysmograph verwendet, ein dünner Schlauch, der, um den Penis geschlungen, dessen sich verändernden Umfang mißt. Von besonderem Interesse ist hierbei die Frage, wie gut Männer den sich ändernden Umfang ihres Penis subjektiv schätzen können. Bei starker Erregung – hervorgerufen durch sexuell stimulierende Texte wie dem „Sexus" von Henry Miller – unterschätzen sie in der Regel ihren Penisumfang (Schaefer et al. 1976).

Dieses verweist bereits auf das generelle Ergebnis, das am Ende vieler Untersuchungen stand: der Zusammenhang zwischen subjektiv erlebter Erregung und physiologisch gemessener, der Zusammenhang zwischen Wollust und Penisgröße, zwischen Lüsternheit und Vulvadurchblutung,, ist uneinheitlich und verschwindend gering. Dies ist im übrigen ein allgemeingültiger Befund der modernen psychophysiologischen Emotionsforschung, der für die unterschiedlichsten Emotionen immer wieder berichtet wird: der Zusammenhang von erlebter Angst etwa und der Veränderung von Herz-Kreislauf-Funktionen ist unsystematisch und gestattet weder für die Angst, noch, wie in unserem Fall, für die sexuelle Erregung eine objektive physiologische Quantifizierung von Gefühlen.

Nicht nur eifrige Sexologen jedoch scheren sich wenig um diese, nun wirklich wissenschaftlichen Ergebnisse. Für sie hat dieser postulierte enge Zusammenhang von Psyche und Soma eine derart große Augenscheingültigkeit, daß sie ihn vor aller Wissenschaft als bewiesen betrachten und ihn ohne Scham auch noch zur Diagnostik sexueller Fehlhaltungen mißbrauchen.

Abel et al. (1977) führten derartige psychophysiologische Untersuchungen durch, um abzuklären, ob nach Jahren der Haft bei Delinquenten immer noch die sexuelle Devianz vorliege, deretwegen sie einst verurteilt wurden. In Handschellen werden die Strafgefangenen in das Unteruchungslabor gebracht. Die Handschellen werden abgenommen, der Gefangene aufgefordert, nach Instruktion den Penisplethysmographen anzulegen. So werden etwa bei Pädophilen die sexuellen Reaktionen auf die Abbildungen weiblicher und kindlicher Genitale erforscht. Mit Hilfe eines Blickrichtungsmeßgerätes wird sogar kontrolliert, ob der Proband auch wirklich auf die Genitale und nicht etwa nur auf die Oberschenkel des projizierten Unterleibes blickt, was die Wissenschaftlichkeit verletzen könnte.

In einer anderen Untersuchung (Abel et al. 1975) mußten sexuelle Gewalttäter eine von ihnen ausgeübte Vergewaltigung möglichst detailliert beschreiben. Diese Tonbandaufnahme wurde ihnen wieder vorgespielt und der „Umfang" ihrer sexuellen Reaktion mit dem Penisplethysmographen gemessen. Die Kontrollpersonen – freiwillige, sexuell unauffällige Studenten – bekamen andere Beschreibungen von Vergewaltigungen zu hören, die ihnen selbstverständlich unbekannt waren. Im Unterschied zu den Straftätern reagierten sie kaum. Dies ist auch nicht verwunderlich, wenn man bedenkt, daß die Strafgefangenen oft über Jahre ohne jegliche sexuelle Partnerbeziehung leben müssen, die Studenten hingegen gerade nach ihrer sexuellen Unauffälligkeit, d.h. nach einer ihrem Alter und ihrer sozialen Situation entsprechend intensiven Sexualität ausgewählt wurden. Allein, die erhöhte sexuelle Reagibilität der Gefangenen in dieser Untersuchung wurde als gültiger Beleg für ihre immer noch bestehende sexuelle Devianz betrachtet.

Nicht nur zur Diagnostik, sondern auch zur Therapie sexueller Fehlhaltungen wurden pornographische Vorlagen und psychophysiologische Methoden verwendet. Nimmt man an, daß Personen mit sexuell deviantem Verhalten auf bestimmte pornographische Vorlagen anders als gesunde Kontrollpersonen reagieren, dann – so der Schluß – müßten sich diese devianten sexuellen Reaktionen auch mit Hilfe geeigneter Vorlagen verändern, d.h. therapieren lassen.

Conrad u. Wincze (1976) versuchten auf diese Weise, Homosexuelle mit deren Einverständnis von ihrer Devianz zu heilen. Diese sollten die Lust auf die Darstellung homosexueller Szenen verlernen, um sich – so das Therapieziel – nur noch bei der Betrachtung heterosexueller Szenen erregen zu lassen. Allein in einem Untersuchungszimmer – beobachtet durch die Einwegscheibe – wurden sie aufgefordert, bei der Projektion von Ablichtungen hetero- und homosexueller Szenen zu masturbieren. Im ersten Fall werden sie für Erregung belohnt, im zweiten Fall bestraft. Die unerwünschte Erregung wurde beim homosexuellen Reizmaterial mit Elektroschocks unterbrochen, d. h. bestraft, bei heterosexueller Vorlage hingegen durften die Patienten – als Belohnung – bis zum Orgasmus masturbieren. Das Theapieziel wurde nicht erreicht: die männlichen Patienten fühlten sich nach wie vor eher zu ihresgleichen hingezogen.

Wickramasekera (1976) schreckte nicht davor zurück, statt pornographischen Materials das deviante Verhalten selbst in die Behandlung miteinzubeziehen und unmittelbar zu bestrafen. Exhibitionisten wurden aufgefordert, vor dem therapeutischen Team- – mehrheitlich Frauen – bei laufender Videokamera zu exhibieren. Die Patienten mußten Fragen der folgenden Art beantworten:
– Wie ist Ihre Stimmung, wenn sie sich zeigen?
– Was kann die Stimmung beeinflussen?
– Was können Sie sehen, wenn Sie sich im Spiegel betrachten?
– Wie fühlen Sie sich, wenn wir sie betrachten?
– Wie fühlen sich Ihre Hände, Ihre Beine etc. an?
– Geben Sie ihrem Penis eine Stimme und lassen Sie ihn zu uns sprechen!

Drei Wochen später mußten sich die Patienten den Videofilm von dieser Therapiestunde ansehen, der Penisplethysmograph war umgeschnallt, um auch die geringfügigsten Schwellungen nicht zu verpassen. Die Therapie soll bei 25 Patienten mit bis zu 7-jähriger Katamnese erfolgreich gewesen sein. Als Nach- und Nebenwirkungen konnten beobachtet werden: Angst, Spannungs- und Depressionszustände, Alpträume und Impotenz.

Bei einem Patienten einer anderen Arbeitsgruppe führte eine ähnliche Therapie zu einem Teilerfolg von ganz besonderer Art: Jahre später – das Therapeutenteam hatte längst gewechselt – erschien er wiederholt unangemeldet in der Klinik und erschreckte dort – wo es einst erlaubt war – das Personal und die Patienten.

An solchen verhaltenstherapeutischen Auswüchsen wird deutlich, zu welchen Praktiken und Schlußfolgerungen eine am physikalischen Weltbild fixierte „Wissenschaft vom Menschen" gelangt, die Phantasien – diejenigen der Forscher wie der „Versuchsobjekte" – systematisch ausklammert. Die körperlichen Reaktionen der Patienten entscheiden über Haft und Freiheit, psychophysiologische Methoden garantieren dabei die Objektivität auf Kosten des subjektiven Erlebens des Patienten und des subjektiven Urteils des Beobachters. Andererseits muß jedoch betont werden, daß diese Untersuchungsmethoden von seriösen Verhaltenstherapeuten keinesfalls kritiklos hingenommen wurden. Trotzdem gibt es aber immer noch Arbeitsgruppen, die bei Pädophilen, sexuellen Notzüchtern und anderen Devianten die physiologischen Reaktionen auf pornographisches Material als letztlich entscheidendes Erfolgskriterium einer Therapie ansehen (vgl. auch Schorsch u. Pfäfflin 1985). So wie man von einem Alkoholiker fordert, nach einer Entziehungskur auf den Genuß von Alkohol grundsätzlich zu verzichten, so wird hier gefordert, nach einer derartigen sexuellen Roßkur keinen Rückfall zu erleiden, d. h. nicht mehr mit sexueller Erregung auf vom Versuchsleiter ausgewählte pornographische Vorlagen zu reagieren. Nur wenn ihm dies gelingt, gilt der Patient als geheilt und kann aus dem Krankenhaus oder der Haftanstalt entlassen werden.

Bedenkt man dann noch, daß in der Persönlichkeit des Forschers die Daten, die er sammelt, nicht nur gefiltert werden, sondern daß der vermeintlich neutrale Beobachter auch manche der Reaktionen seiner Patienten unwillkürlich, aber wirkungsvoll beeinflußt (vgl. Devereux 1976), dann fragen wir uns, welche Filter in diesen, einem naiven Objektivismus hörigen Forschern notwendig waren, um die zitierten Untersuchungen überhaupt durchführen zu können.

Die Sexualität ihrer Untersuchungsopfer, so pervers und gestört sie auch immer gewesen sein mag, wurde zum Torso physiologischer Reaktionen und sexueller Symptome.

Literatur

Abel GG, Blanchard EB, Barlow DH, Mavissakalian M (1975) Indentifying specific erotic cues in sexual deviations by audiotaped descriptions. J Appl Behav Anal 8: 247–260

Abel GG, Barlow DH, Blanchard EB, Guild D (1977) The components of rapist's sexual arousal. Arch Gen Psychiatry 34: 895–903

Conrad SR, Wincze JP (1976) Orgasmic reconditioning: A controlled study of its effects upon sexuel arousal and behaviour of adult homosexuals. Behav Res Ther 7: 155–166

Devereux G (1976) Angst und Methode in den Verhaltenswissenschaften. Ullstein, Berlin

Henson DE, Rubin HB, Henson C (1978) Consistency of the labial temperature change measure of human female eroticism. Behav Res Ther 16: 125–129

Lautmann R (1987) Das pornographische Dilemma. In: Schuller A, Heim N (Hrsg) Vermessene Sexualität. Springer, Berlin Heidelberg New York Tokyo, S 99–121

Schaefer HH, Tregerthan GJ, Colgan AH (1976) Measured and selfestimated penile erection. Behav Res Ther 8: 1–17

Schorsch E, Pfäfflin F (1985) Zur Phallographie bei Sexualdelinquenten. Recht & Psychiatrie 3: 55–61

Stoller RJ (1979) Perversion, die erotische Form von Haß. Rowohlt, Hamburg

Vandeventer AO, Lows DR (1978) Orgasmis reconditioning to redirect sexual arousal in pedophiles. Behav Res Ther 9: 748–765

Wickramasekera J (1976) Aversive behaviour rehearsal for sexual exhibitionism. Behav Res Ther 7: 167–176

Affekttaten und sexuelle Perversionstaten im strukturellen und psychodynamischen Vergleich

EBERHARD SCHORSCH

Sozialpsychologische Aspekte der Affekttat

Die Behandlung der Affekttatproblematik in der Kriminologie und der forensischen Psychiatrie, ihre Isolierung, Hervorhebung und Sonderbehandlung hat mich seit langem mit Skepsis erfüllt und kritische Reaktionen in mir ausgelöst. Betrachtet man die forensische Praxis, aber auch die forensisch-psychiatrische und in geringerem Maße auch die forensisch-psychologische Literatur, dann fällt auf, daß die Affekttat einer unausgesprochenen Konvention zufolge mit einer Beziehungstötung identifiziert, bzw. auf diese eingeengt wird, obwohl dies weder in dem Begriff der Affekttat noch in dem Terminus der „tiefgreifenden Bewußtseinsstörung" enthalten ist; beide Begriffe legen vielmehr eine weitere Auslegung nahe. Ferner ist die Affekttat das Produkt einer *kriminologischen* Typologie; dies bedeutet nicht, daß die Affekttat auch zugleich eine sinnvolle Kategorie im System der psychiatrischen und psychologischen Wissenschaft sein muß. Dies bleibt zu überprüfen. Überblickt man die Literatur, dann fällt schließlich auf, daß häufig nicht klar auseinandergehalten wird, ob Affekttat und Beziehungstötung als synonyme Begriffe gebraucht werden, oder ob man unter einer Affekttat eine besondere Form der Beziehungstötung zu verstehen hat, die dadurch ausgezeichnet ist, daß der Rechtsbegriff der „tiefgreifenden Bewußtseinsstörung" gegeben ist. Bei vielen Autoren klingt an, daß diese engere Begriffsfassung gemeint ist. Dies bedeutet aber, daß eine kriminologische Typologie, die diagnostische Feststellung einer bestimmten Tatkategorie per se und quasi automatisch eine Aussage über die Schuldfähigkeit impliziert, und zwar im Sinne einer De- oder Exkulpierung. Diese Implikation ist in der Tat einzigartig. Jede andere psychologische oder psychiatrische diagnostische Feststellung und die Subsumtion dieser Diagnose unter die Rechtsbegriffe des § 20 StGB leitet erst über zu der durch die Subsumtion weder beantwortete noch präjudizierte Frage nach den Auswirkungen auf die sog. Einsichts- und Steuerungsfähigkeit.

Es läßt sich also festhalten, daß das Konstrukt der Affekttat als kriminologische Kategorie einhergeht und verbunden ist mit einer exzeptionellen Qualifikation einer bestimmten Deliktart. Es liegt auf der Hand, die Frage zu stellen und nach der Antwort zu suchen, was die Affekttat auszeichnet, was der Hintergrund für diese Qualifizierung ist. Ich will diese Frage nicht immanent stellen, sondern sie in ihrer sozialpsychologischen Dimension verstanden wissen. Unter diesem Aspekt fällt zunächst zweierlei auf:

1. Beziehungstötungen sind ganz überwiegend Tötungen von Frauen durch Männer, selten umgekehrt. Und wenn in einem solchen Kontext Frauen töten, dann läßt sich das Geschehen sehr häufig gerade *nicht* in das gängige Modell der Affekttat einreihen. Der Versuch von Glatzel (1985), diese Ungereimtheit durch eine entsprechende Erweiterung des Affekttatmodells aus der Welt zu schaffen, ist nicht in der Intention, wohl aber in der Argumentation wenig evident und mutet künstlich an, weil der Begriff der „tiefgreifenden Bewußtseinsstörung" überdehnt ist.
2. Intimität und Nähe zu einem anderen Menschen ist nicht nur Glücksquelle und Lustspende, sondern auch und in einem hohen Maße konfliktträchtig. Je ausschließlicher und unauflösbarer – aus welchen Gründen auch immer – die Nähe zu einem anderen Menschen ist, desto auswegloser und hautnäher werden die Konflikte. Dies ist eine alltägliche, ubiquitäre Erfahrung.

Diese beiden Besonderheiten lassen den Verdacht aufkommen, daß es sich bei dem Affekttatmodell um ein *sexistisches Konstrukt* handelt, ein Konzept von Männern für Männer. Gesetzgebung und Rechtsprechung sind Inkarnationen männlich-diskursiven Denkens; das Gesetz gilt für den Feminismus als das wirksamste und martialischste Instrument des Patriarchats. Auch die rechtsprechenden Personen sind bis heute überwiegend Männer. Und in der Affekttat wird ein Geschehen beurteilt, das jedem Mann als eine hautnahe Erfahrung bekannt ist, das, um die Sprache der Juristen zu benutzen, „voller Lebensnähe" ist. Es ist also unmittelbar einfühlbar und verständlich. Es ist in einem qualitativ anderen Sinne verständlich und nachvollziehbar als z. B. ein Diebstahl. Es ist zwar unmittelbar einleuchtend, daß jemand den Wunsch hat, sich am Eigentum anderer zu bereichern. Ein solcher Wunsch ruft aber Gegenregulationsmechanismen auf den Plan, die dem Anspruch nach jederzeit präsent, verfügbar und mächtig sind bzw. zu sein haben. Wer diese Gegenregulationsmechanismen nicht zum Zuge kommen läßt, wer die Moral und das Gewissen nicht als handlungsbestimmende Instanzen anerkennt und wirken läßt, der verdient die Strafe unter general- und spezialpräventiven Gesichtspunkten, gerade weil die Motivation zum Diebstahl so verständlich ist. Die Strafe hat hier als Zuchtmittel zu greifen, sie soll eine Lehre sein.

Ganz anders liegen die Verhältnisse bei der Affekttat. Den zugrundeliegenden und letztlich in das Tatgeschehen einmündenden Konflikt kennt im Prinzip jeder, und jeder weiß zugleich, daß Vernunft, moralische Werte, die Gewissensinstanz hier wenig ausrichten können. Jeder kennt im Prinzip Situationen von Ohnmacht und Hilflosigkeit. Affekttaten, also Taten von Männern, die in einer ausweglos erscheinenden Verstrickung und einer ohnmächtigen Position zuschlagen, können auf ein hohes Maß von Verständnisbereitschaft zählen, treffen in der Regel auf eine große Identifikationsbereitschaft. Es liegt nahe, hier über den Mechanismus der projektiven Identifikation eigene Erfahrungen auf dem Umweg des Delegierens wiederzuerleben und zu erledigen. Welch bedeutsame Rolle Einfühlung und projektive Identifikation in einem konkreten Strafverfahren spielen und wie bestimmend sie sich z. B. auf das Strafmaß auswirken können, weiß jeder Sachverständige. Je stärker diese Mechanismen im Spiel sind, desto größer wird die Bereitschaft der richtenden Personen, sich auf verstehende psychodynamische Denkprozesse, die der Sachverständige anbietet, einzulassen. Je weniger Einfühlung und projektive Identifikation stattfinden, desto eher wird auf die in der Rechtsprechung implizit enthaltene Psychologie rekurriert, die Kriminalität lediglich unter dem Aspekt der Verwerflichkeit betrachtet.

Angesichts dieser besonderen inneren Situation, die sich sozialpsychologisch begründen läßt, verfällt der Gesetzgeber auf die Idee, das Delikt der Affekttat besonders zu qualifizieren, zu begünstigen. Dies geschieht mit Hilfe einer einmaligen, gewagten Konstruktion. Es liegt in der Logik des Schuldstrafrechts, daß die Zurechenbarkeit, die Schuldfähigkeit an Konzepte von Normalität und Gesundheit, wie auch immer diese definiert sein mögen, gebunden ist. Die Einschränkung oder die Aufhebung von Schuldfähigkeit ist folglich bezogen auf Konzepte von Anomalität und Krankheit, gleichgültig ob diese nun als „Schwachsinn", als „krankhafte seelische Störung" oder als „schwere andere seelische Abartigkeit" gefaßt sind.

Von diesem Grundsatz wird bei der Affekttat abgewichen. Hier wird ausdrücklich postuliert, daß eine *gesunde* Persönlichkeit vermindert schuldfähig oder schuldunfähig sein kann, wenn sie durch besondere Umstände in eine „tiefgreifende Bewußtseinsstörung" hineingetrieben wird. Sozialpsychologisch betrachtet erleichtert eine solche, den Prinzipien des Schuldstrafrechts an sich widersprechende Konstruktion die projektive Identifikation, weil damit die Hürde der Pathologisierung der eigenen Person aus dem Wege geräumt wird.

Diese sozialpsychologischen Mechanismen spielen bei dem Modell der Affekttat sicher eine Rolle, auch der sexistische Aspekt dieses Modells; denn die besondere Qualifizierung der Affekttat steht in einem nur schwer zu übersehenden Zusammenhang mit der vielfach erwiesenen Tatsache, daß Gewalt gegen Frauen, besonders wenn sie sich in Beziehungen ereignet, gesellschaftlich weniger geächtet und sanktioniert wird als Gewalt in anderen Zusammenhängen. Es gibt eine ganze Reihe von Belegen dafür, daß diese Aspekte zwar nicht die alleinigen sind, aber bei der Konstruktion der Affekttat mit im Spiel sind.

1. Es ist sehr typisch für Prozesse, in denen es um eine Affekttat geht, daß dort eine ausgeprägte Täter-Opfer-Polarisierung im Sinne einer scharz-weiß-Zeichnung vorgenommen wird, eine Art Hammer-Amboß-Konstruktion erstellt wird. So wird konstatiert, „daß der warmherzige und gutherzige, weiche, friedliebende, gewissenhafte und arbeitsame Angeklagte durch jahrelange Gehässigkeiten seiner aktiven, zielbewußten und überheblichen Frau und seiner ebenso gearteten Schwiegermutter an den Rand der Verzweiflung gebracht und zermürbt wurde" (zit. nach Rasch 1980). Mit Hilfe des Hammer-Amboß-Prinzips wird die Schuldfähigkeitsbeurteilung durch die andere Ebene der Schuldzuweisung ersetzt. Bei der Diskussion um die Schuldfähigkeit einer Angeklagten wurde vom Gericht im Urteil als das stärkste Argument gegen die Schuldunfähigkeit angeführt: „Herr X. war immerhin das Opfer und nicht der Täter".

2. Das sexistische Element im Affekttatmodell kommt vor allem darin zum Ausdruck, daß hier auf Elemente des männlichen Zweikampfes rekurriert wird: Die offen aggressive Auseinandersetzung wird privilegiert nach Art des Ehrenkodexes im Turnierkampf. Die unabdingbare Voraussetzung für die Qualifikation einer Beziehungstötung als Affekttat ist das zeitliche Zusammenfallen von Wutausbruch und Tätlichkeit. Idealtypisch geht es um die große Affektexplosion, der Kragen platzt, die Lunte glimmt, bis sie das Pulver zündet. Es handelt sich in diesem Modell um ein geschlechtsspezifisches, um ein typisch männliches Konfliktlösungsmuster. Das weibliche Konfliktlösungsmuster ist in den Augen des

Mannes hinterlistig, heimtückisch, durchtrieben, also besonders verwerflich, wenn z. B. zum Gift als Waffe gegriffen wird oder die tödliche Attacke dann geschieht, wenn der Mann schläft. Die nichtoffene, nicht dem Duell entsprechende Konfrontation hat im Affekttatmodell keinen Platz. Gerade in dem mordqualifizierenden Merkmal der „Heimtücke" perpetuiert sich die Schulhofideologie: Mädchen kratzen, beißen, kneifen, petzen, sind hinterlistig und feige, aber sie schlagen sich nicht. Wer als Junge petzt, kneift, kratzt oder tückisch ein Bein stellt, ist eine Memme.

3. Spontane Exkulpationsreaktionen aufgrund einer geschlechtsspezifischen projektiven Identifikation werden in unreflektiert spontanen Äußerungen deutlich. Ich habe einmal einen Richter begutachtet, der wegen sexueller Handlungen mit kleinen Mädchen angeklagt war. Die Richterkollegen reagierten mit Entsetzen und mit blankem Unverständnis. Wiederholt habe ich in Pausengesprächen Bemerkungen derart von ihnen gehört: Wenn er in einer schwierigen Ehe seine Frau getötet hätte, das hätten wir noch verstehen können, aber so etwas. Solche spontanen Exkulpationsreflexe beobachtet man nicht nur bei Richtern. Auch Gutachter wie z. B. Steigleder, der wahrhaftig nicht zimperlich, sondern rüde und abqualifizierend mit seinen „Mördern und Totschlägern" ins Gericht geht, wird weich, mitfühlend und verständnisvoll, wenn es um Affekttäter geht (Steigleder 1968).

Es läßt sich ein vorläufiges Resumée ziehen: Die Affekttat ist eine vorwiegend kriminologische Kategorie, die eine Kritik durch die Wissenschaften vom Menschen nicht unbeschadet übersteht. Das Konstrukt der Affekttat ist auch in dem Zusammenhang zu sehen, daß es hier überwiegend um Gewalt von Männern gegen Frauen geht und daß diese Äußerungen von Gewalt weniger geächtet und sanktioniert sind. Dies hängt mit dem kollektiven Feindbild des Mannes von der Frau zusammen, auf dessen Hintergründe ich hier nicht eingehe. Über projektive Identifikation ist der Zugang zum Affekttäter gebahnt; in der Tendenz und heimlich erkennt man sich in ihm wieder. Unter der Lupe der Wissenschaften vom Menschen wird sich das Konstrukt der Affekttat zwar nicht auflösen und verflüchtigen, es wird aber relativiert und in seinen Grenzen unscharf und verschwimmend. Dies darzustellen wird meine Aufgabe im folgenden sein. Ich will unter dem Gesichtspunkt der Struktur und der Psychodynamik die Affekttat mit einem kriminologischen Gegentyp: der sexuell motivierten Tötung, die eine Perversionsbildung zum Hintergrund hat, vergleichen und beide einander gegenüberstellen unter der Fragestellung von Gemeinsamkeiten, Parallelen und Unterschieden und den jeweiligen Konsequenzen für die forensische Beurteilung.

Die Progredienz als ubiquitäres psychopathologisches Phänomen

Bevor ich auf den Strukturvergleich und die Parallelisierung von Affekttaten und Perversionstaten komme, ist es sinnvoll, einen Exkurs zu machen und etwas über das psychopathologische Phänomen der Progredienz zu sagen, weil wir diesem Phänomen bei beiden Delikttypen als etwas Zentralem begegnen werden.

Das erste Krankheitsbild, bei dem die progrediente Entwicklung in klassischer

Weise herausgearbeitet wurde, ist die Alkohol- und Medikamentensucht gewesen. Die anthropologische Psychiatrie um v. Gebsattel (1932) herum, besonders aber Giese (1962) haben dieses Suchtmodell auf andere Syndrome und Symptombildungen übertragen, insbesondere auf progrediente sexuelle Entwicklungen, die Giese als „sexuelle Süchtigkeit" bezeichnet hat. Dieses Syndrom hat Giese sehr sorgfältig herausgearbeitet und diagnostische Kriterien in Form von „Leitsymptomen" formuliert; sie erscheinen kaum korrekturbedürftig. Sie sind auch objektivierbar in den Grenzen, in denen im Bereich von Psychiatrie und Neurosenlehre überhaupt Objektivierbarkeit herzustellen ist. Die Parallelisierung dieses Syndroms zum Krankheitsbild der Sucht hat zurecht Kritik hervorgerufen und zu Mißverständnissen geführt (Schorsch 1970). Die isolierte Beschreibung dieses Syndroms bei Giese erweckte den Anschein, Progredienz sei eine Eigenart der Perversionen; gelegentlich wurde bestritten, daß es solche sexuellen Verlaufsformen überhaupt gibt.

Diese Diskussion erübrigt sich, wenn man dieses Syndrom in die Krankheitslehre der Psychiatrie einordnet. Es zeigt sich dann, daß Progredienz der Möglichkeit nach ein ubiquitäres Phänomen psychischer Störungen ist, z. B. bei Zwängen, Phobien, bei Syndromen wie Hypochondrie, Querulanz etc. Zudem ist es ein Phänomen, das sich psychodynamisch plausibel herleiten und begründen läßt. Eine psychische Symptombildung hat eine reparative, stützende Funktion zur Wiederherstellung bzw. zur Aufrechterhaltung des inneren Gleichgewichts, hat also eine angstbindende Funktion. Progredienz im Sinne einer immer häufigeren Inszenierung des Symptoms tritt dann ein, wenn durch gelegentliches Inszenieren des Symptoms das innere Gleichgewicht nicht wieder herstellbar ist, wenn dieses durch wie auch immer bedingte und geartete Krisen in Gefahr gerät. Die Einengung auf die immer häufigere Wiederholung des Symptoms, das, was Giese den „süchtigen Verfall" genannt hat, der im Endstadium wie ein verzweifeltes Sich-Klammern an das Symptom wie an einen Rettungsanker wirken kann, ist ein immer vergeblicheres Hoffen auf die reparative Funktion des Symptoms, das diese Funktion nicht mehr erfüllen kann. Deshalb ist die früher erfahrene innere Beruhigung durch das Symptom immer flüchtiger, die Befriedigung nimmt ab. Allgemein gesprochen signalisiert die Progredienz die Gefahr des Zusammenbruchs der Abwehrstrukturen.

Zur Präzisierung dieses Phänomens ist zu prüfen, ob es gelingt, für die Progredienz psychopathologischer Entwicklungen generell analoge „Leitsymptome" zu formulieren, die geeignet sind, besonders schwere Verlaufsformen psychischer Störungen – schwer auch im Sinne der forensischen Beurteilung und Bewertung – so präzise diagnostizierbar zu machen wie die progredienten Perversionen im Sinne von Giese (1962). Dies erscheint mir ohne besondere Schwierigkeiten möglich zu sein. Ich habe die 9 von Giese aufgestellten Leitsymptome genommen und geprüft, inwieweit sie perversionsspezifisch sind. Es zeigt sich, daß dies für keines der Leitsymptome zutrifft. Gieses Leitsymptome lassen sich ausnahmslos umformulieren und zu Leitsymptomen progredienter psychopathologischer Entwicklungen transformieren (vgl. Tabelle 1). Ich habe die Leitsymptome in 3 Gruppen eingeteilt, die verschiedenen kategorialen Ebenen entsprechen:

1. Symptome, die auf der Verhaltensebene beobachtbar und beschreibbar sind;
2. Symptome, die sich auf ein qualitatives Erleben beziehen und methodisch explorativ zugänglich sind;
3. Symptome, die sich aus einer interpretativen Deutung ergeben.

Tabelle 1. Transformierung von Gieses Leitsymptomen „sexueller Süchtigkeit" auf progrediente psychopathologische Entwicklungen allgemein

Gieses Leitsymptome progressiver Perversionsentwicklung	Leitsymptome progredienter psychopathologischer Entwicklungen
I. Beobachtbare Verhaltensebene	*I. Beobachtbare Verhaltensebene*
1. Zunahme der Frequenz	1. Symptomhäufung
2. Ausbau der Praktik	2. Ausgestaltung der Symptominszenierung
3. Periodizität	3. Intensitätsschwankungen des Symptoms
4. Promiskuität/Anonymität	4. Lockerung/Verlust der personalen Einbindung
II. Explorierbare Ebene qualitativen Erlebens	*II. Explorierbare Ebene qualitativen Erlebens*
5. Ausbau der Phantasie	5. Zunehmende Okkupierung des Erlebens durch das Symptom
6. Abnehmende Satisfaktion	6. Verlust der reparativen Stabilisierungsfunktion des Symptoms
7. Innere Unruhe/vegetative Symptome	7. Vitalisierte Dekompensationszeichen
III. Interpretative Ebene	*III. Interpretative Ebene*
8. Verfall an die Sinnlichkeit	8. Herabsetzung der Schwelle für die Symptomauslösung
9. Süchtiges Erleben	9. Einengung der Realitätswahrnehmung auf Reizqualitäten des Symptoms
	10. Angewiesensein auf das Symptom als „Rettungsanker"

In einem 2. Schritt habe ich einige auch forensisch relevante neurotische Symptombildungen herausgegriffen und geprüft, inwieweit eine progrediente Verlaufsform mit den Leitsymptomen beschreibbar und diagnostizierbar ist. Dies gelingt ohne große Schwierigkeiten, wie die Tabelle 2 zeigt.

Schließlich habe ich in einem 3. Schritt geprüft, ob die Progredienzsymptome auch für komplexere psychiatrische Syndrome zutreffen. Auch dies gelingt mit einigen Einschränkungen, wie Tabelle 3 zeigt.

Es läßt sich resümieren, daß die Progredienz ein ubiquitäres psychopathologisches Phänomen ist, das einen Schweregrad bezeichnet, und daß diese Verlaufsform in einer objektivierbaren Form diagnostiziert werden kann.

Der Vergleich von Affekttaten und Perversionstaten

Die prototypische Struktur und die Entwicklung von Affekttaten ist in der inzwischen „klassischen" Monographie von Rasch (1964) beschrieben. *Perversionstaten,* d.h. Tötungshandlungen als Kulmination sadistischer Perversionentwicklungen, sind sehr typische, fast stereotype Entwicklungen, die sich folgendermaßen zusammenfassen lassen: Um die Pubertät herum kommt es zum Auftreten sadistischer oder sadomasochistischer Phantasien in Form von Überwältigungsvorstellungen, Phantasien, einen anderen in die Gewalt zu bringen, über ihn zu verfügen, ihn wehrlos zu machen, ihm

Tabelle 2. Leitsymptome progredienter psychopathologischer Entwicklungen an Beispielen umschriebener neurotischer Symptombildungen

Leitsymptome	Zwang	Phobie	Sucht	Spieler	Neurotische Kriminalität (z. B. Joy-Riding, neurotisches Stehlen)
I. Beobachtbare Verhaltens- **ebene**					
1. Symptomhäufung	+	+	+	+	+
2. Ausgestaltung der Symptominszenierung	+	+	+	+	+
3. Intensitätsschwankungen des Symptoms	+	+	+	+	+
4. Lockerung/Verlust der personalenEinbindung	+	(+)	+	+	(+)
II. Explorierbare Ebene **qualitativen Erlebens**					
5. Zunehmende Okkupierung des Erlebens durch das Symptom	+	+	+	+	+
6. Verlust der reparativen Stabilisierungsfunktion des Symptoms	+	(+)	+	+	+
7. Vitalisierte Dekompensationszeichen	+	+	+	+	+
III. Interpretative Ebene					
8. Herabsetzung der Schwelle für die Symptomauslösung	+	+	+	+	+
9. Einengung der Realitätswahrnehmung auf die Reizqualitäten des Symptoms	+	+	+	+	+
10. Angewiesensein auf das Symptom als „Rettungsanker"	+	+	+	+	+

Schmerzen zuzufügen, bis hin zu Tötungsphantasien. Meist kommt es im Laufe der Jahre zu einer zunehmenden Ausfaltung szenischer Phantasien, die die Masturbation begleiten. In ausgeprägten Perversionsentwicklungen kann Sexualität nur in Verbindung mit solchen Phantasien erlebt werden, oder sexuelle Kontakte zu anderen Menschen sind vergleichsweise reizlos. Fast immer wird eine solche Perversionsbildung ich-dyston verarbeitet, d. h. sie ist mit mehr oder minder starken Ängsten vor der eigenen destruktiven Dynamik, mit Schuldgefühlen, Schamreaktionen verbunden. In der Vorgeschichte von solchen Perversionsbildungen, die zu Tötungsdelikten führen, findet sich häufig eine progrediente Entwicklung in klassischer Ausformung. Die Progredienz besteht einmal darin, daß die szenische Phantasiewelt immer weiter ausgebaut wird; zum anderen wird das sexuelle Verlangen intensiver und drängender erlebt, die Flucht in die perverse Phantasiewelt wird immer häufiger gesucht, sie füllt

Tabelle 3. Leitsymptome progredienter psychoapathologischer Entwicklungen an Beispielen klinischer Syndrome

Leitsymptome	Depressives Syndrom	Paranoides Syndrom	Querulatorisches Syndrom	Chronischer Partnerkonflikt
I. Beobachtbare Verhaltensebene				
1. Symptomhäufung	+	+	+	+
2. Ausgestaltung der Symptominszenierung	+	+	+	+
3. Intensitätschwankungen des Symptoms	+	+	+	+
4. Lockerung/Verlust der personalen Einbindung	+	+	+	−
II. Explorierbare Ebene qualitativen Erlebens				
5. Zunehmende Okkupierung des Erlebens durch das Symptom	+	+	+	+
6. Verlust der reparativen Stabilisierungsfunktion des Symptoms	−	+	+	−
7. Vitalisierte Dekompensationszeichen	+	+	+	+
III. Interpretative Ebene				
8. Herabsetzung der Schwelle für die Symptomauslösung	+	+	+	+
9. Einengung der Realitätswahrnehmung auf die Reizqualitäten des Symptoms	+	+	+	+
10. Angewiesensein auf das Symptom als „Rettungsanker"	−	(+)	(+)	−

das Erleben mehr und mehr aus. Schließlich findet eine Progredienz in dem Sinne statt, daß das Getrennthalten der irreal-magischen Phantasiewelt von der Realität immer schwieriger wird und immer weniger gelingt; d.h. es tauchen zunehmend Impulse auf, die phantasierten Handlungsabläufe in die Realität umzusetzen – Impulse, die in der Regel starke Ängste auslösen. Im Tatvorfeld findet ein charakteristischer innerer Kampf gegen diese Impulse statt, eine angstbesetzte, konflikthafte Auseinandersetzung zwischen den perversen Impulsen der magischen Phantasie und der Realitätskontrolle und -verankerung. Einen Niederschlag findet diese Auseinandersetzung z.B. darin, daß im Vorfeld der Tat häufig rudimentäre Ansätze zur Realisierung der Impulse, abgebrochene Tatansätze zu beobachten sind, die der Tötung vorausgehen.

Saß (1983) hat nach Durchsicht der Literatur die herkömmlichen Kriterien und Strukturmerkmale der Affekttat zusammengestellt und 1985 auf einen neueren Stand gebracht. Das juristische Ausgangskonstrukt: die zugrundeliegende Normalität der Persönlichkeit und der Affekt, der gleichsam aufgesetzt und aufgepfropft wird, ist von Saß hingenommen und nicht in Frage gestellt. Die folgende Übersicht zeigt die 10 Kriterien bzw. Strukturmerkmale, die Saß aufführt.

Kriterien der Affekttat (nach Saß):

1. Psychopathologische Disposition der Persönlichkeit
2. Spezifische Vorgeschichte und Tatanlaufzeit
3. Affektive Ausgangssituation mit Tatbereitschaft
4. Konstellative Faktoren
5. Enger Zusammenhang von Provokation, Erregung und Tat
6. Abrupter, elementarer Tatablauf ohne Sicherungstendenzen
7. Einengung des Wahrnehmungsfeldes und der seelischen Abläufe
8. Vegetative, psychomotorische und psychische Begleiterscheinungen heftiger Affektregungen
9. Charakteristischer Affektaufbau und -abbau
10. Folgeverhalten mit schwerer Erschütterung

Wir werden jetzt im einzelnen prüfen, ob und inwieweit diese Kriterien für die Affekttat spezifisch sind oder ob sie sich z. B. auf die Perversionstat übertragen lassen oder dort eine Analogie haben.

ad 1: *Psychopathologische Disposition der Persönlichkeit*
Wir wollen diesen Begriff allgemeiner fassen und in Persönlichkeitsproblematik umbenennen. Denn mit psychopathologischer Disposition ist die statisch deskriptive Benennung konstanter Persönlichkeitseigenschaften im Sinne von "Traits" assoziiert, mit denen sich die klassische Psychopathologie häufig begnügt, Benennung von Eigenschaften wie nachgiebig, selbstunsicher, aggressionsgehemmt, explosibel etc., Charakterisierungen, wie sie in der Literatur häufig bei Affekttätern genannt werden.
Spezifischer als solche mehr oder minder ubiquitären Traits, die nicht selten tautologisch bzw. im Zirkelschluß aus der Tat abgeleitet werden, sind bei *Affekttätern* besondere Dispositionen zu bestimmten Beziehungsmodalitäten, zurückführbar auf charakteristische Primärerfahrungen in den frühen Auseinandersetzungen mit den Eltern bzw. Elternfiguren. Eine solche Affinität zur Rekonstruktion, zur Reinszenierung früher infantiler Beziehungsmodalitäten ist bei Beziehungstötungen – unabhängig von der forensischen Bewertung und der Kategorisierung solcher Beziehungsmodalitäten als pathologisch oder nicht – regelhaft anzutreffen. Es sind in einem weiteren Sinne neurotische Beziehungskonstellationen, basierend auf einer neurotischen Partnerwahl, und dies fallabhängig in einem breiten Spektrum bezüglich der Art und des Ausprägungsgrades. Eine solche Aktualisierung, Reinszenierung früher Erfahrungen und Beziehungsmodalitäten wird vor allem demjenigen deutlich, der Erfahrungen mit Partnertherapien, mit Beziehungsdynamik hat und wird eher übersehen, wenn psychotherapeutische Erfahrungen, wie bei vielen forensischen Psychiatern, fehlen. Diese Disposition zu neurotischen Beziehungskonstellationen, die für Affekttäter pathognomonisch ist, kann, aber muß nicht verbunden sein mit einer generellen psychischen Auffälligkeit im Sinne konstanter Traits. Häufig faltet sich diese spezifische Problematik erst im Zuge einer Beziehungsdynamik aus.
Die psychopathologische Disposition, die Persönlichkeitsproblematik bei *Perversionstaten* ist eine andere und ist häufig, wenn auch nicht regelhaft, gravierender. Es handelt sich häufig um frühe Störungen, basierend auf traumatisierenden Erfahrungen mit den primären Bezugspersonen. Ich will dies im einzelnen nicht ausführen, weil es von unserer eigentlichen Thematik wegführen würde. Ich will nur soviel sagen:

Eine Perversionsbildung ist krankheitstheoretisch zu den neurotischen Symptombildungen zu rechnen. Dies besagt, daß perverse Symptombildungen, wie andere neurotische Symptombildungen auch, den unbewußten Versuch darstellen, intrapsychische Ängste zu mildern, innere Konflikte zu bewältigen, Persönlichkeitsdefekte auszugleichen, vor allem aber destruktive Impulse zu binden. Es sind psychische Abwehrformationen, Konsolidierungsversuche, die eine Stabilisierungsfunktion für das psychische Gleichgewicht haben. Es sind 4 Charakteristika, die die perverse Symptombildung kennzeichnen:

1. Die *Sexualisierung.* Der Abwehrmechanismus der Sexualisierung bedeutet, daß die Konflikte, Impulse, insbesondere die destruktive Dynamik an die Sexualität gebunden und dort thematisiert sind und die Persönlichkeit im übrigen, d.h. außerhalb der Momente sexueller Erregung durch diese Impulse nicht beunruhigt wird. Aus diesem Abwehrmechanismus resultiert die häufige, wenn auch nicht regelhafte Beobachtung, daß Männer mit einer schweren sadistischen Perversionsbildung in ihrem sozialen Verhalten auffallend unaggressiv und sozial gut eingegliedert sind. Dies ist nicht eine geschickte Tarnung, kein Schafspelz für den Wolf, sondern Ausdruck dafür, daß die innere Problematik in der Sexualität, in der Perversion gleichsam aufgesogen und in sie eingebunden, von ihr absorbiert ist.

2. Die *Ritualisierung.* Perverse Inszenierungen sind auffallend starr, unflexibel; die Realität des anderen, sofern er überhaupt vorkommt, findet kaum Eingang und Berücksichtigung. In Form der starren Ritualisierung wird die Perversionsthematik in die Welt der magischen Phantasie gebannt und aus der Realität, aus dem sozialen Handeln herausgenommen. Der Sinn der Ritualisierung ist die Entschärfung destruktiver Impulse, am deutlichsten z.B. im sadomasochistischen Ritual; die destruktiven Impulse werden überwiegend ins Symbolische gewendet, damit in Schach gehalten und entschärft. Die Abwehr geschieht um den Preis einer latenten Zerrissenheit und Spaltung in die sozial handelnde und die pervers phantasierende Persönlichkeit, aus deren Unvereinbarkeit eine permanente innere Spannung entsteht.

3. Die *Prädominanz des narzißtischen Aspektes des Sexuellen.* Der Beziehungsaspekt fehlt entweder ganz, ist sehr rudimentär oder deformiert.

4. Die *Prädominanz der Aggressivität.* Sie wird zum vorherrschenden Thema. Die Perversion ist, um einen Ausdruck von Stoller zu gebrauchen, erotisierter Haß.

Es ergibt sich als Resümee, daß, wie nicht anders zu erwarten, das erste Merkmal der Affekttat, die psychopathologische Disposition, die Persönlichkeitsproblematik unspezifisch ist; es gilt ebenso für Perversionstaten, wobei die Art der Persönlichkeitsstörung und auch die Störungsintensität durchaus unterschiedlich sind.

ad 2. *Die spezifische Vorgeschichte und Tatanlaufzeit*
Bei der *Affekttat* betrifft dies die Entwicklung und die Dynamik der Beziehung. Ein im Prinzip brauchbares diagnostisches Modell, an dem man sich orientieren kann, das aber bezüglich der forensischen Problematik ausgebaut und präzisiert werden müßte, ist das Kollusions-Kollisions-Modell von Willi (1975). Das entscheidende psychopathologische Paradigma, durch das die spezifische Vorgeschichte von Affekttaten charakterisiert ist, ist das Modell der Progression, das, wie wir gesehen haben, ein

generelles psychopathologisches Modell ist. Auch bei *Perversionstaten* ist die Progression das konstitutive Element in der Tatvorgeschichte.

Progrediente Perversionsentwicklungen, die sexuellen Tötungsdelikten häufig vorausgehen, sind dadurch charakterisiert, daß die Abwehrstrukturen vom Zusammenbruch bedroht sind: Das Getrennthalten der magischen Phantasiewelt von der Realität gelingt immer weniger, die innere Beruhigung und Stabilisierung durch die Inszenierung perverser Phantasien wird immer weniger erreicht, innere Spannungen und Beunruhigungen steigen. Das Tatgeschehen, das als Durchbruch der magischen Phantasie in die Realität unter dem steigenden Druck narzißtischer Spannungen und dem Ansturm destruktiver Impulse zu interpretieren ist, signalisiert den Zusammenbruch der psychischen Abwehr.

Es ergibt sich als Resümee, daß das zweite Merkmal der Affekttat, die spezifische Vorgeschichte und Tatanlaufzeit, unspezifisch ist und z. B. bei der Perversionstat eine Parallele und Analogie hat.

ad 3. *Die affektive Ausgangssituation mit Tatbereitschaft*
Mit diesem Merkmal ist an sich nur ein später Querschnittsbefund im Rahmen einer progredienten Entwicklung bezeichnet. Und da die Progression für beide Tattypen pathognomonisch ist, ähnelt sich auch die rekonstruierte innere Zuständlichkeit.

Bei der *Affekttat* steht die Einengung, die innere Okkupierung mit der Konfliktthematik im Vordergrund, die immer auswegloser erscheinende Verwicklung in dem neurotischen Beziehungsgeflecht, einhergehend mit einer steigenden affektiv-aggressiven inneren Aufladung. Diese ist häufig verbunden mit Phantasien einer gewaltsamen Konfliktlösung, die sich zu „Vorgestalten" der Tat verdichten können. Wichtig ist, daß es parallel zu der Verstrickung, Einengung und Einbindung häufig noch ein weiteres Manifestationsfeld gibt: eine progrediente depressive Entwicklung mit einer vitalen Symptomatik wie Schlafstörungen, Konzentrationsstörungen, Antriebsverlust, Lockerung der sozialen Bezüge, nicht selten dokumentiert in Form von Suizidversuchen, Konsultationen eines Psychiaters im Tatvorfeld.

Ganz analog findet man bei *Perversionstaten* im Zuge einer progredienten Entwicklung eine immer stärkere Okkupierung mit sexuellen Phantasien, eine Einengung, Isolierung, eine zunehmende innere Beunruhigung und Bedrängnis, immer vehementere Impulse, die Phantasie in die Realität umzusetzen, oft verbunden mit starken Ängsten vor dem Impulsdurchbruch und vor Kontrollverlust. Im Zuge der steigenden aggressiven und sexuellen Spannungen finden sich, analog zu den „Vorgestalten" bei der Affekttat, rudimentäre Tatansätze und Vorläufer. Eine depressive Symptomatik ist weniger deutlich, oft wird von innerer Unruhe, gelegentlich von Schlafstörungen berichtet.

ad 4. *Konstellative Faktoren*
Daß diese unspezifisch sind und für jede Form kriminellen Handelns von Bedeutung sind, versteht sich von selbst.

ad 5, 6 und 7. *Enger Zusammenhang von Provokation, Erregung und Tat; abrupter Tatablauf; charakteristischer Affektaufbau und -abbau*
Wir hatten eingangs von dem sexistischen Aspekt des Affekttatmodells gesprochen und davon, daß Gewalt gegen Frauen in einer Beziehung weniger sanktioniert ist. Daran werden wir erinnert, wenn Saß anstelle des neutralen Begriffs „Tatauslöser" hier von Provokation spricht. Darin liegt ein schuldabschwächendes Moment, die

Aggression wird zur Reaktion auf eine Provokation, das Opfer bekommt Täterqualitäten. Es versteckt sich darin die gängigste und geläufigste Theorie, mit der männliche Gewalt gegen Frauen erklärt und gerechtfertigt wird: die Provokationstheorie. Sie taucht in Vergewaltigungsprozessen auf, wenn z. B. die Frage gestellt wird, ob die Frau „aufreizend" gekleidet gewesen sei. Auch wenn das Gewaltprinzip zwischen Männern und Frauen nicht nach dem simplen Hammer-Amboß-Prinzip funktioniert, auch wenn in dem subtilen Geflecht der Geschlechterbeziehung vielfältige Brutnester gegenseitiger Wut mit unterschiedlichen, geschlechtsspezifischen Ausdrucksformen verborgen sind – die männliche Uminterpretation der Gewalt als Strafe bzw. bloße Reaktion im Sinne der Provokationstheorie gerät zu einer chauvinistischen Rechtfertigung. Die Absurdität der Provokationstheorie hat Ryan auf die Formel gebracht: Was hatte Pearl Harbour schließlich im Pazifik zu suchen?

Kehren wir zu diesen Merkmalen der Affekttat zurück. Sie zielen auf die Explosibilität des eigentlichen Tatgeschehens, die eher für die Affekttat und weniger für die Perversionstat charakteristisch ist. Dieser Unterschied läßt sich psychodynamisch aufhellen und damit auch relativieren.

In der *Affekttat* gipfelt ein dramaturgisch beschreibbares Geschehen, das sich in einer realen Beziehung, in einer Interaktion abspielt. Zwar sind es regelhaft neurotische Kollusionen und Kollisionen, aber sie ereignen sich dialogisch mit mindestens 2 eigenständigen Personen. Ein u. U. pathologisches Agieren wird in eine soziale Beziehungsrealität getragen bzw. projiziert. Die Kollusion ist eine Art Kampf zwischen 2 Personen.

Dies ist bei der *Perversionstat* anders. Es geht hier nicht um eine reale Beziehung, die zum Projektionsfeld neurotischer Mechanismen wird, sondern es geht um innerpsychische Vorgänge allein in der Phantasie. Diese Vorgänge beinhalten eine Auseinandersetzung mit dem inneren Frauenbild, dem phantasierten Objekt. In der psychoanalytischen Terminologie geht es um die Auseinandersetzung, um den Kampf mit den Introjekten. Im Zusammenhang mit der Borderline-Pathologie hat man von den Introjekten als den „bösen inneren Verfolgern" gesprochen. Dies gilt auch für die Perversionsbildung. Diese inneren weiblichen, mütterlichen Introjekte werden jeweils projiziert. Der Kampf gegen die Introjekte wird als Wut gegen die fremde, anonyme Frau ausagiert. Im Unterschied zur Affekttat wird die neurotische Dramaturgie hier nicht in der äußeren Realität einer Beziehung inszeniert, sondern innerpsychisch phantasiert. Das in der Affekttat kulminierende Drama ist äußerlich sichtbar, wie auf einer Bühne erlebbar bzw. rekonstruierbar. Es ist für den Außenstehenden nachfühlbarer, verständlicher und erweckt „Furcht und Mitleid". Das *innere Drama* der Perversion hingegen weckt in der Rekonstruktion Gefühle von Fremdheit und Grauen. Es ist, um in der Sprache des Theaters zu bleiben, ein innerer Monolog, zudem in einer verschlüsselten, schwer verständlichen Sprache.

In beiden Fällen ist der Sachverständige der Übersetzer und Interpret, aber bei der Perversionstat hat er es wesentlich schwerer, sich verständlich zu machen. Was in der Affekttat die Kulminierung der Auseinandersetzung in einer „Kampfbeziehung" ist, in deren Verlauf es zu gegenseitigen Kränkungen, Verwundungen, Provokationen kommt, die schrittweise nachvollziehbar sind, das ist in der Perversionstat die nach außen hin meist stumme innere Zuspitzung, z. B. die Konflikthaftigkeit zwischen den drängenden Impulsen und den Hemmungsinstanzen einhergehend mit steigender Angst vor dem Impulsdurchbruch und dem Kontrollverlust.

Dieser Unterschied zwischen der Affekttat und der Perversionstat ist offenkundig. Dennoch sind beide Formen der dramaturgischen Inszenierung parallel und analog zu sehen. Es geht in beiden Fällen letztlich um die Inszenierung von Primärerfahrungen, um das Ausagieren einer neurotischen Symptomatik, um projektive Mechanismen. Der Unterschied der Inszenierung – Phantasie einerseits, eine reale, wenn auch neurotische Beziehung andererseits – ist nicht zufällig und beliebig. Es drückt sich darin zumeist ein Unterschied in der Störungsintensität der Persönlichkeit aus; die Perversionsbildung ist in der Regel mit einer schwereren und basaleren Störung der Beziehungsfähigkeit verbunden.

ad 10. *Folgeverhalten mit schwerer Erschütterung*
Bei diesem Kriterium ist allerhöchste Skepsis angebracht. Ein „passendes" Verhalten nach der Tat kann dem Sachverständigen die Arbeit leichter machen, ein Verständniskonzept des Geschehens zu rekonstruieren und zu vermitteln. Ein Beurteilungskriterium stellt das Tatnachverhalten jedenfalls nicht dar. Es gerät zudem leicht in die Nähe der moralischen Bewertung. Man kann davon ausgehen, daß mehr oder minder in jedem Menschen nach einer solchen Tat ein schwer in Einzelgefühle zu zerlegendes Gemisch aus inneren Regungen ist; Erschrecken, Entsetzen, Angst dürften immer mitspielen, sowohl bei der Affekttat wie bei der Perversionstat. Welche der Gefühle dann im Moment handlungsrelevant werden, dürfte von vielen, auch zufälligen Faktoren und Umständen abhängen und ist im Nachhinein kaum rekonstruierbar. Als eine Angeklagte unmittelbar nach der Tat von dem Gefühl einer großen Erleichterung und Befreiung sprach, wurde dies vom Gericht höchst unzutreffend als Argument gegen eine Affekttat gewertet. Wenn bei Saß eine „schwere Erschütterung" und womöglich eine stehenden Fußes zu erfolgende Selbstanzeige zum Kriterium einer Affekttat avanciert, dann spukt im Hintergrund das Modell von der „Persönlichkeitsfremdheit" – ein Konzept, zu dem sich kaum noch einer ausdrücklich bekennen mag, weil es als obsolet gilt, das aber dennoch gerade bei der Affekttat eine heimliche idealtypische Fiktion bleibt.

Saß hat ferner, sozusagen als Gegenprobe, *Kriterien* genannt, die *gegen eine Affekttat* bzw. gegen eine „tiefgreifende Bewußtseinsstörung" sprechen. Ich will sie hier nur kurz erwähnen, weil sie mir teils fragwürdig, teils unbrauchbar erscheinen.

Kriterien, die gegen eine Affekttat sprechen (nach Saß):

1. Vorbereitungshandlungen für die Tat
2. Konstellation der Tatsituation durch den Täter
3. Gezielte Gestaltung des Tatablaufes
4. Komplexer Handlungsablauf in Etappen
5. Länger hingezogenes Tatgeschehen
6. Exakte, detailreiche Erinnerung
7. Vorgestalten in der Phantasie, Tatankündigungen, frühere aggressive Handlungen

Ich beginne mit dem letzten Kriterium: *Vorgestalten in der Phantasie, Tatankündigungen, frühere aggressive Handlungen.* Es sind hier 3 Ebenen auseinanderzuhalten, die vom Gericht regelmäßig miteinander verwechselt werden:
1. eine allgemeine, diffuse aggressive Spannung und Aufladung;
2. Phantasien einer gewaltsamen Konfliktlösung;
3. Tötungsplanung im Sinne eines konkreten Handlungsentwurfes.

Bei jedem gravierenden progredienten Beziehungskonflikt kommt es nicht nur zu einer ansteigenden aggressiven Spannung, sondern wahrscheinlich regelhaft auch zu Phantasien einer gewaltsamen Lösung. Ob der Sachverständige davon erfährt, hängt wahrscheinlich von der Aussagebereitschaft und auch der Selbstkritik und -reflexion des Probanden ab. Rasch (1964) hat herausgearbeitet, daß sich im Tatvorfeld von sich zuspitzenden Konfliktentwicklungen allmählich das herausbildet, was er nicht sehr glücklich als „homicidale Gestimmtheit" bezeichnet hat – eine innere Ausgangsverfassung, die durch Gefühle von Ausweglosigkeit einerseits, vermischt mit einer aggressiven Aufladung andererseits gekennzeichnet ist. Der Unterschied zum Tatvorhaben besteht darin, daß es sich auf der Ebene der Phantasie abspielt mit einer klaren Grenzsetzung gegenüber der Realität. Im Zuge eines eskalierenden Konflikts ist immer wieder zu beobachten, daß solche Tötungsphantasien, solche Vorstellung einer gewaltsamen Lösung angesichts eines subjektiven Gefühls der Ausweglosigkeit, eines Gefühls, über eine rationale Konfliktlösung nicht zu verfügen, an Häufigkeit, Intensität und Plastizität zunehmen, also immer mehr in die Nähe sozialen Handelns geraten. Dies geht in der Regel damit einher, daß solche Vorstellungen Angst machen und zu einer zusätzlichen inneren Beunruhigung führen. Solche „Vorgestalten" können also – weder bei der Affekttat noch bei der Perversionstat – kein Argument gegen eine de- oder exkulpierende Bewertung sein; und nimmt man sie als Argument, dann kommt es einem Eingeständnis nahe, daß das juristische und psychiatrisch-psychologische Denken insofern zur Deckung kommt, als zwischen der Ebene der Phantasie und der des realen Planens nicht unterschieden wird.

Die übrigen Kriterien, vor allem 1–5, sind ausnahmslos kriminalistische Bewertungen, die zur Rekonstruktion einer psychischen Verfassung zur Tatzeit wenig geeignet sind. Überblickt man sie im Zusammenhang, ohne im einzelnen auf sie einzugehen, dann entsteht der Eindruck, daß im Hintergrund das Konstrukt von der „Persönlichkeitsfremdheit" einerseits, die chauvinistische Provokationstheorie andererseits, grüßen lassen. Ich muß hier, bei aller Verschiedenheit des psychiatrischen Denkens, Witter (1970), zustimmen, wenn er darauf hinweist, daß in der Handhabe der Affekttat durch Sachverständige die Ebenen von Schuld und Schuldfähigkeit durcheinandergeraten.

Schlußfolgerungen

In der Gesamtheit der Kriminalität sind die Affekttaten besonders qualifiziert und privilegiert; für ihre Beurteilung wurde eigens ein gesonderter Rechtsbegriff, die „tiefgreifende Bewußtseinsstörung" geschaffen. Ich habe eingangs sozialpsychologische Begründungen zu geben versucht, aus denen sich die Sonderstellung der Affekttat herleiten läßt. Der strukturelle und psychodynamische Vergleich mit der Perversionstat ist nur ein Beispiel, die Parallelisierung wäre auszudehnen auf Impulshandlungen generell. Dieser Vergleich hat gezeigt, daß die Sonderstellung der Affekttat übertrieben wird. Die Affekttat ist kein Phänomen, das qualitativ aus dem kriminellen Handeln herausfällt, auch wenn dies in der forensischen Praxis so gehandhabt wird. Das Affekttatmodell hat sich als ganz praktikabel erwiesen. Vor allem das artefizielle Konstrukt von der psychischen Gesundheit und der Aufgepfropftheit des Affektgeschehens erleichtert es z.B., das Gericht von einer guten Prognose zu überzeugen. Auch wenn man das, was sich als praktikabel erwiesen hat, nicht in Frage stellen sollte, will ich nicht verhehlen, daß mir das Affekttatmodell theoretisch entbehrlich zu sein scheint. Ich habe noch keine Affekttatkonstellation begutachtet, die nicht auch entweder unter den Begriff der „krankhaften seelischen Störung" zu subsumieren gewesen wäre – dann nämlich, wenn eine depressive Entwicklung und Dekompensation vordergründig war, evtl. in Kombination mit einer stärkeren Alkoholisierung zur Tatzeit – oder aber unter den Rechtsbegriff der „schweren anderen seelischen Abartigkeit" dann, wenn die progrediente Verflechtung in einer neurotischen Beziehung führend war. Wenn wir mit dem Affekttatmodell weiterarbeiten, dann plädiere ich mit Nachdruck dafür, daß die Sachverständigen dieses Modell in die Realität ihrer Wissenschaft zurückholen und nicht fortfahren, eine mit starren Zementwänden ummauerte kriminologische Fiktion zu konstruieren oder zu hofieren, wie es noch und wieder bei Saß geschieht. Nur ein Affekttatmodell, das die psychische Realität angemessener berücksichtigt, d. h. das randunschärfer und flexibler ist, würde die Chance eröffnen, daß 1. Tötungsdelikte von Frauen, die nicht nach dem männlichen Zweikampfschema ablaufen, daß 2. Tötungs- und Impulshandlungen, die keine Beziehungsdelikte sind, adäquater und gerechter beurteilt werden könnten.

Literatur

Gebsattel VE von (1932) Süchtiges Verhalten im Gebiet sexueller Verirrungen. Monatsschr Psychiatr Nervenkr 82: 113
Giese H (1962) Psychopathologie der Sexualität. Enke, Stuttgart
Glatzel J (1985) Forensische Psychiatrie. Der Psychiater im Strafprozeß. Enke, Stuttgart
Rasch W (1964) Tötung des Intimpartners. Beitr Sexualforsch, Bd 31: Enke, Stuttgart
Rasch W (1980) Die psychologisch-psychiatrische Beurteilung von Affektdelikten. NJW 1309–1316
Saß H (1983) Affektdelikte. Nervenarzt 54: 557–572
Saß H (1985) Handelt es sich bei der Beurteilung von Affektdelikten um ein psychopathologisches Problem? Fortschr Neurol Psychiatr 53: 55–62
Schorsch E (1970) Zur Frage der sogenannten sexuellen Süchtigkeit. In: Schmidt G, Sigusch V, Schorsch E (Hrsgs) Tendenzen der Sexualforschung. Beitr Sexualforsch Bd 49: Enke, Stuttgart, S 88–103
Steigleder E (1968) Mörder und Totschläger. Enke, Stuttgart
Willi J (1975) Die Zweierbeziehung. Spannungsursache, Störungsmuster, Klärungsprozesse, Lösungsmodelle. Analyse des unbewußten Zusammenspiels in Partnerwahl und Paarkonflikt. Das Kollusions-Konzept. Rowohlt, Reinbek
Witter H (1970) Grundriß der gerichtlichen Psychologie und Psychiatrie. Springer, Berlin Heidelberg New York